北京大学医学远程教育系列教材

Medicinal Chemistry

药物化学

主　　编　徐　萍　吴艳芬

编写人员　（按姓氏笔画排序）

许凤荣

李正香

吴艳芬

邹晓民

徐　萍

雷小平

北京大学医学出版社

YAOWU HUAXUE

图书在版编目（CIP）数据

药物化学/徐萍，吴艳芬主编．—北京:北京大学医学出版社,2008.3（2016.7重印）

ISBN 978-7-81116-459-6

Ⅰ.药…　Ⅱ.①徐…②吴…　Ⅲ.药物化学-高等教育:远距离教育-教材　Ⅳ.R914

中国版本图书馆CIP数据核字（2008）第010127号

药物化学

主　　编：徐萍　吴艳芬

出版发行：北京大学医学出版社

地　　址：(100191) 北京市海淀区学院路38号 北京大学医学部院内

电　　话：发行部 010-82802230 ； 图书邮购 010-82802495

网　　址：http://www.pumpress.com.cn

E - mail：booksale@bjmu.edu.cn

印　　刷：北京圣彩虹制版印刷技术有限公司

经　　销：新华书店

责任编辑：张彩虹　　**责任校对**：张 雨　　**责任印刷**：郭桂兰

开　　本：787mm × 1092mm　1/16　**印张**：28　**字数**：697千字

版　　次：2008年3月第1版　2016年7月第2次印刷

书　　号：ISBN 978-7-81116-459-6

定　　价：49.60元

本书由

北京大学医学部科学出版基金

北京大学医学网络教育学院课程建设基金

资助出版

前　言

随着各行业执业资格要求的实施，药学领域应用型人才的培养已经成为药学教育的重要组成部分。北京大学医学网络学院相继招收了药学专业的专科和本科学生，“药物化学”是主干课程之一。我们在教学实践中深感有必要编写一本适合远程教学特点的、以应用型人才所需要的药物化学知识为主要内容的《药物化学》教材。期望本书不仅作为网络药学专业本专科学生、夜大药学专业本专科学生、执业药师资格考试应考人员的学习教材，还可成为大家工作中的案头参考书。

药物化学的学科内容大致可分为两部分，一是研究现有药物，二是发现创制新药。鉴于针对的读者群是药品生产和应用领域人员，本书以介绍药物化学基础知识和临床常用药物为主要内容，以《中华人民共和国药典》为技术标准，紧扣国家执业药师资格考试大纲，简述各类药物发展现状，从药物的化学结构出发，讨论各类药物与贮存保管、药物相互作用、临床使用等有关的性质，探讨临床常用药的作用机理，以及药物在体内产生药效和毒副作用的本质。全书分为九个单元：化学治疗药物、中枢神经系统药物、传出神经系统药物、心血管系统药物、呼吸系统药物、消化系统药物、免疫及内分泌系统药物、维生素类药物、总论，共计二十七章。

本书具有以下特点：

1．在内容的选择和编排上突出了实用性和系统性。以人体系统为单元，分章介绍相关药物化学知识和重要药物。

2．适合于远程学习者使用。在每个章、节前都设有“内容导航”和“学习目标”；当重要的概念在教材中不同章、节重复出现时，“温故知新”提供给学习者方便的检索；某些章、节后有“重点回顾”，课文中还插入相关的思考内容。每章后还提供一定数量的“自测习题”，供学习者熟悉课程考试的题型，但习题并不覆盖所有要求掌握的内容。

3．版面设计美观新颖，套色印刷突出重点。而且每页中均有一定的留白，方便学习者作笔记。留白处的注解是专为远程学习者设计的，以方便自学。

本书的编写人员均为北京大学药学院药物化学系现任教师，教学经验丰富，承担多个轨道“药物化学”教学，包括北京大学药学长学制本硕连读、应用药学本科、网络药学专升本、网络药学专科、药学夜大专升本、药学夜大专科、执业药师资格考试考前培训等。教学效果获得普遍好评，其中药学长学制“药物化学”课程获得2006年国家级精品课程。本书也是我们这个团队所有教师多年潜心教学研究的心血结晶之一，奉献给热爱药学教育事业的同仁和学生们。

本书作为一项北京大学医学网络学院课程开发项目，也是北京大学医学远程教育系列教材之一，自始至终得到网络学院刘虹副院长及课程开发组其他老师的全力支持和帮助，在此谨致谢意！

本书在药物化学远程教育教学改革方面做出尝试，必有不足之处。衷心希望关心远程教学的药物化学同仁及读者们提出宝贵批评意见和建议。

徐萍　吴艳芬

2007年11月

目录

绪 论

内容导航

一、药物化学的研究内容及其发展概况

二、药物的命名

学习目标

通过对本章的学习，希望同学们达到以下要求：

1．了解药物化学的研究内容和发展概况，理解掌握药物化学知识对从事药品研究、生产、经营、使用等工作的重要意义。

2．了解药物的名称体系及其命名原则。

一、药物化学的研究内容及其发展概况

药物化学（medicinal chemistry）的研究对象是药物，是人们用来预防、治疗或诊断疾病，以及调节人体功能、提高生活质量和保持身体健康的物质。按照药物的来源和制备方法的不同，可分为天然药物（如中药）、合成药物和生物药物。其中采用化学或生物合成方法得到的、具有确定分子结构的化学药物，正是药物化学的特定研究对象。

化学药物的本质是化合物，是具有特殊生物活性的化合物，其活性表现为与人体相互作用后产生的药理作用和毒副作用。因此药物化学家首先要研究的就是药物分子的化学结构特征，及其理化性质、酸碱性、溶解性、稳定性等等，以及化学结构与这些性质之间关系的规律性（即药物的构性关系），为设计药物剂型、制定药物分析检验标准、保证药品在生产、流通、贮存过程中的质量、临床上科学合理用药等方面提供依据。其次，药物化学家要研究化学药物的生产工艺，提供最先进、最有效、最环保、最经济的制备方法。另外，药物化学家还必须研究药物在体内发挥作用的化学过程，包括药物的吸收、分

布、代谢、排泄的药物动力学过程，与药物靶点（受体、酶、核酸、离子通道等）相互结合并产生活性／毒性的药效学／毒理学过程，以及药物结构与其药效之间关系的规律性（即药物的构效关系），从而认识药物作用的化学本质。这不仅可以解释已有药物的作用机制，更为发现和创制新药奠定了基础。事实上，药物化学学科快速持续发展的根本动因就是研发新药。上述几方面的研究内容注定了药物化学是由化学和生命科学相互交叉的综合性学科，尤其以有机化学、生物化学、药理学为其重要基础。

既然为交叉学科，药物化学的研究方法和手段必然丰富多样，并且伴随着社会、科学进步而同步发展。简而言之，大约在19世纪中期，药物化学从药物学中分化独立出来，当时主要是运用化学方法提取分离植物药中的有效成分。例如，从阿片中提取吗啡、从颠茄中提取阿托品、从柳树叶中提取水杨酸、从古柯叶中提取可卡因等。同时由于当时有机化学已有了相当发展，人们从有机化合物中寻找药物也颇有所得，如发现了镇静催眠药水合氯醛和全身麻醉药乙醚等。之后人们逐渐认识到一些化学结构与活性的关系，提出了药效团的概念，开始有目的地改造天然产物的化学结构，至19世纪末发展了结构简单的合成药物，例如阿司匹林和普鲁卡因。至此现代药物化学已形成其重要的学科特点。

20世纪初，随着化学工业特别是有机合成化学的发展，极大地丰富了可用于筛选的化学结构。同时实验药理学的发展，使人们可以用动物模型代替人体来评价药物的作用。由此推动药物化学经历了半个多世纪的快速发展，发现了很多至今依然广泛使用的重要药物，如20年代的中枢镇静药、麻醉药、解热镇痛药等；30年代的磺胺是抗菌药物的重要突破，开创了从药物代谢产物寻找新药的途径，并创立了抗代谢学说；40年代的青霉素开创了从微生物分泌物中寻找抗生素的途径，多种抗生素相继被发现并用于临床，新的抗生素、半合成青霉素、头孢菌素的发展长盛不衰；50年代的甾体激素类药物是从内源性活性物质寻找新药的突出代表。

20世纪60年代以后，随着人们对疾病发生和发展过程认识的不断深入，对受体、酶、核酸、离子通道等生物大分子结构及功能的不断认知，药物靶点理论越来越多地用于合理药物设计，在取得巨大成功的同时，使药物化学理论和方法也得到迅速发展和丰富。如60年代的β受体拮抗剂、H_2受体拮抗剂；70年代的钙拮抗剂、血管紧张素转化酶抑制剂等等；80年代生物技术和计算机技术的应用使基于靶点结构的计算机辅助药物设计方法快速发展并迅速普及，目前已成为常规手段；90年代组合化学和高通量筛选技术的结合加快了新药研发速度。21世纪以来，随着人类基因组学和蛋白质组学研究的深入，为药物化学家提供了大量可用于药物设计的新靶点，这必将促进具有新作用机制的新药研发，同时也将带动药物化学学科进入新的发展纪元。

二、药物的命名

常用的药物名称有三类：通用名、化学名和商品名。这三种名称都有中、英文之分。

（一）通用名

世界卫生组织推荐使用的药物通用名称是国际非专利药品名称（International Non-proprietary Names of Pharmaceutical Substances，INN）。它是新药开发者在新药申请时向政府主管部门提出的正式名称，不受专利及行政保护，任何该产品的生产者都可使用该名称，也是文献、教材、资料以及药品说明书中标明有效成分的名称。INN是药物的国际通用英文名称，其中同类型药物多具有相同词干。

通用名是必须掌握的药物名称。对于药品应用领域人员而言，更应记住。

我国药典委员会以INN为依据，制订并编写了《中国药品通用名称》（Chinese Approved Drug Names，CADN）。CADN是中国药品的命名依据，也是中国药典采用的药品名称。CADN的中文名根据药品性质和结构，尽量与INN相对应，采取音译、意译或音意合译，以音译为主，保持CADN的规范、统一和系列化。CADN对INN的词干规定了相应的中文译名，使同类药物的CADN也具有相同的词头或词尾，便于识别和记忆。例如青霉素类的INN词干是-cillin，CADN译作“西林”，Amoxicillin译作阿莫西林。头孢菌素类的INN词干是cef-，译作“头孢”，Cefalexin译作头孢氨苄。CADN还避免采用可能给患者以暗示的有关药理学、解剖学、生理学、病理学或治疗学的药品名称，也不得用代号命名。

（二）化学名

化学药物均有确定的化学结构式，采用国际通用的化学命名法对其结构进行命名，得到的就是化学名。一个化学名只能对应唯一的结构式。

一个化学名只能对应唯一的结构式。但是由于采用的命名方法不同，一个结构式却可以有多个不同的化学名。

国际通用的英文化学名命名原则主要是国际纯化学和应用化学会（IUPAC）1979年公布的《有机化学命名法》。美国化学文摘（CA）是目前世界上公认收录化学文献和化合物最多、覆盖面最广的化学资料库，且对其收录的化合物均给以CA登录号和CA化学名，其命名也是遵循IUPAC的命名原则。由于化学药物均被其收录，所以药物的CA化学名也被广泛接受，成为药品化学名的主要依据。英文化学名命名时先选取结构式中的一部分作为母体，对母体原子进行排序编号，其他部分均视为母体上的取代基，取代基在命名中出现的先后是按照基团名称首字母顺序排列。当结构中含有杂环时，通常被选作母体。对手性药物要标出立体构型、几何构型或其他立体因素。命名复杂分子时，应该在保证准确的前提下尽量简单。例如抗疟药乙胺嘧啶（Pyrimethamine）的英文化学名为5-(4-chlorophenyl)-6-ethyl-2,4-pyrimidinediamine。

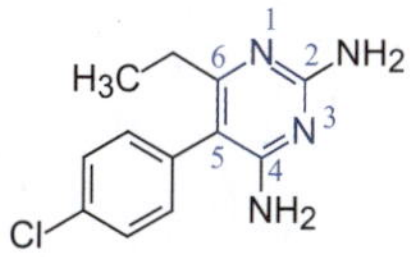

乙胺嘧啶

中文化学名的命名原则主要依据中国化学会公布的《有机化学命名原则》(1980)(收于《英汉化学化工辞典》附录，科学出版社)。该原则是在IUPAC有机化合物命名原则的基础上，特别对取代基的中文名及排列顺序做出规定，基团次序按立体化学中的大小次序，小的原子或基团在先，大的在后。所以对同一个药物分子，因中英文命名中取代基顺序不同，故中英文化学名可能不完全对应。如上例中乙胺嘧啶的中文化学名为6-乙基-5-(4-氯苯基)-2,4-嘧啶二胺，这是以嘧啶二胺为母体的命名。中国药典中乙胺嘧啶的化学名是2,4-二氨基-5-(对氯苯基)-6-乙基嘧啶，这是以嘧啶为母体的命名。

这与英文化学名中按照基团名称首字母顺序排列是不同的。

需要说明的是，一个化学名只能对应唯一的结构式，为了准确起见，各国药典对其收录的药品都给出了化学名。由于药物的化学名多数比较冗长，理解掌握即可，不必记忆。另外，对同一个结构式，选取不同的母体，可以命名出不同的化学名，无对错之分。在药品使用领域，药典给出的化学名具有权威性。

有些常用药品的商品名为人们所熟悉，应该予以重视。

（三）商品名

药品作为商品，是制药企业的产品。商品名由企业自行命名，命名时不能暗示药品的作用、用途。由于商品名可以得到注册保护，生产企业可以利用商品名来保护自已并宣传和推广产品。同一种药物过了保护期后可以有多个厂家生产，因此主要成分相同的药品在市场上可能有多个产品，存在多个商品名。医生在处方中应使用通用名而非商品名。

（徐 萍）

第一单元

化学治疗药物

1

第一章　抗生素

第二章　合成抗菌药

第三章　抗结核药

第四章　抗真菌药

第五章　抗病毒药

第六章　抗寄生虫药

第七章　抗肿瘤药

第一章 抗 生 素

1928年弗莱明刚刚发现青霉素的时候，因其能杀灭细菌，所以称为抗菌素。后来发现，除能杀灭细菌外，对其它致病微生物如霉菌、支原体、衣原体等也有良好的抑制和杀灭作用，因此改称为抗生素。抗生素是某些微生物生长繁殖过程中的代谢产物和半合成或全合成的类似物，小剂量即能够抑制微生物的生长或杀灭微生物，对于宿主无毒或毒性很低。

抗生素（antibiotics）的作用机制可以归纳为四类：抑制细菌细胞壁的合成、与细胞膜相互作用、干扰蛋白质合成和抑制核酸的转录及复制。

抗生素的种类很多，按照化学结构分类，可分为β-内酰胺类、四环素类、氨基糖苷类、大环内酯类、多肽多烯类和其它类。

第一节 β-内酰胺类抗生素

内容导航

一、β-内酰胺类抗生素的分类

二、青霉素类

青霉素钠

氨苄西林

阿莫西林

哌拉西林

替莫西林

三、头孢菌素类

头孢羟氨苄

头孢克洛

头孢哌酮钠

头孢噻肟钠

头孢噻吩钠

头孢美唑

头孢克肟

头孢曲松

四、β－内酰胺酶抑制剂

克拉维酸钾

舒巴坦钠

五、非经典β－内酰胺类抗生素

碳青霉烯类非经典β－内酰胺类抗生素：亚胺培南

单环β－内酰胺类抗生素：氨曲南

学习目标

通过对本节的学习，希望同学们达到以下要求：

1．掌握β－内酰胺类抗生素的分类及各类药物的发展。
2．掌握青霉素钠、氨苄西林、阿莫西林、头孢羟氨苄、头孢克洛、头孢哌酮钠、头孢噻肟钠的化学名、化学结构、理化性质及应用。
3．熟悉哌拉西林、替莫西林、头孢噻吩钠、头孢美唑、头孢克肟、头孢曲松、克拉维酸钾、舒巴坦钠、亚胺培南的结构特点和用途。
4．了解氨曲南的结构特点和应用。
5．熟悉β－内酰胺类抗生素的构效关系。

一、β－内酰胺类抗生素的分类

β－内酰胺类抗生素是上世纪最重要的医学发现之一，结构特点是均含有β－内酰胺环。该类药物的抗菌活性、毒性、耐药性和过敏性均与β－内酰胺环有关。

有机化学中，羧基与氨基脱去一分子水形成的键为酰胺键。那么，何谓β－内酰胺环？

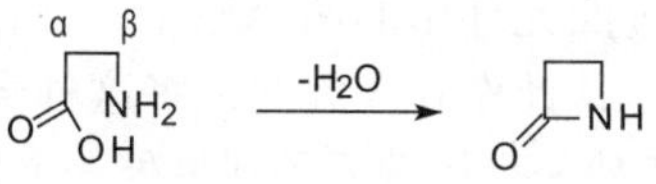

β－氨基取代羧酸　　β－内酰胺环

与羧酸的羰基相连的第一个碳原子为α碳原子，第二个碳原子为β碳原子。同一分子中的羧基与其β位碳原子上取代的氨基反应，分子内脱去一分子水，形成的酰胺为β－内酰胺环，为四元环状结构。四元环与不同的环并合，形成不同的β－内酰胺类抗生素母核。主要母核如下：

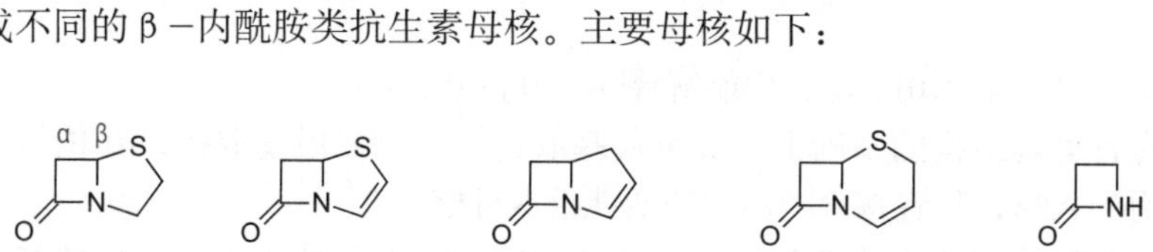

青霉烷类　青霉烯类　碳青霉烯类　头孢烯类　单环β－内酰胺类

该类药物的作用机制为抑制细菌细胞壁的合成。细菌的细胞壁为网状结构，由长的糖链与肽链交联成肽聚糖。肽聚糖维持细胞形态，保护细胞抵抗渗透压的影响。革兰阳性菌在细胞质外面的肽聚糖层较厚，占细胞干重的50%。而阴性菌较薄，或仅是在外层细胞膜和细胞质之间的夹层。β－内酰胺类抗生素抑制细菌细胞壁肽聚糖合成，因此对于革兰阳性菌效果好。

后来发现从伦敦医院中分离的金黄色葡萄球菌对青霉素G有耐药作用，进一步研究发现，这种耐药性实际上是细菌产生的β－内酰胺酶对于β－内酰胺类抗生素的水解作用。在过去的40年时间里，各大医药公司斥资研究新型的能够对抗水解作用的β－内酰胺类抗生素衍生物。

二、青霉素类

（一）结构特点

青霉素类药物是从细菌发酵液中分离得到的。7种天然的青霉素中，青霉素G活性最强。

命名时正确编号是掌握化学名的基础。

青霉素类药物具有青霉烷的基本结构，编号从氮原子开始，为七元二环庚烷结构。

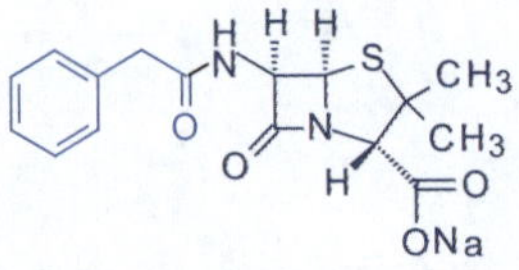

青霉素G钠

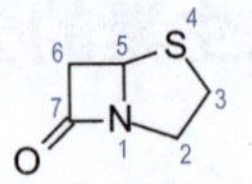

青霉烷

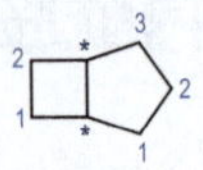

庚烷

化学命名时，以庚烷为母体命名。双环结构中，从画“*”号的一个桥碳原子到另外一个“*”号桥碳原子，有三种途径：可以经过五元环中的三个原子，计作3；也可以经过四元环中的两个原子，计作2；或者可以直接从桥上不经任何原子直接到达，计作0。因此，将这种庚烷命名为双环[3.2.0]庚烷。括号中的数字代表了从一个桥碳原子到另外一个桥碳原子之间所间隔的原子数。

那么，下面这个双环结构应该怎样命名呢？

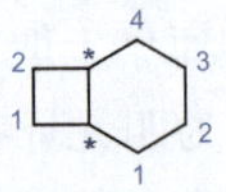

对，双环[4.2.0]辛烷。你能解释[4.2.0]的意思吗？

在青霉烷结构的基础上，2位羧基取代，3位二甲基取代，6位氨基取代，为6-APA，是青霉素类药物的活性基本母核。

6-APA含有3个手性碳原子，即2*S*,5*R*,6*R*。从结构上看，2位羧基、5位氢和6位氢都是虚线，即指向环平面下方。

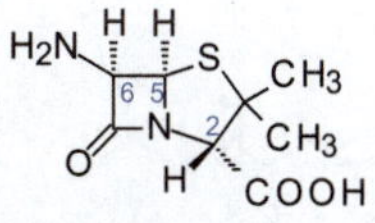

6–APA

6–APA的命名为(2*S*,5*R*,6*R*)–3,3–二甲基–6–氨基–7–氧代–4–硫杂–1–氮杂双环[3.2.0]庚烷–2–甲酸。

母体：双环[3.2.0]庚烷。

4–硫杂–1–氮杂：在双环上，1位以氮原子取代了庚烷的碳原子，4位以硫原子取代了庚烷的碳原子。

7–氧代：7位碳原子氧化成羰基，而不是氧取代碳。

构型：标出手性碳原子的构型，即(2*S*,5*R*,6*R*)。

3位二甲基取代，2位羧基取代。

青霉素类药物的命名都是在6–APA结构的基础上，6位氨基变成取代氨基即可。其它不变。

牢记6–APA母核结构及命名，是学好青霉素类药物的基础。

（二）主要药物

青霉素钠 Benzylpenicillin Sodium

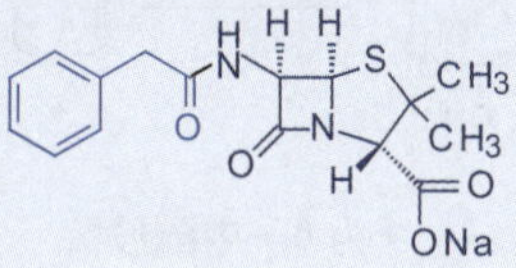

青霉素钠结构中，深色部分为6–APA母核，浅色为苯乙酰基。

化学名为(2*S*,5*R*,6*R*)–3,3–二甲基–6–(2–苯乙酰氨基)–7–氧代–4–硫杂–1–氮杂双环[3.2.0]庚烷–2–甲酸钠盐。

青霉素钠又称苄基青霉素、青霉素G。

与6–APA相比，青霉素G仅仅是在6位，以苯乙酸与6–APA的氨基反应生成的酰胺。

本品为无定形白色粉末，易溶于水、生理盐水、葡萄糖溶液。溶于甲醇，可溶于乙醇。几乎不溶于丙酮、三氯甲烷、乙醚、乙酸乙酯、植物油和液体石蜡。

青霉素类药物不稳定。原因一是6–APA是β–内酰胺环与四氢噻唑环并合的4+5结构，环张力大。二是内酰胺键上氮的孤对电子与羰基不能共轭。

青霉素类药物易于受亲核试剂或亲电试剂进攻，导致β–内酰胺开环，该类药物的失活、活化、耐药和过敏均与此有关。

强酸性条件，在氯化汞存在下或–OH，NH_2–R，HO–R存在下，青霉素钠开环失活，先生成青霉酸，最后变成青霉醛和青霉胺失去活性，所以注射用青霉素类药物要现用现配。

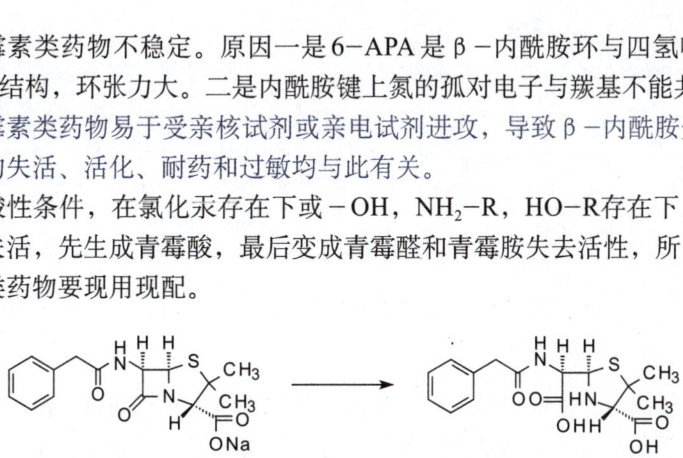

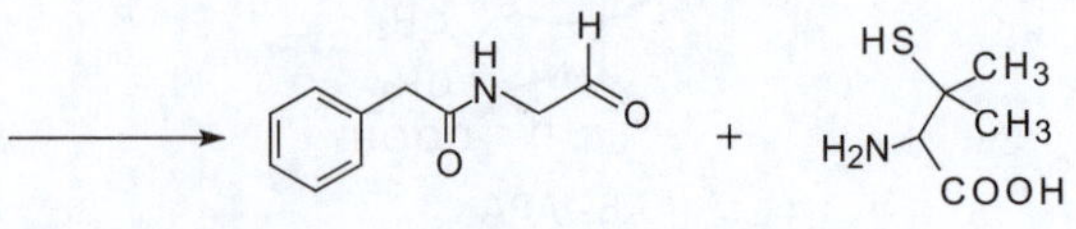

青霉醛　　　　青霉胺

在室温pH4的稀酸溶液中，青霉素发生分子内重排，生成青霉二酸，失去抗菌活性，所以天然青霉素只能注射给药，不能口服。

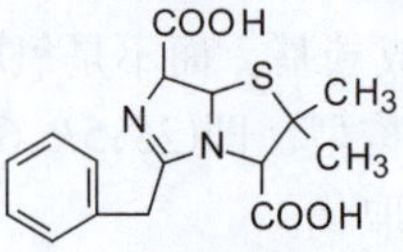

青霉二酸

在青霉素类药物应用过程中，细菌产生了β－内酰胺酶，进攻β－内酰胺环，导致药物在到达靶部位前开环失去活性，为细菌的耐药根源。

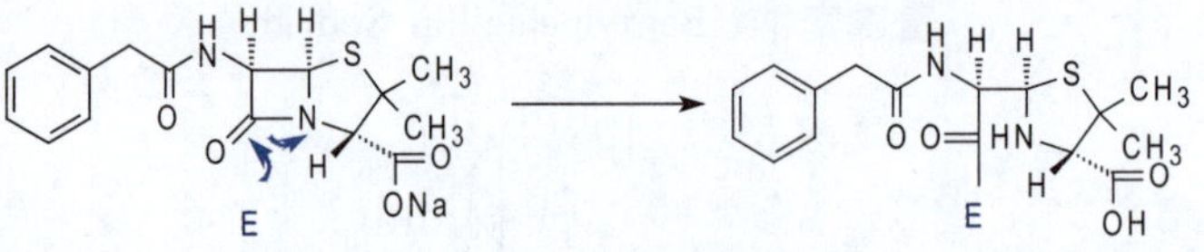

E为β－内酰胺酶

在制备青霉素的发酵过程中，培养液中的蛋白质会进攻β－内酰胺环，形成大分子聚合物，同时β－内酰胺环开环后自身发生聚合，两种聚合物都是导致青霉素类药物过敏的根源。由于青霉素类药物均可由聚合产生引起过敏的青霉噻唑基，所以青霉素类药物之间还可发生交叉过敏，严重时威胁生命，应该严格进行皮试后再使用。

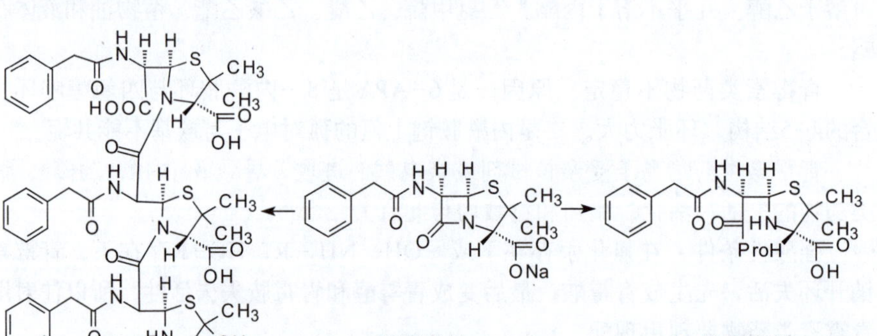

青霉素钠　　　　Pro是蛋白质

注射给药后，本品以游离酸的形式从肾脏排泄，半衰期短，仅为30分钟。临床上与丙磺舒合用，降低排泄速度，延长作用时间；与分子量较大的有机胺如普鲁卡因制成难溶性盐，因缓慢溶解，在体内有效浓度维持时间较长，而且普鲁卡因的局麻作用还可解除疼痛；还可以利用药物化学前药原理，将羧酸酯化制成前药，给药后，酯键水解后游离出青霉素G，延长了作用时间。

本品是第一个用于临床的抗生素，用于治疗敏感菌引起的感染。注射给药，粉针临时现配。但是由于不能口服、不耐酶，所以对其结构改造，获得了氨苄西林、阿莫西林、哌拉西林等。

氨苄西林 Ampicillin

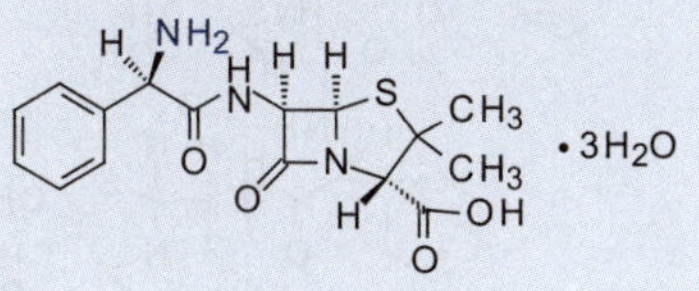

青霉素类药物英文通用名后缀为-cillin，中文译作“西林”。

青霉素类也可以青霉烷酸为母体命名。

学习药物结构要注意渐进性，此结构式中蓝色表示与前面青霉素钠结构的差异部分。

化学名为(2*S*,5*R*,6*R*)-3,3-二甲基-6-[[(2*R*)-氨基苯基乙酰基]氨基]-7-氧代-4-硫杂-1-氮杂双环[3.2.0]庚烷-2-羧酸三水合物。

中国药典化学名为6-[D(-)-2-氨基-苯乙氨基]青霉烷酸。

本品为白色结晶性粉末，味微苦。

本品在水中微溶，在三氯甲烷、乙醇、乙醚或不挥发油中不溶，在稀酸和稀碱溶液中溶解。

与青霉素钠相比，氨苄西林仅在6位侧链上引入了一个氨基，其它部分相同。

本品同母体药物青霉素一样，不稳定，溶液室温放置一天，全部失效，强酸、强碱、温度加速其分解。这是因为侧链结构修饰并未影响到β-内酰胺环，β-内酰胺环是青霉素类药物之所以不稳定的结构因素。

侧链极性氨基的引入带来了如下变化：

(1) 酸碱两性化合物，结构中既含有碱性的氨基，又含有酸性的羧基；

(2) 广谱抗生素；

(3) 侧链可看成α-氨基酸，如下图结构中蓝色部分所示。

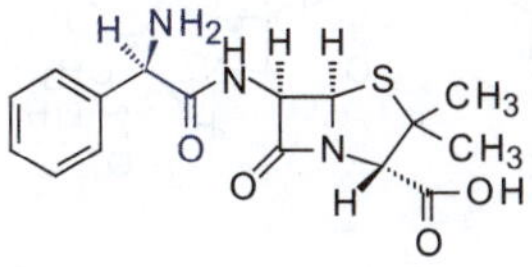

由此带来了α-氨基酸的性质：

①可与茚三酮作用后显紫色，加热后显红色；

②侧链上具有一个手性中心，为D构型；

③侧链与6-APA母环间的酰胺键为肽键，如下图结构中蓝色部分所示，可以发生双缩脲反应开环，使碱性酒石酸铜还原显紫色。

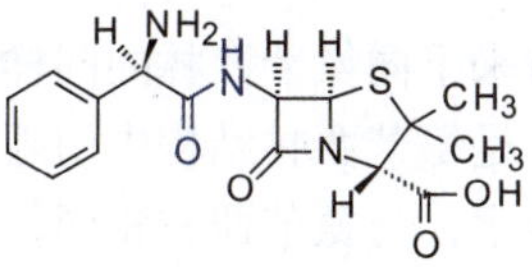

④侧链氨基具有亲核性，可以进攻另一分子药物的β-内酰胺环，导致聚合失效。聚合物如下：

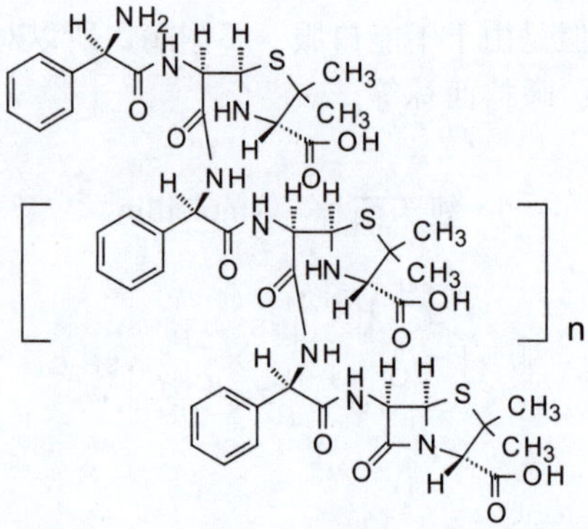

⑤水溶液中含有磷酸盐、山梨醇、硫酸锌、二乙醇胺等时会发生成环反应，生成2,5-吡嗪二酮失去活性，该过程也是受侧链氨基的影响所致。

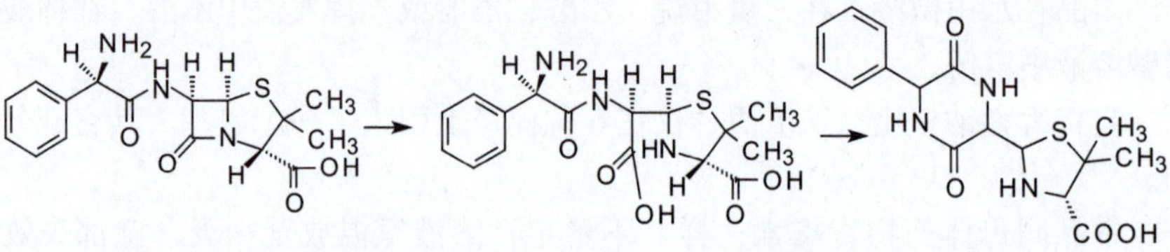

2,5-吡嗪二酮

氨苄西林为第一个广谱半合成青霉素，一般用粉针，用于敏感菌引起的感染。

学有所思

你能看出阿莫西林和氨苄西林结构的区别吗？

阿莫西林 Amoxicillin

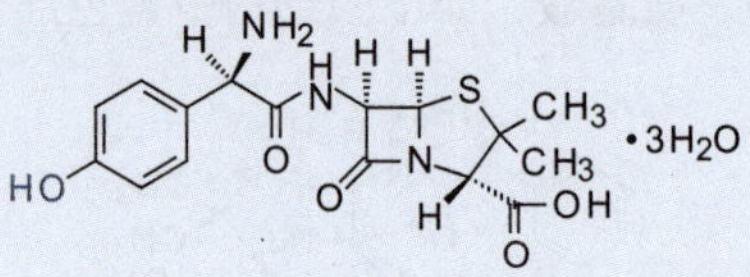

化学名为(2*S*,5*R*,6*R*)-3,3-二甲基-6-[(*R*)-（-）-2-氨基-2-(4-羟基苯基)乙酰氨基]-7-氧代-4-硫杂-1-氮杂双环[3.2.0]庚烷-2-甲酸三水合物。

本品为白色或类白色结晶性粉末，味微苦。

本品在水中微溶，在乙醇中几乎不溶。

在氨苄西林的结构基础上，在苯环的对位引入羟基，即为阿莫西林。

阿莫西林不稳定，溶液室温放置一天，全部失效，强酸、强碱、温度加速其分解。

侧链极性氨基的引入带来了同氨苄西林的同样的变化。

阿莫西林口服有效，这是氨苄西林结构中引入羟基带来的重要变化。

本品是广谱半合成青霉素，与氨苄西林相同，用于敏感菌引起的感染。

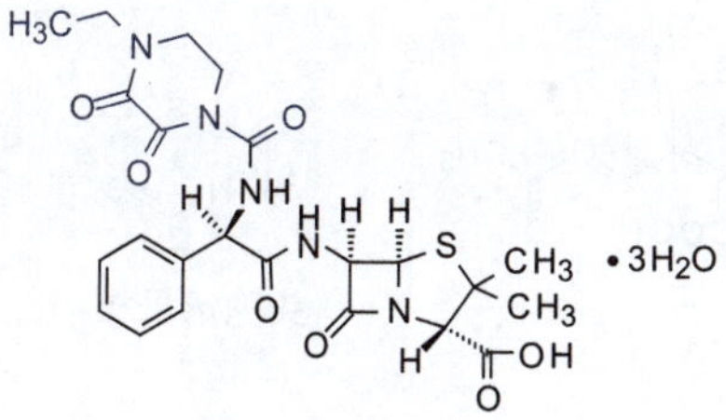

哌拉西林

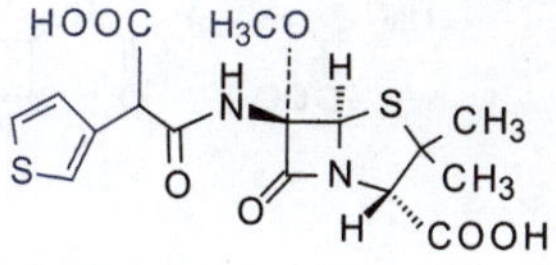

替莫西林

哌拉西林（Piperacillin）为氨苄西林的衍生物，蓝色结构部分为在氨苄西林的α－氨基上引入的大取代基，改变了抗菌活性，具有抗假单孢菌活性。本品为广谱抗菌药，对绿脓杆菌、变形杆菌和肺炎杆菌作用强，适用于敏感菌引起的败血症、心内膜炎、皮肤软组织感染。也可用于腹腔、泌尿系统和呼吸系统感染，以及创伤、手术后的感染等。副作用是能抑制血小板聚集，大剂量或长期应用易引起凝血功能障碍，导致出血。少数患者可见皮疹、皮肤瘙痒或发热症状，并可引起白细胞减少、血清转氨酶升高等。

替莫西林（Temocillin）的6位有甲氧基取代，侧链芳香环为噻唑环。6－甲氧基的立体障碍使β－内酰胺酶的进攻受阻，故较耐酶。本品对阳性菌无效，对多数阴性菌有效，是半衰期最长的半合成耐酶青霉素。

重点回顾

1．青霉素类药物结构中均含有6－APA。
2．6－APA母核上含有3个手性碳原子，2*S*,5*R*,6*R*。
3．除青霉素钠外，氨苄西林、阿莫西林、哌拉西林侧链上均引入一个手性碳原子。
4．青霉素钠和哌拉西林仅含有酸性羧基，氨苄西林和阿莫西林为酸碱两性。
5．氨苄西林和阿莫西林侧链氨基的引入，可导致发生分子内聚合失效和重排失效。重排产物为2,5－吡嗪二酸。
6．结构学习顺序：6－APA，氨苄西林，阿莫西林，哌拉西林。

三、头孢菌素类

（一）结构特点

头孢菌素类具有头孢烯母核，最早从顶头孢菌中分离出头孢菌素C、N、P，其中头孢菌素C是现有的该类药物的先导化合物。

温故知新

先导化合物，第二十七章。

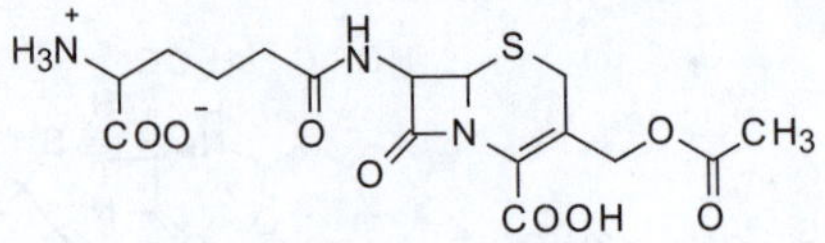

头孢菌素C

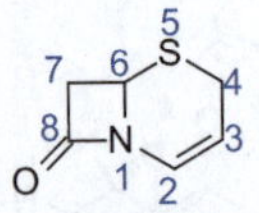

头孢烯母核

头孢菌素C由D-α-氨基已二酸和7-氨基头孢霉烷酸（7-ACA）通过酰胺键连接。7-ACA是6-APA之外另外一个重要的β-内酰胺抗生素母核。

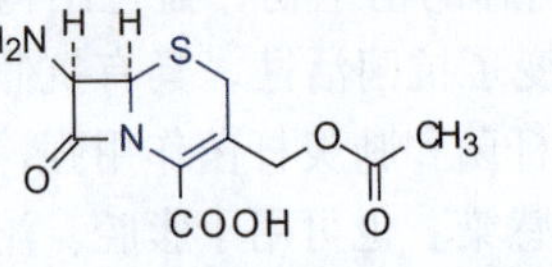

7-ACA

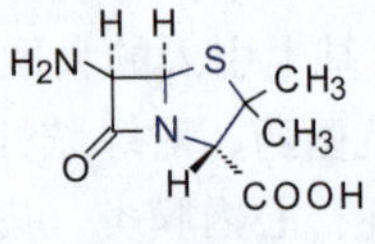

6-APA

牢记7-ACA母核结构及命名，对学好头孢菌素类药物势必起到事半功倍的效果。

7-ACA是由β-内酰胺环和氢化噻嗪环拼合而成，与青霉素的基本母核6-APA相比，7-ACA的β-内酰胺环相对较稳定，因为首先六元氢化噻嗪环的张力比五元四氢噻唑环小，而且在氢化噻嗪环上有双键共轭。头孢菌素类药物抗原决定簇在7位侧链，各个药物侧链不同，无共同的抗原决定簇，过敏反应低 ，且不会发生交叉过敏。

相对于6-APA而言，7-ACA的β-内酰胺环上两个手性中心不变，均为*R*构型，即6*R*，7*R*。2位由于引入了双键，所以无手性。

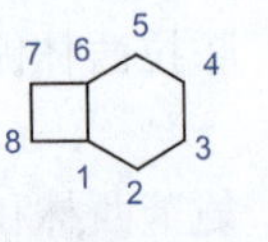

双环[4.2.0]辛烷

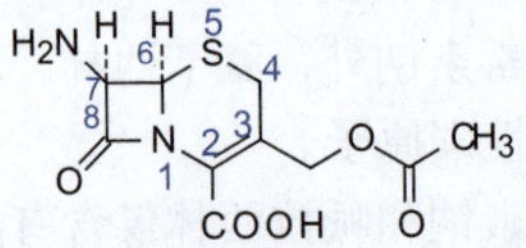

7-ACA

7-ACA的化学名为(6*R*,7*R*)-3-[(乙酰氧基)甲基]-7-氨基-8-氧代-5-硫杂-1-氮杂双环[4.2.0]辛-2-烯-2-甲酸。

母体：双环[4.2.0]辛烷。

5-硫杂-1-氮杂：在双环上，1位以氮原子取代了庚烷的碳原子，5位以硫原子取代了庚烷的碳原子。

8-氧代：7位碳原子氧化成羰基，而不是氧取代碳。

构型：标出手性碳原子的构型，即(6*R*,7*R*)。

3-[(乙酰氧基)甲基]：从结构上看，与3位相连的是甲基，甲基上有乙酰氧基取代。

2-烯-2-甲酸：2、3位之间有双键，所以为2-烯，同时2位上还有甲酸取代。

（二）药物发展

头孢菌素类抗生素自从1964年上市以来，到目前为止上市品种已有60多种，根据上市年代早晚，分成四代，代与代之间并不代表四代比三代好，应用时要根据临床需要进行选择。如第三代头孢菌素类药物为广谱的抗菌药，与第一、二代相比，对革兰阳性球菌的作用并不强于第一、二代头孢菌素，但价格昂贵，所以对于一般的革兰阳性菌感染，应选用第一、二代头孢菌素类药物。第三代特点是肾毒性小，对革兰阴性菌的作用较强，部分药物具有抗绿脓杆菌的作用。所以多用于治疗严重的需氧性革兰阴性杆菌的感染。

1. 第一代头孢菌素类抗生素

第一代头孢菌素类抗生素主要包括：

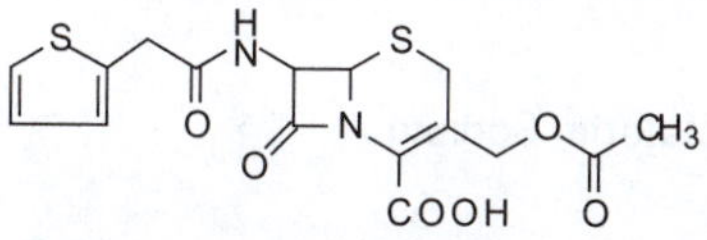

头孢噻吩（先锋Ⅰ号）

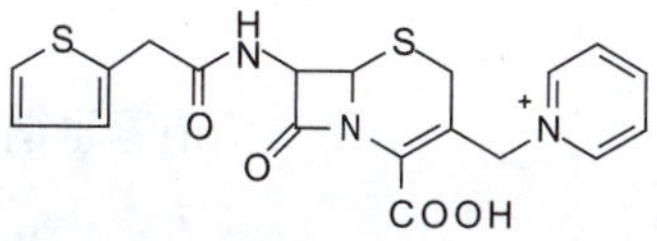

头孢噻啶（先锋Ⅱ号）

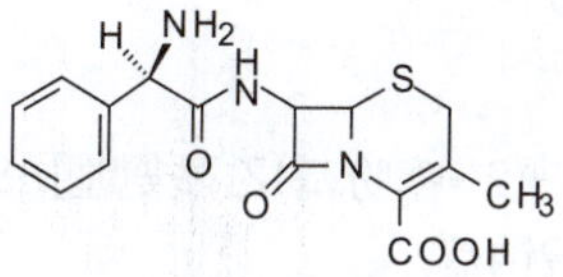

头孢氨苄（先锋Ⅳ号）

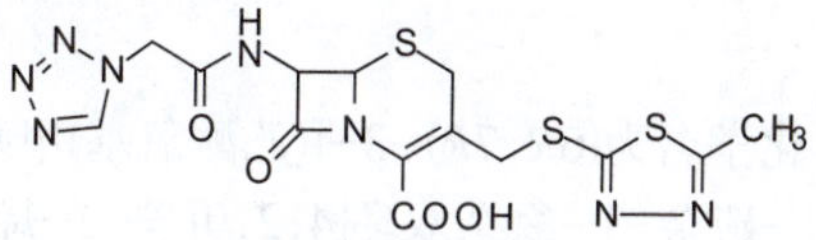

头孢唑啉（先锋Ⅴ号）

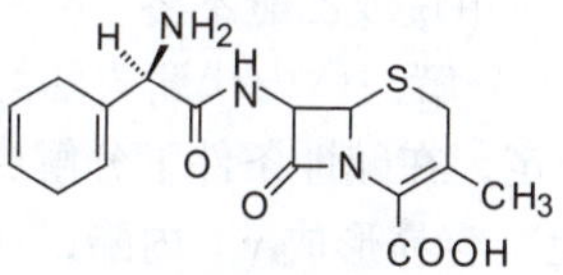

头孢拉定（先锋Ⅵ号）

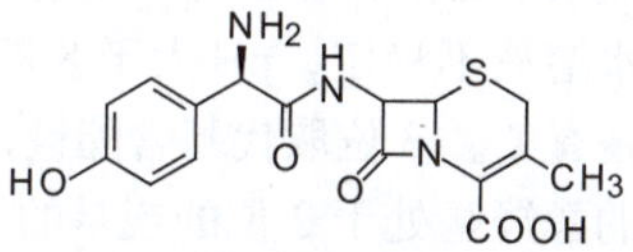

头孢羟氨苄

第一代头孢菌素对革兰阳性菌包括耐青霉素的金黄色葡萄球菌有效，甚至作用比第二代和第三代好。对革兰阴性菌效果较差，仅对大肠杆菌、奇异杆菌、流感杆菌、伤寒杆菌和痢疾杆菌有一定活性。有一定的肾毒性，与氨基糖苷类抗生素或强效利尿剂合用时，会加剧其肾毒性。肾病病人慎用。头孢氨苄（Cefalexin）的抗菌作用稍弱，一般口服。用以治疗敏感菌引起的呼吸道、尿路及皮肤、软组织感染。头孢唑啉（Cefazolin）肌注或静注给药，在肾组织浓度高，主要由肾排泄，一般对肾无损害，但个别病人可见尿素氮增高及蛋白尿。头孢拉定（Cefradine）适用于尿路感染，几乎全部由肾脏排泄，口服、肌注或静脉滴注给药。

头孢羟氨苄 Cefadroxil

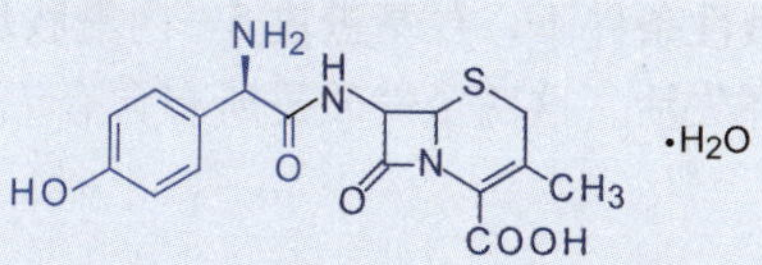

头孢菌素类药物英文通用名前缀为cef-，中文译作“头孢”。

化学名为(6*R*,7*R*)−3−甲基−7−[(*R*)−2−(4−羟基苯基)乙酰氨基]−8−氧代−5−硫杂−1−氮杂双环[4.2.0]辛−2−烯−2−甲酸一水合物。

本品为白色或类白色结晶性粉末，有特异性臭味。

本品在水中微溶，在乙醇、三氯甲烷和乙醚中几乎不溶。

本品水溶液在pH大于9时迅速水解。该性质是由于存在β−内酰胺环所致。

> 侧链为对羟基苯甘氨酸，为α−氨基酸性质。

本品与茚三酮作用后显紫色，加热后显红色。

头孢羟氨苄的侧链具有一个手性中心，为*R*构型。

3位以甲基取代了7−ACA结构中的乙酰氧甲基，所以头孢羟氨苄结构中深蓝色部分为7−ADCA，是头孢类抗生素中另外一个重要的母核。

> **学有所思**
>
> 头孢羟氨苄的侧链与前面青霉素类的哪个药物相同？

本品为广谱抗生素，但对革兰阴性菌效果较差。可口服。

头孢噻吩钠 Cefalotin Sodium

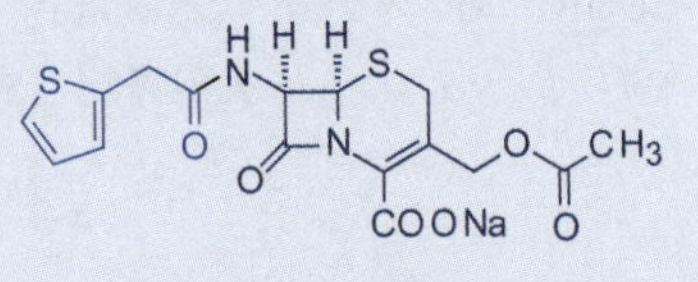

化学名为(6*R*,7*R*)−3−[(乙酰氧基)甲基]−7−[2−(2−噻吩基)乙酰氨基]−8−氧代−5−硫杂−1−氮杂双环[4.2.0]辛−2−烯−2−甲酸钠盐。

本品为白色或类白色结晶性粉末，几乎无臭。

本品在水中易溶，在乙醇中微溶，在三氯甲烷或乙醚不溶。

本品水溶液不稳定，pH大于8即分解。分解、体内代谢失活均与3位的乙酰氧甲基有关。3位取代基含酯键，不稳定，在碱性条件下分解成醇。3位分解形成的醇羟基处于2位的羧基的γ位上，容易形成γ−内酯，从而失去活性。β−内酰胺类抗生素的2位羧基游离，是其抗菌作用的基本结构特征。

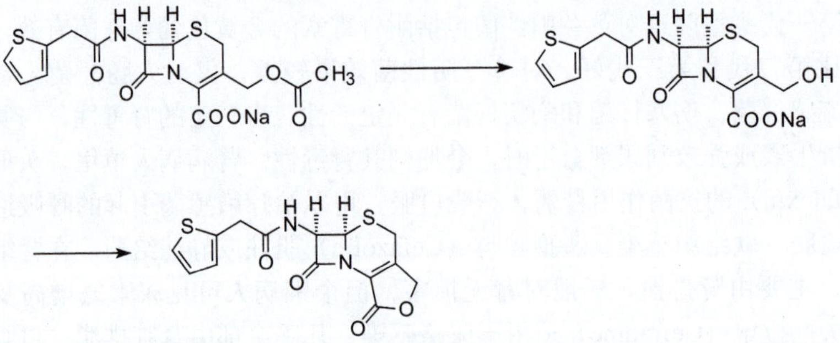

3位乙酰氧甲基的存在，还与该类药物的另一个性质有关，即乙酰氧基为很好的离去基团，在碱性条件下，羟基进攻β−内酰胺环的羰基，乙酰氧基带负电荷离去，造成开环失活。这两个性质是所有含有7−ACA母核的头孢菌素类药物的通性。

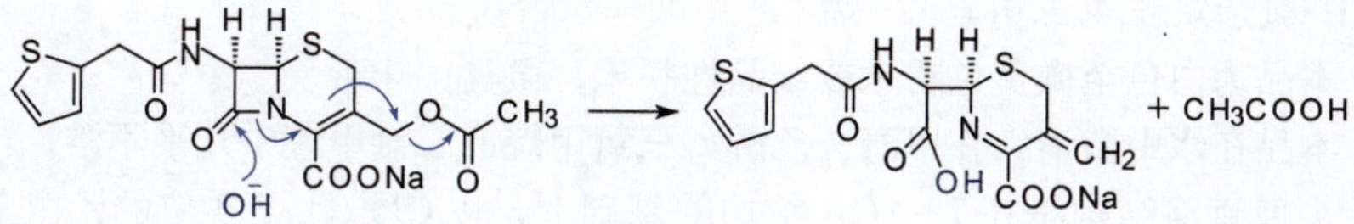

为了改进含7–ACA的头孢菌素类药物的稳定性，在3位上以甲基、卤素和杂环取代可以明显改善药代动力学性质。

本品是第一个对头孢菌素C结构改造的半合成抗生素，注射给药。

2．第二代头孢菌素类抗生素

第二代头孢菌素类抗生素主要包括：

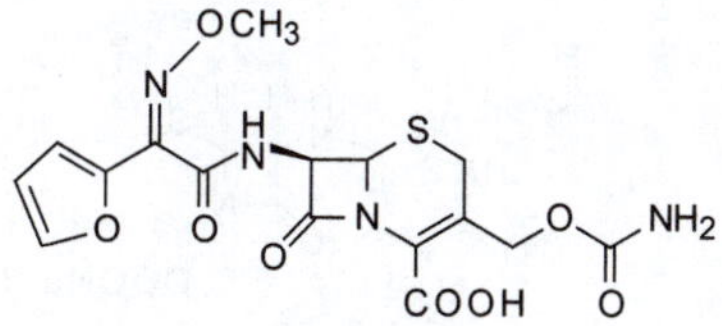

头孢呋辛

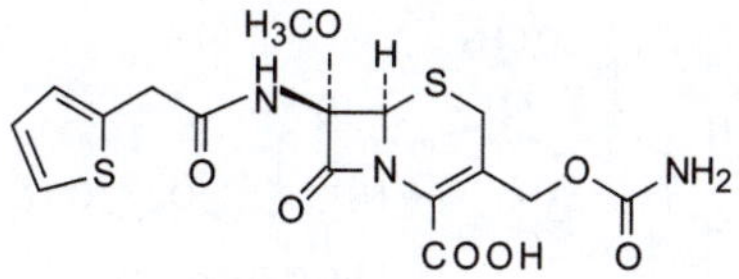

头孢西丁

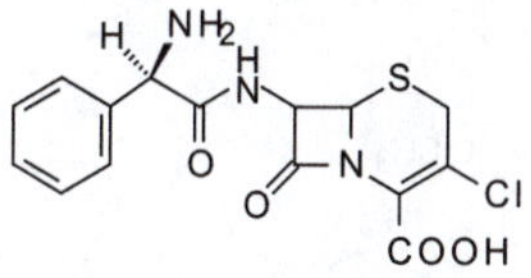

头孢克洛

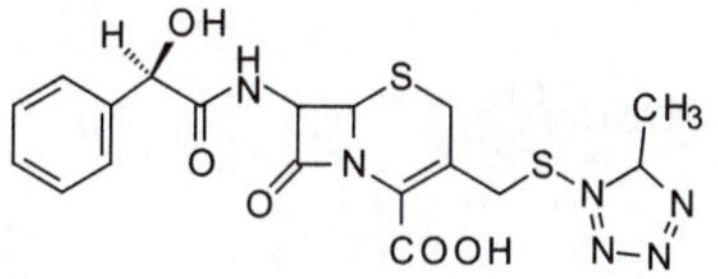

头孢孟多

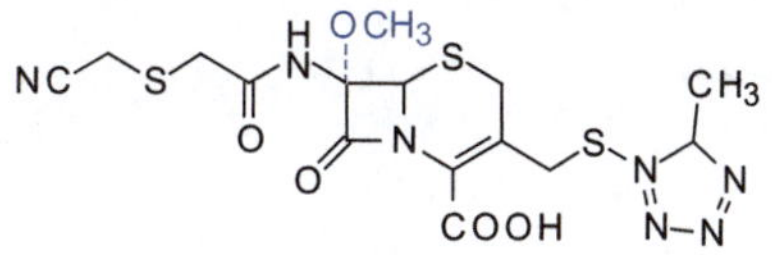

头孢美唑

与第一代产品相比，第二代头孢菌素对革兰阴性菌的抗菌范围比第一代广，抗菌作用较强，肝、肾毒性较小，多在病原菌不明或混合感染时使用。**头孢美唑(Cefmetazole)**含有头霉素类母核，即在7α位有甲氧基取代。3位侧链为含氮杂环取代，7β位有氰基取代。本品耐酶，广谱。

头孢克洛 Cefaclor

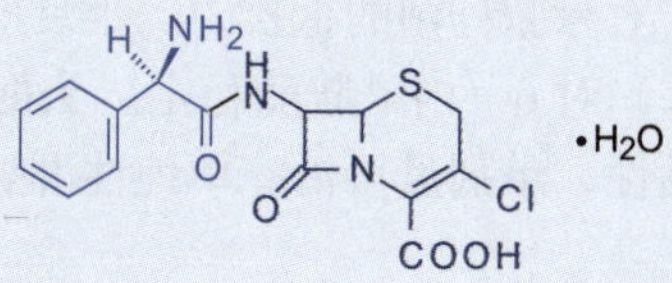

学有所思

首先观察头孢克洛的母核，你能发现什么特点呢？

化学名为(6*R*,7*R*)–7–[(*R*)–2–氨基–2–苯乙酰氨基]–3–氯–8–氧代–5–硫

杂-1-氮杂双环[4.2.0]辛-2-烯-2-甲酸一水合物。

头孢克洛的稳定性增加，碱性条件下不会像7-ACA一样开环失活。（见头孢噻吩性质）

本品为白色至微黄色粉末或结晶性粉末。微臭，味苦。

本品在水中微溶，在甲醇、乙醇、三氯甲烷或二氯甲烷中几乎不溶。

头孢克洛结构是在7-ACA结构的基础上，以Cl取代了3位的乙酰氧甲基。

学有所思

怎样巧妙记忆头孢克洛的结构？

侧链采用了与氨苄西林相同的侧链：苯甘氨酸侧链(茚三酮显色，侧链有一个手性碳原子)。

本品在pH3.0～4.5时较稳定。可以口服，用于敏感菌引起的感染。

3．第三代头孢菌素类抗生素

第三代头孢菌素类抗生素主要包括：

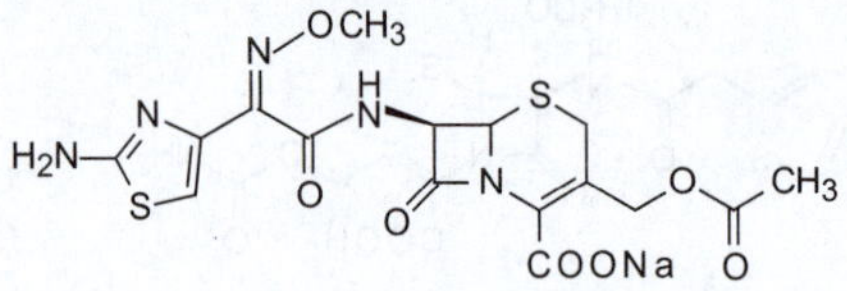

头孢噻肟钠

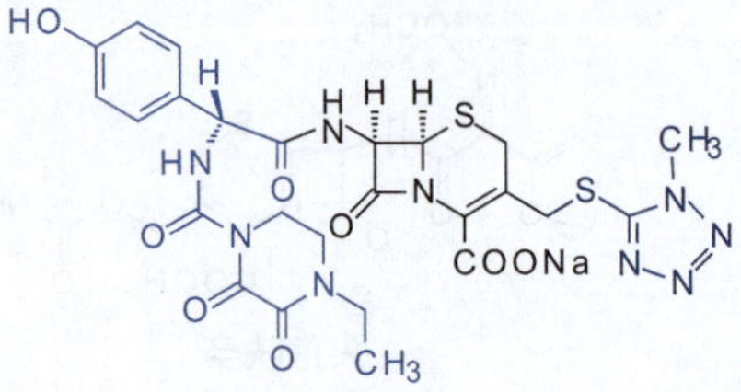

头孢哌酮钠

罗氏芬是头孢曲松的商品名。

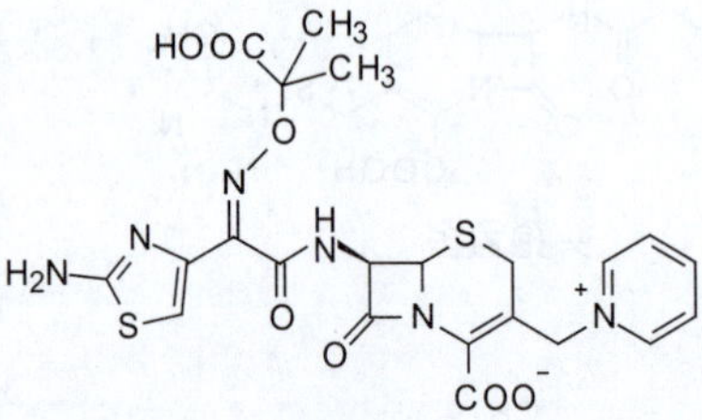

头孢他啶

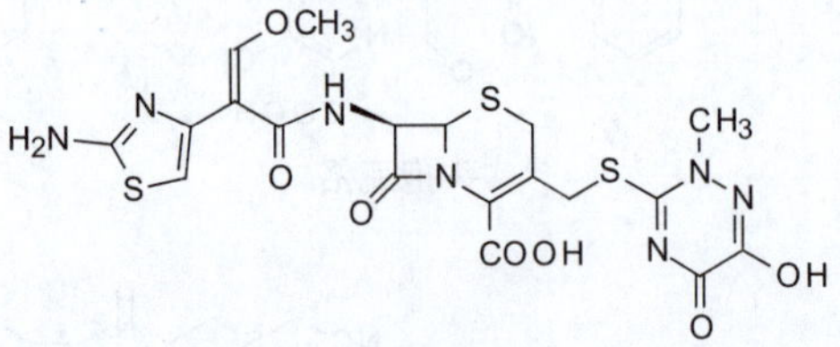

头孢曲松

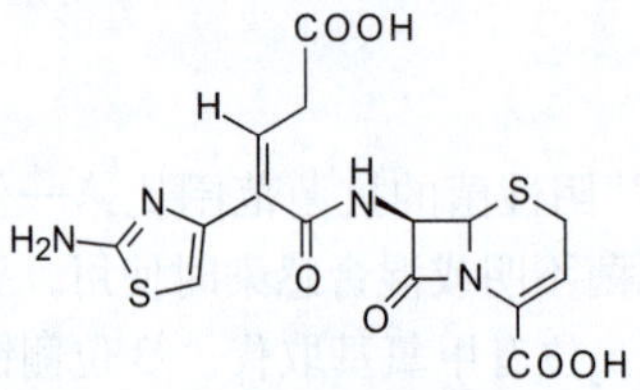

头孢布烯

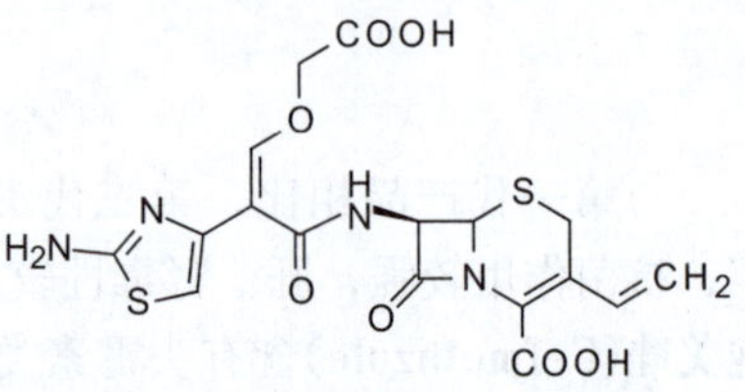

头孢克肟

第三代头孢菌素抗革兰阳性菌的作用不强，主要是对革兰阴性菌有很强的杀菌作用，特别是提高了对绿脓杆菌的抵抗力，半衰期长，肾毒性小。

头孢克肟（Cefixime）对β-内酰胺酶稳定。**头孢曲松（Ceftriaxone）**对肠杆菌科细菌有强大的活性，单剂量可治疗单纯性淋病。

先锋必是头孢哌酮钠的商品名。

头孢哌酮钠 Cefoperazone Sodium

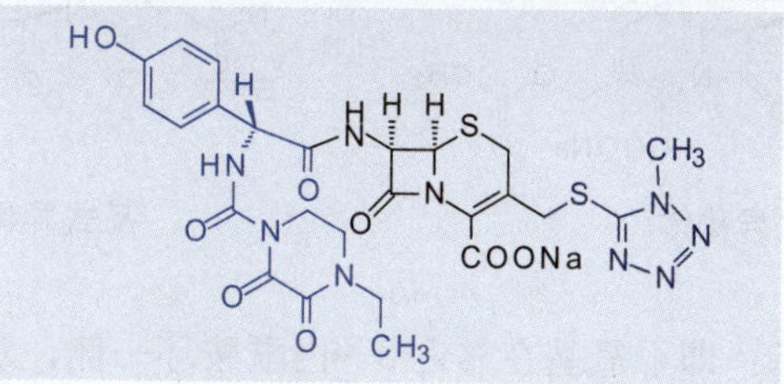

化学名为(6*R*,7*R*)−3−[[(1−甲基−1*H*−四唑−5−基)硫]甲基]−7−[(*R*)−2−(4−乙基−2,3−二氧代−1−哌嗪碳酰氨基)−2−对羟基苯基−乙酰氨基]−8−氧代−5−硫杂−1−氮杂双环[4.2.0]辛−2−烯−2−甲酸钠盐。

本品为白色或类白色结晶性粉末，易溶于水，略溶于甲醇，极微溶于乙醇，不溶于丙酮和乙酸乙酯。在pH4.0～7.0之间稳定。在碱性溶液中极为不稳定，在酸性溶液中较不稳定。

本品的结构看来复杂，实际上可以看成在头孢羟氨苄的结构基础上，3位以巯基杂环取代，侧链的氨基上以与哌拉西林相同的大基团取代而成。

3位芳杂环取代给分子带来了芳香性，增加了亲水性，改善了药物的药代动力学性质。

本品注射给药。抗绿脓杆菌作用强。

头孢噻肟钠别名头孢氨噻肟，原研名凯福隆。

头孢噻肟钠 Cefotaxime Sodium

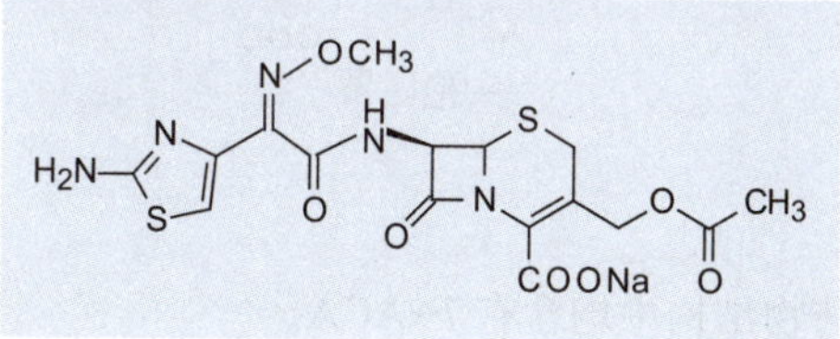

化学名为(6*R*,7*R*)−3−[(乙酰氧基)甲基]−7−[(2−氨基−4−噻唑基)−(甲氧亚氨基)乙酰氨基]−8−氧代−5−硫杂−1−氮杂双环[4.2.0]辛−2−烯−2−甲酸钠盐。

本品为白色或类白色结晶，在水中易溶。

本品为第三代头孢菌素类抗生素，含7−ACA母核，3位为乙酰氧甲基，不稳定，与同样含有7−ACA母核的头孢噻吩一样，容易发生：①碱性条件下β−内酰胺环开环失活；②侧链酯键水解后，与2位羧基闭环生成γ−内酯失去活性。

本品7位侧链取代对活性影响非常重要。7位相当于氨基与取代的α、β不饱和酸缩合成的酰胺。含双键的化合物由于取代基取向不同而形成的异构体为几何异构体，有顺、反式之分。本品顺式活性大于反式。光照下，顺式会变成反式，活性下降。所以应避光保存，临时现配。

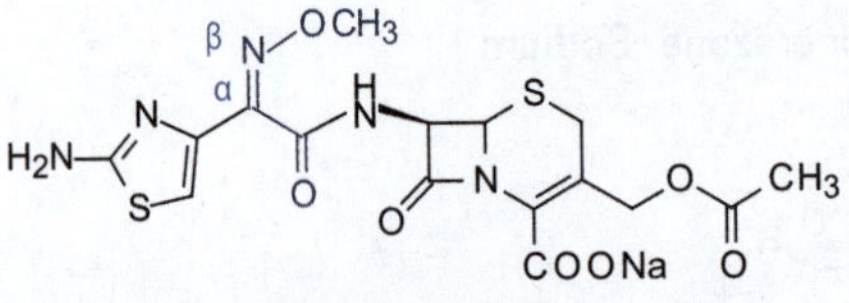
顺式异构体

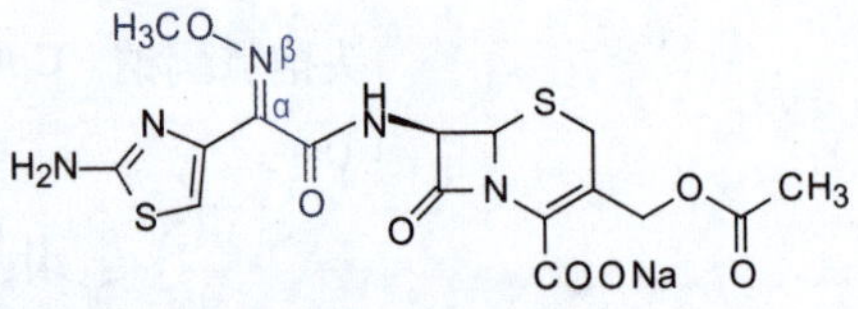
反式异构体

顺式甲氧肟基：即甲氧基在靠近β-内酰胺环一侧，对β-内酰胺酶稳定，赋予该药物耐酶性质。

2-氨基-4-噻唑基：增加药物与细菌青霉素结合蛋白的亲和力，赋予该药物广谱的性质。

头孢噻肟钠用于治疗敏感细菌引起的败血症、化脓性脑膜炎、呼吸道、泌尿道、消化道、生殖器等部位的感染。对革兰阴性菌和大多数厌氧菌有强效抑制作用。

4．第四代头孢菌素类抗生素

第四代产品特点是抗菌谱更广、活性强、耐酶。主要有头孢匹罗（Cefpirome）等。

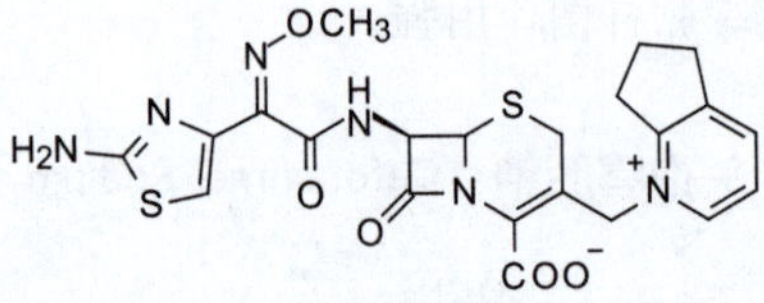
头孢匹罗

学有所思

从结构出发，讨论头孢类药物的稳定性。

重点回顾

1．头孢类药物结构中均含有7-ACA。

2．7-ACA母核上含有2个手性碳原子，即6*R*,7*R*。

3．7-ACA母核不稳定，碱性条件下，容易发生水解闭环和β-内酰胺环开环失活。

四、β-内酰胺酶抑制剂

细菌产生β-内酰胺酶，水解β-内酰胺类抗生素，从而产生耐药性。为解决耐药性，可以从两方面入手。一方面，开发对耐药菌有效的新药物，另一方面，开发β-内酰胺酶抑制剂。后者也许更为经济和实用。

克拉维酸钾又名棒酸。

克拉维酸钾 Clavulanate Potassium

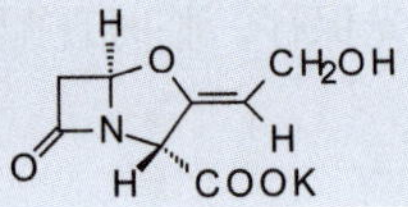

化学名为(*Z*)-(2*S*,5*R*)-3-(2-羟亚乙基)-7-氧代-4-氧杂-1-氮杂双环[3.2.0]庚烷-2-羧酸钾。

本品为白色至微黄色结晶性粉末，微臭，极易引湿。在水中极易溶解，在甲醇中易溶，在乙醇中微溶，在乙醚中不溶。

克拉维酸结构上属于氧青霉烷类，氧代替了6-APA结构中 4 位的硫原子。

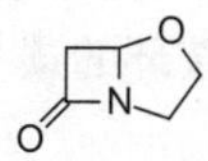

氧青霉烷母核

本品稳定性极差，不能以单体储存，常与阿莫西林组成复方制剂。本身抗菌活性微弱，单独使用无效，但可使阿莫西林增效130倍，使头孢菌素增效2～8倍。作用机制为自杀性β-内酰胺酶抑制剂，不可逆抑制β-内酰胺酶。

舒巴坦钠 Sulbactam Sodium

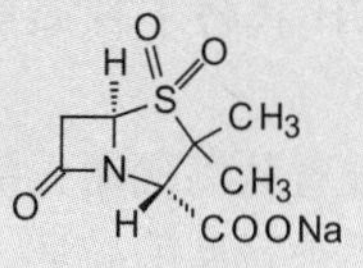

化学名为(2*S*,5*R*)-3,3-二甲基-7-氧代-4-硫杂-1-氮杂双环[3.2.0]庚烷-2-羧酸钠-4,4-二氧化物。

本品为白色或类白色结晶性粉末，微有特臭，味微苦。水中易溶，甲醇中微溶，乙醇、丙酮或醋酸乙酯中几乎不溶。

本品结构上属于青霉烷砜类，4位硫原子氧化成砜。

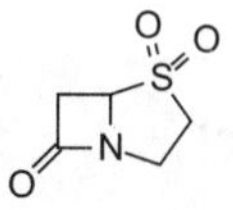

青霉烷砜母核

本品为不可逆竞争性β-内酰胺酶抑制剂，与氨苄西林1∶2混合注射给药，具有广谱抗菌作用。单独使用无效。

五、非经典β-内酰胺类抗生素

1976年首次从链霉菌发酵液中分离得到硫霉素（Thienamycin），属于碳青霉烯类抗生素，为β-内酰胺酶抑制剂，不可口服。

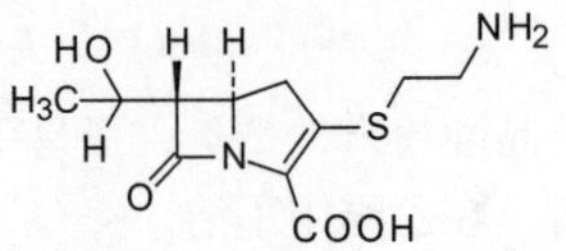

硫霉素

硫霉素广谱抗菌，但稳定性差。原因是体内易受肾脱氢酶作用降解失活，同时在体外3位氨基进攻β－内酰胺环的羰基开环失活。因此，结构改造开发了**亚胺培南（Imipenem）**。

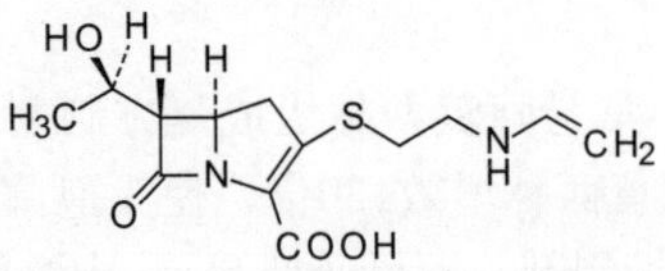

亚胺培南

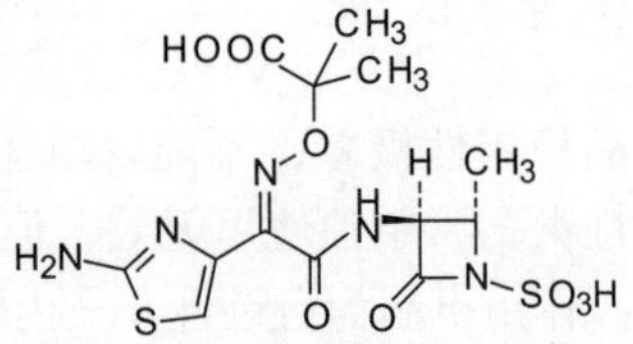

氨曲南

亚胺培南结构特点是，以CH_2代替了青霉素母核的S，2,3位双键，6位的氢处于β位。

亚胺培南单独使用时，易被肾肽酶代谢失活，临床与该酶抑制剂西司他丁合用。西司他丁保护亚胺培南不被肾肽酶破坏，同时也阻止亚胺培南进入肾小管上皮组织，减少了亚胺培南的排泄，并减轻了药物的肾毒性。

单环β－内酰胺类抗生素是另一类非经典的β－内酰胺类药物。代表性药物有**氨曲南（Aztreonam）**，特点是仅有β－内酰胺环。氨曲南是第一个全合成的单环β－内酰胺类抗生素。抗绿脓杆菌作用显著，与其它抗生素不产生交叉耐药性。对革兰阳性菌无效。

第二节　大环内酯类抗生素

内容导航

一、大环内酯类抗生素的作用机制

二、大环内酯类主要药物

- 红霉素
- 琥乙红霉素
- 罗红霉素
- 阿奇霉素
- 克拉霉素
- 乙酰螺旋霉素
- 麦迪霉素

学习目标

通过对本节的学习，希望同学们达到以下要求：

1. 掌握红霉素的结构特点、理化性质及应用，及其结构特点与化学稳定性之间的关系。
2. 掌握琥乙红霉素、罗红霉素、阿奇霉素、克拉霉素、乙酰螺旋霉素和麦迪霉素的结构、性质及应用。

一、大环内酯类抗生素的作用机制

大环内酯类抗生素是由链霉菌产生的一类弱碱性的抗生素。其结构特征为分子中含有一个内酯结构的十四元环或十六元环。通过内酯环上的羟基和去氧氨基糖或6−去氧糖缩合成碱性苷。

大环内酯类抗生素作用于细菌核糖体50S亚单位，通过阻断转肽作用和/或mRNA转位而抑制细菌的蛋白质合成。

因为细菌50S核糖体RNA的一个腺嘌呤残基转录后甲基化，导致细菌对大环内酯类抗生素耐药。

二、大环内酯类主要药物

红霉素 Erythromycin

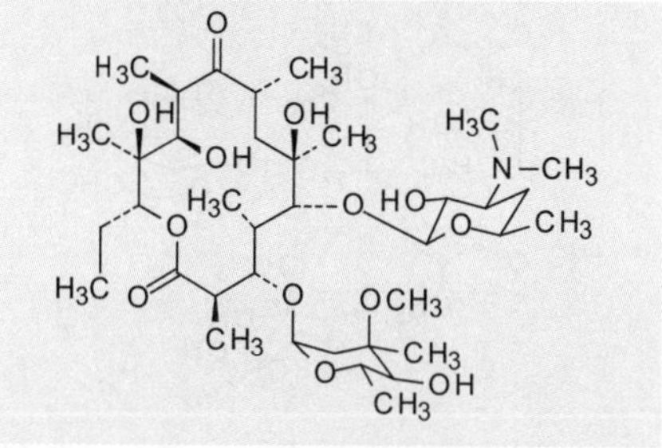

本品为白色或类白色的结晶或粉末。无臭，味苦。本品在甲醇、乙醇或丙酮中易于溶解，在水中极微溶解。熔点193℃。

与内酰胺一样，内酯是由羧酸与其本身链上的羟基脱水形成的。红霉素内酯环为十四元环，编号从羰基碳原子开始，依次进行。

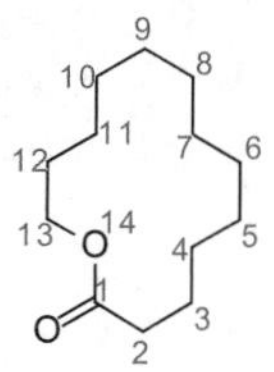

其中，在2β，4α，6α，8α，10β，12α位碳原子上有6个甲基，9位有羰基，3，5，6，11，12位有5个羟基。

红霉素在3位与红霉糖（克拉定糖），在5位与去氧氨基糖形成苷。

本品水溶性小，只能口服，但在胃酸中易被破坏。原因是6位的羟基对9位羰基进行分子内进攻，发生分子内环合和水解反应。所以，9位羰基和6位羟基为红霉素结构中的不稳定因素。

利用前药原理，将去氧氨基糖的2′-OH成酯，如与琥珀酸乙酯成酯，得琥乙红霉素（表1-1），具有口服稳定性。或与乳糖醛酸成盐后，可供注射。

红霉素为耐药的金黄色葡萄球菌和溶血性链球菌引起的感染的首选药物。

其它大环内酯类抗生素如表1-1所示。

学有所思

如何设计药物可以克服红霉素的不稳定性？

表1-1 其它大环内酯类抗生素

药名	结构	性质及应用
琥乙红霉素 Erythromycin Ethylsuccinate	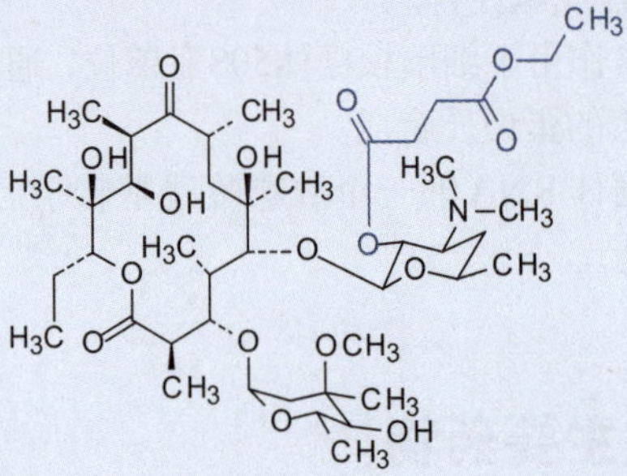	在体内释放出红霉素起抗菌作用；不溶于水，口服，在胃酸中稳定，无味。可供小儿服用
罗红霉素 Roxithromycin	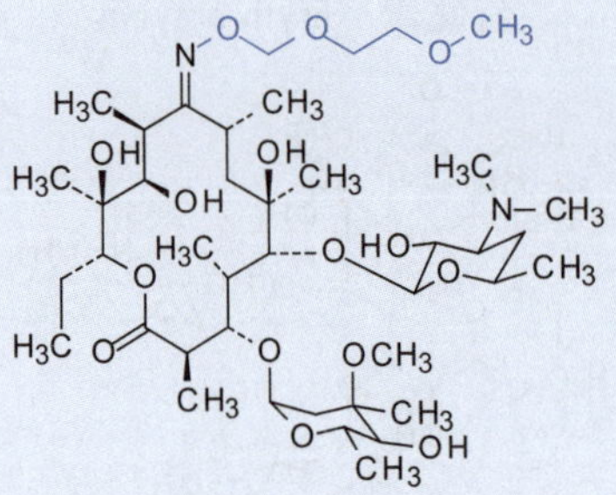	红霉素9位羰基成肟衍生物；体外抗菌活性比较弱，体内抗菌活性比红霉素强6倍，作用时间长
克拉霉素 Clarithromycin	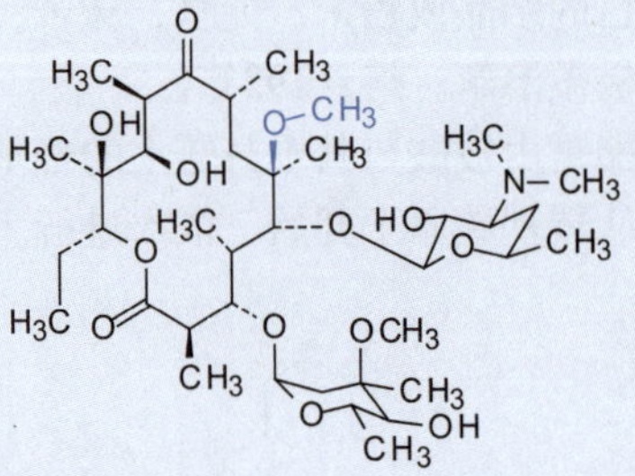	红霉素6位甲基化产物，稳定了9位羰基，耐酸，活性强，毒性小；使C9位羰基无法形成半缩酮而增加其在酸中的稳定性

麦迪霉素 Midecamycin	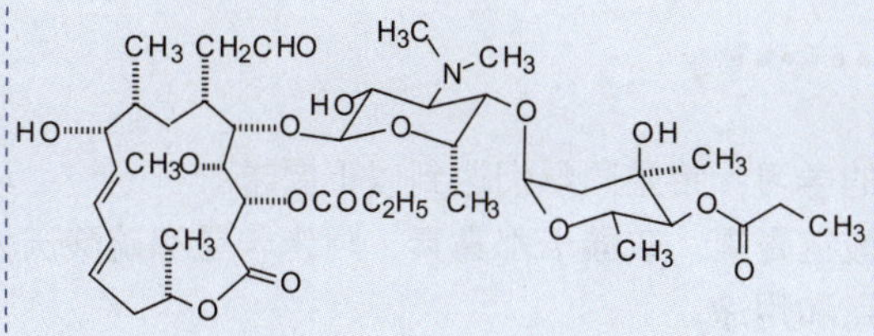	为含有双键的大环内酯类，对葡萄球菌、链球菌和肺炎双球菌效果好，毒性小，不良反应小
乙酰螺旋霉素 Acetylspiramycin	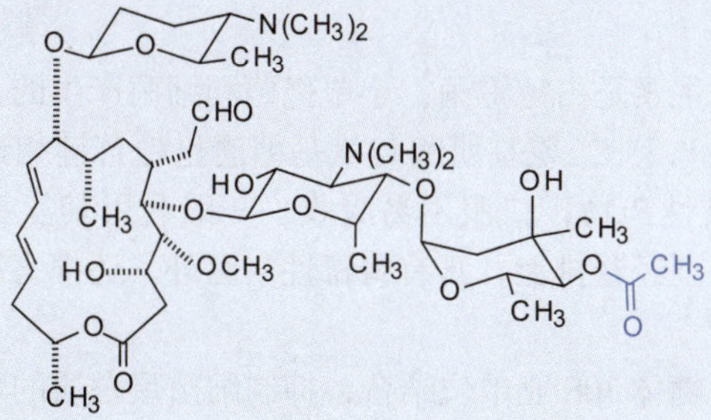	对革兰阳性菌有较好的抗菌效果，尤其是对艾滋病病人的隐孢子虫病，弓形虫病有良好的疗效
阿奇霉素 Azithromycin	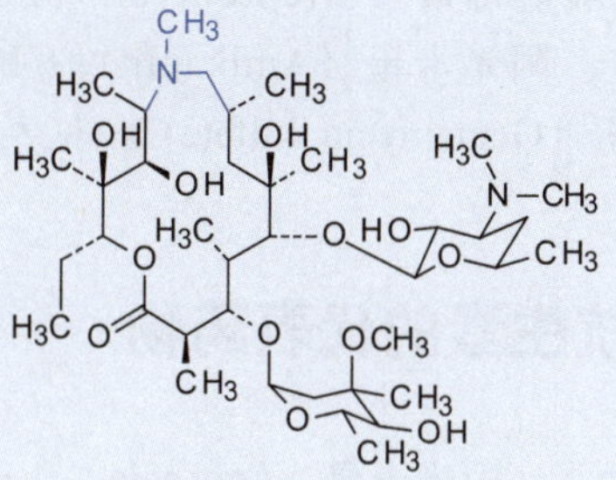	内酯环内含氮，为十五元环，碱性增大；对革兰阴性菌效果好，可用于多种微生物感染，特别是性传播疾病，如淋病

第三节　氨基糖苷类抗生素

内容导航

一、氨基糖苷类抗生素的作用及毒性

二、氨基糖苷类抗生素的代表药物

硫酸卡那霉素

硫酸链霉素

阿米卡星

硫酸庆大霉素

学习目标

通过对本节的学习，希望同学们达到以下要求：

掌握硫酸链霉素、硫酸卡那霉素、阿米卡星和硫酸庆大霉素的结构特点、作用特点和用途。

一、氨基糖苷类抗生素的作用及毒性

氨基糖苷类抗生素是由链霉菌、小单孢菌和细菌产生的具有氨基糖苷结构的抗生素。一般由1,3－二氨基肌醇与氨基糖通过糖苷键相连而成。该类药物为多氨基多羟基极性药物，口服不易吸收，一般利用其氨基，制成盐注射给药，多数以药物原型经肾排泄，具有肾毒性。另外，还损害第八对脑神经，引起不可逆耳聋。

本品与细菌核糖体30S亚单位结合，抑制细菌蛋白质的合成。细菌对该类药物易于产生耐药性。

该类药物主要有硫酸链霉素（Streptomycin Sulfate）、硫酸卡那霉素（Kanamycin Sulfate）、阿米卡星（Amikacin）、硫酸新霉素（Neomycin Sulfate）和硫酸庆大霉素（Gentamycin Sulfate），见表1－2。

二、氨基糖苷类抗生素的代表药物

阿米卡星 Amikacin

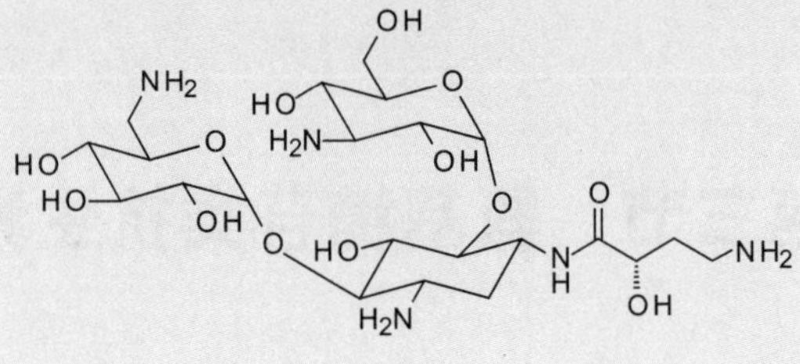

本品为白色结晶性粉末，几乎无臭，无味。本品在水中易溶，在乙醇中几乎不溶。

阿米卡星实际上是卡那霉素上引入L(－)4－氨基－2－羟基丁酰基所致，侧链上含有一个手性中心，手性碳原子的构型对活性影响较大，其中*S*(－)体活性大。

本品结构中含有伯胺基，可以与茚三酮反应呈蓝紫色。

细菌对本品不易形成耐酶性。对卡那霉素耐药的绿脓杆菌、大肠杆菌和金黄色葡萄球菌有效，注射血药浓度比卡那霉素高，毒性较小。

表1–2 氨基糖苷类抗生素

药名	结构	性质及应用
硫酸卡那霉素 Kanamycin Sulfate	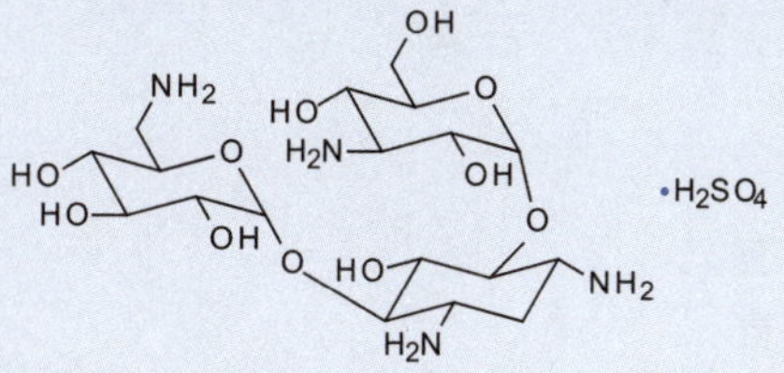	酸碱条件下均可水解，pH2，55℃条件下聚合，聚合物可导致过敏。易产生耐药性，有耳毒性和肾毒性。为第一个氨基糖苷类抗生素，为抗结核一线药物
硫酸链霉素 Streptomycin Sulfate	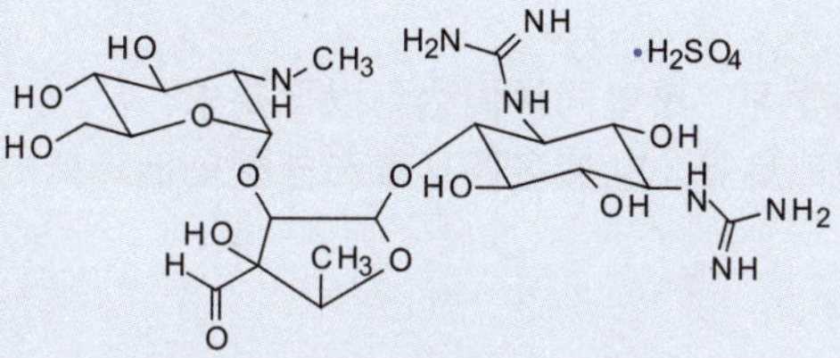	治疗结核病（见第三章）
硫酸庆大霉素 Gentamycin Sulfate	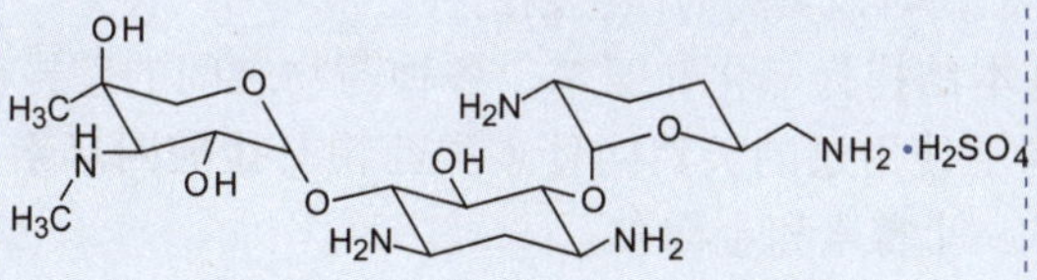	主要用于绿脓杆菌或某些耐药阴性菌引起的感染；易产生耐药性；具有耳毒性和肾毒性
硫酸新霉素 Neomycin Sulfate	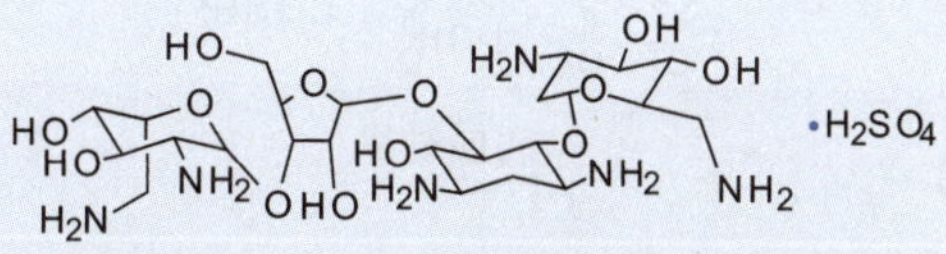	由链霉菌产生的，分离出A、B、C三种成分，其中B的活性高而毒性低
硫酸核糖霉素 Ribostamycin Sulfate	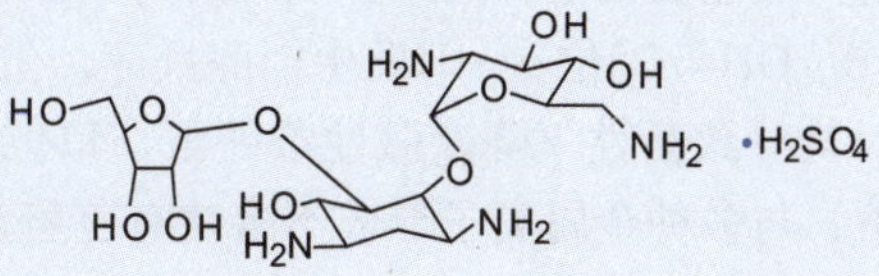	抗菌作用弱，但毒性低

第四节　四环素类抗生素

内容导航

四环素类抗生素
- 盐酸四环素
- 盐酸多西环素
- 盐酸美他环素

学习目标

通过对本节的学习，希望同学们达到以下要求：

掌握盐酸四环素、盐酸多西环素和盐酸美他环素的结构特点、作用特点和用途。

四环素类药物是由放线菌产生的一类口服广谱抗生素，毒性小，极少发生过敏反应。是很多细菌感染的首选药物。副作用是由于在骨骼和牙齿中沉积而形成四环素牙。细菌对该类药易产生耐药性。

该类药物基本结构为氢化并四苯，各种药物之间的差异仅仅在于取代基的不同。在临床上使用过的天然四环素类药物有**盐酸四环素（Tetracycline Hydrochloride）**、土霉素和金霉素。

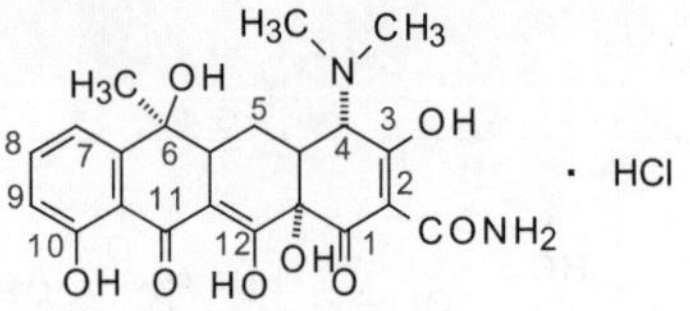

盐酸四环素

盐酸四环素结构中，4α位为二甲胺基取代，为碱性取代基。10位的酚羟基和12位的烯醇羟基为酸性取代基。因此，该类药物具酸碱两性。

酸性条件下，C6位OH与C5位α－H发生消除反应，生成黄色脱水物；4位二甲氨基差向异构，均导致活性下降。碱性条件下，11位和11a之间开环，活性下降。中性条件下，与多种金属离子形成不溶性有色螯合物，沉积于骨骼和牙齿。因此小儿和孕妇禁用或慎用。

该类药物为广谱抗生素，但细菌对该类药物产生耐药，限制了该类药物的临床应用。

6 位羟基是四环素类药物不稳定的根源。因此，对天然药物进行结构修饰，去除 6 位羟基，得到活性优于四环素的半合成四环素类抗生素，如**盐酸多西环素（Doxycycline Hydrochloride）**和**盐酸美他环素（Metacycline**

Hydrochloride）。

盐酸多西环素与四环素结构差异在于，在四环素母环上，去掉6β位羟基，在5位引入羟基，稳定性大大提高，药效为四环素的10倍。为广谱抗生素，对于革兰阳性球菌和革兰阴性杆菌所致的感染有较好的疗效，对斑疹伤寒、霍乱和支原体肺炎等也有疗效。盐酸美他环素与盐酸多西环素结构上的唯一区别在于，6位为甲烯基，抗菌谱与四环素类似，活性优于四环素。

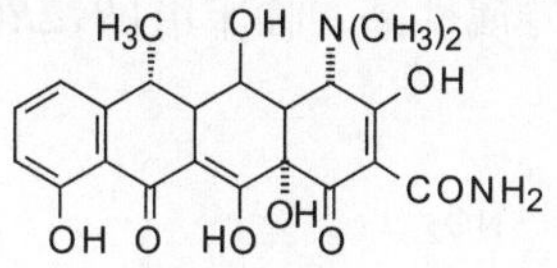

多西环素

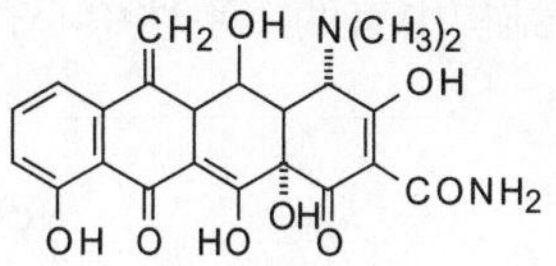

美他环素

第五节 其它类抗生素

内容导航

一、氯霉素
二、磷霉素
三、盐酸克林霉素

学习目标

通过对本节的学习，希望同学们达到以下要求：

1．掌握氯霉素的结构、化学名、理化性质和应用。
2．熟悉磷霉素和盐酸克林霉素的结构特点、作用特点和用途。

一、氯霉素

氯霉素（Chloramphenicol）是由链霉菌产生的一种抗生素，广谱，但对骨髓造血系统有影响，可引起再生障碍性贫血。目前主要用于治疗伤寒、斑疹伤寒和副伤寒。

氯霉素 Chloramphenicol

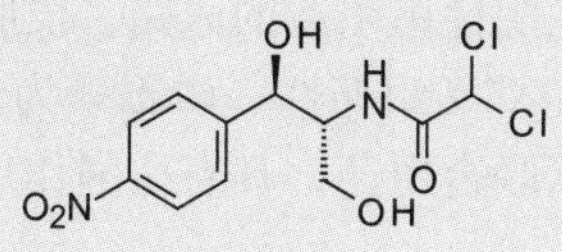

化学名为D−苏式−(−)−*N*−[α−(羟基甲基)−β−羟基−对硝基苯乙基]−2,2−二氯乙酰胺。

本品为白色至微带黄绿色的针状、长片状结晶或结晶性粉末，味苦。

本品在甲醇、乙醇、丙酮或丙二醇中易溶，在水中微溶。熔点149～153℃。

利用末端羟基成酯，可以克服味苦这一不良制剂性质，如棕榈酰氯霉素（无味氯霉素）。

氯霉素结构中有两个手性中心，立体专属性高，临床用1*R*,2*R*(−)−苏阿糖异构体。

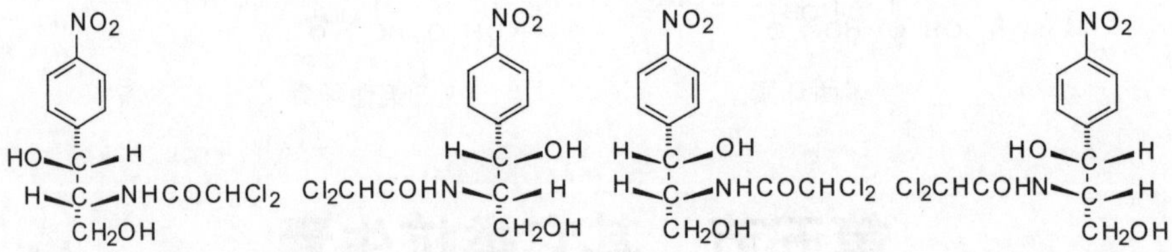

1*R*,2*R*(−)　　1*S*,2*S*(+)　　1*S*,2*R*(+)　　1*R*,2*S*(−)

氯霉素水溶液在pH2～7范围内易发生酰胺的水解反应。温度升高，水解加快。有效期较短。

氯霉素含有硝基，在体内硝基先还原生成氨基，氨基再与葡萄糖醛酸结合形成*N*−葡萄糖苷酸的形式排出体外。但是，新生儿体内活化葡萄糖醛酸的酶系尚未健全，因此服用氯霉素后，代谢物无法排出体外，形成“灰婴综合征”。故新生儿、孕妇和哺乳期妇女应禁用氯霉素。

氯霉素结构中对硝基苯基和二氯乙酰胺基为活性必需基团。

氯霉素毒性大，长期和多次使用可损害骨髓的造血功能，引起再生障碍性贫血。临床主要用于治疗伤寒、副伤寒和斑疹伤寒。

二、磷霉素

磷霉素（Fosfonomycin，Phosphonomycin）是结构最小的抗生素，现已用合成法制取，也可由多种链霉菌培养液中分离得到。磷霉素为一种游离磷酸，药用品有钙盐和二钠盐两种，钠盐水溶性优于钙盐。但是，由于分子量小，与钠成盐后药品中钠含量高。因此，对于心、肾功能不全、高血压等病人应慎用。

磷霉素结构中含有三元氧环，但性质稳定，在pH4～11水溶液中短时间内不分解。

磷霉素作用于细菌细胞壁合成酶，阻碍细菌细胞壁的合成，从而起到杀菌作用。主要用于敏感的革兰阴性菌引起的尿路、皮肤及软组织、肠道等部位感染。与其它抗生素间不存在交叉耐药性。磷霉素为静止期杀菌剂，可与β−内酰胺类如青霉素、头孢菌素联合用药，具有协同作用。

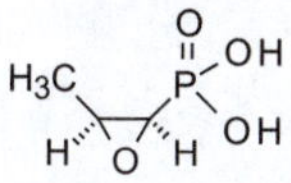

磷霉素

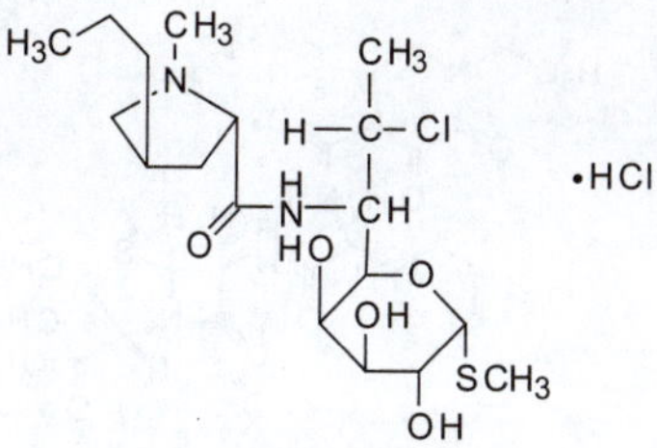

盐酸克林霉素

三、盐酸克林霉素

盐酸克林霉素(Clindamycin Hydrochloride)为白色或类白色固体，易溶于水。通过抑制细菌的蛋白质合成而起到抗菌作用。主要作用于大多数革兰阳性菌，常用于治疗扁桃体感染、皮肤和软组织感染、泌尿系统感染及脊髓炎等。对某些厌氧菌也有良好的抗菌作用。肌注或静注给药。

自测习题

最佳选择题

1．青霉素钠在室温、酸性条件下发生如下哪种反应

A．分解成青霉醛和D－青霉胺

B．6－氨基上酰基侧链水解

C．β－内酰胺环的水解开环

D．发生分子内重排生成青霉二酸

E．钠盐被酸中和成游离的羧酸

配伍选择题

A．

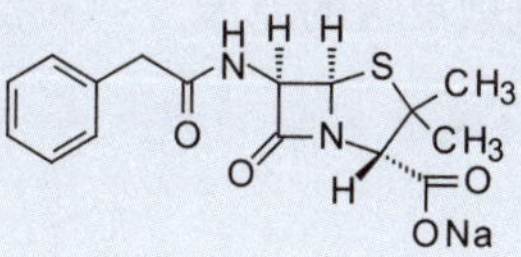

B．

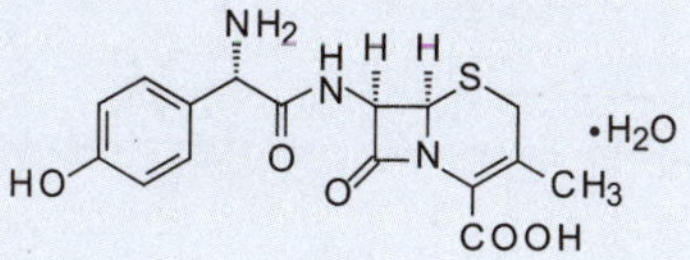

C．

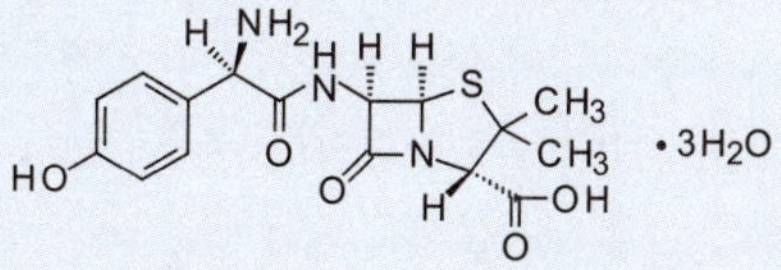

D．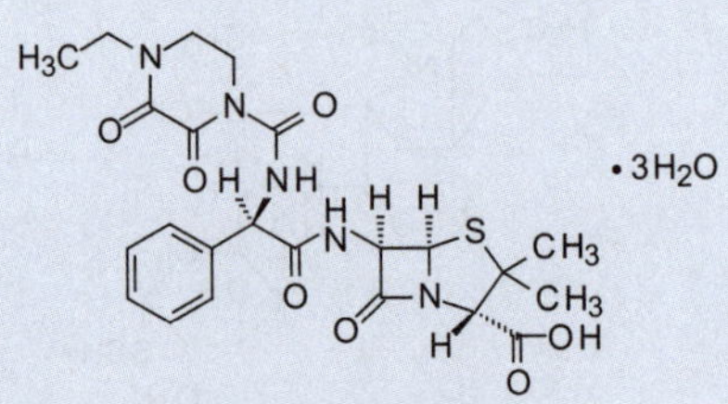

E．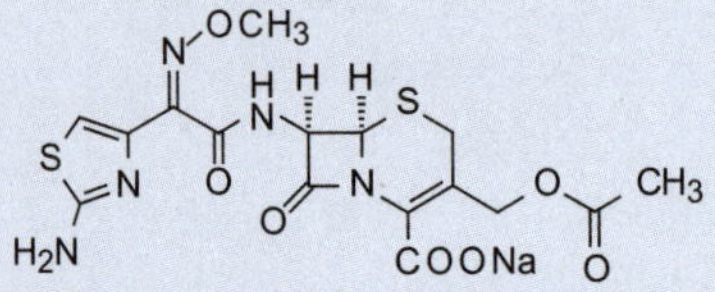

2．头孢噻肟钠
3．头孢羟氨苄
4．阿莫西林
5．青霉素钠

多选题

6．氨苄西林可以发生下列什么反应
A．在碱性条件下生成青霉醛和D－青霉胺
B．在酸性溶液中加热可生成青霉醛和青霉胺
C．水溶液在室温放置24小时，可发生聚合反应
D．与水合茚三酮试液作用显紫色
E．与碱性酒石酸铜试液反应显紫色

名词解释题

7．β－内酰胺类抗生素

简答题

8．简述青霉素类药物易于发生过敏反应的原因。

（吴艳芬）

1

第二章 合成抗菌药

合成抗菌药（antibacterial agents）的发明和应用使原来死亡率很高的细菌感染性疾病得到了有效的控制，是20世纪医药领域最伟大的成就之一。

本章主要介绍合成抗菌药中的磺胺类及其增效剂和喹诺酮类，其它合成抗菌药中几个代表性的临床常用抗感染药也列入本章中讨论。

> 可以致病的病原微生物包括非细胞型的病毒、真核型的真菌和原核型的细菌、螺旋体、支原体、衣原体和立克次体等。合成抗菌药主要针对的是原核型病原微生物。

第一节 磺胺类药物及抗菌增效剂

内容导航

一、磺胺类药物的发展及作用机制
二、磺胺类的代表药物
　　磺胺甲噁唑
三、磺胺类药物的构效关系
四、抗菌增效剂
　　甲氧苄啶

学习目标

通过本节的学习，希望同学们达到以下要求：

1．了解磺胺类药物在药物化学发展史上的重要地位。
2．熟悉磺胺类药物的作用机制。
3．掌握磺胺类药物的构效关系。
4．掌握磺胺甲噁唑、甲氧苄啶的化学名、化学结构、理化性质和药理作用。

一、磺胺类药物的发展及作用机制

磺胺类是上世纪30年代发现的能有效治疗全身性细菌感染的第一类化疗

药物。它的发现和应用，开创了化学治疗的新纪元，其作用机制的阐明奠定了代谢拮抗学说的基础，在药物化学的发展史上写下了辉煌的一笔。

近30年来磺胺类药物发展缓慢，临床上已大部分被抗生素及喹诺酮类药物取代。但由于磺胺类药物有对某些感染性疾病（如流脑、鼠疫）疗效良好、使用方便、性质稳定、价格低廉等优点，故在抗感染药物中仍占一定地位。

通过对磺胺类药物的深入研究，从其副作用中发现了利尿和降血糖作用，从而开发出具有磺酰胺结构的利尿药和降血糖药。

磺胺类抗菌药物的发展可以归纳为两个方面，即有效抑菌基本结构的确定和作用机制的阐明。

（一）有效抑菌基本结构的确定

1932年Domagk首先发现偶氮染料百浪多息（Prontosil）有抑菌作用，当时曾认为偶氮基团是抑菌的有效基团。但随后在对偶氮染料抗链球菌的实验中发现，仅有含磺酰胺的偶氮染料有抗菌活性，其它不含磺酰胺基团的偶氮染料无抗菌作用。这样证明了偶氮基团不是抑菌的必需结构。后来人们又从服用百浪多息的病人尿中分离得到对乙酰氨基苯磺酰胺，由此推断百浪多息在体内可能代谢成对氨基苯磺酰胺而产生抗菌作用。随后的实验证明了这一推测，对氨基苯磺酰胺在体内外均有抑菌作用，至此确证了对氨基苯磺酰胺（即磺胺）为抑菌的基本结构。

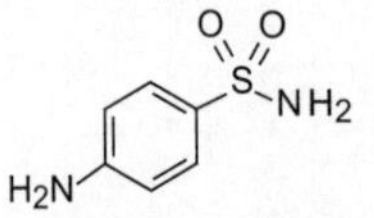

对氨基苯磺酰胺

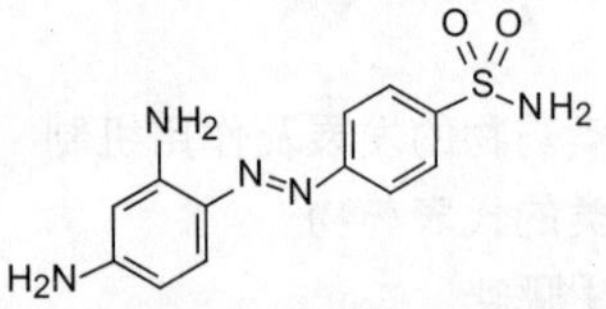

百浪多息

（二）作用机制的阐明

确证了对氨基苯磺酰胺为抑菌的基本结构后，该类药物的发展极为迅速，至1946年共合成了5500余种磺胺类化合物。在此期间还阐明了磺胺类药物的作用机制。

磺胺类药物的作用机制以Wood−Fields学说为公认，并且被实验所证实。该学说认为磺胺类药物之所以能抑菌，是因为其结构与细菌生长所必需的物质对氨基苯甲酸（*p*-Aminobenzoic Acid，PABA）相似，在细菌合成四氢叶酸的生化反应中替代了PABA的作用，从而干扰了细菌的酶系统对PABA的利用，使细菌合成四氢叶酸受阻而起到抑菌作用（图2−1）。

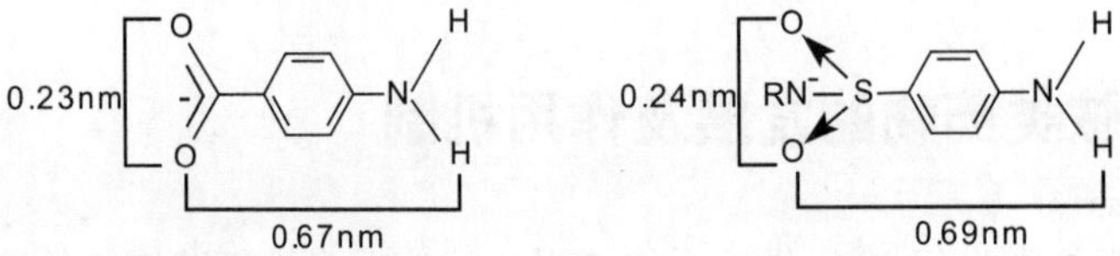

磺胺类药物之所以能和PABA竞争性拮抗，是由于二者结构中的分子大小和电荷分布极为相似。

由于人类能从食物中直接摄取叶酸，所以磺胺类药物对人体的影响较小。

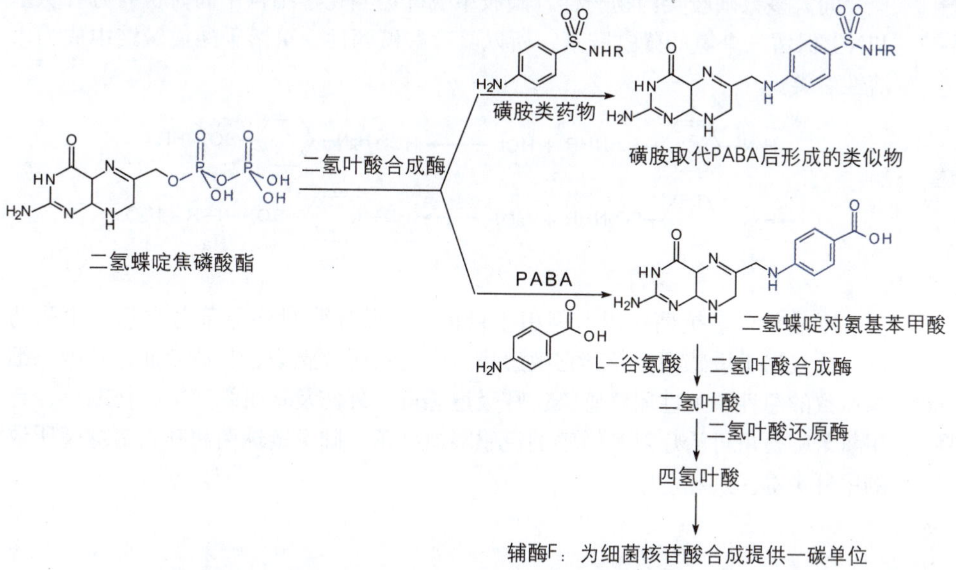

图2-1 四氢叶酸合成过程和磺胺类药物作用机制

磺胺类抗菌药物的作用机制体现了代谢拮抗的概念。这是磺胺类药物在药物化学研究理论方面的巨大贡献。所谓代谢拮抗就是设计与生物体内基本代谢物的结构有某种程度相似的化合物，使之与基本代谢物竞争或干扰基本代谢物的被利用，或掺入生物大分子的合成之中形成伪生物大分子，导致致死合成，从而影响细胞的生长。代谢拮抗概念现已广泛应用于药物设计中。

药物研究中抗代谢物多采用生物电子等排体（bioisostere）置换来设计。什么是生物电子等排体呢？凡具有相似的物理和化学性质，又能产生相似或相反的生物活性的原子、基团或片段均可称为生物电子等排体。根据这个概念，一价的原子或基团例如卤素、羟基、甲氧基和氢原子之间可以置换；羧基、磺酰胺基、磺酸基、磷酸基等互为等排体；芳环与芳杂环之间也可以生物电子等排体置换。

采用生物电子等排体置换来设计药物的方法，贯穿在药物化学各个章节的始终，同学们可在学习中慢慢体会和掌握。

二、磺胺类的代表药物

在临床上应用的磺胺类抗菌药有20余种。磺胺甲噁唑为常用抗菌磺胺药之一。

磺胺甲噁唑 Sulfamethoxazole

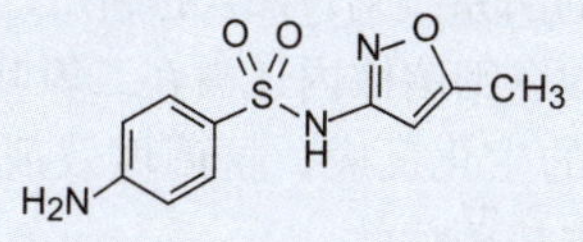

磺胺甲噁唑又名磺胺甲基异噁唑（SMZ），商品名新诺明。

化学名为*N*-(5-甲基-3-异噁唑基)-4-氨基苯磺酰胺。

本品为白色结晶性粉末；无臭，味微苦。在水中几乎不溶；在稀盐酸、氢氧化钠试液或氨试液中易溶。熔点168～172℃。

> 水溶性对药物而言有时显得很重要，水溶性药物可方便地配制注射液。

同大多数磺胺类药物一样，磺胺甲噁唑因其化学结构中同时含有芳香氨基和N上保留一个氢的磺酰胺基，所以具有酸碱两性，可溶于酸或碱液中成为水溶性盐类。

> 磺胺甲噁唑中的甲基异噁唑以R代替。

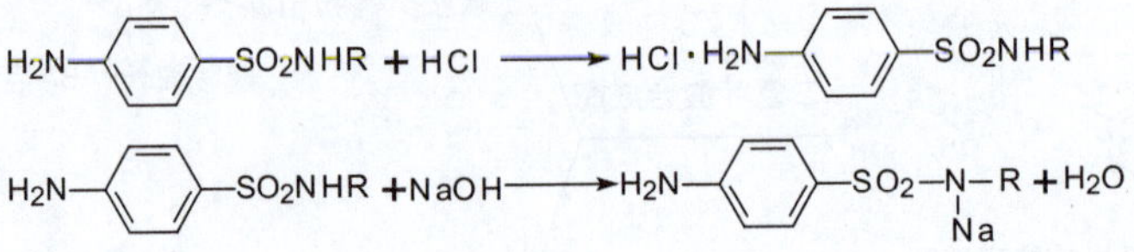

> 磺胺甲噁唑与抗菌增效剂甲氧苄啶的复方制剂即为复方新诺明。

本品具广谱抗菌作用，但由于目前许多临床常见病原菌对本品产生耐药性，故仅用于敏感细菌及其它敏感病原微生物所致感染。其适应证包括敏感细菌所致的急性单纯性尿路感染、呼吸道感染、外伤及软组织感染、伤寒等；与甲氧苄啶合用可治疗对其敏感的流感嗜血杆菌、肺炎链球菌和其它链球菌所致的中耳炎等。

三、磺胺类药物的构效关系

通过对大量磺胺类药物的结构与活性的研究，总结出磺胺类化合物抑菌活性与化学结构的关系，见图2-2。

> 所谓潜在游离，是指这些取代基在体内可被代谢生成氨基，例如酰胺基可以水解为氨基，硝基可以还原成氨基。

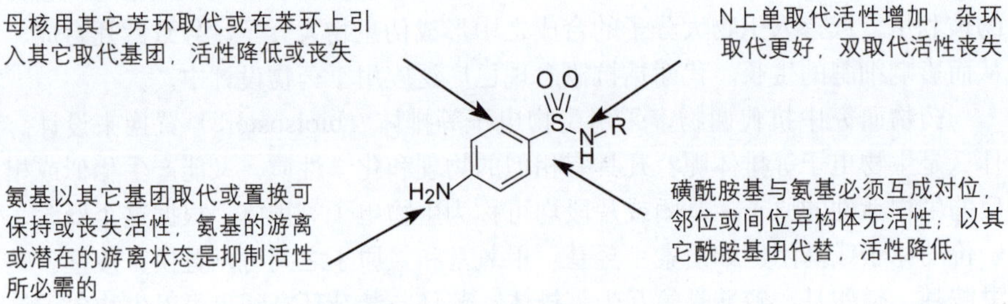

图2-2 磺胺类药物的构效关系

磺胺类药物的抑菌活性与酸性解离常数（pK_a）有较大关系，当pK_a值在6.5～7.0时，磺胺类药物抑菌作用最佳。

四、抗菌增效剂

> 抗菌增效剂也可与抗生素合用增强抗菌作用。

磺胺类通过干扰细菌的酶系统对PABA的利用，使细菌合成二氢叶酸受阻而起到抑菌作用。二氢叶酸在细菌体内还需在二氢叶酸还原酶作用下进一步转化成四氢叶酸才参与随后的生化反应。抗菌增效剂可有效抑制二氢叶酸还原酶，与抗菌药协同作用增强抗菌疗效。

甲氧苄啶 Trimethoprim

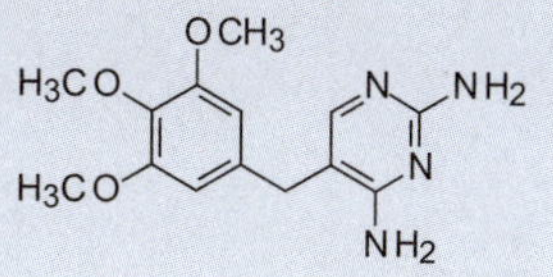

甲氧苄啶别名甲氧苄氨嘧啶。

化学名为5-[(3,4,5-三甲氧基苯基)甲基]-2,4-嘧啶二胺。

本品为白色或类白色结晶性粉末；无臭，味苦。

在三氯甲烷中略溶，在乙醇或丙酮中微溶，在水中几乎不溶；在冰醋酸中易溶。熔点199～203℃。

本品口服吸收迅速而完全，常在服药后1～2小时内达到血浆浓度高峰。迅速分布至全身组织及体液、肺、肾和痰液中。大部分以原型由肾排泄。

本品能增强磺胺药、四环素、青霉素、红霉素及庆大霉素等抗生素的抗菌作用。与磺胺药合用，不仅使其抗菌作用增强，还使磺胺类对细菌的耐药性减少，常用于治疗呼吸道感染、尿路感染、肠道感染和脑膜炎、败血症等。也可与磺胺药合用于伤寒、副伤寒的治疗及耐药恶性疟疾的防治。

甲氧苄啶的衍生物四氧普林（Tetroxoprim）、美替普林（Metioprim）、溴莫普林（Brodimoprim）也具有抗菌活性，为甲氧苄啶的更新换代品种。尤其在畜牧业中有较多应用。

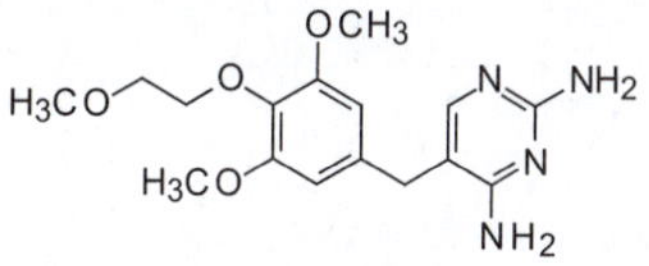

四氧普林

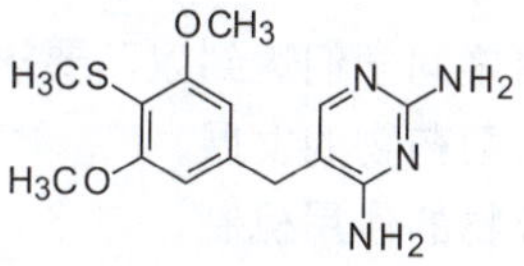

美替普林

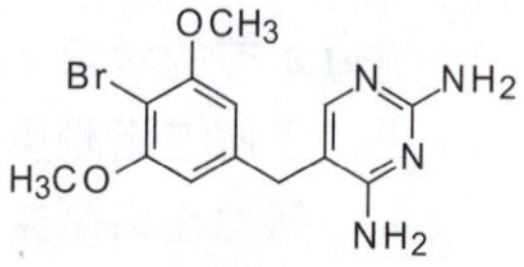

溴莫普林

在研究磺胺类药物的副作用时，人们还发现了磺酰胺类药物的利尿和降血糖作用。抗痛风药丙磺舒就是磺酰胺的衍生物。

丙磺舒（Probenecid）能抑制肾小管对尿酸盐的再吸收，促进尿酸排泄，降低血浆尿酸盐的浓度。可用于慢性痛风。丙磺舒又能抑制青霉素类、头孢菌素类、对氨基水杨酸等药物的排泄。故可作为青霉素类、头孢菌素类治疗的增效剂，并可减少其药量以提高此类药物的血药浓度，显著延长其血浆消除半衰期。现在国内已有氨苄西林丙磺舒胶囊生产。

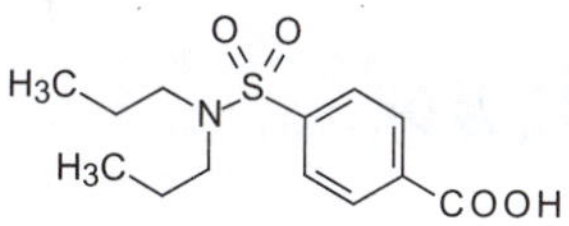

丙磺舒

第二节 喹诺酮类抗菌药

内容导航

一、喹诺酮类抗菌药物的发展
二、喹诺酮类抗菌药物的作用机制
三、喹诺酮类代表药物
诺氟沙星
盐酸环丙沙星
左氧氟沙星
盐酸洛美沙星
依诺沙星
盐酸芦氟沙星
加替沙星
四、喹诺酮类药物的构效关系

学习目标

通过本节的学习，希望同学们达到以下要求：

1．了解喹诺酮类抗菌药物的发展。
2．熟悉喹诺酮类药物的作用机制。
3．掌握喹诺酮类抗菌药物的构效关系。
4．掌握诺氟沙星、盐酸环丙沙星、左氧氟沙星的化学名、化学结构、理化性质和药理作用。
5．熟悉盐酸洛美沙星、依诺沙星、盐酸芦氟沙星和加替沙星的结构特点和用途。

喹诺酮类药物是近年来迅速发展起来的抗菌药物，具有抗菌谱广、抗菌力强、结构简单、给药方便、与其它常用抗菌药物无交叉耐药性、合成方法相对简单等优势，成为抗感染药物开发中最活跃的领域之一。

一、喹诺酮类药物的发展

喹诺酮类药物的发展分为三个阶段：

第一阶段（20世纪70年代初）为发展初期，其代表药物有萘啶酸（Nalidixic Acid）、吡哌酸（Pipemidic Acid），仅有中等抗菌活性，药代动力学及安全性不理想，目前已基本淘汰。

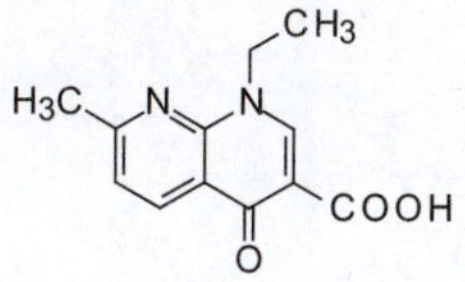

萘啶酸

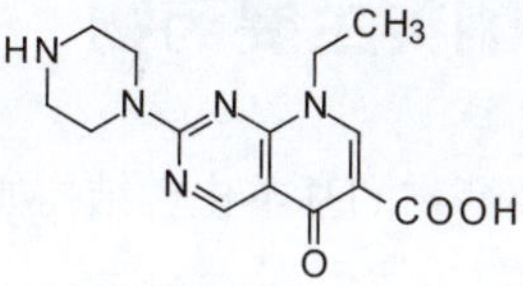

吡哌酸

第二阶段（20世纪80年代后）开始，喹诺酮类抗菌药物进入快速发展时期，在其主环6或8位化学修饰加入氟原子后又被称为氟喹诺酮类，代表药物有诺氟沙星（Norfloxacin）、氧氟沙星（Ofloxacin）、环丙沙星（Ciprofloxacin）、依诺沙星（Enoxacin）、洛美沙星（Lomefloxacin）、芦氟沙星（Rufloxacin），其中环丙沙星的抗菌活性最强。氟喹诺酮类上市后，得到了广泛的临床应用，其对革兰阴性菌的综合临床疗效已经超过了青霉素，达到了第一代、第二代头孢菌素的效果。

按国际非专利药名（INN）命名原则，对该类药物均采用词缀“-oxacin”来定名，以表示它们在药理方面的相似性及组群关系。该词缀在《中国药品通用名称》中音译为“沙星”。

第三阶段是进入20世纪90年代以来上市的产品，与老的氟喹诺酮类化合物相比，药效学上抗菌谱扩大到衣原体、支原体及细胞内致病菌，抗菌活性也大大提高，同时药代动力学及安全性也有了很大的改善，综合临床疗效达到了新的水平，甚至完全达到或超过了第三代头孢菌素。代表药物有司帕沙星（Sparfloxacin）、左氧氟沙星（Levofloxacin）等。其中左氧氟沙星以其高效、广谱、安全等特点，得到广泛应用。

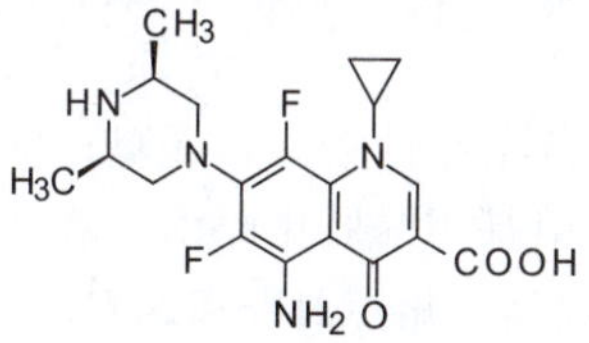

司帕沙星

二、喹诺酮类药物的作用机制

喹诺酮类抗菌药物的作用机制为抑制细菌DNA回旋酶和拓扑异构酶Ⅳ。细菌的双股DNA链扭曲成为袢状或螺旋状（称为超螺旋），使DNA形成超螺旋的酶称为DNA回旋酶。喹诺酮类药物抑制此酶，造成细菌染色体的不可逆损害，而使细菌细胞不再分裂。而拓扑异构酶Ⅳ则是在细菌细胞壁的分裂中，对细菌染色体的分裂起关键的作用。喹诺酮类药物通过抑制上述两种酶，使细菌DNA处于一种超螺旋状态从而不能复制。

喹诺酮类药物耐药机制有两个：细菌DNA回旋酶活性改变和细菌细胞膜孔蛋白通道改变或缺失。耐药菌株DNA回旋酶的活性改变主要是由于细菌的基因突变所致。

三、喹诺酮类主要药物

喹诺酮类药物的基本化学结构如下：

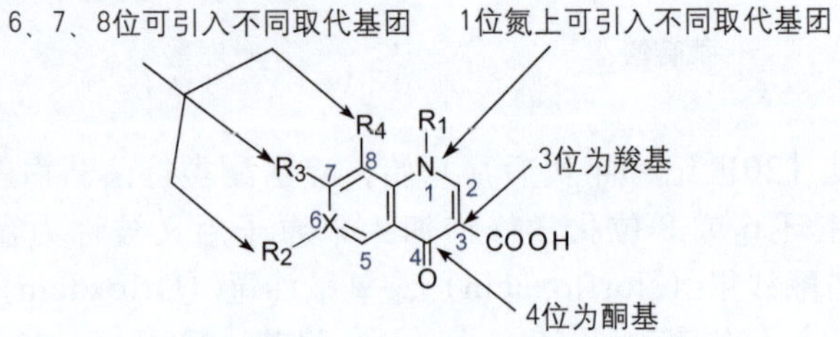

其母核可为萘啶、噌啉、吡啶并嘧啶和喹啉。我们下面介绍的代表药中除了依诺沙星母核为萘啶酸外，其余母核均为取代的喹啉羧酸类。

诺氟沙星 Norfloxacin

诺氟沙星别名为氟哌酸。商品名为淋克星。

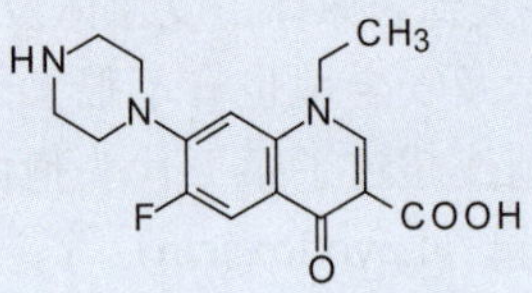

化学名为1-乙基-6-氟-1,4-二氢-4-氧代-7-(1-哌嗪基)-3-喹啉羧酸。

本品为类白色至淡黄色结晶性粉末；无臭，味微苦；在空气中能吸收水分，遇光色渐变深。在二甲基甲酰胺中略溶，在水或乙醇中极微溶解；在醋酸、盐酸或氢氧化钠液中易溶。熔点218～224℃。

本品在室温下相对稳定，但在光照下分解，可检出如下分解产物。

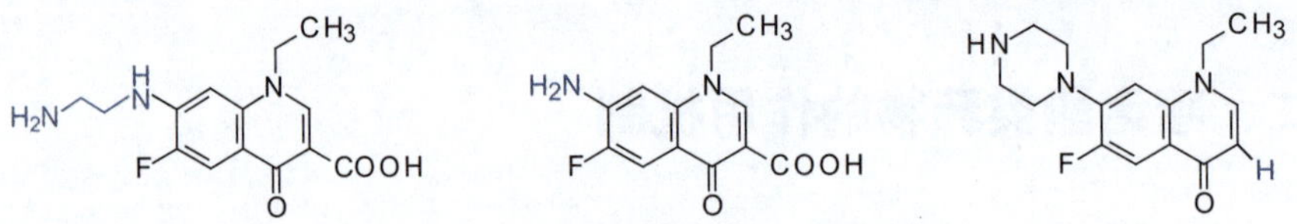

本品为第一个上市的氟喹诺酮类抗菌药物。抗菌谱广，对绿脓杆菌、奇异变形杆菌和大肠杆菌等革兰阴性菌有很强的抗菌作用。对金黄色葡萄球菌也有一定的抗菌作用，并且对庆大霉素等的耐药菌也有较好的抗菌作用。适用于治疗单纯性和复杂性尿路感染、肠道感染及敏感的革兰阴性杆菌引起的呼吸道感染。对革兰阴性及阳性菌均有作用。

盐酸环丙沙星 Ciprofloxacin Hydrochloride

环丙沙星别名为环丙氟哌酸。

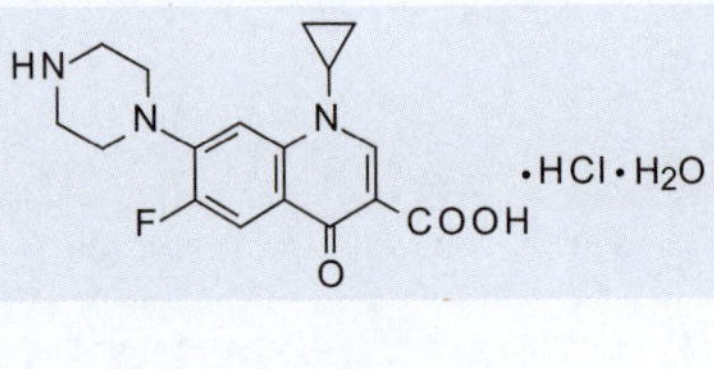

化学名为1-环丙基-6-氟-1,4-二氢-4-氧代-7-(1-哌嗪基)-3-喹啉羧酸盐酸盐一水合物。

本品为白色至微黄色结晶性粉末；几乎无臭，味苦。在水中溶解，在甲醇中微溶，在乙醇中极易溶解；在0.1mol/L盐酸溶液中略溶。本品的游离碱为白色至微黄色结晶性粉末；几乎无臭，味苦。在乙酸中溶解，在乙醇中几乎不溶。熔点318～320℃。

环丙沙星室温下十分稳定，只有在酸性条件下加热或将其配成稀溶液长时间光照才可能导致 7 位取代哌嗪开环和 3 位脱羧。

本品抗菌谱与诺氟沙星相似，但对大肠杆菌、绿脓杆菌、流感嗜血杆菌、淋球菌、链球菌、军团菌、金黄色葡萄球菌、脆弱拟杆菌等的抑制明显优于其它同类药物及头孢菌素和氨基糖苷类抗生素。另外，对耐β-内酰胺类或耐庆大霉素的病原菌也显效。环丙沙星在临床上被广泛使用，用于敏感菌引起的呼吸道、尿道、消化道、胆道、皮肤和软组织、盆腔、眼、耳、鼻、咽喉等部位的感染，尤适用于敏感菌引起的需长期给药的骨髓炎、关节炎。

左氧氟沙星 Levofloxacin

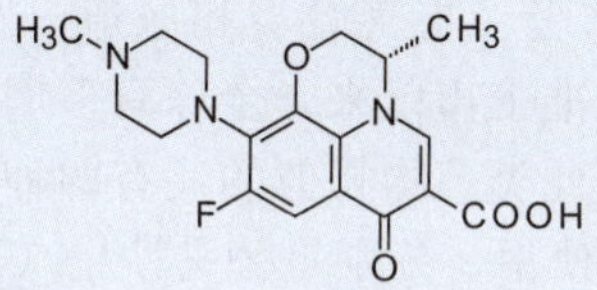

左氧氟沙星别名为左氟沙星。商品名为可乐必妥。

化学名为(*S*)-(-)-9-氟-2,3-二氢-3-甲基-10-(4-甲基-1-哌嗪基)-7-氧代-7*H*-吡啶并[1,2,3-*de*][1,4]苯并噁嗪-6-羧酸。

本品为黄色或灰黄色结晶性粉末，无臭，有苦味。微溶于水、乙醇、丙酮、甲醇，极易溶于冰乙酸中。熔点225～227℃（分解）。

本品为氧氟沙星的左旋体，其水溶性有较大改善，毒副作用降低。

左氧氟沙星抗菌活性比氧氟沙星高。对于包括厌氧菌在内的革兰阳性菌和阴性菌具广谱抗菌作用。对葡萄球菌属、肺炎球菌、化脓性链球菌、溶血性链球菌、绿脓杆菌、流感嗜血杆菌及淋球菌等具有很强的抗菌活性。用于呼吸道、泌尿道感染、外科及妇科感染如咽喉炎、支气管炎、扁桃体炎、膀胱炎、淋菌性尿道炎、胆囊炎、胆管炎、中耳炎、烧伤及细菌性痢疾等。

命名时先确定母核为吡啶并[1,4]苯并噁嗪。[1,2,3-*de*]表示吡啶中以原编号1，2，3三个原子参与并环，*de*表示吡啶参与并环的公用边编号。整个稠环的编号以氧开始编号1，稠边原子不编入内，将稠环各原子标号1～10，再命名各位取代基。

盐酸洛美沙星（Lomefloxacin Hydrochloride）结构中 7 位取代的哌嗪基中3′位上引入甲基取代，同时在 8 位引入氟。

本品的特点是作用时间长，$t_{1/2}$为7.95小时，对革兰阳性与阴性菌的抗菌活性与依诺沙星、诺氟沙星相似。对尿路、呼吸道、肠道感染的有效率分别为79.7%、78.8%和91.0%。

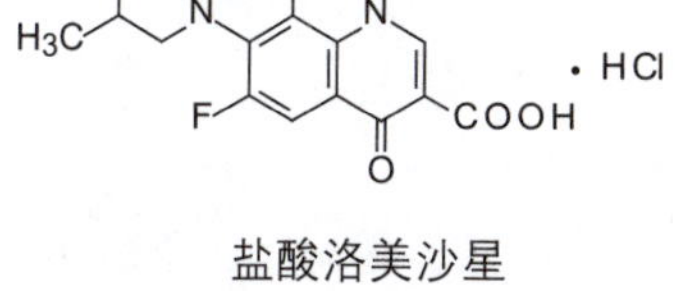

盐酸洛美沙星

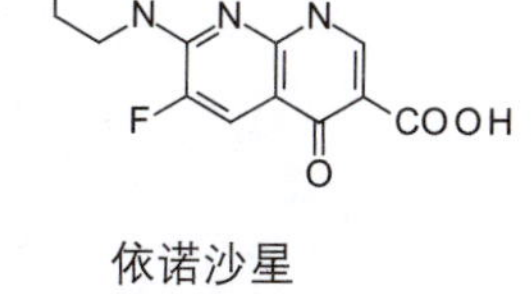

依诺沙星

依诺沙星别名为氟啶酸。

依诺沙星（Enoxacin）母核为萘啶酸。体外抗菌活性与诺氟沙星相仿，对革兰阴性菌如大肠杆菌、变形杆菌、肺炎杆菌、痢疾杆菌、伤寒杆菌及绿脓杆菌等有较强的抗菌作用。对革兰阳性菌如金黄色葡萄球菌、肺炎球菌、链球菌属也有良好的抗菌作用。对弯曲杆菌也有良好的抗菌作用。临床用于敏感菌引起的呼吸道感染、尿路感染、阴道炎、前列腺炎、肠道感染、五官科感染、皮肤和软组织感染，以及结肠手术前准备和外科手术伤口感染等。

芦氟沙星商品名为卡力。

盐酸芦氟沙星（Rufloxacin Hydrochloride）具广谱抗菌作用，作用同大多数氟喹诺酮类，对革兰阴性菌,包括大肠杆菌、伤寒沙门菌、志贺菌属、流感嗜血杆菌、淋病奈瑟菌等均具有较强的抗菌活性。对葡萄球菌属、溶血性链球菌等革兰阳性球菌也有一定的抗菌作用，对铜绿假单胞菌无效。其特点是 $t_{1/2}$ 长达35小时。适用于慢性呼吸道感染、尿路感染、前列腺炎及中耳炎等。

本品吸收后广泛分布至各组织、体液中。体内代谢产物为*N*-去甲基芦氟沙星及硫-氧芦氟沙星，前者含量约为2%，后者含量极少，两种代谢产物均有一定的抗菌活性。本品约50%以原型自肾排泄，胆汁排泄占1%，以代谢物排出量约占2%，另有部分经肠管壁的跨上皮分泌液进入肠道，再经粪便排泄。

加替沙星（Gatifloxacin）于1999年经美国食品药品监督管理局（FDA）批准上市。可用于治疗肺炎、支气管炎和尿道、肾脏、皮肤等各种感染疾病。但自1999年该药被批准上市以来，全球有多例服用加替沙星的患者出现低血糖和高血糖症状。与此类药物相似的还有四种氟喹诺酮类药物，它们或已退出市场或被严格限制使用，分别是替马沙星（Temafloxacin）、格帕沙星（Grepafloxacin）、司帕沙星（Sparfloxacin）和曲氟沙星（Trovafloxacin）。

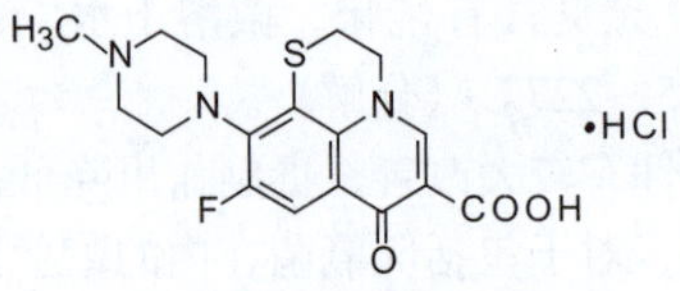

盐酸芦氟沙星

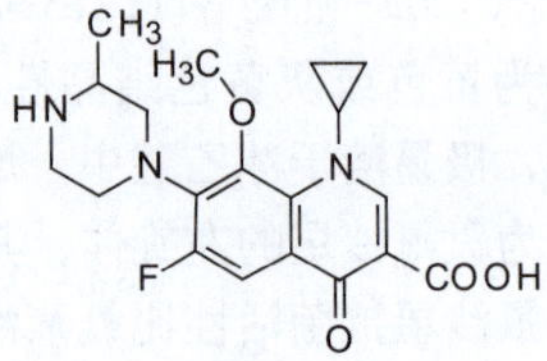

加替沙星

四、喹诺酮类药物的构效关系

自人们发现喹诺酮类化合物的抑菌活性以来，在40余年的时间内，合成了大量该类化合物，并测定了它们的抑菌活性，总结出基本的构效关系如图 2－3 所示：

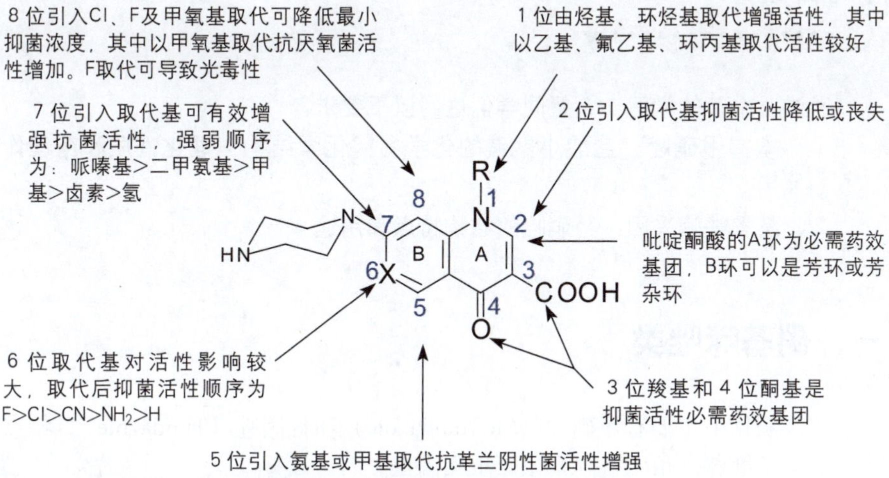

图2–3 喹诺酮类药物的构效关系

另外，在 1 位和 8 位间成环状并引入手性中心时，产生光学异构体，以（*S*）异构体作用最强。

例如上面代表药中的左氧氟沙星即为氧氟沙星的左旋体。

由上述构效关系可以看出，除了3、4位外，在喹诺酮类药物分子中母核所有位置几乎都可以进行取代基的置换，加上母核杂原子的变化，完全有可能组合出成千上万个新化合物，所以有人预言21世纪的抗菌药物将是喹诺酮类的时代。

喹诺酮类药物通常的毒性为：①与金属离子（Fe^{3+}，Al^{3+}，Mg^{2+}，Ca^{2+}）络合，导致对软骨组织的损害，故未成年人和妊娠期妇女禁用或慎用。②光毒性。③药物相互反应（与细胞色素P450作用）。另有少数药物还有中枢毒性（与GABA受体结合）、胃肠道反应和心脏毒性。喹诺酮类药物的光敏反应，在国外十分引人关注。

学有所思

你是否越来越觉得，药物化学很有趣！

第三节 其它合成抗菌药

内容导航

一、硝基咪唑类
　　替硝唑
　　甲硝唑
二、硝基呋喃类
　　呋喃妥因
三、异喹啉类
　　盐酸小檗碱

学习目标

通过对本节的学习，希望同学们达到以下要求：

1．掌握甲硝唑、盐酸小檗碱的化学名、化学结构、理化性质和药理作用。

2．熟悉呋喃妥因、替硝唑的结构特点和用途。

一、硝基咪唑类

该类药物中主要有甲硝唑（Metronidazole）和替硝唑（Tinidazole），特点是对厌氧菌敏感，用于抗阿米巴原虫和滴虫。

甲硝唑俗称灭滴灵。

甲硝唑 Metronidazole

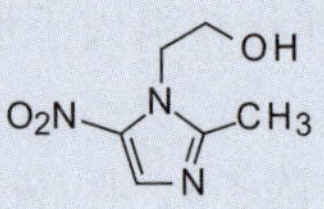

化学名为2－甲基－5－硝基咪唑－1－乙醇。

本品为白色至微黄色的结晶或结晶性粉末；有微臭，味苦而略咸。

本品在乙醇中略溶，在水或三氯甲烷中微溶，在乙醚中极易溶解。熔点159～163℃。

本品口服或直肠给药后能迅速而完全吸收，且能通过血脑屏障。经肾排出60%～80%，约20%的原型药从尿中排出，其余以代谢产物（25%为葡萄糖醛酸结合物，14%为其它代谢结合物）形式由尿排出，10%随粪便排出，14%从皮肤排泄。

本品广泛用于厌氧菌感染的治疗。用于治疗肠道和肠外阿米巴病（如阿米巴肝脓肿、胸膜阿米巴病等），还可用于治疗阴道滴虫病、小袋虫病和皮肤利什曼病、麦地那龙线虫感染等。本品的作用机制未明。

替硝唑（Tinidazole）抗菌活性较甲硝唑强2～4倍，几乎对所有致病厌氧菌敏感。静脉给药后可迅速分布至各组织和体液中，且易透过血脑屏障。临床适用于各种厌氧菌所致的系统或局部感染，术前术后预防用药及耐甲硝唑厌氧菌感染。

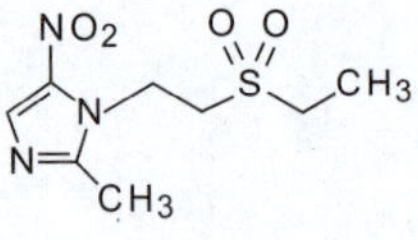

替硝唑

二、硝基呋喃类

硝基呋喃类抗菌药作用于微生物酶系统，抑制乙酰辅酶A，干扰微生物的糖代谢而起抑菌作用。

呋喃妥因（Nitrofurantoin） 又名呋喃坦啶，对大肠杆菌、金黄色葡萄球菌、表皮葡萄球菌、腐生葡萄球菌和肠球菌属均具抗菌作用。口服吸收迅速而完全。在体内约50%很快被组织破坏，其余以原型迅速自肾排出。血浆$t_{1/2}$约20分钟。因其血药浓度很低，故不适用于全身感染的治疗。但尿中浓度高，一般剂量下可达50～250mg/L以上，所以主要用于治疗敏感菌所致的尿路感染。

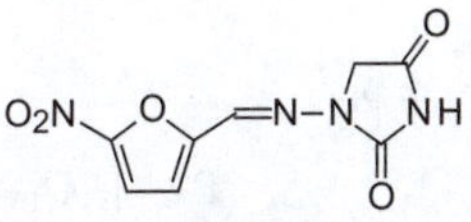

呋喃妥因

三、异喹啉类

盐酸小檗碱是异喹啉类抗菌药的典型代表，是从黄连、黄柏中提取出来的一种生物碱。

盐酸小檗碱　Berberine Hydrochloride

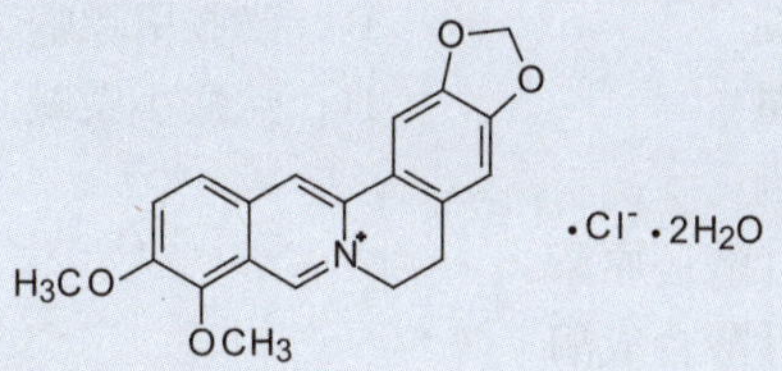

盐酸小檗碱俗名黄连素。

化学名为5,6–二氢–9,10–二甲氧苯并[g]–1,3–苯并二氧戊环[5,6–α]喹嗪盐酸盐二水合物。

本品为黄色结晶性粉末，无臭，味极苦。

本品在热水中溶解，在水或乙醇中微溶，在三氯甲烷中极微溶解，在乙醚中不溶。

盐酸小檗碱对多种细菌，特别对痢疾杆菌作用最强，通常用于治疗细菌性胃肠炎、痢疾等消化道疾病。

编后语

合成抗菌药物和抗生素的发明和应用有效地降低了各种严重细菌感染性疾病的死亡率。人类在抗菌药物和抗生素开发应用所获得的巨大成就面前，开始沾沾自喜，对抗生素及合成抗菌药物的应用也变得为所欲为。但这种自信很快就被严酷的事实所打碎。20世纪因抗生素及合成抗菌药物的广泛使用，引发了许多严重的药物不良反应，造成抗生素和合成抗菌药物耐药性迅速发展，而且一些致病菌耐药性发生和传播的势头令人瞠目。致病菌耐药性的发生和蔓延对人类健康再一次构成了严重的威胁。所以纠正抗生素和合成抗菌药物的滥用是全人类尤其是我们药学工作者义不容辞的责任。

自测习题

最佳选择题

1．下面哪个药物具有手性

A．诺氟沙星　　B．依诺沙星
C．左氧氟沙星　　D．加替沙星
E．环丙沙星

2．磺胺类药物的活性必需基团是

A．对氨基苯磺酰胺　　B．偶氮基团
C．百浪多息　　D．4位氨基
E．*N*－杂环取代

配伍选择题

A．甲氧苄啶　　B．磺胺甲噁唑
C．诺氟沙星　　D．盐酸小檗碱
E．呋喃妥因

3．抑制二氢叶酸还原酶

4．抑制二氢叶酸合成酶

5．抑制DNA回旋酶和拓扑异构酶Ⅱ

多选题

6．喹诺酮类药物分子中7位哌嗪基取代的是

A．诺氟沙星　　B．环丙沙星
C．洛美沙星　　D．左氧氟沙星
E．以上都不是

7．与喹诺酮类构效关系相符的是

A．1位N上若为脂肪烃基取代时，以乙基或与乙基体积相似的乙烯基、氟乙基抗菌活性最好

B．6位不同的取代基对活性的贡献大小顺序为F>Cl>CN>NH_2>H

C．7位引入各种取代基均可明显增加抗菌活性，特别为五元或六元杂环取代时，抗菌活性明显增加，尤其是哌嗪取代基最好

D．8位以氟取代最佳

E．4位的氧代可有可无

名词解释题

8．生物电子等排体

简答题

9．简述磺胺类药物的作用机制。

（李正香）

第三章 抗结核药

内容导航

一、合成抗结核药
　　异烟肼
　　对氨基水杨酸钠
　　吡嗪酰胺
　　盐酸乙胺丁醇
二、抗结核抗生素
　　利福平
　　利福喷汀
　　环丝氨酸

学习目标

通过对本章的学习，希望同学们达到以下要求：

1. 了解抗结核药的发展。
2. 掌握抗结核药的分类。
3. 掌握异烟肼、盐酸乙胺丁醇的化学名、化学结构、理化性质、体内代谢和用途。
4. 熟悉对氨基水杨酸钠、吡嗪酰胺的化学结构和用途。
5. 掌握利福平的化学结构特点和用途。
6. 熟悉利福喷汀、环丝氨酸的化学结构和用途。

结核病俗称“痨病”，是由结核杆菌侵入人体所致的初发或继发性感染，是一种慢性和缓发的传染病。结核杆菌可侵入人体全身各种器官，但主要侵犯肺脏，称为肺结核病。结核病是一种古老的自有人类以来就有的疾病。在历史上，它曾在全世界广泛流行，夺去了数亿人的生命。

抗结核药（antitubercular agents）是指可以抑制或杀灭结核杆菌的药物。结核病化学药物疗法发展史中有几个里程碑式的发展成果：1940 年苯糖砜对豚鼠实验抗结核病的疗效得到证实，开创了结核病化学治疗的前景；1944年链霉素（Streptomycin）问世，人类重症结核病如结核性脑膜炎病人得以免于死亡；1946年发现对氨基水杨酸钠（Sodium Aminosalicylate）对结核杆菌有抑制作用，但结核杆菌对其耐药性强，且毒性大；1949年，发现对氨基水杨酸钠与链霉素合用可以阻止耐药性的发生。这一事实为以后结核病的治疗必须联合用药阻止耐药性的发生提供了首要依据；1952年发现了异烟肼（Isoniazid）的抗结核杆菌活性；1966年利福平（Rifampicin）上市，成为短程化疗成功的关键。20世纪40年代以来，有效的抗结核药物不断被发现，结核病的流行得到了一定的控制。但是，近年来结核病在有的国家和地区发病率上升。为了增强人们防治结核病的意识，世界卫生组织确定每年3月24日为“世界防治结核病日”。

抗结核药品种较多，临床分为一线和二线抗结核药。一线药为杀菌剂，包括异烟肼、利福平、链霉素和对氨基水杨酸钠等；二线药抗菌活性较小且毒性较为突出，如乙胺丁醇（Ethambutol）、吡嗪酰胺（Pyrazinamide）、环丝氨酸（Cycloserine）等。

抗结核药根据来源可分为合成抗结核药和抗结核抗生素。

一、合成抗结核药

合成抗结核药主要包括异烟肼、乙胺丁醇、对氨基水杨酸钠、吡嗪酰胺等。

异烟肼又名雷米封。

异烟肼 Isoniazid

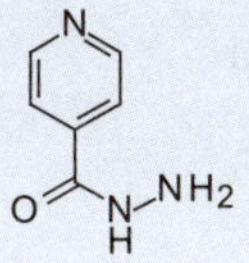

化学名为4-吡啶甲酰肼。

本品为无色结晶，白色或类白色的结晶性粉末。无臭，味微甜后苦，遇光渐变质。

本品在水中易溶，在乙醇中微溶，在乙醚中极微溶解。本品熔点170～173℃。

异烟肼中含有肼结构，具有还原性。弱氧化剂如溴、碘、溴酸钾等在酸性条件下，均能氧化本品，生成异烟酸，放出氮气。与硝酸银作用，也被氧化为异烟酸，析出金属银。

异烟肼可与铜离子、铁离子、锌离子等金属离子络合，生成有色的螯合物，如与铜离子络合呈红色。微量金属离子的存在可使异烟肼溶液变色，故配制时，应避免与金属器皿接触。

本品含酰肼结构，在酸或碱存在下水解生成异烟酸和肼。游离肼的毒性较大，异烟肼水解变质后不能再做药用。光、重金属、温度、pH等因素可加速水解反应。

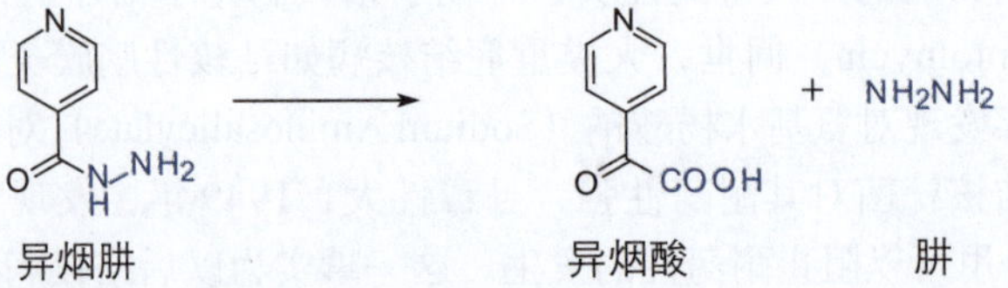

异烟肼大部分代谢为失活物质（图3-1），其主要代谢物为*N*-乙酰异烟肼，其抗结核活性仅为异烟肼的1%。在人体内这种乙酰化受*N*-乙酰转移酶控制。乙酰化作用有个体化差异，具有高浓度此酶的个体乙酰化迅速，而具有低浓度此酶的个体乙酰化速度则较慢，因此对不同患者需要调节使用剂量。使用异烟肼治疗时产生肝毒性，这可能和代谢产物乙酰肼的形成有关。乙酰肼是CYP450的底物，乙酰肼代谢形成的活性中间体羟胺，进一步生成活性的乙酰自由基，可以将肝蛋白乙酰化，导致肝坏死。

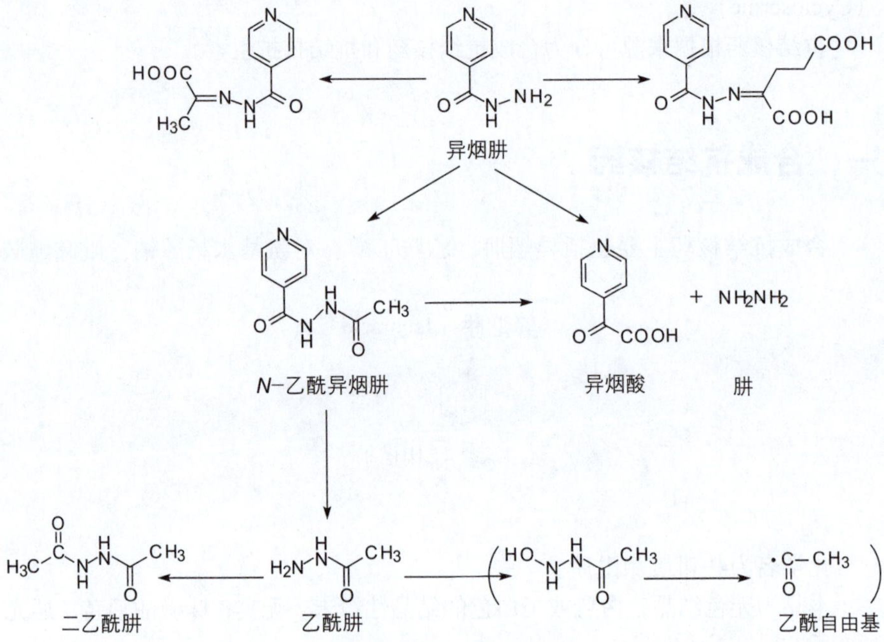

图3-1 异烟肼的代谢

异烟肼对结核杆菌显示强大的抑制和杀灭作用，是抗结核的首选药物之一。异烟肼常与链霉素或对氨基水杨酸钠等联合用药，以减少耐药性的发生。

异烟肼与醛缩合，生成腙类，如异烟腙（Isoniazide）和葡烟腙（Glyconiazide）。这些药物的抗结核作用与异烟肼相似，但毒性略低。异烟肼的腙类化合物一般在胃肠道不稳定，会释放出异烟肼，因此这类化合物可能是作为异烟肼的前药发挥抗结核作用。

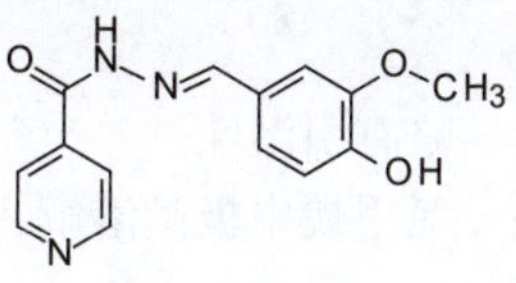

异烟腙

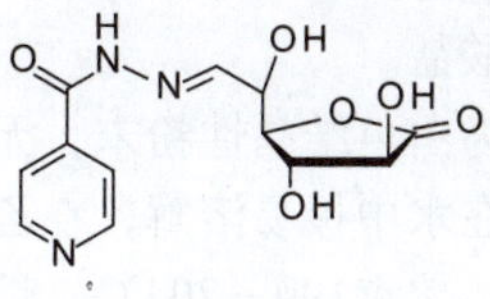

葡烟腙

通过对一系列合成的异烟肼衍生物的抗结核活性研究，总结出构效关系（图3-2）。

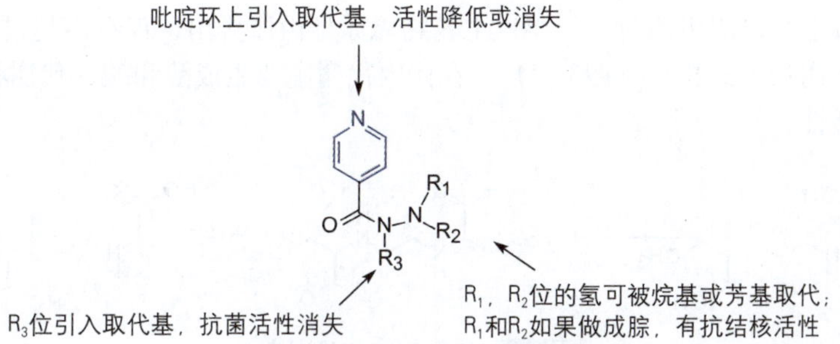

图3-2 异烟肼类药物的构效关系

对氨基水杨酸钠（Sodium Aminosalicylate）为一种常见的抗结核药物，它的作用机制为与对氨基苯甲酸竞争二氢叶酸合成酶，使二氢叶酸形成发生障碍，蛋白质合成受阻，致使结核杆菌不能生长和繁殖。和异烟肼合用时，对氨基水杨酸钠作为乙酰化的底物，可以减少异烟肼的乙酰化，增加异烟肼在血浆中的水平，那些迅速乙酰化的病人，这种作用显得有实用价值。对氨基水杨酸钠主要用于耐药性、复发性结核的治疗及患者不耐受某些抗结核药物时使用。

吡嗪酰胺（Pyrazinamide）是在研究烟酰胺的过程中发现的，具有抗结核杆菌活性，是最常用的抗结核药之一。吡嗪酰胺的耐药性发展很快，但与其它抗结核药联用可以大大减少耐药菌株的产生。在pH为5.5或更低时有抗结核活性。

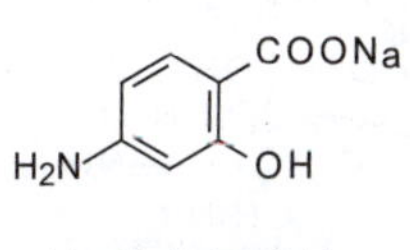

对氨基水杨酸钠

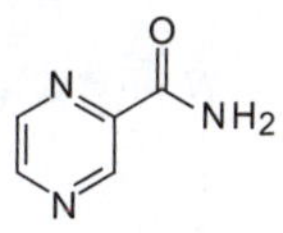

吡嗪酰胺

盐酸乙胺丁醇 Ethambutol Hydrochloride

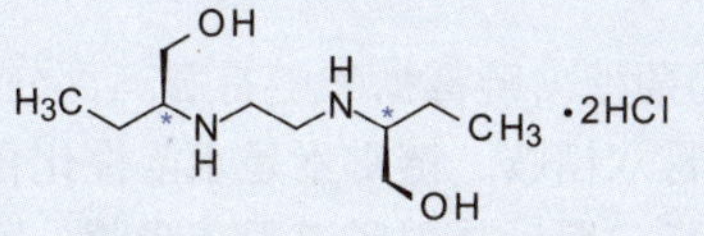

化学名为[2*R*,2[*S*-(*R**,*R**)]-*R*]-(+)-2,2′-(1,2-乙二基二亚氨基)-双-1-丁醇二盐酸盐。

本品为白色结晶性粉末，无臭或几乎无臭，略有引湿性。

本品在水中极易溶解，在乙醇中略溶，在三氯甲烷中极微溶解，在乙醚中几乎不溶。熔点199～204℃，熔融时同时分解。

乙胺丁醇分子中含两个构型相同的手性碳，有三种异构体存在形式，分别为左旋体、右旋体和内消旋体。右旋体的活性是左旋体的200～500倍，为内消旋体的12倍，作为药用的是右旋体。

乙胺丁醇的氢氧化钠溶液与硫酸铜试液反应，生成深蓝色络合物，此反应可用于鉴别。

乙胺丁醇口服用药时，一半以上药物以原型由尿排出，仅有不超过15%的药物以代谢物形式排出（图3-3）。在体内代谢主要生成醛和酸，代谢物没有抗结核活性。

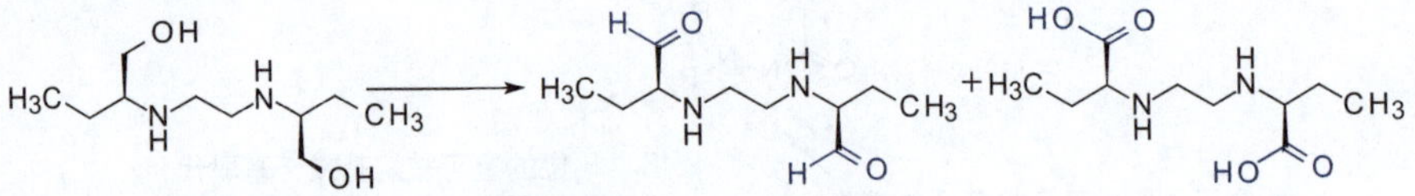

图3-3 乙胺丁醇的代谢

乙胺丁醇主要用于治疗对异烟肼、链霉素有耐药性的结核杆菌引起的各型肺结核及肺外结核，可单用，但多与异烟肼、链霉素合用。

二、抗结核抗生素

抗结核抗生素主要有链霉素、利福霉素、环丝氨酸等。

链霉素（Streptomycin）是由灰色链霉菌产生的，是第一类有生物活性的氨基糖苷类抗生素。

> 1944年Waksman和同事首次分离出链霉素。参阅第一章抗生素。

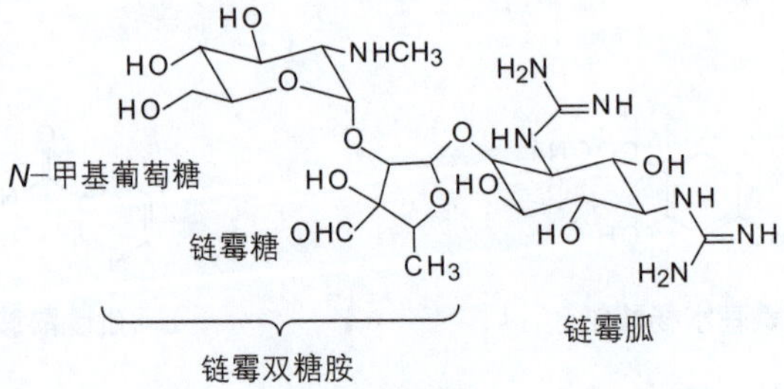

链霉素

链霉素由*N*-甲基葡萄糖、链霉糖和链霉胍三部分组成。链霉糖和*N*-甲基葡萄糖部分也被称为链霉双糖胺。链霉素是水溶性化合物，常以倍半硫酸盐形式存在。水溶性使链霉素口服后从胃肠道很难吸收，因此链霉素通常是肌肉注射方式给药。在链霉素分子结构中有三个碱性中心，分子呈弱碱性，可以和各种酸成盐，临床上常用其硫酸盐。

链霉素对结核杆菌的抗菌作用很强，可抑制细菌蛋白质的合成，临床上用于治疗各种结核病，特别是对结核性脑膜炎和急性浸润性肺结核有很好的疗效。对尿道感染、肠道感染、败血症等也有效，与青霉素联合应用有协同作用。链霉素的缺点是易产生耐药性，与其它氨基糖苷类抗生素类似，对第八对脑神经有损害，对肾脏也有毒性。

温故知新

氨基糖苷类抗生素的常见不良反应，如耳毒性、肾毒性参见第一章。

利福霉素（Rifamycins）是大环内酰胺类抗生素的代表，是由链丝菌发酵产生的一组化合物，包括利福霉素B，O，S，SV和X。利福霉素的抗结核作用比较弱，对利福霉素进行结构改造后得到了一些半合成的衍生物如利福平、利福喷汀（Rifapentine）等。利福平是其中药效最好、目前应用最多的，不仅抗菌谱广，能用于多种细菌感染性疾病，而且与其它药物之间无交叉抗药性，对结核病的疗效尤为突出，是治疗结核病的一线药物。使用它可缩短结核病的治疗时间，已成为治疗对其它抗结核药产生抗药性的结核病最有用的药物之一。

利福平又名甲哌利福霉素。

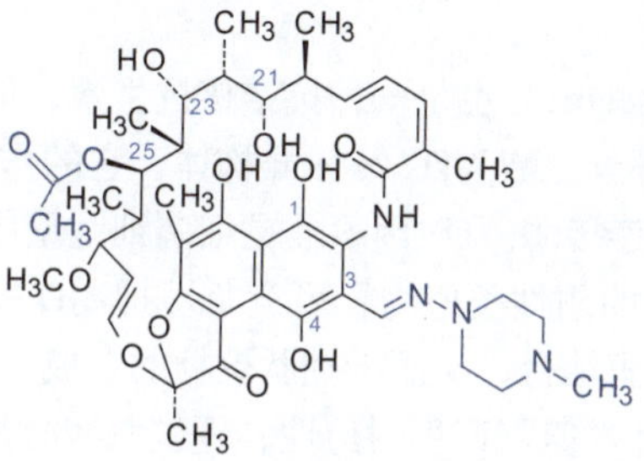

利福平

利福平（Rifampicin）为鲜红或暗红色结晶性粉末，无臭，无味，可溶于甲醇，几乎不溶于水。利福平遇光易变质，水溶液易氧化。利福平分子中含1,4–萘二酚结构，在碱性条件下易氧化成对醌型化合物，3位的醛缩氨基哌嗪在强酸中易在C=N处分解。

利福平体内主要代谢方式为C25的酯键水解，生成去乙酰基利福平，它虽然仍有抗菌活性，但仅为利福平的1/8～1/10。另一个代谢物为其水解物3–甲酰基利福霉素SV，抗菌活性比利福平低。利福平作为酶的诱导剂，会增强代谢活性，促进水解，因此，最初2周内连续服药可导致进行性血药浓度下降和$t_{1/2}$缩短，但经一定时间后，血药浓度即能相对稳定。利福平的代谢物具有色素基团，部分原型利福平由尿排泄，尿液有原型药及其代谢产物排出时，可使尿呈橙红色，而分布到脑脊液、眼泪及唾液内的药物也会因之而使这些体液呈橙红色，橙红色溶液对机体无害。因食物可以干扰利福平在肠道中的吸收，使用该药时，应空腹服用。

利福平作用机制是抑制依赖DNA的RNA聚合酶，使此酶失去活性，从而影响了细菌的RNA合成，起到抑菌和杀菌作用，药效与剂量成正比。利福平可用于多种感染疾病，在结核病治疗中是首选药之一，也是异烟肼最有效的合用药物。单独使用比合用效果差，因单用易产生抗药性。利福平进入脑脊液的浓度高，是治疗结核性脑膜炎的最佳药物之一。对麻风杆菌也具有快速的杀菌力，一般用药14天后，症状明显好转，但用药时间较长。对其它敏感细菌引起的感染均可使用，如葡萄球菌心内膜炎、脑膜炎双球菌引起的脑膜炎和败血症及流感等，与其它抗菌药合并应用效果更好。

利福喷汀（Rifapentine）为利福平3位哌嗪环上甲基被环戊基取代的产物。利福喷汀主要用于抗结核，抗结核杆菌的作用比利福平强，对结核杆菌、麻风杆菌、金黄色葡萄球菌、衣原体等微生物有抗菌作用。

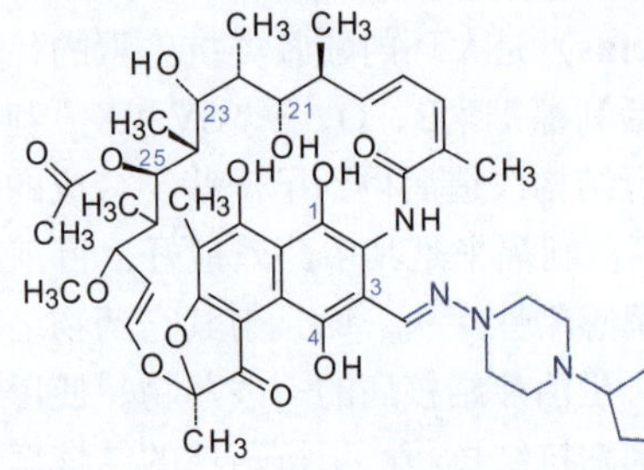

利福喷汀

环丝氨酸（Cycloserine）也是一种抗结核抗生素，但它是作为二线抗结核药用于临床。天然的环丝氨酸为D-(+)-异构体，它的作用机制为抑制D-丙氨酸消旋酶和D-丙氨酸连接酶。D-丙氨酸是细菌细胞壁中肽聚糖的重要成分。环丝氨酸是D-丙氨酸的刚性类似物，可竞争性抑制D-丙氨酸与D-丙氨酸消旋酶及D-丙氨酸连接酶结合，从而干扰肽聚糖的合成。当D-丙氨酸消旋酶超量表达时结核杆菌对环丝氨酸产生耐药性。环丝氨酸必须与其它抗结核药联合使用。

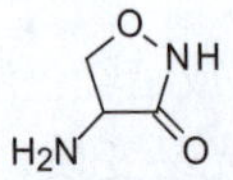

环丝氨酸

自测习题

最佳选择题

1．下列药物中，哪一个属于抗结核抗生素

A．异烟肼　　B．葡烟腙
C．利福平　　D．对氨基水杨酸钠
E．吡嗪酰胺

配伍选择题

A．异烟肼　　B．盐酸乙胺丁醇
C．链霉素　　D．利福平
E．吡嗪酰胺

2．属于氨基糖苷类抗生素的是
3．属于大环内酰胺类抗生素的是

多选题

4．关于异烟肼，正确的是
A．化学名为4-吡啶甲酰肼
B．在体内乙酰化作用有个体化差异
C．具有还原性
D．与铜离子络合呈红色
E．含酰肼结构，在酸或碱存在下，水解生成异烟酸和肼

名词解释题

5．抗结核药

简答题

6．为什么异烟肼在用药时要根据不同患者调整剂量？

（邹晓民）

1

第四章
抗 真 菌 药

内容导航

一、影响真菌膜麦角甾醇的药物
（一）多烯类抗真菌药
制菌霉素
两性霉素B
（二）唑类抗真菌药
硝酸咪康唑
酮康唑
氟康唑
克霉唑
伊曲康唑
（三）烯丙胺类和鲨烯环氧化酶抑制剂
特比萘芬
二、不影响真菌膜麦角甾醇的药物
氟胞嘧啶
灰黄霉素

学习目标

通过本章的学习，希望同学们能达到以下要求：
1. 抗真菌药的分类以及结构特点。
2. 掌握硝酸咪康唑、酮康唑、氟康唑的化学名、化学结构、理化性质和药理作用。
3. 熟悉福克霉唑、伊曲康唑、特比萘芬、氟胞嘧啶的化学结构和用途。

真菌包括酵母、霉菌和蘑菇类真菌等。自然界存在的绝大部分真菌并不是致病菌，对人体无害，只有少量能引起真菌疾病。真菌感染多数是由酵母菌和霉菌引起的。真菌疾病可分为两大类，一类是浅表性真菌感染疾病，多数是人体表面的真菌感染，如皮肤表层、毛发以及指甲等各种癣菌感染，是临床上常见的皮肤病，具有发病率高、易传染的特点；另一类是深部真菌感染，通常侵犯内脏器官和深部组织，引起炎症和坏死，发病率虽低，但危害性大，常可危及生命导致死亡。

浅部真菌主要为皮肤丝状菌，又称“癣菌”，可侵犯皮肤、毛发、指甲等角化组织引起癣症，俗称“癣”，常为皮肤癣菌病如头癣、体癣、股癣、手足甲癣等。

一般情况下，人的正常免疫系统就能抵抗真菌的侵入。但如果机体免疫功能低下，则极易感染真菌疾病。随着广谱抗生素、免疫抑制剂和糖皮质激素的广泛使用、器官移植的普及、肿瘤化疗、特别是艾滋病的广泛传播，致命性真菌感染的发病率明显上升。

近年来抗真菌药（antifungal drugs）发展很快。临床上的抗真菌药可分为：

（1）影响真菌膜麦角甾醇的药物

①多烯类抗真菌药；

②唑类抗真菌药；

③烯丙胺类和鲨烯环氧化酶抑制剂。

（2）不影响真菌膜麦角甾醇的药物。

（3）其它类。

一、影响真菌膜麦角甾醇的药物

（一）多烯类抗真菌药

这类药物主要为多烯类抗生素，主要用于治疗深部真菌感染。多烯类抗真菌药与真菌膜上的麦角甾醇有较强的亲和力，通过插入到膜中，破坏了膜的功能，从而使细胞膜渗漏导致细胞死亡。主要药物有制菌霉素（Nystatin）、两性霉素B（Amphotericin B）。

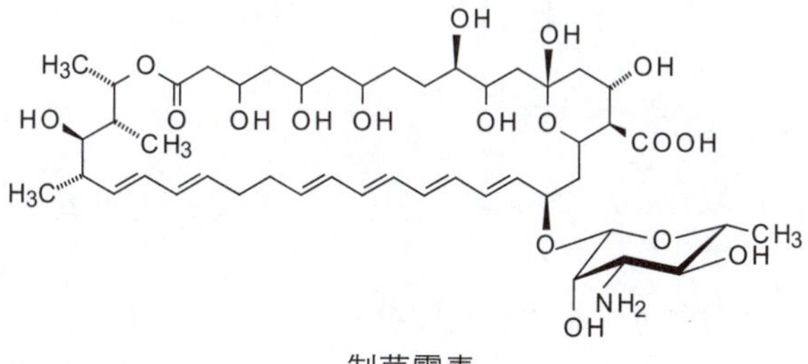

制菌霉素

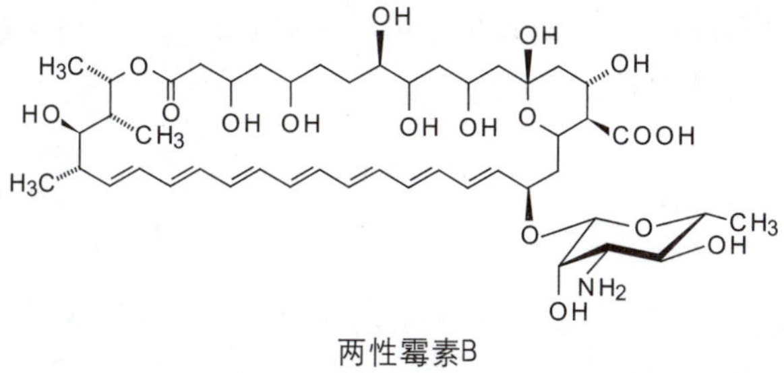

两性霉素B

（二）唑类抗真菌药

唑类抗真菌药是目前抗真菌药中最大的一类，在临床上应用的药物有20多种。唑类药物最早源于上世纪60年代末，第一个药物为克霉唑（Clotrimazole），有较强的抗真菌活性。随后大量的唑类抗真菌药物被发现和应用，这些药物可以局部外用来治疗皮肤癣病和酵母菌感染等浅表性真菌感染，也可口服或静脉注射用来治疗全身真菌感染。

唑类抗真菌药具有旋光性，在临床上使用的多数为消旋体。

唑类抗真菌药按化学结构可分为咪唑类和三氮唑类两大类。通式为：

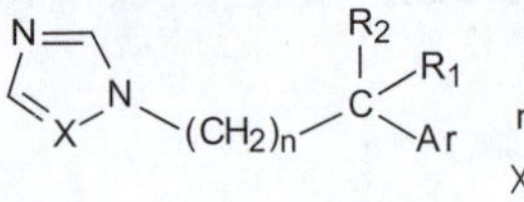

唑类抗真菌药物的结构特征为其名称的来源。该类药物的名称通常以“康唑”（-conazole）结尾，掌握这一规律可以加深记忆，注意有例外。

唑类药物的结构特征为具有一个五元芳香环（通常为咪唑环或三氮唑环），该环通过N1连接一个侧链，侧链上至少有一个芳香环。

唑类抗真菌药物主要有咪康唑（Miconazole）、益康唑（Econazole）、酮康唑（Ketoconazole）等。三氮唑类主要药物有氟康唑（Fluconazole）、伊曲康唑（Itraconazole）等。

所有唑类药物都通过抑制14α-去甲基酶从而抑制麦角甾醇的生物合成。该类抗真菌药选择性抑制真菌细胞色素P450依赖性的14α-去甲基酶，使14α-甲基固醇蓄积，细胞膜麦角甾醇不能合成，使细胞膜通透性改变，导致胞内重要物质丢失而使真菌死亡。

咪康唑又名达克宁。

硝酸咪康唑 Miconazole Nitrate

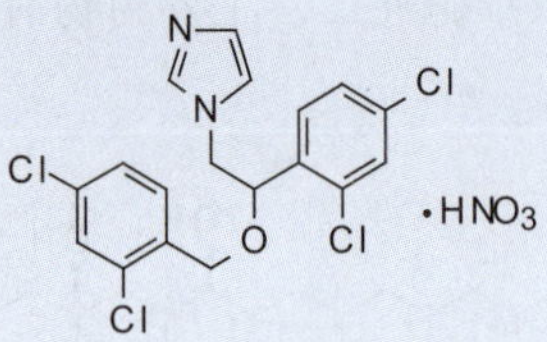

化学名为1-[2-(2,4-二氯苯基)-2-[(2,4-二氯苯基)甲氧基]乙基]-1*H*-咪唑硝酸盐。

本品为白色或类白色结晶或结晶性粉末，在甲醇中略溶，在三氯甲烷或乙醇中微溶，在水或乙醇中不溶。熔点178～184℃，熔融同时分解。

本品对白色念珠菌、曲菌、新生隐球菌、芽生菌及球孢子菌等深部敏感真菌引起的感染如败血症、呼吸系统感染、肾和尿道感染、消化系统感染等有效，临床上用于治疗多种深部真菌病。

酮康唑 Ketoconazole

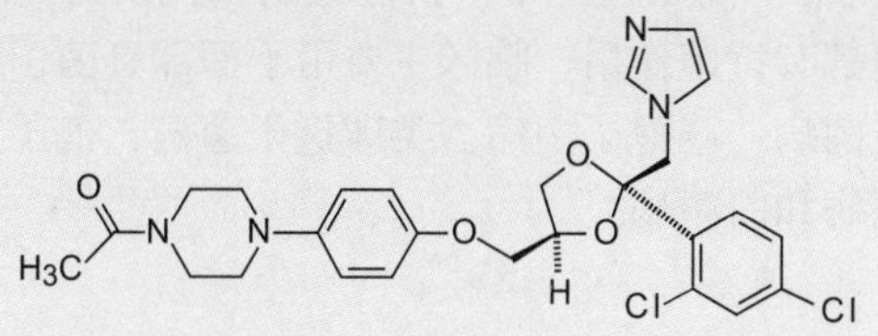

化学名为1-乙酰基-4-[4-[2-(2,4-二氯苯基)-2-(1*H*-咪唑-1-甲基)-1,3-二氧戊环-4-甲氧基]苯基]-哌嗪。

本品为白色结晶性粉末，水中不溶。熔点147～151℃。

酮康唑于1981年在美国上市，是第一种口服有效的唑类广谱抗真菌药物。本品对浅表真菌感染和深部真菌感染均有效，用于预防全身真菌病和慢性黏膜、皮肤念珠菌病复发的维持治疗以及预防免疫功能减退者的真菌感染。但长期使用可导致肝毒性和对激素合成的抑制作用，限制了其在临床上的应用。酮康唑在高浓度时抑制17α-羟化酶，在临床上具有治疗迁移性前列腺癌的作用。同时，酮康唑在高剂量条件下能抑制细胞色素P450酶，故也为糖皮质激素拮抗剂。

酮康唑在临床上用于真菌引起的表皮和深部感染治疗，以及前列腺癌的治疗。

氟康唑 Fluconazole

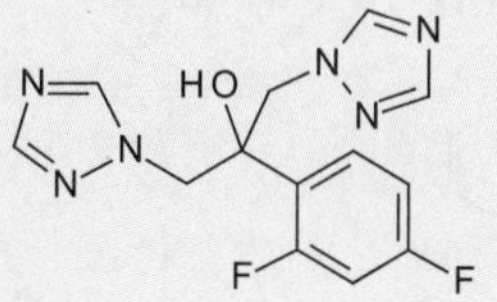

化学名为α-((2,4-二氟苯基)-α-(1*H*-1,2,4-三唑-1-基甲基)-1*H*-1,2,4-三唑-1-基乙醇。

本品为白色或类白色结晶性粉末；无臭或微带特异臭，味苦，在甲醇中易溶，在乙醇中溶解，在二氯甲烷、水或醋酸中微溶，在乙醚中不溶。熔点137～141℃。

氟康唑是用三氮唑代替咪唑环得到的合成品，为氟代三氮唑类广谱抗真菌药，无论口服或静脉注射其生物利用度相同。另外，氟康唑在体内只有10%被代谢，其余以原型排出体外，因此可用于肾和尿路的真菌感染。氟康唑还能穿透血脑屏障，酮康唑不能。氟康唑可用于治疗脑内真菌感染，艾滋病患者的隐球菌性脑膜炎首选氟康唑。

氟康唑主要用于念珠菌病、粗球孢子菌脑膜炎和隐球菌病。不良反应在本类药物中最低。

克霉唑（Clotrimazole）是最早应用于临床的唑类抗真菌药，因毒性较大且吸收不规则应尽量避免口服，多为局部用药。本品对念珠菌所致感染疗效最好，目前仅局部用于治疗浅部真菌病或皮肤黏膜的念珠菌感染。

伊曲康唑（Itraconazole）是继氟康唑后上市的另一个三唑类抗真菌药，1992年美国FDA批准伊曲康唑上市。抗菌机制及抗菌谱与酮康唑相似，对深部真菌及浅表真菌都有抗菌作用，临床主要用于深部真菌引起的系统感染、芽生菌病、组织胞浆菌病、球孢子菌病、类球孢子菌病、孢子菌丝病、着色真菌病，也用于念珠菌病和曲菌病。

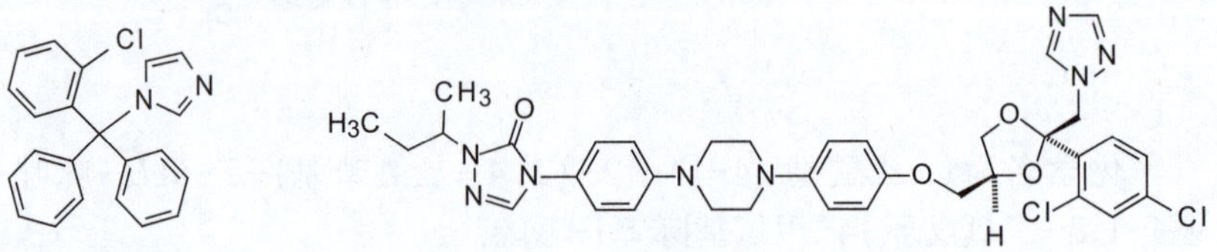

克霉唑　　伊曲康唑

温故知新

生物电子等排体，第二章。

结构中蓝色部分为生物电子等排体。

（三）烯丙胺类和鲨烯环氧化酶抑制剂

1981年发现了萘替芬（Naftifine）为烯丙胺类抗真菌药物，具有较广的抗菌谱，局部使用治疗皮肤癣症，治疗白色念珠菌感染的效果与克霉唑相似。在萘替芬的结构基础上进行修饰，用乙炔基代替苯环，得到特比萘芬（Terbinafine），不仅可以局部用药，而且口服有效。

布替萘芬（Butenafine）和托萘酯（Tolnafitate）与上述药物的结构类型不同，但与它们有相同的作用机制。布替萘芬可以看成其结构中的苯甲基与萘替芬和特比萘芬的烯丙基为生物电子等排体。托萘酯为硫代氨基甲酸酯类，早期发现其对浅表性真菌感染有效，用于临床。

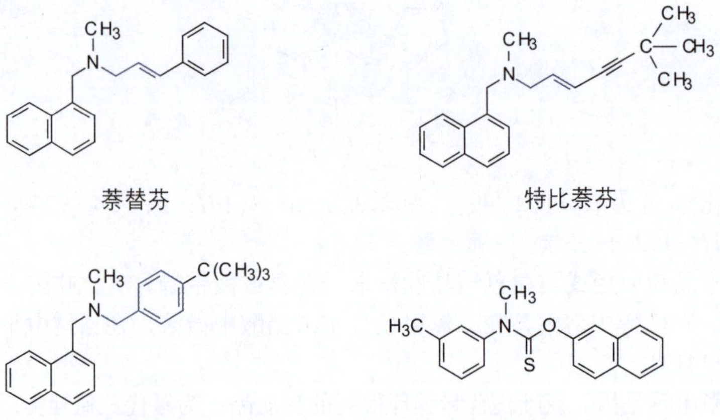

萘替芬　　特比萘芬

布替萘芬　　托萘酯

本类药物通过抑制真菌细胞的鲨烯环氧化酶而发挥作用。抑制此酶的活性，一方面可以使真菌细胞膜中麦角甾醇生物合成总量减少，改变膜的理化性质，导致细胞膜功能障碍。另外，抑制鲨烯环氧化酶会使细胞内的角鲨烯大量蓄积中毒而死亡。人体细胞对本类药物的敏感性比真菌低得多，所以本类药物选择性较高。

特比萘芬（Terbinafine）为烯丙胺类抗真菌药，口服后能很快分散于真皮内，并集中于亲脂性的角质层内。此外，本品能从皮脂内排出，因此在毛囊、毛发和皮肤中具有较高的浓度。对皮肤真菌有作用，而且对白色念珠菌也有抑制作用。临床用于治疗由皮肤癣菌引起的皮肤和指甲的感染、各种癣病、皮肤酵母菌感染和甲癣。外用主要治疗体癣、股癣、足癣等癣症。

二、不影响真菌膜麦角甾醇的药物

不影响真菌膜麦角甾醇的药物主要介绍氟胞嘧啶（Fluorocytosine）和灰黄霉素（Griseofulvin）。

氟胞嘧啶（Fluorocytosine）为广谱抗真菌药，对白色念珠菌、新隐球菌及球菌中的某些菌株有抑制作用。

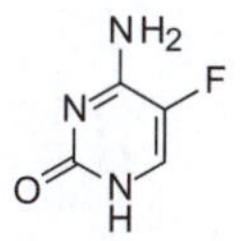

氟胞嘧啶

温故知新

前药，第二十六章。

本品为抑菌剂，高浓度时具有杀菌作用。氟胞嘧啶本身没有细胞毒性，为一种前体药物，其作用机制是通过真菌细胞的渗透系统进入细胞内后，在真菌胞嘧啶脱氨基酶的作用下代谢为5–氟尿嘧啶再转化为5–氟尿嘧啶–2–脱氧核苷酸（图4–1），干扰细胞蛋白质和DNA的合成。人体不含胞嘧啶脱氨基酶，不能将氟胞嘧啶转化为5–氟尿嘧啶，但一些肠道菌群能将其转化为5–氟尿嘧啶。

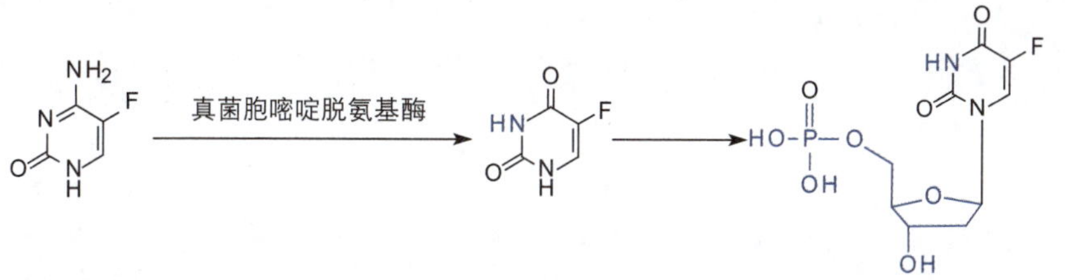

图4–1 氟胞嘧啶在体内的转化过程

本品口服吸收良好，3～4小时血浓度达峰值，可透过血脑屏障。临床上用于念珠菌和隐球菌感染。单用效果不如两性霉素B，且易产生耐药性，与两性霉素B合用，本品进入真菌细胞增多发挥协同作用，两性霉素B可以减少对氟胞嘧啶的耐药性。

灰黄霉素（Griseofulvin）为非多烯类抗生素，用于浅表性真菌感染，对皮肤真菌有效。但因为毒性较大，一般只能外用，现在已逐步被其它的抗真菌药取代。

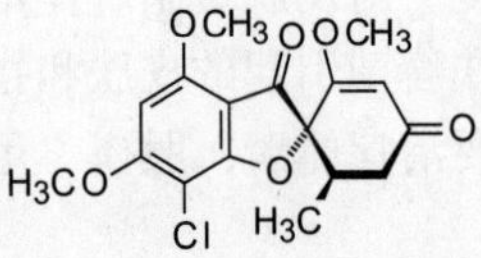

灰黄霉素

（许凤荣）

第五章
抗 病 毒 药

内容导航

学习目标

通过对本章的学习，希望同学们达到以下要求：

1. 了解抗病毒药和抗艾滋病药物的发展。
2. 掌握齐多夫定、阿昔洛韦、奈韦拉平、利巴韦林的化学名、化学结构、理化性质和药理作用。
3. 熟悉司他夫定、拉米夫定、茚地那韦、盐酸金刚烷胺及奥司他韦的化学结构和用途。

病毒引起的疾病最常见的如流感、乙肝等，还有严重危害人类健康的艾滋病也是由病毒引起的。

温故知新

合成抗菌药能有效杀灭原核病原微生物而对人体伤害较小。

为了预防病毒感染，目前免疫的方法比抗病毒药更有效。一些常见病毒性疾病的基础免疫在我国城乡已普及。但疫苗旨在预防，不是有效的治疗方式。

艾滋病病毒又称人免疫缺陷病毒（human immunodeficiency virus），简写成HIV。

核苷加磷酸构成核苷酸，天然的核苷酸是DNA和RNA的基本结构单元。

温故知新

此处运用的是代谢拮抗原理。

有的教科书上依核苷中碱基的不同将核苷类抗病毒药分为嘌呤和嘧啶核苷两大类。

病毒对人类健康的困扰从没间断过。人类历史上曾多次因感染病毒致病而导致大量人口死亡。以近几年而言，SARS的阴影未远，亚洲国家的禽流感又接踵而至。病毒感染机体后可引起多种疾病，很多病毒引起的疾病传染性很强，治愈率较差。有些病毒感染性疾病至今还严重威胁着人类的健康甚至生命。

病毒是非细胞型的微生物，由外壳蛋白和核心构成。根据核心含有的遗传物质不同，将病毒分为DNA病毒和RNA病毒（逆转录病毒）。

寄生细胞与宿主细胞的生化差异是化疗药物作用的基础。由于病毒自身没有明显区别于人类的代谢系统，能够利用宿主细胞的酶系统进行DNA和RNA合成和复制，大多数病毒又很易变异，所以至今还没有一种抗病毒药（antiviral drugs）能有效杀灭或抑制病毒而对人体副作用极微。许多抗病毒药物的选择性不理想。对目前由病毒引起的严重危害人类健康的疾病如艾滋病、肝炎等，没有真正能完全治愈的药物，因而抗病毒新药的研究对人类而言意义重大但任重道远。

本章介绍核苷类抗病毒药物、非核苷类抗病毒药物及蛋白酶抑制剂，其它类中的临床常用抗病毒药也选择做了介绍。

第一节　核苷类抗病毒药物

众所周知的艾滋病严重影响人类健康。引起艾滋病的病毒为RNA病毒，即逆转录病毒。该病毒依赖于一种关键的逆转录酶进行自我复制，抑制该酶可有效抑制病毒复制。据此人们设计了以逆转录酶为靶点的抗病毒药物，以期抑制包括艾滋病在内的逆转录病毒引起的疾病。逆转录酶抑制剂按化学结构主要分为核苷类和非核苷类。

核苷类药物在病毒类疾病的防治中占有重要地位。对疱疹、肝炎、流感、巨细胞等病毒都有不同程度的抑制作用。

核苷由碱基和糖基两部分组成。由天然的五种碱基与脱氧核糖和核糖组成的核苷是人体中重要的生命遗传物质DNA和RNA的重要组成单元。通过化学修饰改变天然碱基或糖基中的某些基团而合成的非天然核苷，许多具有抑制病毒的活性。

核苷类抗病毒药物依据糖基的结构，可以分为非开环核苷类抗病毒药物和开环核苷类抗病毒药物。

一、非开环核苷类抗病毒药物

抗病毒核苷类的研究始于20世纪50年代末，近年来发展较快。齐多夫定（Zidovudine）、司他夫定（Stavudine）和拉米夫定（Lamivudine）都是该类药物中的代表。

齐多夫定 Zidovudine

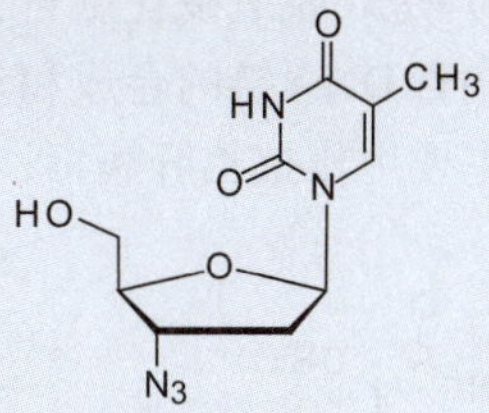

> 齐多夫定又名叠氮胸苷（Azidethymidine），缩写AZT，商品名为克度、立妥威。

化学名为3′-叠氮基-2′,3′-双脱氧胸腺嘧啶核苷。

本品为白色或类白色结晶性粉末，无臭。微溶于水，溶于乙醇。熔点124℃。

齐多夫定于1964年首次合成。为核苷逆转录酶抑制剂，原为抗癌药。1972年被用于抑制单纯疱疹病毒复制的研究。1984年发现其对HIV有抑制作用。1987年被批准作为第一个抗艾滋病药物上市。

齐多夫定进入HIV感染的细胞内，在宿主细胞的胸苷激酶、胸苷酸激酶和核苷二磷酸激酶催化下，经三步生化反应生成5′-磷酸化AZT（AZTTP）。AZTTP的3′位为叠氮基，不能进行5′,3′-磷酸二酯键结合，从而终止病毒DNA链的延长，抑制病毒复制。

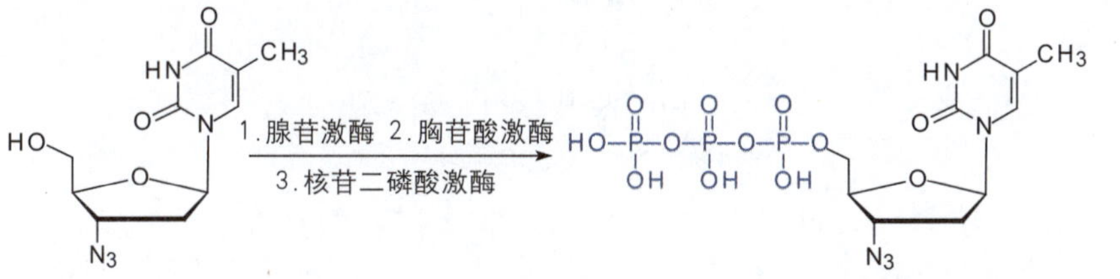

AZT　　　　AZTTP

对齐多夫定进行结构改造发现了许多新的核苷逆转录酶抑制剂，其简单的构效关系如图5-1所示。

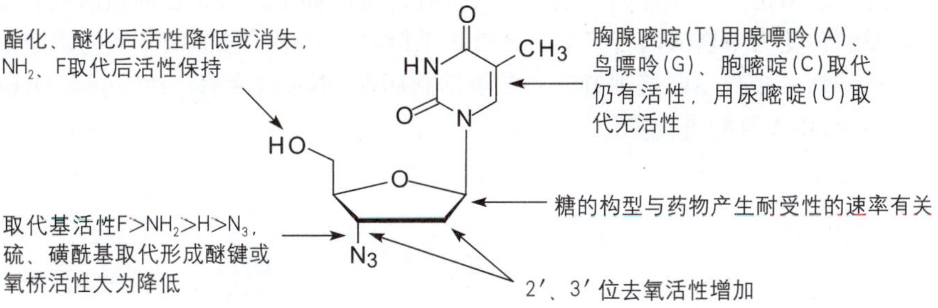

图5-1 核苷类逆转录酶抑制剂的构效关系

> 司他夫定又名去羟肌苷。

齐多夫定不仅骨髓抑制的副作用较大，且易产生耐药性。为克服这些缺点，相继有司他夫定、拉米夫定等品种被开发出来。

司他夫定与AZT相比，司他夫定的脱氧糖上3位去掉了一个叠氮基。该

拉米夫定在中国上市后的商品名为贺普丁。

药在体内、外均可强烈抑制HIV的复制，是治疗艾滋病的一线药物。适用于对AZT耐药或无效的患者。

拉米夫定（Lamivudine）是双脱氧硫代胞苷化合物。可抑制病毒DNA多聚酶和逆转录酶活性，并对病毒DNA链的合成和延长有竞争性抑制作用。

除了抗艾滋病作用外，主要用作抗乙肝病毒，又称其3－TC。

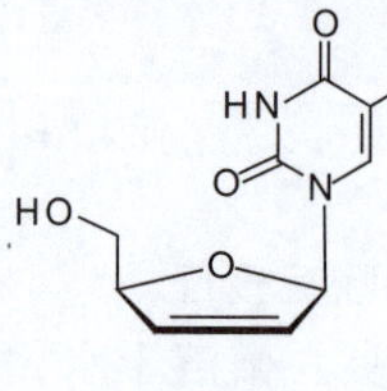

司他夫定

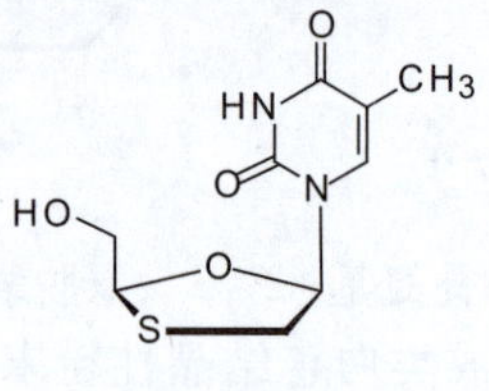

拉米夫定

二、开环核苷类抗病毒药物

与碱基相连的糖基如果是开环结构，则构成开环核苷，阿昔洛韦（Aciclovir）是开环核苷的重要代表药物。

阿昔洛韦又名无环鸟苷。

阿昔洛韦 Aciclovir

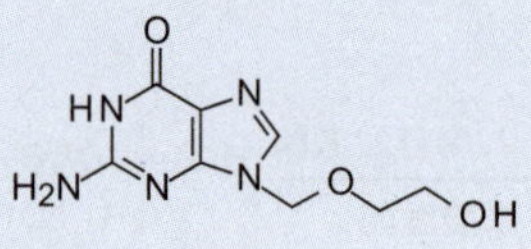

化学名为9-(2-羟乙基甲基)鸟嘌呤。

本品为白色结晶性粉末；无臭，无味。

在冰醋酸或热水中略溶，在水中极微溶解，在乙醚或三氯甲烷中几乎不溶；在稀氢氧化钠溶液中溶解。熔点256～257℃。

阿昔洛韦是去氧鸟苷的类似物，其抗病毒机制如下：首先在细胞内被病毒胸苷激酶转变为单磷酸阿昔洛韦，再被正常细胞鸟苷单磷酸激酶转变为二磷酸和三磷酸物，接着三磷酸阿昔洛韦竞争抑制病毒DNA聚合酶，掺入病毒DNA链，终止DNA链的进一步延伸。

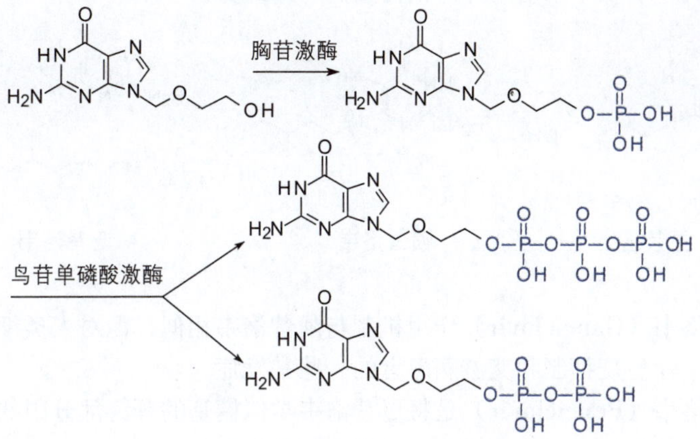

阿昔洛韦为第一个上市的开环核苷类似物，系广谱抗病毒药物。现已作为抗疱疹病毒首选药物，广泛用于治疗疱疹性角膜炎、生殖器疱疹、全身性带状疱疹和疱疹性脑炎及病毒性乙型肝炎。

本品除局部给药外，还可口服及静脉注射。口服时，生物利用度较低，只有15%～20%，大部分药物以原型自尿排出，另有15%的代谢物为无活性的9-羧甲氧基甲基鸟嘌呤和少量的8-羟基化合物。过量阿昔洛韦可使病毒产生耐药性。

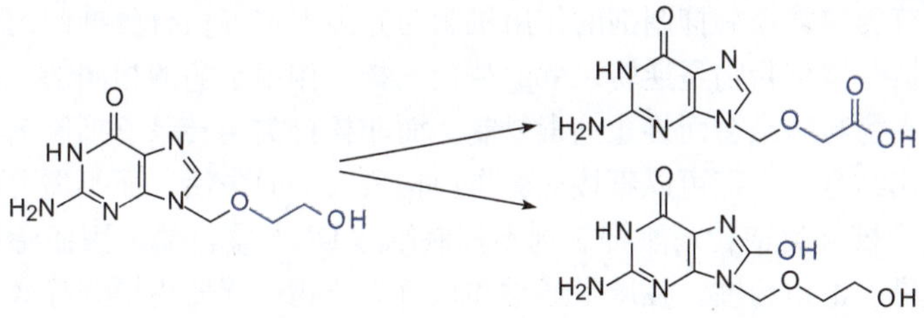

将阿昔洛韦与缬氨酸成酯，做成其前药，在体内肠或肝部代谢后生成阿昔洛韦，生物利用度得到提高。

温故知新

前药，第二十六章。

6-脱氧阿昔洛韦是阿昔洛韦的水溶性前药，在体内黄嘌呤氧化酶的作用下，快速生成原药阿昔洛韦。

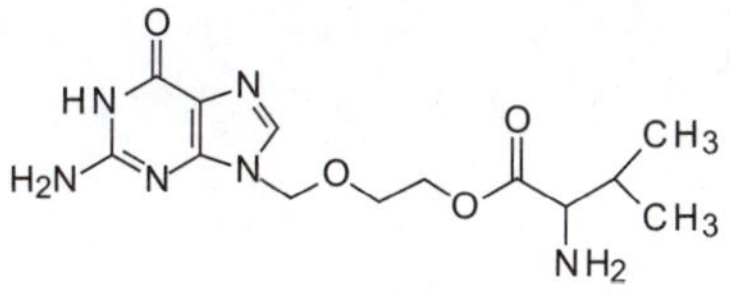

阿昔洛韦缬氨酸酯

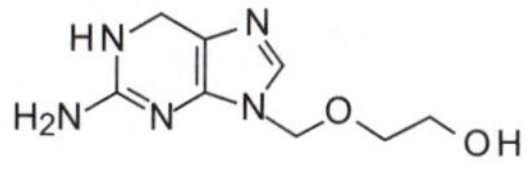

6-脱氧阿昔洛韦

以下列举了三个常用的开环核苷类抗病毒药物：

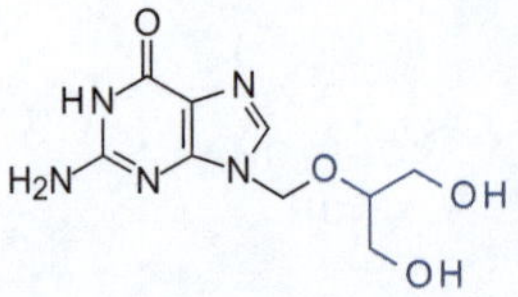

更昔洛韦

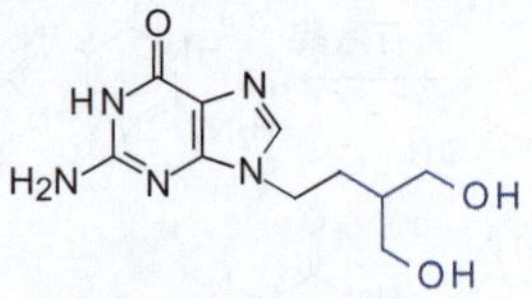

喷昔洛韦

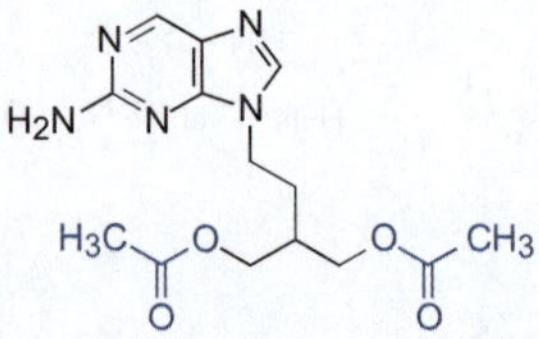

泛昔洛韦

更昔洛韦（Ganciclovir）作用机制与阿昔洛韦相似，但对人类细胞毒性更强。用于治疗免疫抑制和艾滋病患者的一些并发症。

喷昔洛韦（Penciclovir）是将更昔洛韦类似糖基的开链部分中的氧换成碳得到的，该药的特点是抗病毒作用时间比阿昔洛韦延长。

泛昔洛韦（Famciclovir）是将喷昔洛韦侧链的两个羟基乙酰化得到的前药。口服后在体内迅速代谢产生喷昔洛韦，生物利用度大大提高。常用来治疗带状疱疹和生殖器疱疹。

温故知新

电子等排体，第二章。

第二节 非核苷类抗病毒药物

非核苷类逆转录酶抑制剂的作用机制与齐多夫定等核苷类抑制剂不同。齐多夫定等核苷型化合物是逆转录酶的替代底物，作用于酶的相同部位，可替代病毒天然底物与酶结合而终止病毒复制。而非核苷类逆转录酶抑制剂与酶的非底物部位相结合，它们可以直接使酶蛋白构象改变而失活，而不需要磷酸化活化，所以非核苷类逆转录酶抑制剂不抑制细胞DNA聚合酶，因而毒性小。但缺点是容易产生耐药性。临床上通常和核苷类药物一起使用增强疗效。目前临床上使用的非核苷类逆转录酶抑制剂主要有奈韦拉平（Nevirapine）、恩非韦仑（Efavirenz）等。

奈韦拉平 Nevirapine

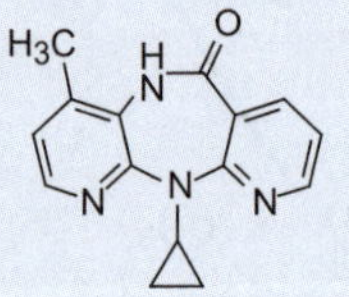

化学名为11−环丙基−5,11−二氢−4−甲基−6*H*−二吡啶并[3,2−*b*：2′,3′−*e*][1,4]−二氮䓬−6−酮。

本品可从吡啶−水中结晶得到。微溶于水，易溶于酸性溶液。

奈韦拉平可与逆转录酶的非底物结合部位结合，选择性地抑制HIV−I逆转录酶，不影响其它的逆转录酶的活性，因而副作用较小。

临床上与核苷类抑制剂联合使用治疗成年晚期HIV感染病人。

恩非韦仑（Efavirenz）是耐药变异型HIV−I的有效抑制剂，在临床上可降低鸡尾酒疗法的副作用，减少病人的服药量。

两种逆转录酶抑制剂加上一种本章下节所讲的蛋白酶抑制剂，可对HIV的复制产生较持久的抑制作用，使艾滋病患者的生存质量有效提高，死亡率显著下降，这种治疗方法俗称“鸡尾酒疗法”。但该法费用较高，对艾滋病发病率相对高的贫困非洲人群难以承受。

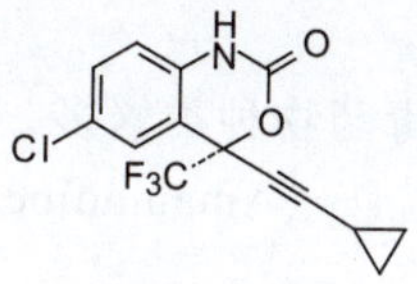

恩非韦仑

第三节 蛋白酶抑制剂

HIV蛋白酶是HIV产生的，这类蛋白酶的主要作用是将病毒复制过程中所必需的基因产物裂解成病毒成熟所需要的结构蛋白(基质、壳、核壳)和酶类(蛋白酶、整合酶、逆转录酶)。在体内抑制这种酶的活性，病毒会产生不成熟和不具传染性的子代。因此抑制HIV蛋白酶，可阻止病毒进一步感染。目前人们已经制备了大量的肽类和非肽类HIV蛋白酶抑制剂。

肽类的有茚地那韦（Indinavir）、沙喹那韦（Saquinavir）、利托那韦（Ritonavir）和奈非那韦（Nelfinavir）。

茚地那韦（Indinavir）可与抗逆转录病毒制剂合用，治疗成人HIV感染。临床上也单独用于不适宜用核苷或非核苷类逆转录酶抑制剂治疗的成年患者。

沙喹那韦（Saquinavir）与核苷类逆转录酶抑制剂合用，用于治疗晚期HIV感染患者。口服吸收效果好，其软胶囊剂已上市。

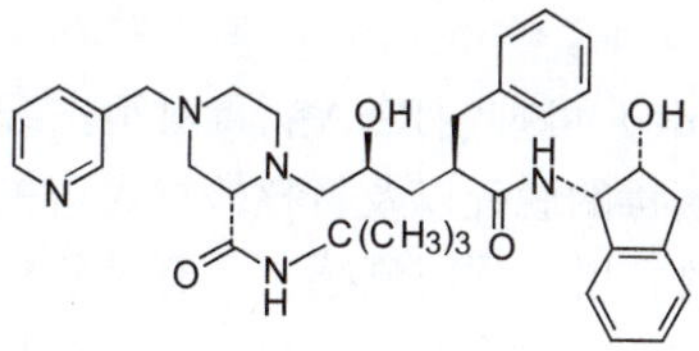

茚地那韦

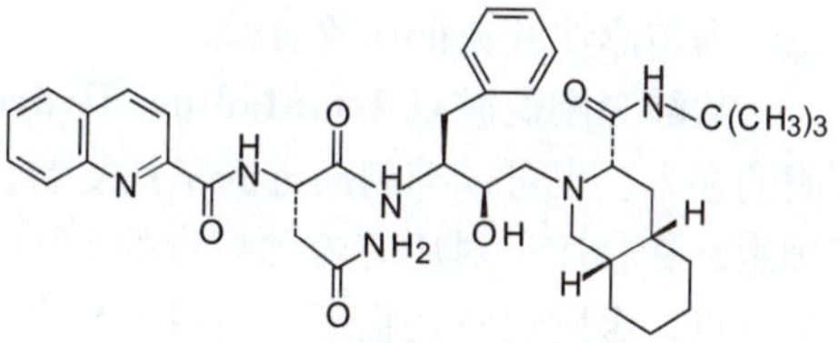

沙喹那韦

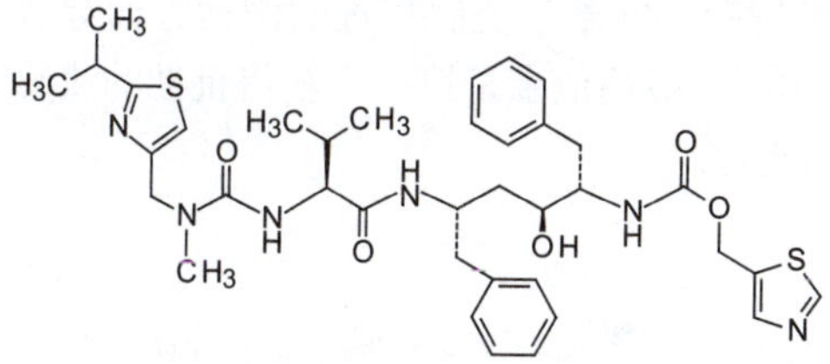

利托那韦

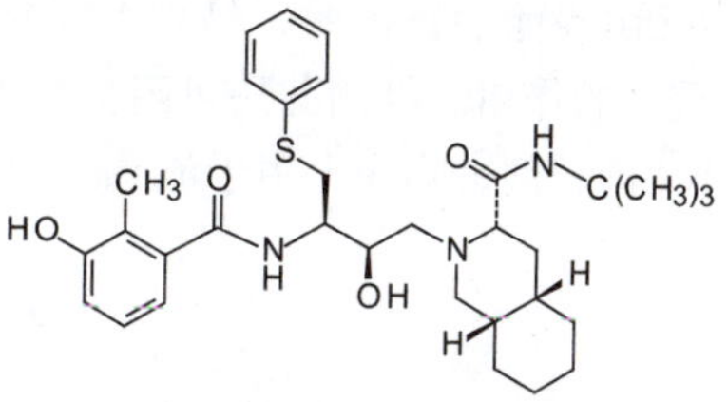

奈非那韦

第四节 其它抗病毒药物

临床上使用的其它抗病毒药物种类繁多，我们介绍比较常见的利巴韦林（Ribavirin）、盐酸金刚烷胺（Amantadine Hydrochloride）、奥司他韦（Oseltamivir）等。

利巴韦林商品名为病毒唑。

利巴韦林 Ribavirin

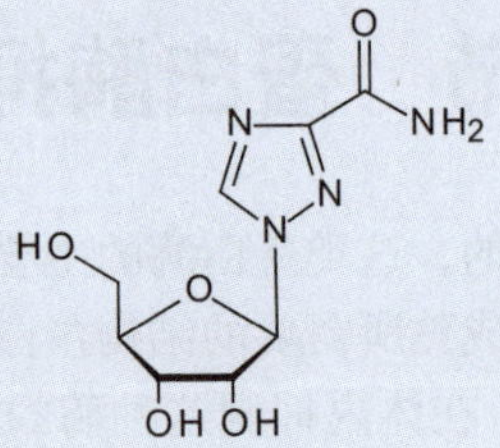

化学名为1-β-D-呋喃核糖基-1*H*-1,2,4-三氮唑-3-羧酰胺。

本品为白色结晶性粉末；无臭，无味。在水中易溶，在乙醇中微溶，在乙醚和三氯甲烷中不溶。精制品有两种晶型：熔点166～168℃和熔点174～176℃。两种晶型的抗病毒活性没有差异。

利巴韦林为合成广谱抗病毒药，对DNA和RNA病毒均有效。它可被腺苷激酶磷酸化，生成三磷酸化合物，从而抑制病毒的特异RNA聚合酶、信使RNA和核酸的合成。

利巴韦林对A、B流感以及副流感病毒、生殖器及带状疱疹、麻疹和甲、乙、丙型急性肝炎都比较有效。

盐酸金刚烷胺（Amantadine Hydrochloride）可抑制RNA病毒对宿主细胞的穿入。也可以抑制病毒的早期复制，阻止病毒的脱壳以及将核酸移入宿主细胞。在临床上对所有流感病毒的A型株都有效。用于预防流感，具有见效快的优点。金刚烷胺在临床上还用于治疗特发性帕金森综合征，这是因为它有利于神经元的贮存部位释放多巴胺。

奥司他韦（Oseltamivir）神经氨（糖）酸苷酶（NA）是存在于流感病毒A和B表面的糖蛋白，是病毒复制的关键酶，在新生流感病毒的激活方面起着重要的作用。抑制此酶可阻止病毒的传播。奥司他韦是第一个获得批准的流感NA抑制剂。临床上用于流感的预防和治疗。

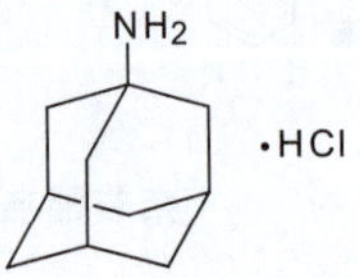

盐酸金刚烷胺

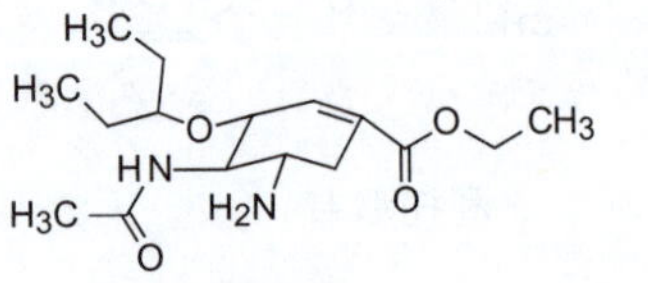

奥司他韦

虽然目前除了注射疫苗的方法外，人类还没有发现理想的针对病毒的药物，但药物化学工作者从来没有停止过努力。当前，抗病毒药物研究不断翻新。抗艾滋病药物的研究尤其受到重视。一些新的抗HIV药物相继问世。这些新的药物除了有些是我们本章学过的逆转录酶抑制剂和蛋白酶抑制剂外，有些药物的作用靶点是全新的。

随着人们对病毒（包括艾滋病病毒）入侵细胞过程的深入研究，抗病毒药物研发思路会越来越明晰。例如通过对艾滋病病毒侵入细胞过程的深入了解，设计了针对HIV的五类抑制剂：进入宿主细胞抑制剂、逆转录酶抑制剂、整合酶抑制剂、蛋白酶抑制剂（PIs）和装配及释放抑制剂。再如，反义寡核苷酸技术也被应用到抗病毒药物的研究中。相信伴随着其它相关学科的飞速发展和新技术的应用，我们药物工作者会开拓越来越多针对病毒的新治疗途径。

需要指出的是，近年来越来越多的研究指出，大部分的致病病毒都是由动物传给人类的。寄生于其它动物身上的病毒，极易经基因突变而感染人类。所以防治病毒致病的同时还需要靠整个人类对自然的尊重。

自测习题

最佳选择题

1．下面哪个药物是阿昔洛韦的前药

A．更昔洛韦　　B．莔地那韦
C．6－脱氧阿昔洛韦　　D．利巴韦林
E．环丙沙星

2．阿昔洛韦的化学名是

A．9－(2－羟乙基甲基)鸟嘌呤
B．9－(2－羟乙基甲基)腺嘌呤
C．3′－叠氮基－2′，3′－双脱氧胸腺嘧啶核苷
D．3－(2－羟乙基甲基)鸟嘌呤
E．7－(2－羟乙基甲基)鸟嘌呤

配伍选择题

A．司他夫定　　B．更昔洛韦
C．奈韦拉平　　D．盐酸金刚烷胺
E．利巴韦林

3．非开环核苷
4．开环核苷
5．非核苷类

多选题

6．齐多夫定是

A．非开环核苷　　B．逆转录酶抑制剂
C．开环核苷　　D．蛋白酶抑制剂
E．NA抑制剂

7．属于抗病毒药的是

A．奥司他韦　　B．盐酸金刚烷胺
C．拉米夫定　　D．奥美拉唑
E．氧氟沙星

名词解释题

8．非核苷类逆转录酶抑制剂

简答题

9．试就本章做一个重点回顾。

（李正香）

1

第六章 抗寄生虫药

内容导航

学习目标

通过对本章的学习，希望同学们达到以下要求：

1．掌握抗疟药的结构类型。
2．掌握磷酸氯喹、磷酸伯氨喹、乙胺嘧啶、本芴醇的化学结构、化学名、理化性质和用途。
3．熟悉二盐酸奎宁、青蒿素、蒿甲醚的化学结构和用途。
4．了解青蒿素类药物的构效关系。
5．掌握盐酸左旋咪唑的化学名、化学结构和用途；掌握阿苯达唑、甲苯达唑的结构和用途。
6．掌握吡喹酮、枸橼酸乙胺嗪的化学结构、化学名、理化性质和用途。

寄生虫病为常见病，在世界范围内有超过10亿人受到感染。某些寄生虫病可发展成为某一地区的流行病。大部分寄生虫感染存在于发展中国家，对社会和经济会造成严重的影响。与感染有关的寄生虫多种多样，如原虫、蛔虫、蛲虫、钩虫、丝虫、鞭虫、绦虫等，针对不同的寄生虫可选择不同的抗寄生虫药（antiparasitics）。

第一节 抗 疟 药

疟疾是在全球广泛流行的寄生虫病之一，是由疟原虫寄生在人体血液内所引起的传染病。通过蚊子叮咬吸血时传播，多见于夏秋季节。疟原虫隶属疟原虫科、疟原虫属，包括许多种类，而寄生在人体的有间日疟原虫、恶性疟原虫、三日疟原虫和卵形疟原虫，分别引起间日疟、恶性疟、三日疟和卵形疟。疟原虫的发育过程可分为红细胞前期、红细胞外期、红细胞内期和配子体四个阶段。不同发育阶段的疟原虫对药物的敏感性不同，因此抗疟药根据对不同发育阶段的疟原虫起作用可以分为以下四类：红前期杀灭药、红外期裂殖体杀灭药、红内期裂殖体杀灭药和配子体杀灭药。在实际应用时，常将抗疟药分为三类，即控制症状的抗疟药、用于根治的抗疟药和用于预防的抗疟药。

按照化学结构分类，抗疟药主要分为喹啉醇类、氨基喹啉类、2,4-二氨基嘧啶类和青蒿素类。

一、喹啉醇类

奎宁（Quinine）是第一个抗疟药，是喹啉甲醇的衍生物。早在17世纪就知道金鸡纳树皮可以治疗发热和疟疾，1820年从金鸡纳树皮中提取得到了一种生物碱奎宁。从金鸡纳中还得到了奎尼丁（Quinidine）、辛可宁（Cinchonine）和辛可尼定（Cinchonidine）等。其绝对构型分别为奎宁（3*R*，4*S*，8*S*，9*R*）、奎尼丁（3*R*，4*S*，8*R*，9*S*）、辛可宁（3*R*，4*S*，8*R*，

9*S*）、辛可尼定（3*R*，4*S*，8*S*，9*R*）。这类药物的光学异构体都具有抗疟活性。金鸡纳生物碱中立体化学的差别可导致药效不同。奎尼丁对氯喹敏感的耐药恶性疟原虫的活性比奎宁大 2 ~ 3 倍。缺点是奎尼丁比奎宁有更大的心脏副作用和降血压作用。辛可宁和辛可尼定也类似。奎宁和奎尼丁都是低治疗指数和容易引起中毒的药物，这种毒性反应称为金鸡纳反应，主要表现为恶心、呕吐、耳鸣、头痛、听力和视力减弱，甚至发生暂时性耳聋。由于奎宁治疗疟疾复发率高，不良反应多，在治疗剂量和中毒剂量间的差别较小，加之有新的合成药物问世，曾使得奎宁等药物退居抗疟药物二线。但随着耐多种抗疟药的恶性疟广泛蔓延，奎宁在疟疾的治疗中又重新占有一定地位。现在奎宁与某些抗生素的复方为十分有效的抗疟药物。

治疗指数是指药物用于病人之前，在实验动物作安全性评价的一种常用指标，用TI表示。TI=半数致死量/半数有效量=LD_{50}/ED_{50}（或TI=半数中毒量/半数有效量=TD_{50}/ED_{50}）。

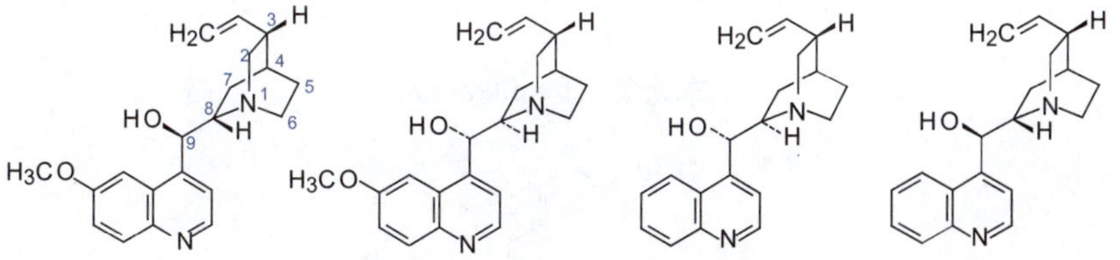

奎宁　　奎尼丁　　辛可宁　　辛可尼定

奎宁在临床常用其盐酸盐和硫酸盐。二盐酸奎宁（Quinine Dihydrochloride）是奎宁的二盐酸盐。硫酸奎宁（Quinine Sulfate）是奎宁的硫酸盐。奎宁可抑制或杀灭间日疟、三日疟及恶性疟原虫的红细胞内期裂殖体，有解热作用和子宫收缩作用，用于控制疟疾的症状。

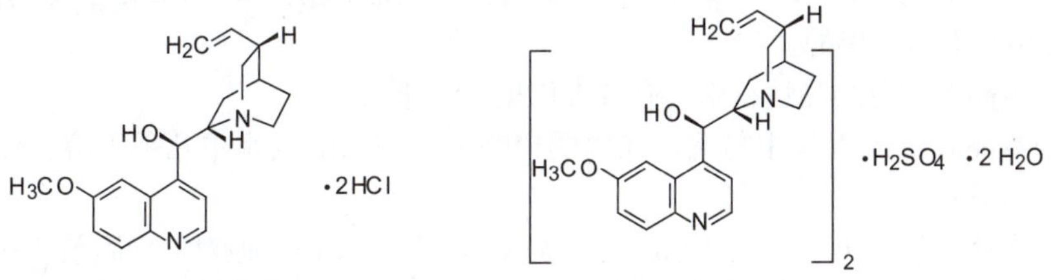

二盐酸奎宁　　硫酸奎宁

奎宁在肝内代谢，在肝药酶的作用下，生成2,2′-二羟基奎宁，这种代谢物的抗疟活性很弱，很快被排出体外。

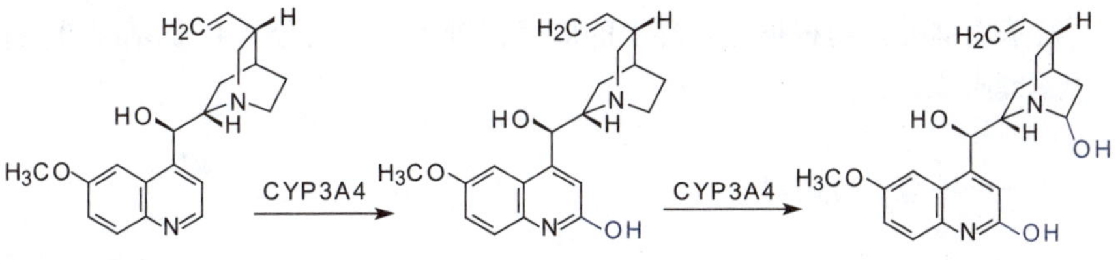

奎宁　　2′-羟基奎宁　　2,2′-二羟基奎宁

研究发现，如果封闭奎宁的2′位，就可以大大减少抗疟药的生物氧化，保留较好的抗疟活性。**甲氟喹**（Mefloquine）就是以其稳定的三氟甲基来封闭奎

宁的代谢位点，是一种有效的对抗恶性疟原虫的抑制性预防制剂。同时还可以有效地治疗恶性疟原虫引起的疟疾，复发率很低。但甲氟喹的副反应较多，主要有精神类副作用、胃肠道、皮肤和心血管方面的一些副反应。

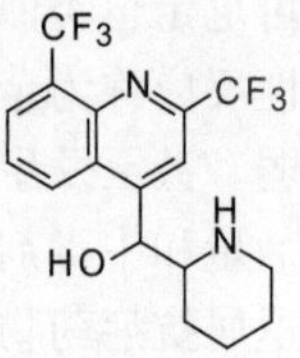

甲氟喹

以芴环取代喹啉环得到了本芴醇（Benflumetol）。

本芴醇 Benflumetol

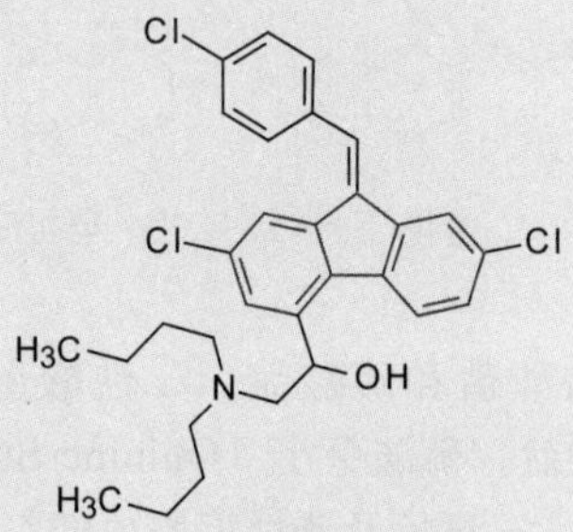

化学名为(9*Z*)−2,7−二氯−9−[(4−氯苯基)亚甲基]−α−[(二正丁氨基)甲基]−9*H*−芴−4−甲醇。

本品为黄色结晶性粉末，有苦杏仁臭，无味。

本品在三氯甲烷中易溶，在丙酮中略溶，在乙醇或水中几乎不溶。熔点125～131℃。

本芴醇能杀灭疟原虫红细胞内期无性体，治愈率高，但对红细胞前期和配子体无效，毒性较低，主要用于恶性疟疾尤其是耐氯喹的恶性疟疾的治疗。

二、氨基喹啉类

氨基喹啉类药物根据喹啉环上的取代位置不同，又分为4−氨基喹啉类和8−氨基喹啉类。

（一）4−氨基喹啉类

4−氨基喹啉类的抗疟药中，代表药物是氯喹（Chloroquine），临床常用其磷酸盐。

磷酸氯喹 Chloroquine Phosphate

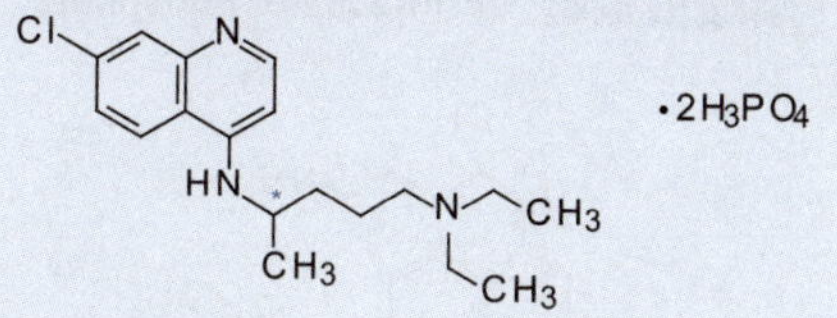

化学名为N^1,N^1-二乙基-N^4-(7-氯-4-喹啉基)-1,4-戊二胺二磷酸盐。

本品为白色结晶性粉末，无臭，味苦，遇光渐变色，水溶液显酸性反应。

本品在水中易溶，在乙醇、三氯甲烷、乙醚或苯中几乎不溶。熔点193～196℃，熔融时同时分解。

在第二次世界大战中科学工作者合成了很多种4-氨基喹啉类的抗疟药，将碱性侧链引入4-氨基喹啉衍生物获得的氯喹是其中抗疟效果最好的一种。具有胺基侧链的异喹啉环是抗疟药的基本药效结构。

氯喹分子中虽然存在手性碳，但光学异构体的活性相同，它的*d*-、*l*-和*dl*-异构体的活性相等，但*d*-异构体较*l*-异构体对哺乳动物的毒性较低，临床上使用其外消旋体。

> 光学异构体的旋光性不同，*d*-表示右旋体，*l*-表示左旋体，*dl*-表示外消旋体。

氯喹主要代谢物为去乙基氯喹，对于敏感的恶性疟，去乙基氯喹与氯喹效果相似，而对于耐药的恶性疟原虫，这种代谢物抗疟活性明显降低。

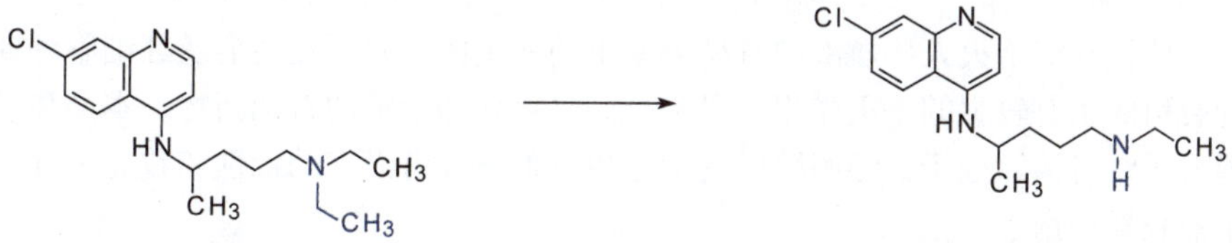

氯喹　　　　　　　　去乙基氯喹

氯喹口服经肠道吸收迅速而完全，1～2小时达血药浓度峰值。其在红细胞内的浓度比血浆内浓度高10～20倍，而在有疟原虫的红细胞内浓度又比正常红细胞高25倍。氯喹在有疟原虫的红细胞内高度浓集的特异性，对迅速杀灭红细胞内裂殖体十分有利。氯喹与组织蛋白结合力很高，迅速分布于肝、胃、脾、肺等组织内，其浓度为血浆中的200～700倍，又可释放入血发挥抗疟作用。

氯喹能有效抑制间日疟原虫和卵形疟原虫引起的急性疟疾，对于三日疟原虫和恶性疟原虫，也可以有效治疗或抑制性预防。氯喹一般很安全，通过肠道外途径快速给药，剂量过高会产生毒性。口服时，主要有胃肠道反应、轻微头痛、风疹和视力障碍等副反应。

（二）8-氨基喹啉类

在8-氨基喹啉类抗疟药中，磷酸伯氨喹（Primaquine Phosphate）是一个抗疟作用比较突出的代表药物。

磷酸伯氨喹 Primaquine Phosphate

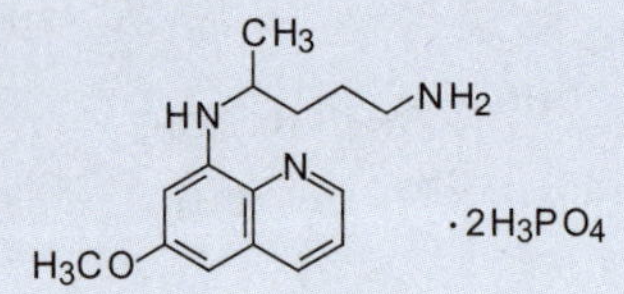

化学名为N^4–(6–甲氧基–8–喹啉基)–1,4–戊二胺二磷酸盐。

本品为橙红色结晶性粉末，无臭，味苦。

本品在水中溶解，在三氯甲烷或乙醚中不溶。熔点200～205℃，熔融时同时分解。

在肝脏伯氨喹被肝药酶CYP3A4基本上完全代谢，代谢途径主要为氧化脱氨和*N*–乙酰化（图 6 – 1）。

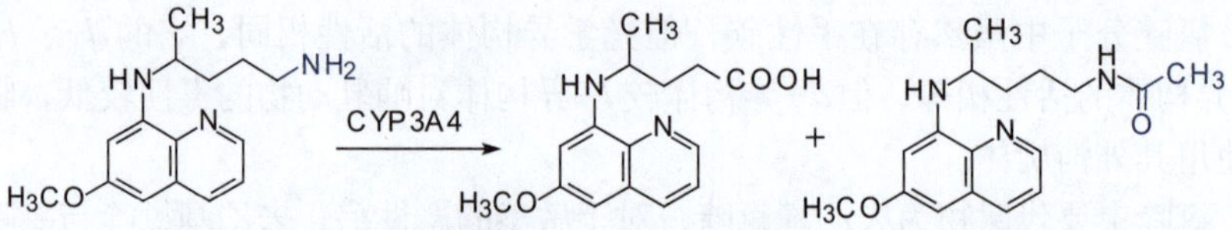

图6–1 伯氨喹的代谢

伯氨喹能杀灭人体血液中各型疟原虫的配子体，并对良性疟及红细胞外期的裂殖体也有较强的杀灭作用，是治疗间日疟和卵形疟的首选药物。本药和氯喹合用，可清除处于红细胞阶段的疟原虫。伯氨喹有潜在的毒性和致光敏性，不能长期使用。

三、2,4–二氨基嘧啶类

2,4–二氨基嘧啶类抗疟药主要有乙胺嘧啶（Pyrimethamine）和硝喹（Nitroquine）。二者对疟疾均有较好的预防和治疗作用。

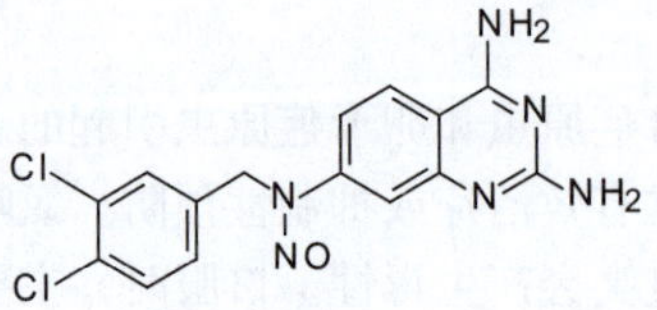

硝喹

乙胺嘧啶 Pyrimethamine

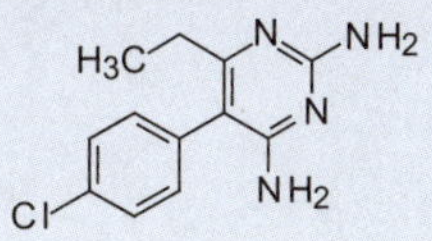

> 乙胺嘧啶又名息疟啶。

化学名为2，4–二氨基–5–(对氯苯基)–6–乙基嘧啶。

本品为白色结晶性粉末，无臭，无味。在乙醇或三氯甲烷中微溶，在水中几乎不溶。熔点239～242℃。

因本品具有弱碱性，可溶于稀酸中。

本品与碳酸钠炽灼后，水溶液呈氯离子的反应。

乙胺嘧啶是二氢叶酸还原酶抑制剂。与对宿主的酶结合力相比，乙胺嘧啶对疟原虫的二氢叶酸还原酶的结合力要高很多倍，因此能治疗疟原虫感染而对宿主细胞的影响较小。乙胺嘧啶可以和二氢叶酸合成酶抑制剂如磺胺类抗菌药如磺胺多辛联合使用，通过对四氢叶酸合成的双重阻断增强药效。本药主要用于疟疾的预防，一周一次。

> 乙胺嘧啶作用机制同第二章磺胺增效剂如甲氧苄啶。

四、青蒿素类

青蒿素（Artemisinin）是我国科学家在1971年首次从菊科植物黄花蒿中分离提取的抗疟药物。

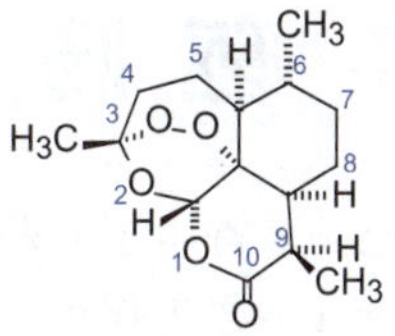

青蒿素

青蒿素通过自由基机制来杀灭寄生虫，通过自由基的氧化作用，作用于疟原虫膜系结构，损害核膜、线粒体外膜等而起抗疟作用。其吸收特别快，很适用于凶险型疟疾的抢救。但青蒿素具有口服活性低、溶解度小、复发率高、半衰期短等缺点。因此对其进行结构改造，得到一些半合成的抗疟药，如双氢青蒿素（Dihydroartemisinin）、蒿甲醚（Artemether）等。

双氢青蒿素是由青蒿素的10位羰基还原为羟基得到的，是青蒿素的体内活性代谢产物，抗疟作用是青蒿素的两倍。

双氢青蒿素的10位羟基变成甲醚后，得到蒿甲醚。蒿甲醚与青蒿素的抗疟作用方式相似，与氯喹几乎无交叉耐药性。蒿甲醚在体内代谢时脱甲基又可转化为双氢青蒿素。

青蒿素在体内代谢产物主要为双氢青蒿素、脱氧双氢青蒿素、3α–羟基脱氧双氢青蒿素、9,10–二羟基双氢青蒿素。

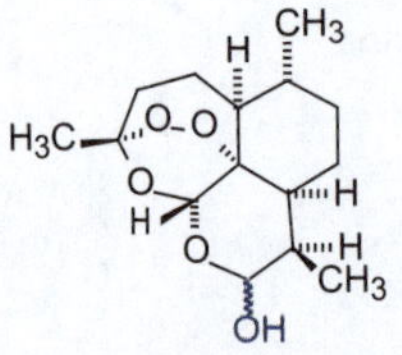

双氢青蒿素

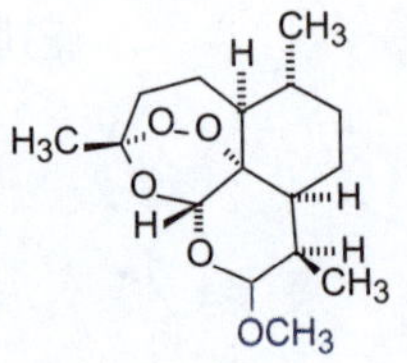

蒿甲醚

通过对青蒿素及其衍生物的抗疟活性研究，总结出此类药物的构效关系（图6–2）。

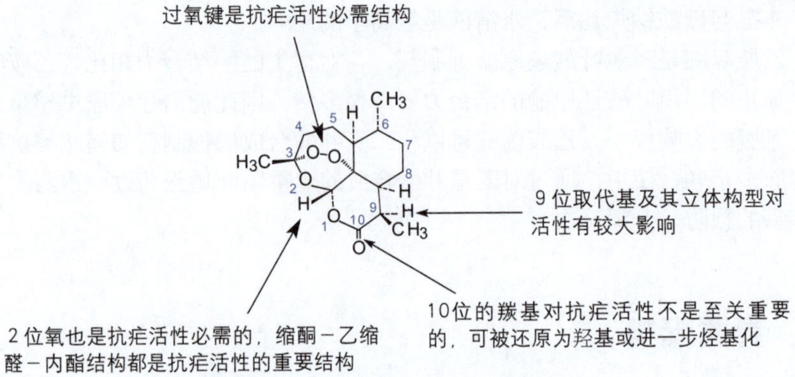

图6–2 青蒿素类药物的构效关系

第二节 驱肠虫药

驱肠虫药是用以驱除或杀死肠道寄生虫的药物。根据肠道寄生虫的种类，常用的驱肠虫药可分为驱肠线虫（主要为蛔虫、蛲虫、钩虫）药和驱绦虫（主要为猪肉绦虫、牛肉绦虫）药，还有驱鞭虫药等。驱肠虫药必须毒性很低，吸收很少，对胃肠道黏膜刺激性小，而对肠道寄生虫则应有高度的杀死或驱除作用。另外，伴有混合感染者，必要时可选用广谱驱肠虫药或采用联合用药。

驱肠虫药根据化学结构可分为五类：哌嗪类、咪唑类、嘧啶类、三萜类和酚类。

哌嗪类的代表药物主要是哌嗪（Piperazine），临床用其枸橼酸盐或磷酸盐、已二酸盐。哌嗪有抗胆碱作用，作用于虫体的神经肌肉接头处的胆碱受体，阻断神经冲动的传导，使虫体肌肉松弛，失去在宿主肠壁的附着力而被排出体外。哌嗪在胃肠道可被迅速吸收，部分被代谢，其余部分以原型从尿中排出，为常见的驱蛔虫药物和驱蛲虫药物，安全性较高。

嘧啶类驱肠虫药主要有噻嘧啶（Pyrantel）和奥克太尔（Oxantel），这类药物通过抑制胆碱酯酶，使虫体的神经肌肉强烈收缩并导致痉挛性麻痹，使虫体丧失活动能力而被排出体外。常用于驱除蛲虫、蛔虫和钩虫。

三萜类驱肠虫药的代表药是川楝素（Toosendanin）。

酚类药物主要以鹤草酚（Agrimophol）为代表。它能迅速穿透绦虫体壁，而使虫体痉挛至死。临床上用于绦虫和滴虫感染的治疗。

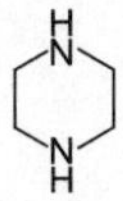

哌嗪

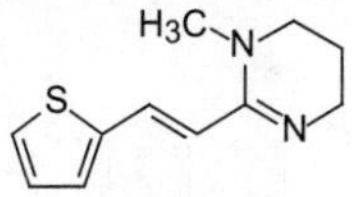

噻嘧啶

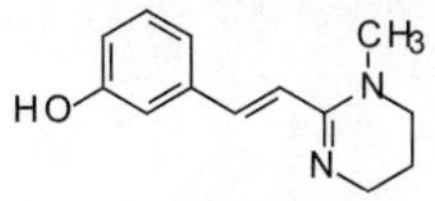

奥克太尔

在驱肠虫药的几种化学结构分类中，咪唑类是应用最多的驱肠虫药。下面我们将重点学习咪唑类药物。咪唑类药物常用的主要有左旋咪唑（Levamisole）、阿苯达唑（Albendazole）、甲苯达唑（Mebendazole）等。

盐酸左旋咪唑 Levamisole Hydrochloride

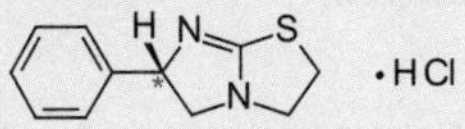

化学名为(*S*)-(-)-6-苯基-2,3,5,6-四氢咪唑并[2,1-*b*]噻唑盐酸盐。

本品为白色或类白色的针状结晶或结晶性粉末，无臭，味苦。

本品在水中极易溶解，在乙醇中易溶，在三氯甲烷中微溶，在丙酮中极微溶解。熔点225～230℃。

本品的6位是一个手性碳，有两个光学异构体，左旋体称为左旋咪唑，右旋体的毒性较大。外消旋体称为四咪唑，其驱虫活性仅为左旋体的1/2～1/3，临床上使用左旋体即左旋咪唑。

左旋咪唑能选择性地抑制寄生虫虫体肌肉中的琥珀酸脱氢酶，使延胡索酸不能还原为琥珀酸，从而干扰虫体肌肉的无氧代谢，减少能量的产生，使虫体肌肉麻痹随粪便排出体外，但不影响哺乳动物体内的琥珀酸脱氢酶。

左旋咪唑是广谱的驱肠虫药物，对蛔虫、钩虫及蛲虫均有驱除作用，对丝虫成虫及微丝蚴也表现出较强的作用。左旋咪唑和甲苯达唑合用有协同作用。左旋咪唑还是一种非特异性的人体免疫调节剂，可使免疫力较低的患者得到恢复，但不会过度提高正常免疫力。

对咪唑类驱肠虫药进行结构改造后，得到了苯并咪唑类的驱肠虫药，主要有甲苯达唑和阿苯达唑。

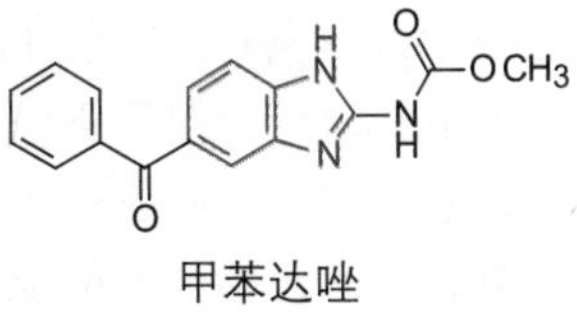

甲苯达唑

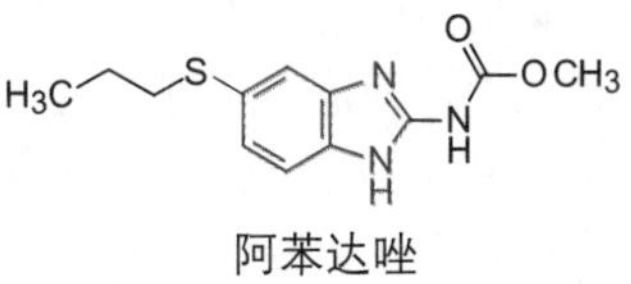

阿苯达唑

苯并咪唑类药物水溶性有限，因此胃肠道吸收很差，这也有利于其对肠道寄生虫的治疗。苯并咪唑类药物具有广谱的驱肠虫作用，对钩虫、鞭虫、蛔虫及蛲虫等的虫卵和成虫均有良好抑制作用。但此类药物有胃肠道副作用如恶心、呕吐和腹泻，个别药物还有致畸和胚胎毒性。

甲苯达唑的代谢（图6–3）主要是5位上取代的羰基还原成醇和2位氨基甲酸酯的水解。甲苯达唑的驱肠虫活性主要来自母体而不是代谢物。

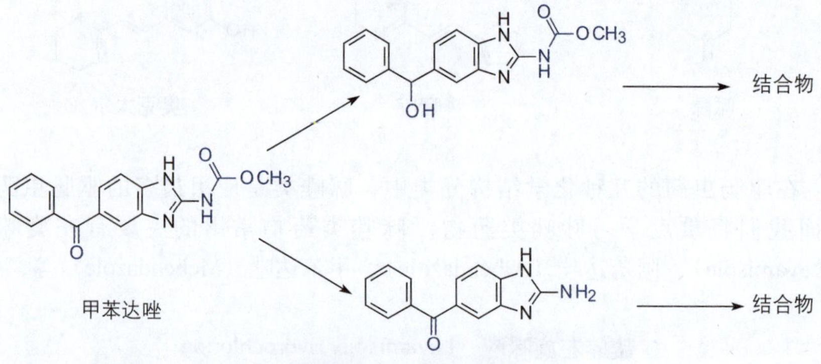

图6–3 甲苯达唑的代谢

阿苯达唑是苯并咪唑类药物中作用最强的一种。阿苯达唑在体内代谢（图6–4），可以生成活性代谢产物阿苯达唑亚砜。进一步氧化，则活性丧失。阿苯达唑因具有致畸作用而被禁止用于孕妇和两岁以下儿童。

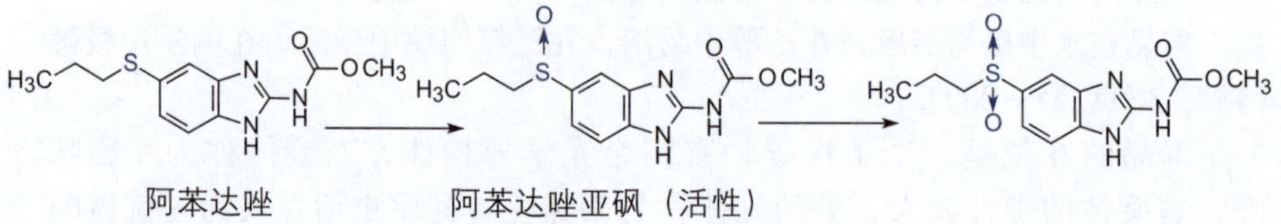

图6–4 阿苯达唑的代谢

第三节 抗血吸虫病和抗丝虫病药物

一、抗血吸虫病药

血吸虫病是由血吸虫寄生于人体引起的地域性寄生虫病。寄生于人体的血吸虫主要有三种，即流行于非洲北部的埃及血吸虫、流行于拉丁美洲及非洲中部的曼氏血吸虫，以及流行于亚洲的日本血吸虫。血吸虫病是一种严重的疾病，全球大概有2亿人受其影响，此病流行严重的地区包括非洲的亚撒哈拉地区、巴西、日本、菲律宾等地。血吸虫病在中国也很多见，但流行区有明显的地域性。在我国因只有日本血吸虫病流行，故通常将日本血吸虫病简称为血吸虫病。日本血吸虫病在我国长江流域和长江以南十三个省、自治区、直辖市严重流行，解放初期估计有患者千余万人。

> 血吸虫病在民间又叫作“大肚子病”，因病人最后被腹水撑大肚子而得此名。

血吸虫病治疗药可分为锑剂和非锑剂两类。锑剂的毒性较大，现已较少使用。非锑剂药物主要有吡喹酮（Praziquantel）、硝硫氰胺（Nithiocyanamine）和硝硫氰酯（Nitroscanate）。

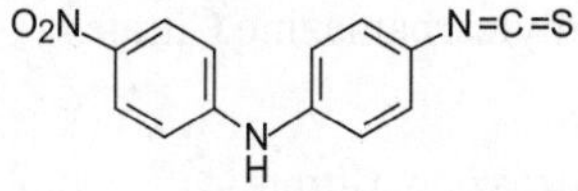

硝硫氰胺

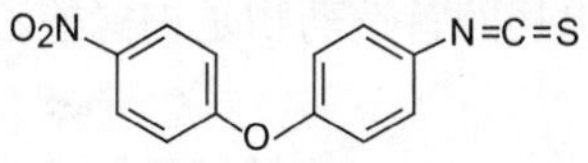

硝硫氰酯

硝硫氰胺有显著的杀灭血吸虫作用，可能由于干扰了虫体的三羧酸循环，虫体缺乏能量供应，最后导致死亡。临床上用于各种类型的血吸虫病，但由于排泄慢，可引起蓄积中毒。硝硫氰酯也有明显抗血吸虫作用，但毒性略低。

吡喹酮 Praziquantel

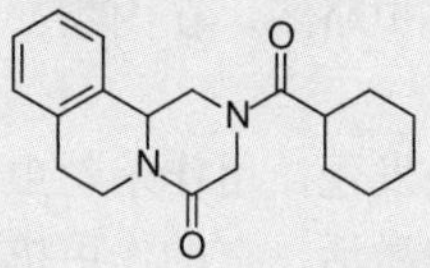

化学名为2-(环己基羰基)-1,2,3,6,7,11*b*-六氢-4*H*-吡嗪并[2,1-*a*]异喹啉-4-酮。

本品为白色或类白色结晶性粉末，味苦。

本品在三氯甲烷中易溶，在乙醇中溶解，在乙醚或水中不溶。熔点136～141℃。

吡喹酮是一种异喹啉衍生物，主要是左旋的异构体具有生物活性。

吡喹酮对绦虫和吸虫都有很高的活性。吡喹酮因所治疗寄生虫的种类不同而可能有不同的作用机制。吡喹酮在低浓度时（5 μg/ml）可刺激血吸虫使其活性加强，较高浓度时（5 mg/ml）虫体即挛缩。吡喹酮对虫的糖代谢有明显的抑制作用，影响虫对葡萄糖的摄入，促进虫体内糖原的分解，使糖原明显减少或消失。

吡喹酮在体内吸收很快，主要在肝部进行代谢。代谢产物活性降低或消失，代谢方式主要是在肝药酶作用下发生羟基化。

吡喹酮具有疗效高、疗程短、代谢快、毒性低的优点，对三种血吸虫病均有效，而且对日本血吸虫的作用更突出，是治疗血吸虫病和肝吸虫病的首选药物。副作用较轻，主要是腹部不适，如疼痛和腹泻。

二、抗丝虫病药

丝虫病是由于丝虫寄生于人体淋巴系统而引起的一种慢性传染病。我国主要见于黄河以南地区，主要致病的为班氏丝虫和马来丝虫。丝虫病临床表现主要是急性期淋巴管炎与淋巴结炎，及慢性期的淋巴管阻塞及其产生的一系列症状，亦有无明显症状的丝虫感染。这两种丝虫的微丝蚴都具有较严格的夜间(晚上10时至次晨 2 时)出现于周围血流的特性。丝虫病传播媒介为蚊虫，传播班氏丝虫的媒介是库蚊和按蚊；传播马来丝虫的主要媒介是中华按蚊。因此预防措施是消灭蚊虫及病原。

丝虫病的首选药物是枸橼酸乙胺嗪（Diethylcarbamazine Citrate）。

枸橼酸乙胺嗪别名海群生，益群生。

枸橼酸乙胺嗪 Diethylcarbamazine Citrate

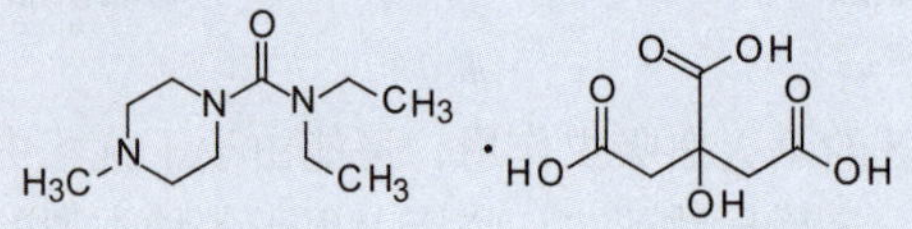

化学名为4-甲基-*N*,*N*-二乙基-1-哌嗪甲酰胺枸橼酸二氢盐。

本品为白色结晶性粉末，无臭，味微苦，微有引湿性。

本品在水中易溶，在乙醇中略溶，在丙酮、三氯甲烷或乙醚中不溶。熔点135～139℃。

乙胺嗪在20世纪40年代被发现，用作杀丝虫制剂。乙胺嗪起效很快，在体外没有活性，进入体内被很快激活。它的作用机制还不很清楚。

乙胺嗪代谢迅速（图6-5），主要生成*N*-氧化物和*N*-脱乙基化合物，另有10%～20%的药物以原型排出体外。

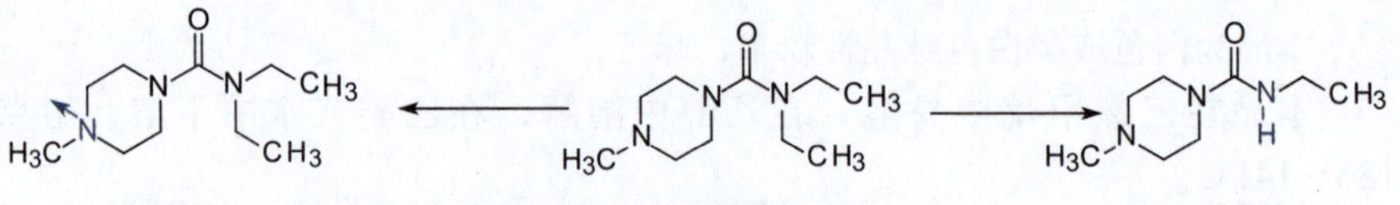

图6-5 乙胺嗪的代谢

乙胺嗪临床用于防治丝虫病。本品对微丝蚴及成虫均有作用，能使血中微丝蚴迅速集中到肝脏的微血管中，经过一段时间即被肝脏吞噬细胞所消灭。在中国丝虫病流行区，有将乙胺嗪掺拌入食盐中，制成药盐食用以杀死血液中微丝蚴，防治效果迅速可靠，为消灭丝虫病传染源的较好措施。乙胺嗪本身毒性较低而短暂，可引起厌食、恶心、呕吐、头痛、无力等。但因丝虫成虫和微丝蚴死亡释出大量异体蛋白引起的过敏反应则较明显，表现为皮疹、淋巴结肿大、血管神经性水肿、畏寒、发热、哮喘，以及心率加快、胃肠功能紊乱等。用本品前应先驱蛔虫，以免引起胆道蛔虫症。

自测习题

最佳选择题

1．氯喹是下面哪一类抗疟药

A．喹啉醇类　　B．2,4-二氨基嘧啶类

C．4-氨基喹啉类　　D．8-氨基喹啉类

E．青蒿素类

配伍选择题

A．有苯并咪唑环　　B．抗丝虫病药

C．抗疟药　　D．抗血吸虫病药

E．有免疫调节作用的驱肠虫药

2．左旋咪唑

3．奎宁

多选题

4．下列关于吡喹酮的描述正确的是

A．对日本血吸虫的作用突出，具有疗效高、疗程短、代谢快、毒性低的优点

B．吡喹酮对虫的糖代谢有明显的抑制作用

C．是二氢叶酸还原酶抑制剂

D．是喹啉醇类化合物

E．是抗疟药

名词解释题

5．金鸡纳反应

简答题

6．驱肠虫药按照化学结构主要分为几类？各写出一个代表药物。

（邹晓民）

第七章 抗肿瘤药

肿瘤有良性恶性之分。治疗恶性肿瘤主要是手术治疗、放射治疗和药物治疗，药物治疗即化疗。从上世纪盐酸氮芥用于治疗恶性淋巴瘤开始，到目前药物治疗已经发展成恶性肿瘤的主要治疗方式。

抗肿瘤药物（antineoplastic agents）有多种分类方式，通常按照作用机制和来源混合分类。一般认为，抗肿瘤药分为烷化剂、抗代谢物、抗肿瘤天然药物及其衍生物和其它抗肿瘤药。

第一节 烷化剂

内容导航

一、氮芥类
- 环磷酰胺
- 异环磷酰胺
- 美法仑

二、乙撑亚胺类
- 塞替派
- 丝裂霉素C

三、亚硝基脲类
- 卡莫司汀

四、甲磺酸酯和多元醇类
- 白消安

五、金属配合物类
- 顺铂
- 卡铂
- 奥沙利铂

学习目标

通过对本节的学习，希望同学们达到以下学习目标：

1．掌握烷化剂的分类、作用机制及代谢特点。
2．掌握环磷酰胺、顺铂的化学名、结构、性质、体内活化过程及应用。
3．掌握卡莫司汀的化学名、结构、性质及应用。
4．掌握白消安的化学名、结构、性质及应用。
5．熟悉异环磷酰胺、美法仑、塞替派、卡铂、奥沙利铂的结构特点和用途。

抗肿瘤烷化剂直接作用于DNA，与其发生共价结合，破坏其结构和功能。该类药物属于细胞毒类药物，选择性差，副作用较大。

烷化剂也称生物烷化剂，早在20世纪40年代，氮芥用于治疗恶性淋巴瘤，由此开创了肿瘤治疗的新纪元。

在体内，烷化剂通过形成各种正离子，与体内生物大分子上的亲核性基团发生共价结合，从而使生物大分子失去活性。

按照化学结构，烷化剂分为氮芥类、乙撑亚胺类、亚硝基脲类、甲磺酸酯及多元醇类和金属配合物类。

一、氮芥类

氮芥类抗肿瘤药的基本药效团为β－氯乙胺结构单元，通过与不同的载体部分连接，形成相应的脂肪氮芥、芳香氮芥、氨基酸氮芥、杂环氮芥和甾体氮芥。

β－氯乙胺类药物在体内，由氮原子上的孤对电子进攻与氯相连的碳原子，氯离子离去形成乙撑亚胺正离子，而发挥烷基化作用。

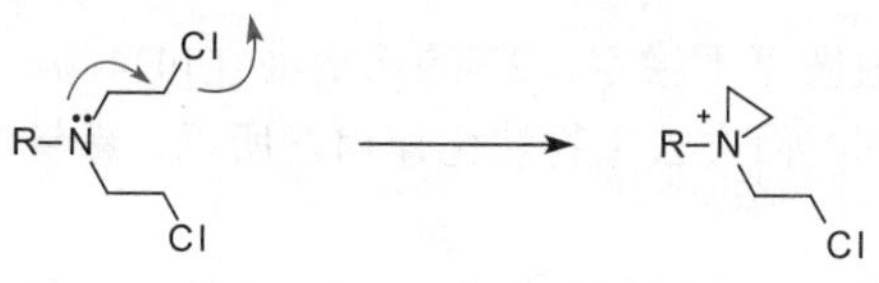

环磷酰胺　Cyclophosphamide

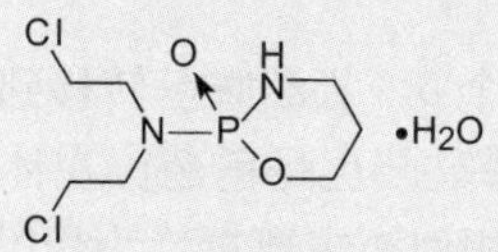

化学名为*P*－[*N*,*N*－双(β－氯乙基)]－1－氧－3－氮－2－磷杂环己烷－*P*－氧化物一水和物。

本品为白色结晶或结晶性粉末，失去结晶水即液化。

本品在乙醇中易溶，在水中或丙酮中溶解。熔点48.5～52℃。

环磷酰胺较其它氮芥类药物毒性小、对肿瘤组织选择性高的原因有两个。一是由于肿瘤组织内磷酰胺酶的含量高，环磷酰胺的磷酰胺键在肿瘤组织内易于酶解，生成去甲氮芥而发挥作用。二是环磷酰胺在氮芥的氮原子上连有一个吸电子的环状磷酰胺基。吸电子基团的存在使氮原子上的电子云密度得到分散，降低了氮原子的亲核性，从而不易形成乙撑亚胺正离子。只有在肿瘤细胞内，在细胞色素P450的作用下，4 位羟基化生成4-羟基环磷酰胺而发挥抗肿瘤作用。因此选择性高，毒性小。

环磷酰胺为前药，在体内生成4-羟基环磷酰胺后，在肿瘤组织内进一步生成磷酰氮芥、丙烯醛和去甲氮芥而发挥抗肿瘤作用（图7-1）。

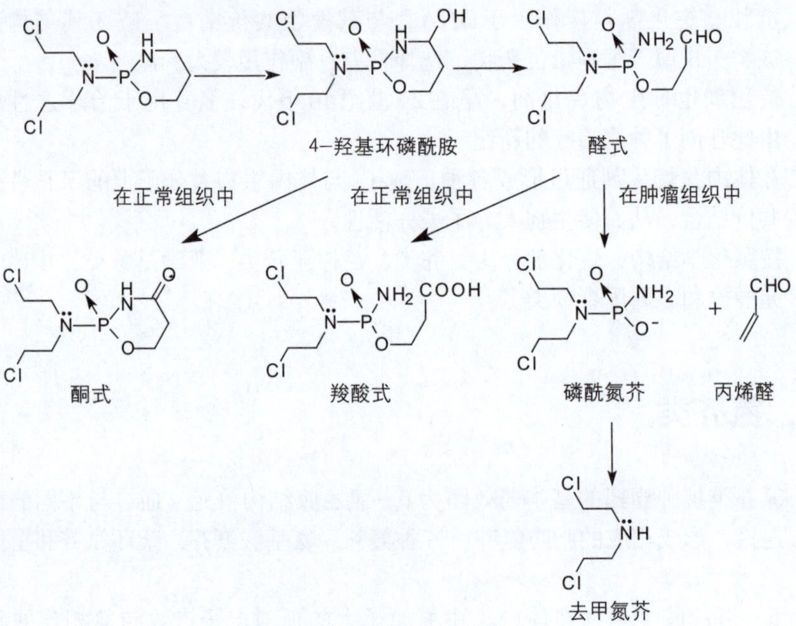

图7-1 环磷酰胺体内活化机制

环磷酰胺的磷酰胺基不稳定，2%的水溶液在pH4.0～6.0时，磷酰胺基分解，加热时更易分解，而失去生物烷化作用。所以，粉针溶解后短时间内应用完。

本品抗瘤谱较广，主要用于恶性淋巴瘤、急性淋巴细胞白血病、多发性骨髓瘤、肺癌、神经母细胞瘤等。毒性小，一些病人观察到有膀胱毒性，可能与代谢产物丙烯醛有关。

将环磷酰胺结构中的一个β-氯乙胺基转移到环上的氮原子上，得到**异环磷酰胺(Ifosfamide)**。异环磷酰胺也是前药，在体内通过 4 位羟基化活化而发挥作用。抗瘤谱与环磷酰胺相似，主要毒性为骨髓抑制及尿路毒性。须和尿路保护剂美司钠合用以降低毒性。

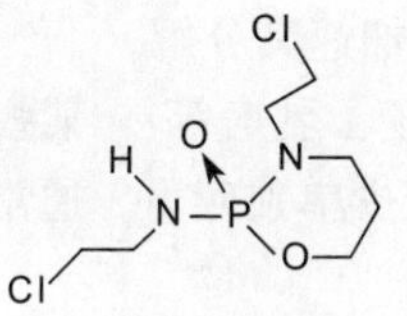

异环磷酰胺

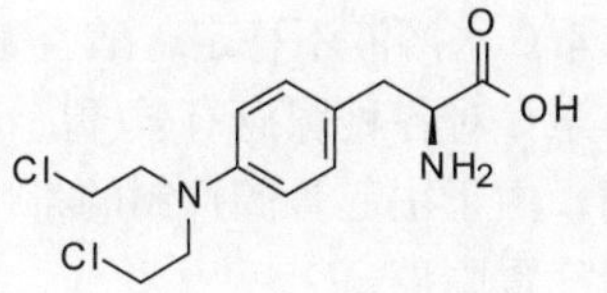

美法仑

美法仑(Melphalan)为氨基酸类氮芥，是L−苯丙氨酸与双β−氯乙胺缀合而成。本品含有α−氨基酸，因此具有氨基酸的酸碱两性，并且茚三酮显色反应为阳性。主要对精原细胞瘤疗效显著，对多发性骨髓瘤和恶性淋巴瘤也有效。选择性高，可口服或动脉灌注给药。

二、乙撑亚胺类

氮芥类药物在体内是通过转变为乙撑亚胺（氮丙啶）活性中间体而发挥烷化作用的。因此合成了一系列氮丙啶的衍生物。为降低毒性（降低乙撑亚胺的反应性），与环磷酰胺类似，在氮原子上以吸电子基团取代，典型药物有替派（Tepa）和**塞替派(Thiotepa)**。

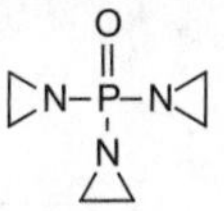

替派

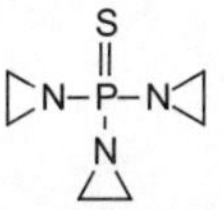

塞替派

塞替派是替派的前药，在肝脏中被细胞色素P450氧化脱硫代谢，转化为替派而产生烷基化作用。替派主要用于治疗白血病；塞替派主要用于乳腺癌、卵巢癌、肝癌、膀胱癌的治疗，直接进行膀胱内灌注效果最好。

抗肿瘤抗生素**丝裂霉素C（Mitomycin C）**也含有氮丙啶结构单元。在体内，首先在酶的作用下将醌(A)还原成氢醌(B)，再脱去一分子甲醇生成双功能的烷化剂(C)。与DNA的鸟嘌呤和胞嘧啶碱基结合，导致DNA交联。最后又氧化成醌(D)，抑制DNA的合成和功能。

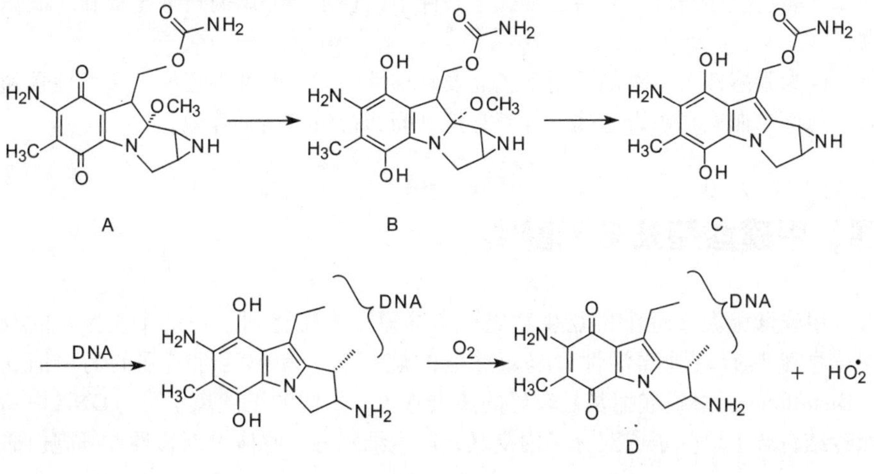

丝裂霉素C水溶液不稳定，酸、碱或高温能加速其分解。

丝裂霉素C对各种腺癌有效(胃、胰腺、直肠、乳房等)。某些头颈癌和骨髓性白血病，由于引起骨髓抑制的毒性反应，较少单独应用。通常与其它抗癌药合用，治疗胃腺癌。

三、亚硝基脲类

亚硝基脲类抗肿瘤药具有广谱的抗肿瘤活性，具有亚硝基脲结构。

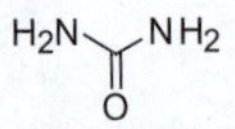

尿素

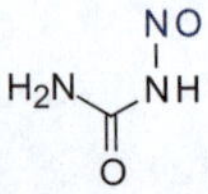

亚硝基脲

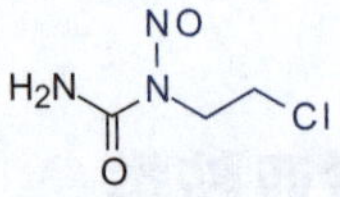

亚硝基脲类烷化剂基本结构单元

由于结构中的2-氯乙基具有较强的亲脂性，因而这类药物易通过血脑屏障，用于治疗脑瘤和某些中枢神经系统肿瘤，其主要副作用为迟发性和累积性的骨髓抑制。

卡莫司汀又称为卡氮芥，BCNU。

卡莫司汀 Carmustine

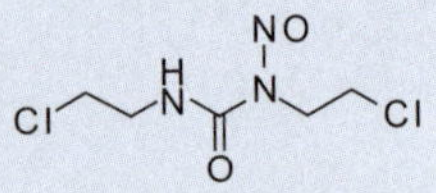

化学名为1,3-双-(β-氯乙基)-1-亚硝基脲。

本品为无色或微黄或黄绿色的结晶或结晶性粉末，无臭。

本品在甲醇或乙醇中溶解，在水中不溶。熔点30~32℃。

亚硝基脲类药物中，*N*-亚硝基的存在使得该氮原子与邻近羰基之间的键变得不稳定，在生理条件下分解生成亲电性基团。这些亲电性基团以DNA为作用靶，使DNA的碱基和磷酸酯残基烷基化，发生链间交联和单链的断裂。

本品在酸性条件下较稳定，碱性条件下不稳定，分解时可放出氮和二氧化碳。

因为脂溶性大，本品适用于脑瘤及转移性脑瘤、恶性淋巴瘤、多发性骨髓瘤、急性白血病和霍奇金病，与其它抗肿瘤药合用可增强疗效。

四、甲磺酸酯及多元醇类

甲磺酸酯及多元醇的衍生物是一类非氮芥类烷化剂。1~8个次甲基的双甲磺酸酯具有抗肿瘤活性，是双功能的烷化剂。其中活性最强的为白消安(Busulfan)。甲磺酸酯基是较好的离去基团，生成的正碳离子可与DNA中鸟嘌呤结合产生单分子或双分子内交联，产生细胞毒。临床上对慢性粒细胞白血病的疗效显著，也可用于原发性血小板增多症及真性红细胞增多症。

多元醇类代表性药物为**二溴甘露醇（Dibromomannitol）**和**二溴卫矛醇（Dibromodulcitol）**，二者在体内脱去溴化氢，形成双环氧化物而产生烷基化作用。

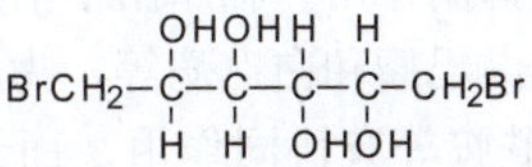

二溴甘露醇

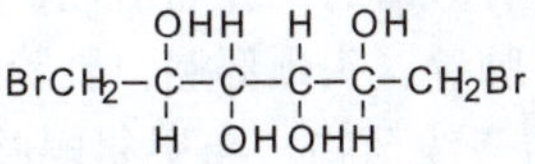

二溴卫矛醇

白消安 Busulfan

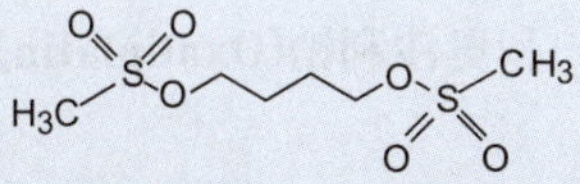

白消安又称马利兰，Myleran。

化学名为1,4-丁二醇二甲磺酸酯。

本品为白色结晶性粉末。溶于丙酮、乙醇，几乎不溶于水，但在水中慢慢分解后溶解。熔点114～118℃。

在碱性溶液中，本品分解生成甲磺酸钠和1,4-丁二醇，后者能生成具有乙醚特殊臭味的四氢呋喃。

本品在体内代谢生成甲磺酸钠，经由尿路排泄，排泄速度较慢，因此，重复使用白消安能造成蓄积中毒。

本品用于治疗慢性粒细胞性白血病。

五、金属配合物类

1969年发现，顺铂对动物肿瘤有强烈的抑制活性，引起了人们的广泛兴趣，合成了大量的金属化合物。其中以铂配合物的研究最为深入。金属铂配合物以肿瘤细胞的DNA为靶点，使肿瘤细胞DNA复制停止，阻碍细胞有丝分裂。顺铂已是临床治疗睾丸癌和乳腺癌的一线用药，但是存在肾毒性大、水溶性差等缺点。因此，当前铂配合物的研究方向是寻找高效低毒的药物，研究构效关系和探索铂配合物分子水平抗肿瘤作用机制。

顺铂 Cisplatin

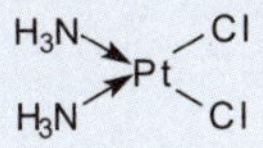

顺铂又名顺氯氨铂。

化学名为(*Z*)-二氨二氯铂。

顺铂为亮黄或橙黄色的结晶性粉末，无臭。微溶于水，不溶于乙醇。

本品顺式异构体有效，反式无效。

顺铂在室温条件下，对光和空气是稳定的，在270℃分解成金属铂。

顺铂在水中溶解度差，供药用的冷冻干燥粉中含有甘露醇和氯化钠以增加溶解度和稳定性。顺铂在溶液中，缓慢聚合生成剧毒的二聚合物，所以，粉针溶解后应尽快使用。

顺铂具有广谱的抗肿瘤活性，并有免疫抑制作用。临床用于治疗膀胱癌、前列腺癌、肺癌、头颈部癌、乳腺癌、恶性淋巴瘤和白血病等，为治疗睾丸癌和卵巢癌的一线药物。与甲氨蝶呤、环磷酰胺等有协同作用，而无交叉耐药性。

顺铂肾毒性大，水溶性差，但又只能注射给药。所以，为降低其毒性，对顺铂进行结构改造，用不同的胺类（乙二胺、环戊二胺、环已二胺等）和各种酸根（无机酸、有机酸）与铂（Ⅱ）络合，合成了一系列铂的配合物。代表性药物有**卡铂（Carboplatin）**和**奥沙利铂(Oxaliplatin)**。

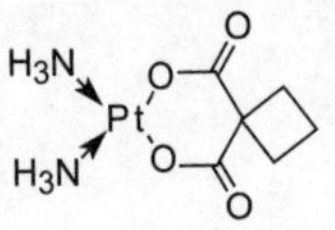

卡铂

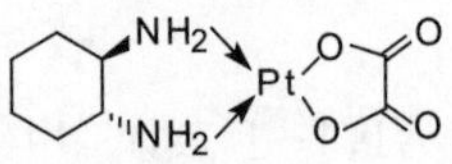

奥沙利铂

卡铂又名碳铂，为1,1−环丁烷二羧酸合铂，其理化性质、抗肿瘤活性和抗瘤谱与顺铂类似，但肾毒性、消化道反应较低，治疗小细胞肺癌的效果比顺铂好，但对膀胱癌和颈部癌则不如顺铂。为第二代铂配合物的代表性药物。

奥沙利铂是第一个上市的手性铂配合物，为草酸根[(1*R*,2*R*)−环已二胺]合铂。毒性比顺铂和卡铂小。与DNA结合迅速，15分钟起效。用于经氟尿嘧啶治疗失败后的结直肠癌转移的患者，可单独或联合氟尿嘧啶使用。禁与氯化钠和碱性溶液配伍，因此不要与上述制剂混合或通过同一条静脉同时给药。

第二节 抗代谢物

内容导航

一、嘧啶类

氟尿嘧啶

去氧氟尿苷

卡莫氟

盐酸阿糖胞苷

环胞苷

吉西他滨

二、嘌呤类

巯嘌呤

磺巯嘌呤钠

三、叶酸类

甲氨蝶呤

学习目标

通过对本节的学习，希望同学们达到以下学习要求：

1．理解抗代谢物的作用及其分类。

2．掌握氟尿嘧啶、盐酸阿糖胞苷、巯嘌呤、甲氨蝶呤的化学名、结构、性质及应用。

3．熟悉去氧氟尿苷、卡莫氟、环胞苷、吉西他滨、磺巯嘌呤钠的结构特点和用途。

温故知新

代谢拮抗概念，参见第二章，磺胺类药物节，代谢拮抗。

抗代谢物实际上是利用了代谢拮抗的概念设计而来的。代谢拮抗概念最早是从对磺胺类抗菌药物的作用机制研究而发展起来的。抗代谢物是设计与生物体内基本代谢物的结构有某种程度相似的化合物，使与基本代谢物竞争性或干扰基本代谢物的被利用，或掺入生物大分子的合成之中形成伪生物大分子，导致致死合成，从而影响细胞的生长。

抗代谢抗肿瘤药物干扰DNA，抑制DNA合成中所需的叶酸、嘌呤、嘧啶及嘧啶核苷途径，从而抑制肿瘤细胞的生存和复制所必需的代谢途径，导致肿瘤细胞死亡。正常细胞和肿瘤细胞的代谢途径相同，但二者之间的生长分数有差别，所以抗代谢药物能杀死肿瘤细胞而不影响正常的细胞。但其选择性也较小，对增殖较快的正常组织如骨髓、消化道黏膜等也呈现毒性。抗代谢药物的作用点各异，一般无交叉耐药性。同时抗代谢药物抗瘤谱比较窄，临床上多用于治疗白血病，但对某些实体瘤也有效。常用的抗代谢药物有嘧啶拮抗物、嘌呤拮抗物、叶酸拮抗物等。

一、嘧啶类

嘧啶类抗代谢物主要有尿嘧啶类和胞嘧啶类。

氟尿嘧啶 Fluorouracil

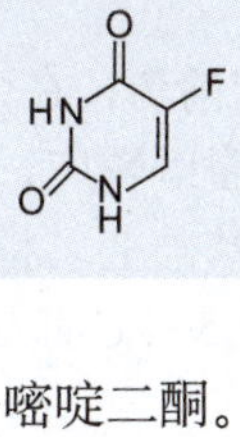

氟尿嘧啶又名5－氟尿嘧啶，5－FU。

化学名为5－氟－2,4(1*H*,3*H*)－嘧啶二酮。

本品为白色或类白色结晶或结晶性粉末。略溶于水，微溶于乙醇。在稀盐酸或氢氧化钠溶液中溶解。熔点281～284℃。

DNA合成的正常代谢物为尿嘧啶，氟尿嘧啶为抗代谢物，结构中氟的原子半径和氢的原子半径相近，因此氟化物的体积与正常代谢物几乎相等，而C-F键又特别稳定，在代谢过程中不易分解。因此，氟尿嘧啶可在分子水平代替正常代谢物，抑制胸苷酸合成酶，从而抑制DNA的合成，最后肿瘤细胞死亡。

本品在干燥状态下稳定，在亚硫酸钠溶液中发生加成反应，生成5-氟-5,6-二氢-6-磺酸尿嘧啶。该过程是可逆的，可以通过消除反应使氟尿嘧啶再生；或消除氟化氢生成6-磺酸基尿嘧啶；也可以在强碱中进一步开环，生成2-氟-3-脲丙烯酸和氟丙醛酸失去活性。

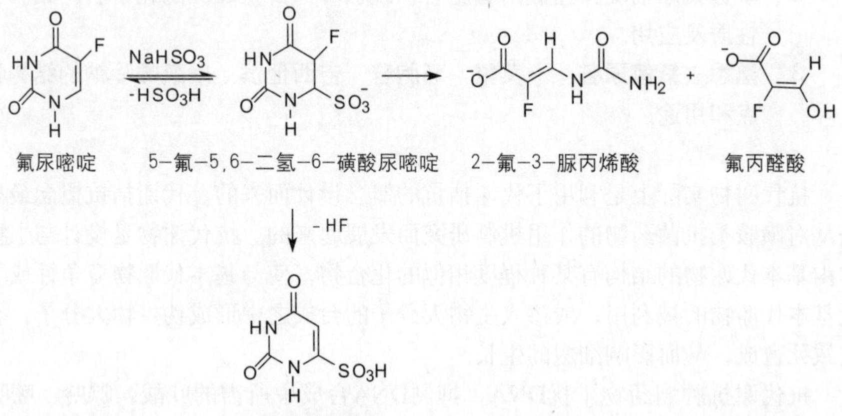

氟尿嘧啶　5-氟-5,6-二氢-6-磺酸尿嘧啶　2-氟-3-脲丙烯酸　氟丙醛酸

6-磺酸基尿嘧啶

本品抗瘤谱比较广，对绒毛膜上皮癌及恶性葡萄胎有显著疗效，对结肠癌、直肠癌、胃癌和乳腺癌、头颈部癌等有效，是治疗实体肿瘤的首选药物。

氟尿嘧啶毒性较大，骨髓抑制作用较强，并且可引起严重的消化道反应。所以，为了降低毒性，开发了替加氟（Tegafur）、卡莫氟（Carmofur）、去氧氟尿苷（Doxifluridine，氟铁龙）等衍生物。

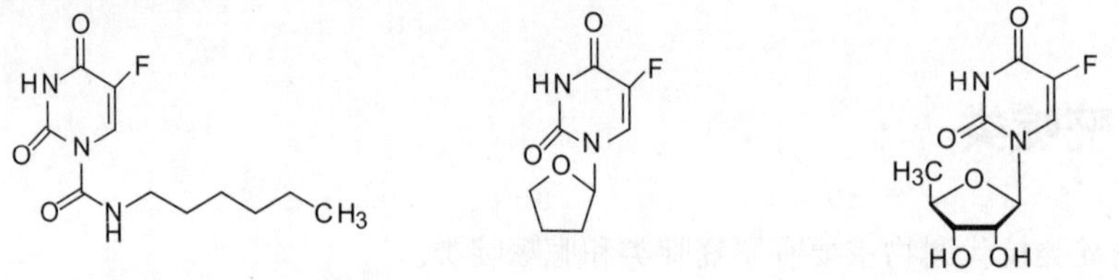

卡莫氟　替加氟　去氧氟尿苷

替加氟和卡莫氟均为氟尿嘧啶前药，在体内均代谢生成氟尿嘧啶而发挥抗肿瘤作用，毒性较低。卡莫氟抗瘤谱较广，替加氟抗瘤谱与氟尿嘧啶一致。去氧氟尿苷是在氟尿嘧啶结构的基础上，将糖环的 5 位的羟基去掉得到的。为5-FU的前药，在体内通过生成5-FU而发挥抗肿瘤作用。用于胃癌、结肠癌、直肠癌和乳腺癌的治疗。

盐酸阿糖胞苷 Cytarabine Hydrochloride

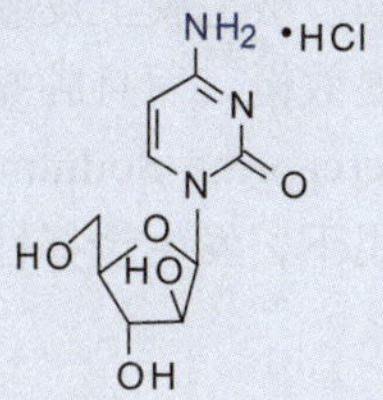

化学名为1-β-D-阿拉伯呋喃糖基-4-氨基-2(1*H*)-嘧啶酮盐酸盐。

本品为白色细小针状结晶或结晶性粉末，极易溶于水，略溶于乙醇，不溶于三氯甲烷。熔点189～195℃。

本品口服吸收差，且在体内4位氨基易被胞嘧啶脱胺酶脱胺失活，所以需要静脉连续滴注给药。

本品主要用于治疗急性粒细胞白血病，可与其它抗肿瘤药合用。

应用前药原理，将氨基酰胺化，可延长作用时间，如**依诺他宾（Enocitabine）**和**棕榈酰阿糖胞苷（*N*-Palmitoyl-Arac）**，在体内首先脱酰基，转化成阿糖胞苷发挥抗肿瘤作用，作用比母体强而持久。

温故知新

前药原理，第二十六章。

药物研究开发过程中，药物合成的中间体因具有和目标化合物相似的结构，有可能具有相似的活性。**环胞苷（Cyclocytidine）**是阿糖胞苷合成中间体，体内代谢慢，用于急性白血病治疗，也用于治疗单纯疱疹性角膜炎和虹膜炎。

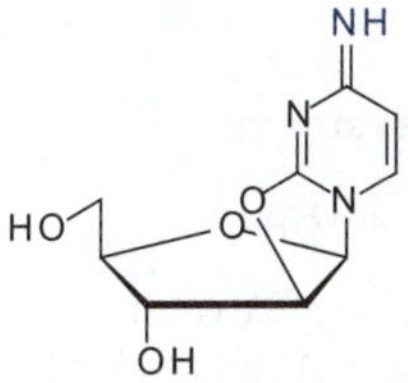

环胞苷

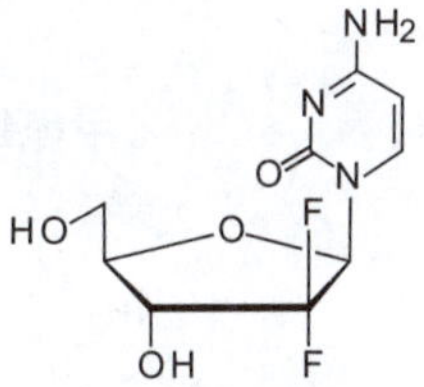

吉西他滨

吉西他滨（Gemcitabine）为核苷同系物，临床主要用于治疗中、晚期非小细胞性肺癌。

二、嘌呤类

巯嘌呤 Mercaptopurine

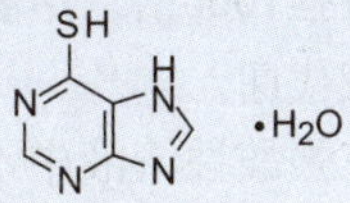

巯嘌呤又名6-MP。

化学名为6-巯基嘌呤一水合物。

本品为黄色结晶性粉末，无臭。140℃失去结晶水。不溶于水、丙酮、乙醚。溶于热乙醇。溶于碱性溶液，伴有缓慢分解。

巯嘌呤用于各种急性白血病、绒毛膜上皮癌、恶性葡萄胎。

巯嘌呤水溶性差，用药后显效慢，而且肿瘤细胞易于产生耐药性。制成其前体药物磺巯嘌呤钠（Sulfomercaprine Sodium）具有水溶性，在肿瘤细胞内的巯基化合物和酸性介质的作用下，发生选择性分解生成巯嘌呤发挥抗肿瘤作用。显效快，毒性低。

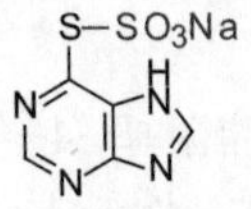

磺巯嘌呤钠

三、叶酸类

叶酸（Folic Acid）是B族维生素的一种，在红细胞发育过程中起到重要作用。缺乏叶酸可引起巨红细胞性贫血以及白细胞减少症。对孕妇影响尤其显著,可导致胎儿神经管发育缺陷。因此，叶酸本身可作为抗贫血药，美国FDA批准叶酸作为健康食品添加剂，用于促进婴儿脑细胞发育，提高智力。

叶酸拮抗剂可以引起白细胞减少，因此用于治疗白血病。叶酸在生物体内，在二氢叶酸还原酶的作用下，生成二氢叶酸，后者进一步生成四氢叶酸发挥作用。

甲氨蝶呤 Methotrexate

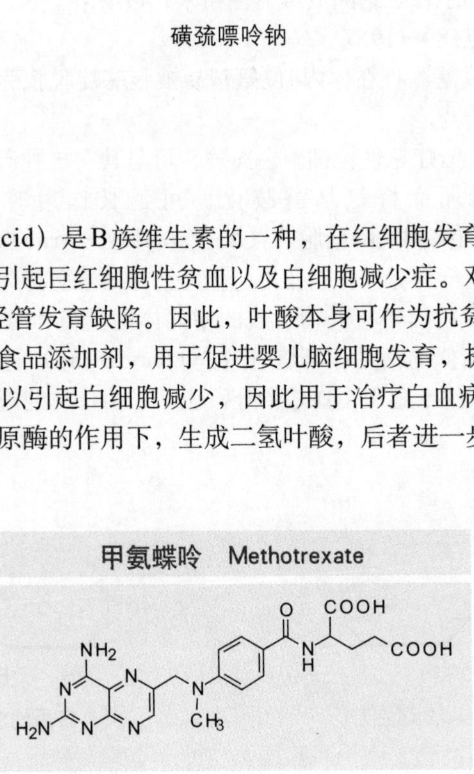

化学名为L-(+)-*N*-[对-[[(2,4-二氨基-6-蝶啶基)甲基]甲胺基]苯甲酰基]谷氨酸。

本品为橙黄色结晶性粉末。

本品在水、乙醇、三氯甲烷或乙醚中几乎不溶，在稀碱溶液中易溶，在稀酸溶液中溶解。

甲氨蝶呤（MTX）是二氢叶酸还原酶不可逆抑制剂，抑制二氢叶酸转化成四氢叶酸，亲和力比二氢叶酸强1000倍。甲氨蝶呤同时也是胸腺嘧啶合成酶的抑制剂，影响所有细胞的核酸代谢。

甲氨蝶呤结构中的酰胺键在强酸性溶液中不稳定，分解成蝶呤酸和谷氨酸失去活性。

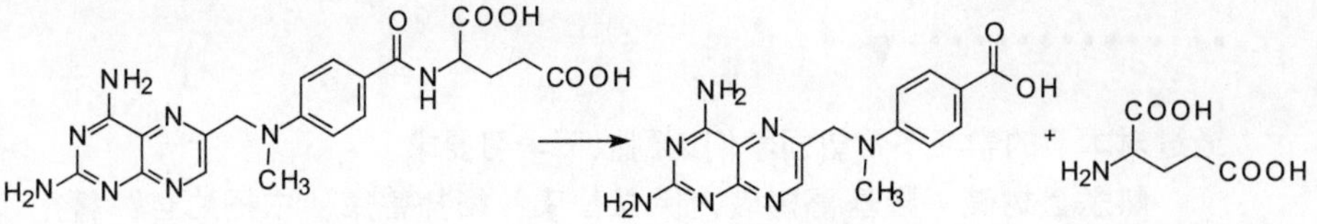

蝶呤酸　　谷氨酸

甲氨蝶呤大剂量下引起中毒，可以用亚叶酸钙（Leucovorin Calcium）解救。后者提供四氢叶酸，维持正常细胞的生长需要。合用可降低剂量。

甲氨蝶呤主要用于治疗急性白血病、绒毛膜上皮癌和恶性葡萄胎；对头颈部肿瘤、乳腺癌、宫颈癌、消化道癌和恶性淋巴癌也有一定效用。

第三节　抗肿瘤天然药物及其衍生物

内容导航

一、抗肿瘤生物碱

（一）喜树碱类

羟基喜树碱

伊立替康

拓扑替康

（二）鬼臼生物碱类

依托泊苷

替泥泊苷

（三）长春碱类

长春新碱

长春瑞滨

（四）紫杉烷类

紫杉醇

多西他赛

二、抗肿瘤抗生素

（一）多肽类

放线菌素D

博来霉素

（二）醌类

多柔比星

米托蒽醌

学习目标

通过对本节的学习，希望同学们达到以下学习要求：

熟悉喜树碱、羟基喜树碱、伊立替康、拓扑替康、依托泊苷、替尼泊苷、长春碱、长春新碱、长春瑞滨、紫杉醇、多西他赛、放线菌素D、博来霉素、丝裂霉素C、多柔比星、柔红霉素和米托蒽醌的结构特点和用途。

抗肿瘤天然药物主要有抗肿瘤生物碱和抗肿瘤抗生素。它们的作用机制主要有以下两种：

DNA拓扑异构酶是细胞的一种基本核酶，在许多与DNA有关的遗传功能中显示重要作用。在天然状态时，DNA分子是以超螺旋的形式存在。在复制和转录时，DNA拓扑异构酶催化DNA的超螺旋状态解旋，使DNA分子中的结合位点暴露，从而使参与复制或转录的各种调控蛋白发挥作用。根据作用机制不同，拓扑异构酶分为拓扑异构酶Ⅰ(TopoⅠ)和拓扑异构酶Ⅱ(TopoⅡ)。TopoⅠ催化DNA单链的断裂–再连接反应；TopoⅡ则催化DNA双链的断裂–再连接反应。作用于TopoⅡ的抗肿瘤药物有非嵌入型和嵌入型两种。

喜树碱及其衍生物以DNA拓扑异构酶Ⅰ为靶点。

微管是细胞内的丝状结构。所有真核细胞都存在微管，它是中空管状的蛋白，称作微管蛋白。有丝分裂抑制剂与微管蛋白有很强的亲和力，通过干扰细胞周期的有丝分裂阶段从而抑制细胞分裂和增殖。有丝分裂抑制剂可分为在微管蛋白上有一个结合位点的药物、在微管蛋白上有两个结合点的药物和作用在聚合状态微管的药物。

一、抗肿瘤生物碱

（一）喜树碱类

喜树碱(Camptothecin)和**羟基喜树碱（Hydroxycamptothecin）**是从中国特有的珙桐科植物喜树中分离的有效成分。两者均不溶于水。喜树碱对消化道肿瘤疗效好，但是毒性大。羟基喜树碱毒性较小，主要用于治疗肠癌、肝癌和白血病。其水溶性衍生物有**伊立替康(Irinotecan)**和**拓扑替康(Topotecan)**。

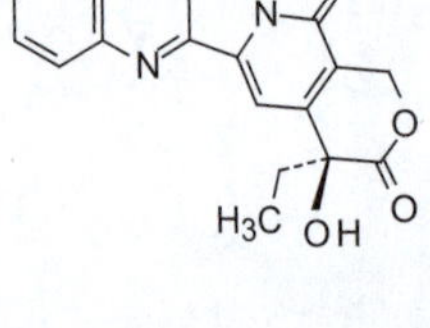

喜树碱

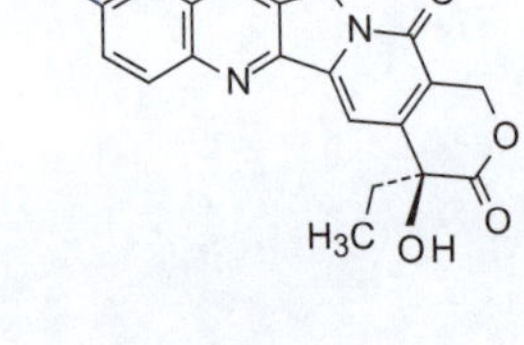

羟基喜树碱

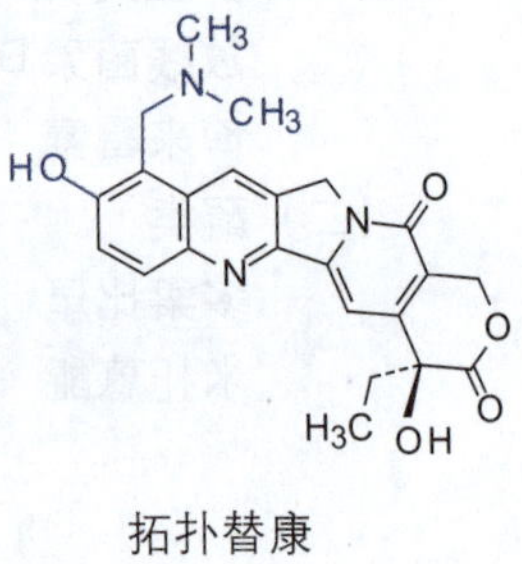

拓扑替康

鬼臼生物碱类药物是作用于DNA拓扑异构酶Ⅱ的非嵌入型抗肿瘤药物。

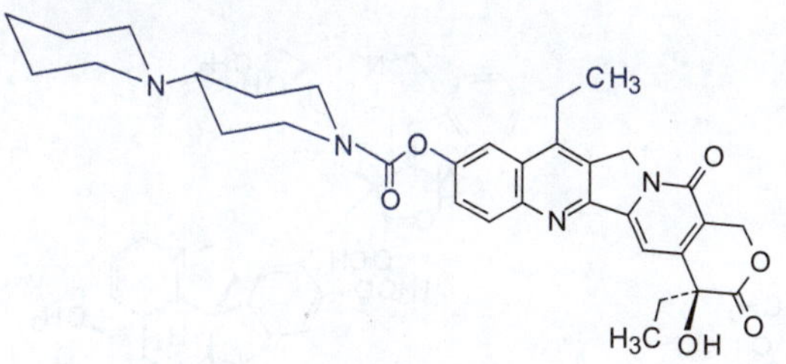
伊立替康

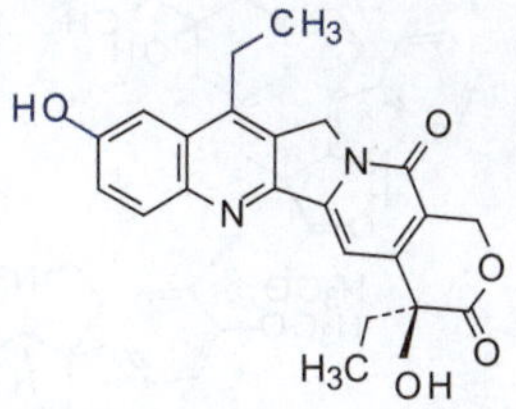
伊立替康体内代谢物

拓扑替康是喜树碱的半合成水溶性衍生物，主要用于治疗转移性卵巢癌。伊立替康在体内代谢，脱去侧链二连哌啶氨羰酰基活化，用于治疗小细胞肺癌、非小细胞肺癌、结肠癌、卵巢癌、子宫癌、恶性淋巴瘤等。

（二）鬼臼生物碱类

鬼臼毒素是喜马拉雅鬼臼的根茎中的主要有效成分，具有细胞毒作用。但是毒性大，影响了其应用。结构改造后，得到**依托泊苷(Etoposide)**和**替尼泊苷(Teniposide)**。

长春碱类生物碱在微管蛋白上有两个结合位点，而且均与秋水仙碱的结合位置不同，但也是抑制微管聚合。

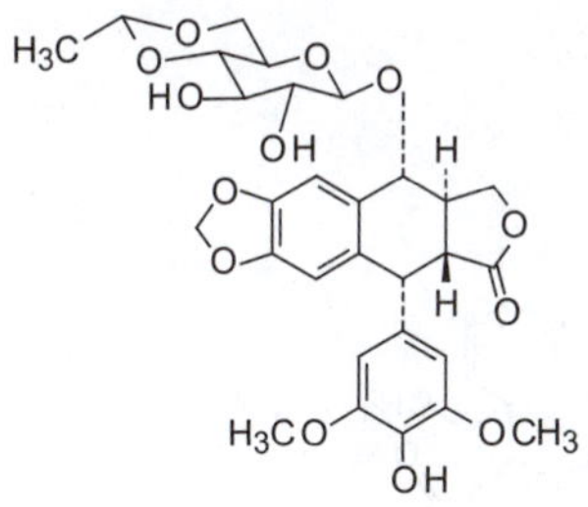
依托泊苷

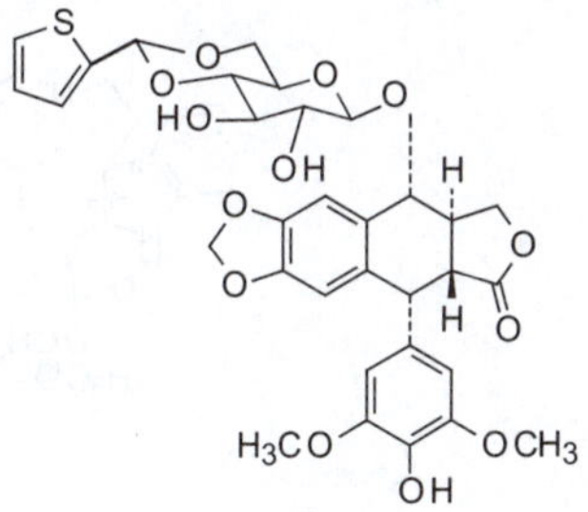
替尼泊苷

依托泊苷对小细胞肺癌、淋巴瘤、睾丸肿瘤等疗效较为突出，对卵巢癌、乳腺癌、神经母细胞瘤亦有效，是临床上常用的抗肿瘤药物之一。替尼泊苷临床主要用于治疗小细胞肺癌、急性淋巴细胞白血病、淋巴病。其脂溶性高，可通过血脑屏障，为脑瘤首选药物。

（三）长春碱类

长春碱类抗肿瘤药是夹竹桃科植物长春花的有效成分，具有抗肿瘤活性。主要有**长春碱**（**Vinblastine**）和**长春新碱**（**Vincristine**）。

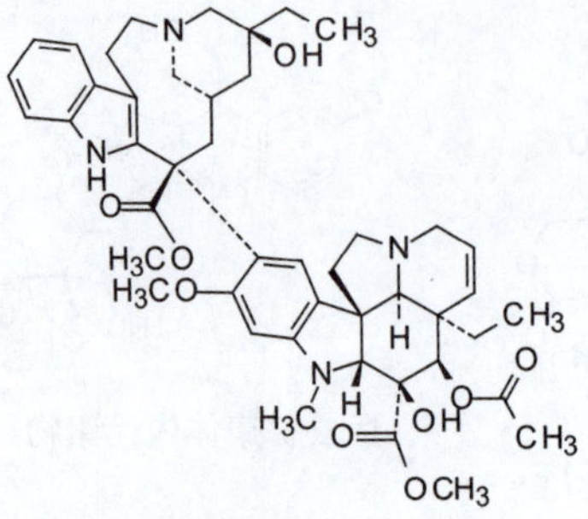

长春碱

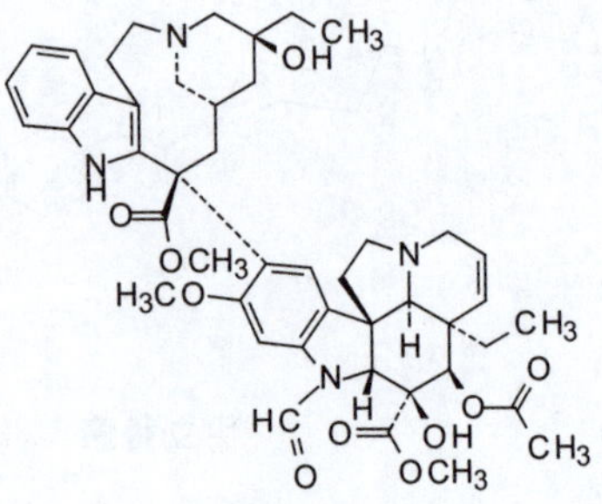

长春新碱

长春碱类抗肿瘤药物在与微管蛋白结合时，与未受损的微管蛋白在“生长末端”有较高的亲和力，从而阻止微管蛋白双聚体聚合成微管。另外，长春碱类药物在微管壁上有一个低亲和力的结合位点，可诱使微管在细胞内聚集形成聚集体。通过上述作用，长春碱类药物可使肿瘤细胞停止于分裂中期，从而阻止癌细胞分裂繁殖。长春碱用于治疗各种实体瘤，而长春新碱主要用于治疗儿童急性白血病。

长春瑞滨（Vinorelbine）是近年来新上市的长春碱衍生物，临床用其酒石酸盐。对小细胞肺癌疗效尤为显著。

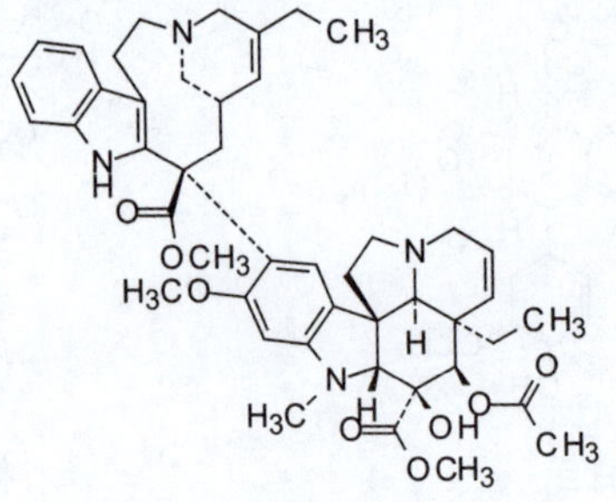

长春瑞滨

（四）紫杉烷类

紫杉醇（Paclitaxel，Taxol）是美国西海岸的短叶红豆杉树皮中的有效成分。

紫杉烷类药物作用在聚合状态微管，通过诱导和促使微管蛋白聚合成微管，同时抑制所形成微管的解聚，产生稳定的微管束。使微管束的正常动态再生受阻，细胞在有丝分裂时不能形成正常的有丝分裂纺锤体，从而抑制了细胞分裂和增殖。

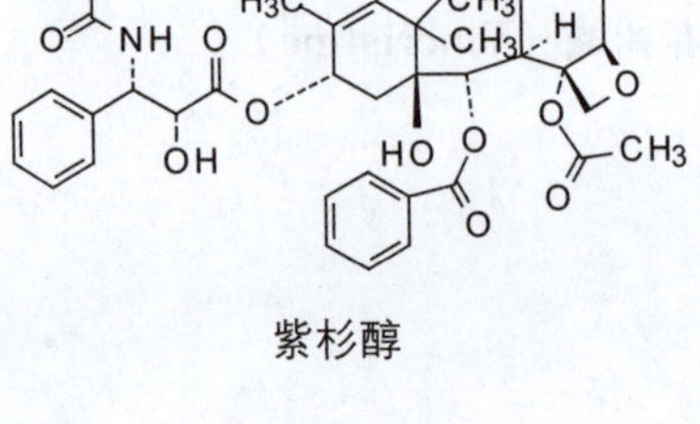

紫杉醇

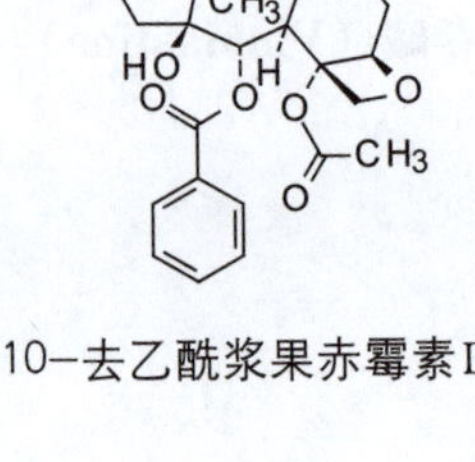

10-去乙酰浆果赤霉素Ⅲ

紫杉醇是一个含有紫杉烯环的二萜类化合物，主要用治疗卵巢癌、乳腺癌及非小细胞肺癌。但是紫杉醇在数种红豆杉属植物中含量很低(最高约0.02%)；加之紫杉生长缓慢，树皮剥去后不能再生，使来源受到限制；紫杉醇水溶性很差(0.03mg/ml)，难以制成合适制剂。后来，在浆果紫杉的新鲜叶子中提取得到紫杉醇前体10-去乙酰浆果赤霉素Ⅲ(含量约0.1%)，并以此进行半合成紫杉醇及其衍生物。

放线菌素D是作用于DNA拓扑异构酶Ⅱ的嵌入型抗肿瘤药物。

多西他赛（**Docetaxel**）是由10-去乙酰基浆果赤霉素Ⅲ进行半合成得到的又一个紫杉烷类抗肿瘤药物。其水溶性比紫杉醇好，抗肿瘤谱更广，对除肾癌，结、直肠癌以外的其它的实体瘤都有效，活性优于紫杉醇。

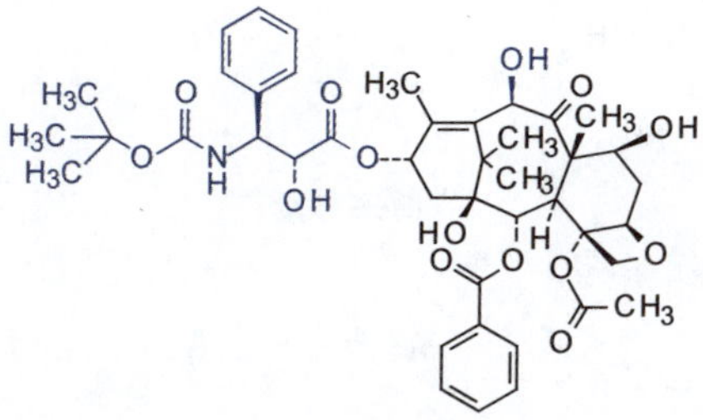

多西他赛

二、抗肿瘤抗生素

（一）多肽类

放线菌素D（Dactinomycin D，更生霉素）是从放线菌培养液中提出的属于放线菌素族的一种抗生素。由L-苏氨酸、D-缬氨酸、L-脯氨酸、*N*-甲基甘氨酸、L-*N*-甲基缬氨酸组成的两个多肽酯环，与母核3-氨基-1,8-二甲基-2-吩噁嗪酮-4,5-二甲酸，通过羧基与多肽侧链相连。各种放线菌素的差异主要是多肽侧链中的氨基酸及其排列顺序的不同。放线菌素D在与DNA结合时是通过其平面结构的吩噁嗪酮母核嵌入DNA的两个脱氧鸟苷酸的鸟嘌呤之间。放线菌素D主要用于肾母细胞瘤、恶性淋巴瘤、绒毛膜上皮癌、霍奇金病、恶性葡萄胎等。与其它抗肿瘤药合用可提高疗效。与放疗结合可提高肿瘤对放疗的敏感性。

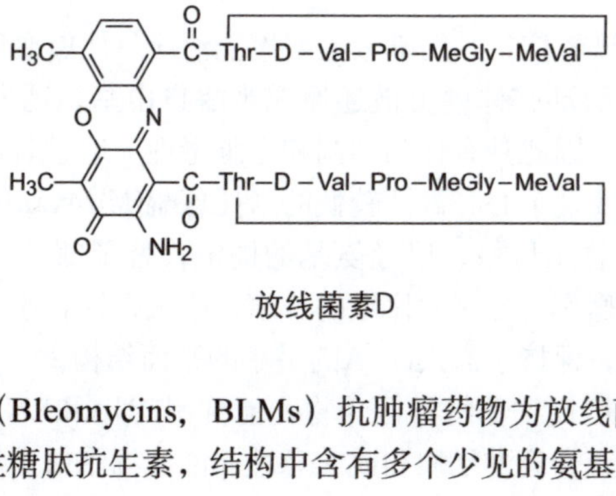

放线菌素D

博来霉素类（Bleomycins，BLMs）抗肿瘤药物为放线菌培养液中分离出的一类水溶性碱性糖肽抗生素，结构中含有多个少见的氨基酸、糖、嘧啶环、咪唑及平面的二噻唑环。这类药物直接作用于肿瘤细胞的DNA，使DNA链断裂和裂解，最终导致肿瘤细胞死亡。

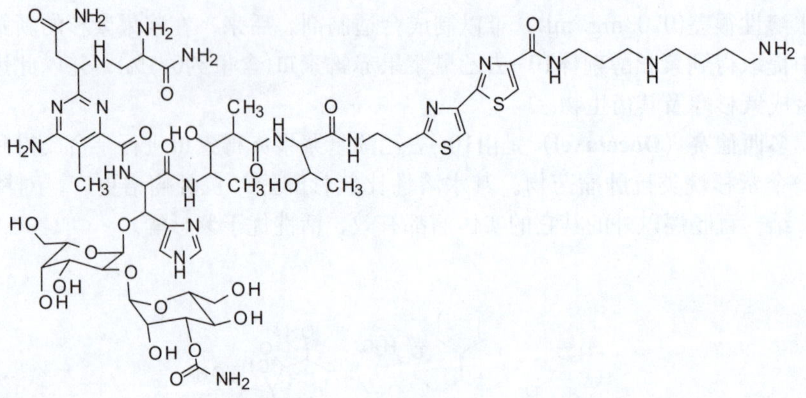

博来霉素

（二）醌类

丝裂霉素C详见乙撑亚胺类烷化剂。

蒽醌类为作用于DNA拓扑异构酶Ⅱ嵌入型抗肿瘤药物

醌类抗肿瘤抗生素包括醌类和蒽醌类。醌类以丝裂霉素C为代表，与我国从放线菌株培养液中分离得到的抗生素自力霉素相同。

蒽醌类抗肿瘤抗生素的代表性药物有**多柔比星(Doxorubicin，阿霉素Adriamycin)**和**柔红霉素(Daunorubicin，Daunomycin)**。多柔比星化学结构为阿霉醌通过糖苷键与柔毛糖相连接。柔红霉素化学结构是柔毛霉醌通过糖苷键与柔毛糖相连接。两者结构仅在蒽醌的环上取代基有小的差异，如结构中突出显示所示。因此，柔红霉素可以由多柔比星半合成而来。

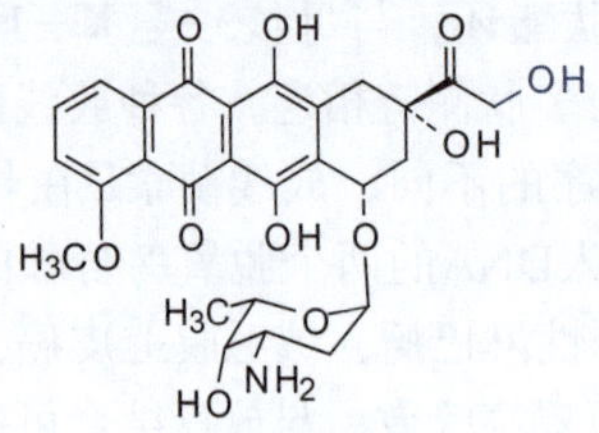

多柔比星

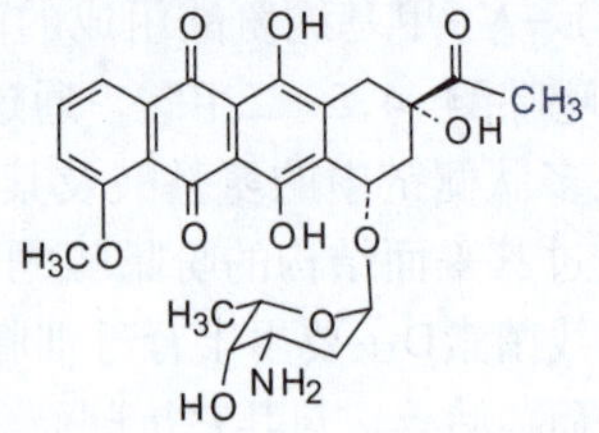

柔红霉素

多柔比星抗瘤谱较广。柔红霉素主要用于治疗急性白血病。

醌类结构中的醌环在体内可被还原成半醌自由基，诱发了脂质过氧化反应，引起心肌损伤，因此具有骨髓抑制和心脏毒性。通过对柔红霉糖的氨基和羟基的结构改造，发现了心脏毒性较低的**米托蒽醌(Mitoxantrone)**。

米托蒽醌具有蒽酮母核，用烃氨基的侧链代替了氨基糖，结构具有对称性。米托蒽醌抗肿瘤作用是多柔比星的5倍，心脏毒性较小。原因可能是侧链对母核起稳定作用，保持了嵌入DNA的最小的平面结构。

米托蒽醌为细胞周期非特异性药物，能抑制DNA和RNA合成。用于治疗晚期乳腺癌、非霍奇金病淋巴瘤和成人急性非淋巴细胞白血病。

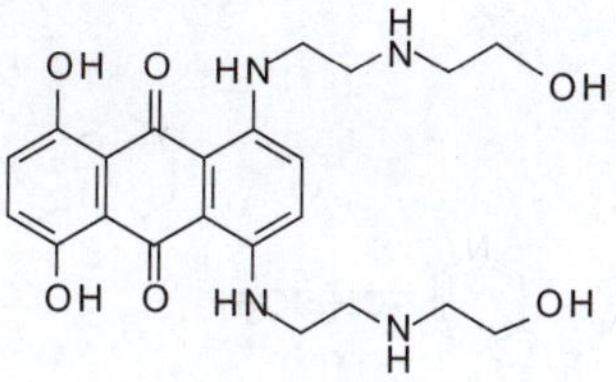

米托蒽醌

第四节 其它抗肿瘤药

内容导航

一、枸橼酸他莫昔芬
二、来曲唑
三、甲磺酸伊马替尼
四、吉非替尼

学习目标

通过对本节的学习，希望同学们达到以下学习目标：

熟悉枸橼酸他莫昔芬、来曲唑、甲磺酸伊马替尼、吉非替尼的结构特点和用途。

其它抗肿瘤药物包括雌激素拮抗剂，如他莫昔芬（Tamoxifen）、芳构化酶抑制剂，如来曲唑（Letrozole）、酪氨酸激酶抑制剂，如甲磺酸伊马替尼（Imatinib Methanesulfonate）和吉非替尼（Gefitinib）。

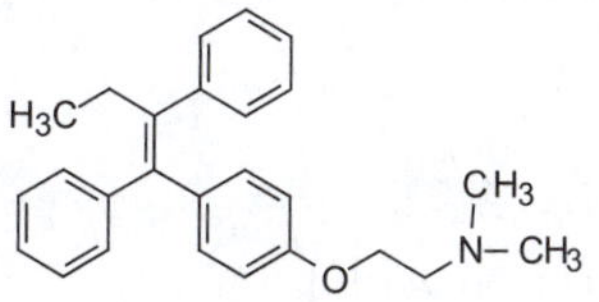

他莫昔芬

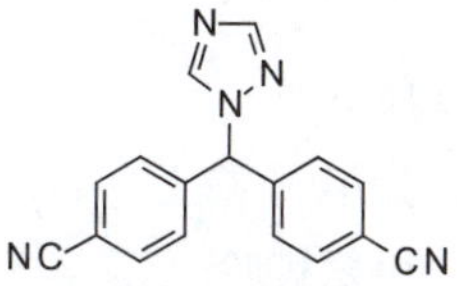

来曲唑

雌激素拮抗剂见第二十二章。

他莫昔芬（Tamoxifen）为二苯乙烯类抗雌激素，目前为治疗绝经后晚期乳腺癌的一线用药。

来曲唑（Letrozole）为芳构化酶抑制剂，通过抑制雌激素在体内的生物合成而发挥作用。

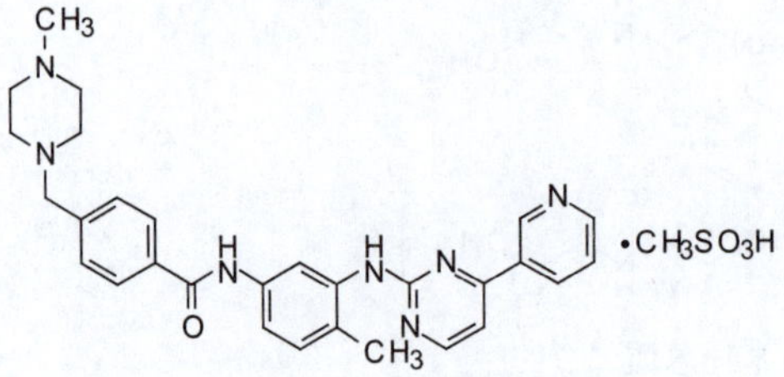

甲磺酸伊马替尼

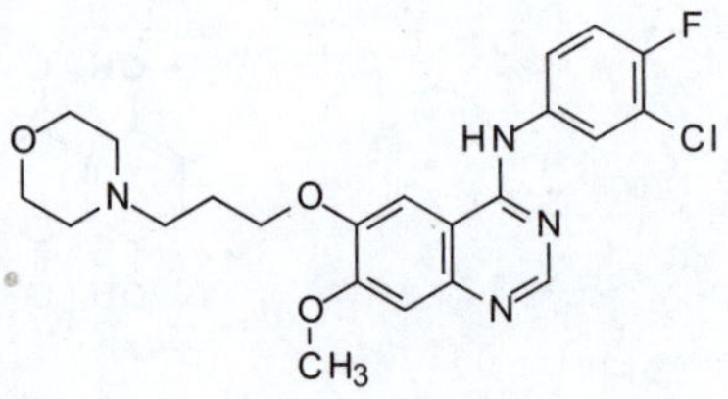

吉非替尼

甲磺酸伊马替尼（Imatinib Methanesulfonate） 能抑制酪氨酸激酶受体通路，用于治疗慢性粒细胞性白血病急变期、加速期或α－干扰素治疗失败后的慢性期患者，不能手术切除或发生转移的恶性胃肠道间质肿瘤患者。

吉非替尼（Gefitinib） 2005年国内上市，是用于治疗非小细胞性肺癌的靶向性新药，属于肺癌晚期三线治疗用药。吉非替尼是一种选择性表皮生长因子受体酪氨酸激酶抑制剂。

自测习题

最佳选择题

1．有关磺巯嘌呤钠的描述，不正确的是

A．直接作用于DNA的药物　B．遇酸易释放出巯嘌呤

C．属于前药　D．为抗代谢物

E．水溶性好

2．下列叙述与氟尿嘧啶不符的是

A．化学名为5－氟－2,4(1*H*,3*H*)－嘧啶二酮

B．溶解性好，易溶于水、稀盐酸或稀氢氧化钠溶液中

C．强碱中开环生成2－氟－3－脲丙烯酸和氟丙醛酸

D．抗瘤谱广，为实体肿瘤首选药物

E．在亚硫酸氢钠溶液中不稳定，发生双键加成反应

配伍选择题

A．氮甲　B．巯嘌呤

C．甲氨蝶呤　D．卡莫司汀

E．白消安

3．结构中有双β－氯乙胺基

4．结构中有亚硝基

5．结构中含有甲磺酸酯基

6．结构中含有L－氨基酸

多选题

7．作用于拓扑异构酶Ⅱ的抗肿瘤药是

A．喜树碱　　B．多柔比星

C．白消安　　D．放线菌素D

E．紫杉醇

8．下列药物中哪些属于抗代谢抗肿瘤药

A．阿糖胞苷　　B．巯嘌呤

C．长春新碱　　D．放线菌素D

E．紫杉醇

名词解释题

9．烷化剂（alkylating agents）

简答题

10．从环磷酰胺结构出发，说明其抗肿瘤作用强、毒性小的原因。

（吴艳芬）

第二单元

中枢神经系统药物

2

2

第八章 镇静催眠药和抗焦虑药

内容导航

一、醛类
　　水合氯醛
二、苯二氮䓬类
　　地西泮
　　奥沙西泮
　　阿普唑仑
　　三唑仑
　　艾司唑仑
　　硝西泮
　　氯硝西泮
　　氟地西泮
　　劳拉西泮
三、咪唑并吡啶类
　　唑吡坦
四、其它
　　佐匹克隆
　　丁螺环酮

学习目标

通过对本章的学习，希望同学们能达到以下要求：

1. 掌握镇静催眠药和抗焦虑药的分类，并掌握每一类有哪些代表药物。
2. 掌握地西泮、奥沙西泮、艾司唑仑、阿普唑仑，唑吡坦的结构、名称、理化性质、代谢特点和用途。
3. 熟悉硝西泮、氯硝西泮、氟地西泮、劳拉西泮、三唑仑、佐匹克隆、丁螺环酮的化学结构和用途。
4. 掌握苯二氮䓬类药物的构效关系。

镇静催眠药（sedative-hypnotics）是一类对中枢神经系统产生抑制作用的药物。镇静和催眠作用并无严格区别。在应用小剂量时，可以使紧张、焦虑和兴奋不安的患者安静下来，这时就是镇静药；当应用较大剂量时，可使患者进入睡眠状态，产生催眠作用。焦虑症是一种持续性的情绪紧张、惊恐不安，常伴有自主神经功能障碍。抗焦虑药（antianxiety drugs）可以稳定患者情绪、减轻焦虑和紧张状态，并能改善其睡眠，此外还有肌肉松弛作用。临床主要用于抗焦虑、镇静催眠及抗惊厥。因为多数镇静催眠药都有抗焦虑作用，因此本章将镇静催眠和抗焦虑药放在一起来学习。

我们按照化学结构，可以把目前临床常用的镇静催眠药和抗焦虑药分成以下结构类型：醛类、苯二氮䓬类、咪唑并吡啶类和其它类。下面我们就结合药物发现顺序学习各类药物。

巴比妥类药物的缺点主要有成瘾性，而且治疗指数低，大剂量时可导致昏迷甚至死亡，所以巴比妥类药物作为镇静催眠药现在已少用。部分巴比妥类药物现在主要用于抗癫痫。

一、醛类

最先应用到临床的镇静催眠药是水合氯醛，它是一种比较安全的催眠、抗惊厥药，不易蓄积中毒。

水合氯醛　Chloral Hydrate

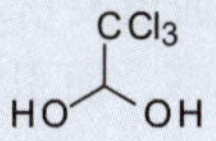

化学名为2,2,2-三氯-1,1-乙二醇。

本品为白色或无色透明的结晶；有刺激性特臭，味微苦；在空气中逐渐挥发。

本品在水中极易溶解，在乙醚、乙醇或三氯甲烷中易溶。水合氯醛水溶液不稳定，放置后缓缓分解，加热可促进分解，分解后溶液呈酸性。

水合氯醛易从胃肠道吸收，在肝脏和其它组织很快被还原为三氯乙醇，继续发挥镇静催眠作用，三氯乙醇继续代谢为三氯乙酸失活。

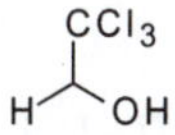

三氯乙醇

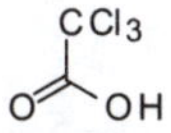

三氯乙酸

水合氯醛有催眠、抗惊厥作用，起效快，服药10～20分钟即可入睡，可持续6～8小时，醒后无不适感。多用于神经性失眠、伴有显著兴奋的精神病及破伤风痉挛等。本品刺激性较强，应用时须稀释，常用量无毒性，过量如口服4～5克可引起急性中毒。长期应用有成瘾性及耐受性。

二、苯二氮䓬类

> 氯氮䓬别名利眠宁。

1960年，氯氮䓬（Chlordiazepoxide）作为第一个苯二氮䓬类镇静催眠药应用于临床，因其毒副作用较大，而且经过进一步研究发现其脒基及氮上的氧并非药理活性所需，随后新的苯二氮䓬类药物，尤其是以地西泮为代表的1,4–苯并二氮杂䓬类药物发现后，氯氮䓬逐渐被其它药物所取代。

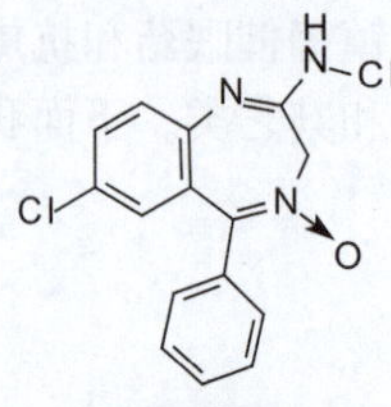

氯氮䓬

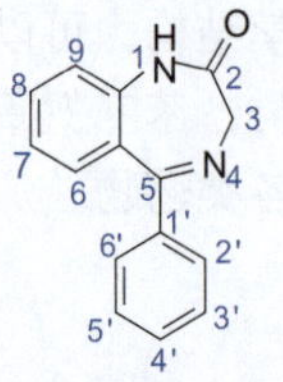

1,4–苯二氮䓬母核

苯二氮䓬类的母核是由一个苯环并合七元亚胺内酰胺环。常见的苯二氮䓬类药物多具有1,4–苯二氮䓬母核。

苯二氮䓬类药物的作用机制与其促进中枢抑制性神经递质γ–氨基丁酸（GABA）的释放或突触间传递有关。本类药物为苯二氮䓬受体的激动剂，苯二氮䓬受体与GABA受体及氯离子通道复合，该受体复合物位于神经细胞膜。苯二氮䓬类可增加氯通道开放的频率，而引起突触后神经元的超极化，降低神经元的兴奋性。

在这类药物中，我们先来认识地西泮。

> 地西泮别名安定。

地西泮 Diazepam

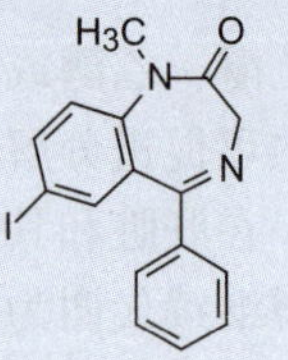

化学名为1–甲基–5–苯基–7–氯–1,3–二氢–2*H*–1,4–苯并二氮杂䓬–2–酮。

本品为白色或类白色的结晶性粉末，无臭，味微苦。在丙酮或三氯甲烷中易溶，在乙醇中溶解，在水中几乎不溶。熔点130～134℃。

地西泮具有抗焦虑、镇静、催眠、抗惊厥、抗癫痫及中枢性肌肉松弛作用。临床主要用于治疗焦虑症和一般性失眠，以及用于抗癫痫和抗各种原因引起的惊厥、脑血管意外或脊髓损伤性中枢性肌强直或腰肌劳损、内镜检查等所致肌肉痉挛。

在地西泮的七元环结构中，含有1,2位酰胺和4,5位的亚胺结构，在遇酸或碱性条件下可能发生水解（图8–1）。1,2位的酰胺键水解开环属于不可逆的反应，而4,5位亚胺酸性条件下水解开环是可逆的。因此地西泮口服后，在胃酸作用下，4,5位水解开环，进入碱性肠道以后，4,5位开环产物又可闭环生成地西泮，因此4,5位水解开环不影响药物的生物利用度。但是，两种开环产物都可以进一步分解生成2-甲氨基-5-氯-二苯甲酮和甘氨酸失去活性。

学有所思

根据4,5位的水解开环的特点，能不能运用前药原理设计一些药物？

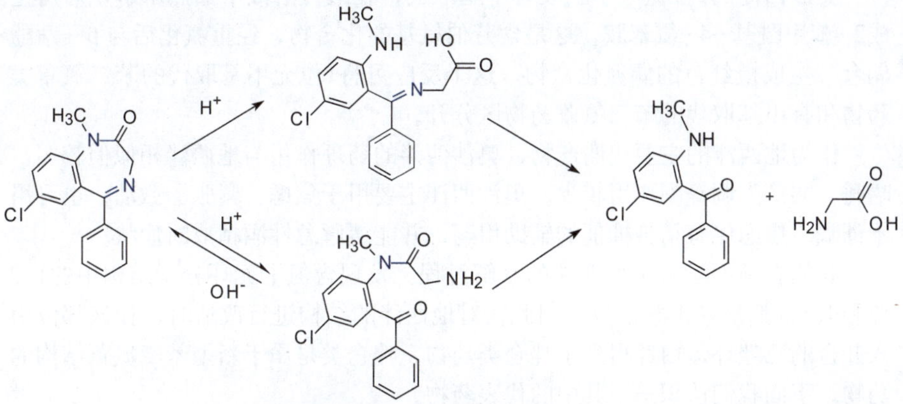

图8-1 地西泮的水解开环反应

在研究地西泮的代谢时发现，氮上脱甲基和3位羟基化后的产物也具有生物活性（图8-2）。

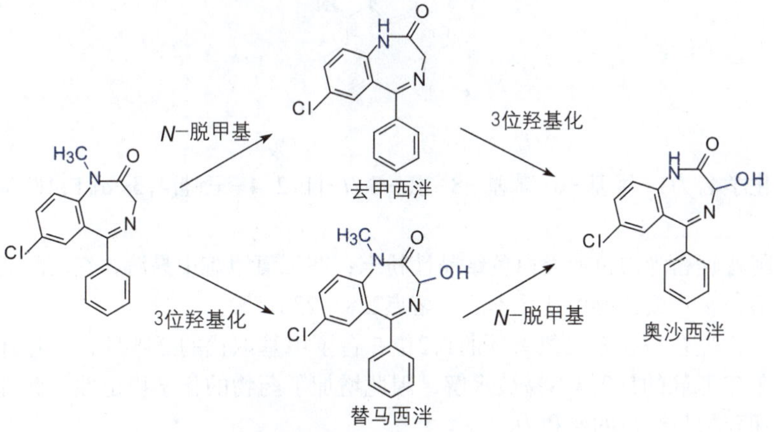

图8-2 地西泮的代谢

奥沙西泮 Oxazepam

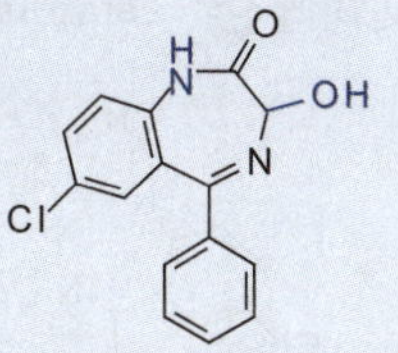

奥沙西泮又名舒宁、去甲羟基安定。

温故知新

复习地西泮的化学结构，将地西泮和奥沙西泮的结构对比记忆。

化学名为5-苯基-3-羟基-7-氯-1,3-二氢-2*H*-1,4-苯并二氮杂䓬-2-酮。

奥沙西泮是白色或类白色结晶性粉末，几乎无臭。在乙醇、三氯甲烷或丙酮中微溶，在乙醚中极微溶解，在水中几乎不溶。

奥沙西泮 3 位是一个手性碳原子，因此有一对旋光异构体，右旋体的作用比左旋体强。目前临床使用奥沙西泮的外消旋体。

含芳伯氨基的化合物，经重氮化后，和β－萘酚偶合，生成橙红色的偶氮化合物。这是这类化合物的一般鉴别反应。

奥沙西泮的1位氮原子上没有甲基取代，在酸性溶液中加热水解以后可生成2－苯甲酰基－4－氯苯胺，这是含芳伯氨基的化合物，经重氮化后与β－萘酚偶合，生成橙红色的偶氮化合物。这个反应可将1位无甲基取代的苯二氮䓬类药物和有甲基取代的苯二氮䓬药物区分开。

作为地西泮的主要代谢产物，奥沙西泮的药理作用与地西泮相似但较弱，嗜睡、共济失调等副作用较少。奥沙西泮主要用于焦虑、紧张、激动；也可用于催眠、焦虑伴有精神抑郁的辅助用药，并能缓解急性酒精戒断症状。

我们在前面学习了地西泮的水解过程，发现含氮七元环分子结构中的1,2位和4,5位都是易水解部位，因此在对地西泮的结构进行改造时，在该部位引入并合的三唑环，由此得到了唑仑类药物。唑仑类是属于新型苯二氮䓬结构的药物。下面我们认识一下其中的代表药物。

阿普唑仑 Alprazolam

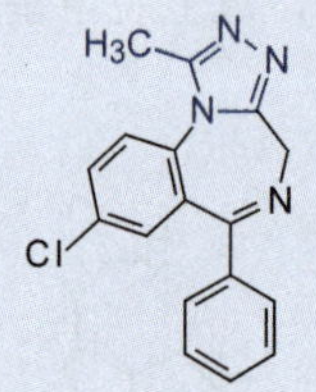

化学名为1－甲基－6－苯基－8－氯－1*H*－[1,2,4－三唑[4,3－*a*][1,4]－苯并二氮杂䓬。

阿普唑仑为白色或类白色结晶性粉末；在三氯甲烷中易溶，在乙醇或丙酮中略溶，在水或乙醚中几乎不溶。熔点228～228.5℃。

阿普唑仑是在苯二氮䓬环的1,2位并合了甲基取代的三唑环，三唑环的引入使苯二氮䓬的1,2位不易被水解，因此增加了药物的化学稳定性，此外还可以增加药物与受体的亲和力。

阿普唑仑具有与地西泮相似的药理作用，有抗焦虑、抗惊厥、抗抑郁、镇静、催眠及肌肉松弛等作用。适用于治疗焦虑症、抑郁症、失眠。

艾司唑仑 Estazolam

艾司唑仑又名舒乐安定。

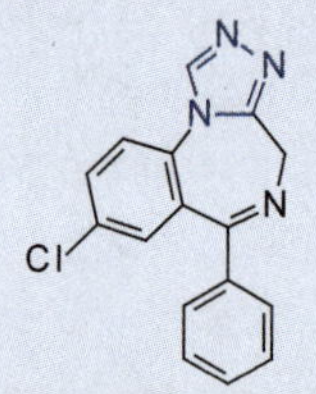

化学名为6-苯基-8-氯-4*H*-[1,2,4]-三氮唑-[4,3-*a*][1,4]苯并二氮杂䓬。

本品为白色或类白色的结晶性粉末，无臭，味微苦。

本品在三氯甲烷中易溶，在甲醇中溶解，在乙酸乙酯或乙醇中略溶，在水中几乎不溶，在醋酐中易溶。熔点229～232℃。

艾司唑仑是在1,4-苯二氮䓬环的1,2位并合三唑环后所得的药物，药物的化学稳定性及与相应受体的结合能力均增强。

艾司唑仑有镇静催眠、抗焦虑及抗惊厥作用。适用于焦虑、失眠、紧张、恐惧及癫痫大小发作，亦可用于术前镇静。

除了阿普唑仑、艾司唑仑，在1,2位并合了三唑环的唑仑类药物还有**三唑仑（Triazolam）**，化学稳定性及与苯二氮䓬受体的亲和力都增强。三唑仑为短效镇静催眠药，镇静催眠作用强，起效快，且易溶于水。

在苯二氮䓬环的4,5位并合四氢噁唑环，也得到一些唑仑类药物，如卤沙唑仑（Haloxazolam）、氯噁唑仑（Cloxazolam）、美沙唑仑（Mexazolam）等。这些药物因为减少了4,5位水解开环，增加了药物的稳定性，与受体的亲和力也增强，因此药效较强。

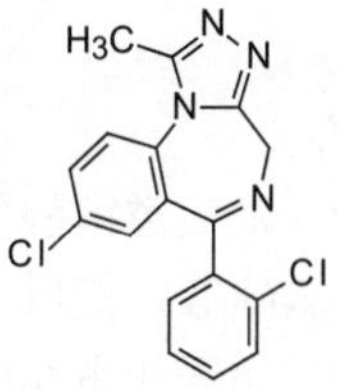

三唑仑

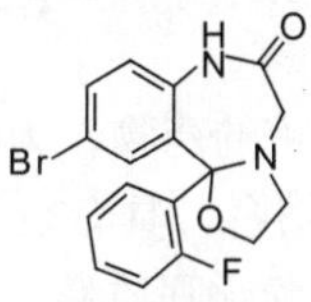

卤沙唑仑

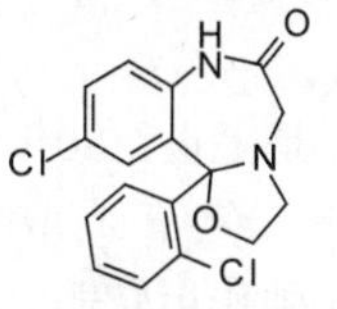

氯噁唑仑

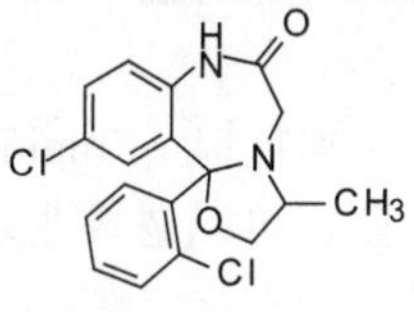

美沙唑仑

在苯二氮䓬类药物中，1,4-苯并二氮杂䓬母核是这类药物的必需结构。在母核的7位引入吸电子取代基通常会增强药理活性。如地西泮的7位是吸电子的氯原子；7位引入硝基得到**硝西泮（Nitrazepam）**，硝西泮具有催眠、抗焦虑及较强的抗惊厥作用。在5位苯基上的邻位引入吸电子基也能增强药效，如**氯硝西泮（Clonazepam）**，是在硝西泮的5位苯基的邻位引入氯原子后得到的药物。氯硝西泮的作用类似地西泮和硝西泮，抗惊厥作用更强，作用快，具有广谱抗癫痫作用。**氟地西泮（Fludiazepam）**是在5位苯基上邻位引入氟原子，并在1位氮原子上引入了取代基。氟地西泮具有较好的催眠作用，可缩短入睡时间，延长总睡眠时间及减少觉醒次数，临床用于难以入睡、夜间屡醒及早醒的各型失眠。**劳拉西泮（Lorazepam）**相当于在奥沙西泮的5位苯基上邻位引入了氯原子。劳拉西泮的作用与地西泮相似，但抗焦虑作用较地西泮强，

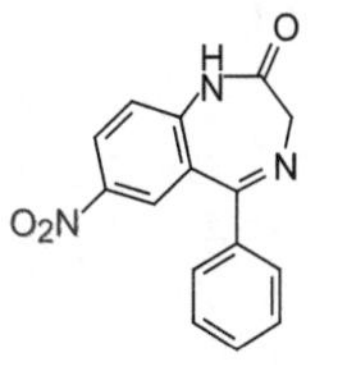

硝西泮

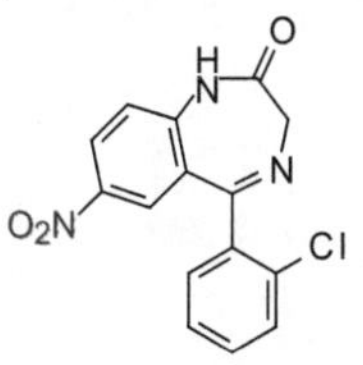

氯硝西泮

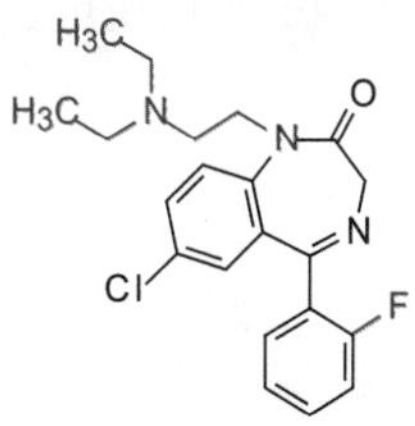

氟地西泮

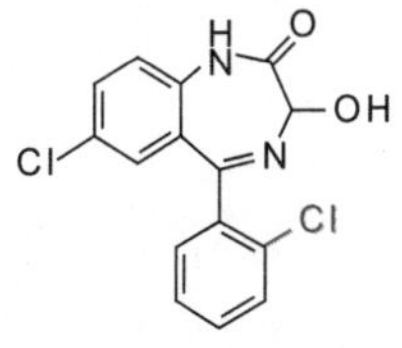

劳拉西泮

诱导入睡作用明显，口服吸收良好、迅速，临床可用于焦虑症、骨骼肌痉挛及失眠。

苯二氮䓬类药物的构效关系可总结于图8-3。

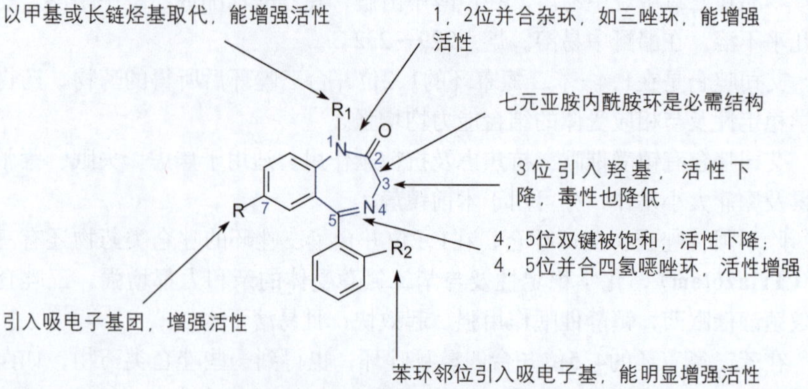

图8-3 苯二氮䓬类药物的构效关系

三、咪唑并吡啶类

> 结合唑吡坦的化学结构，熟悉咪唑并吡啶母核结构。

唑吡坦（Zolpidem）是上世纪80年代上市的药物，为咪唑并吡啶类镇静催眠药，可以选择性地与苯二氮䓬ω_1型受体结合，具有较强的镇静催眠作用，抗惊厥、抗焦虑和肌肉松弛作用较弱，可改善睡眠质量，无明显镇静作用和精神运动障碍。是目前欧美国家最常用的镇静催眠药之一。

> 唑吡坦别名思诺思，stilnox，ambient。

唑吡坦 Zolpidem

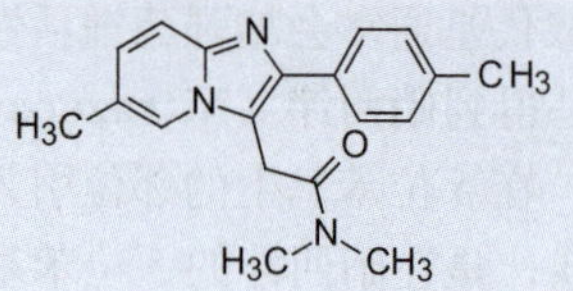

化学名为*N*,*N*,6-三甲基-2-(4-甲基苯基)咪唑[1,2-*a*]吡啶-3-乙酰胺。

本品熔点196℃。临床常用其酒石酸盐，酒石酸盐为白色无臭结晶性粉末。

因为唑吡坦是选择性的$GABA_A$受体激动剂，在发挥催眠作用时，不影响人的正常睡眠结构，治疗量不引起反跳，对肝药酶无诱导作用，无明显的呼吸抑制等副作用，因此在国内的临床使用上逐渐占据了优势。

四、其它类

佐匹克隆（Zopiclone）也是上世纪80年代发现的新药，为吡咯酮类。佐匹克隆除具有镇静催眠作用外，还具有抗焦虑、肌松和抗惊厥作用。

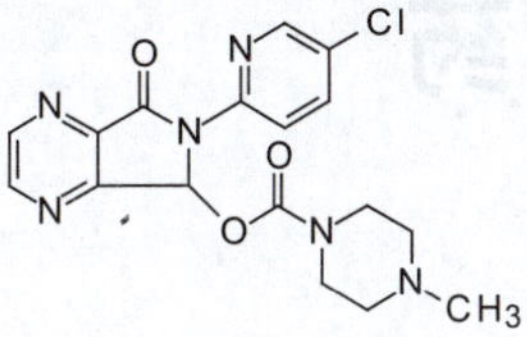

佐匹克隆

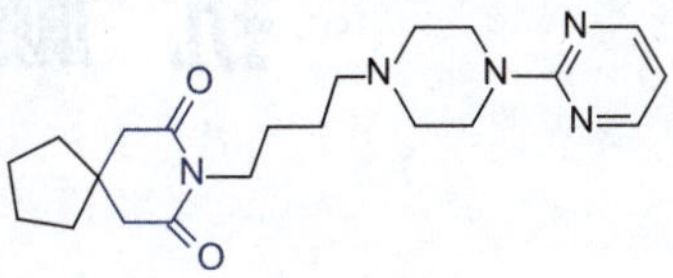

丁螺环酮

丁螺环酮（Buspirone）具有激动5−$HT_{1α}$受体作用，其抗焦虑作用可能与此有关。口服吸收快而完全，0.5～1小时达血药峰浓度。经肝脏代谢，其代谢产物为5−羟基丁螺环酮和1−(2−嘧啶基)哌嗪（图8−4），后者仍有一定的生物活性。丁螺环酮适用于各种类型的焦虑症的治疗，无镇静、中枢性肌松和抗惊厥等副作用。

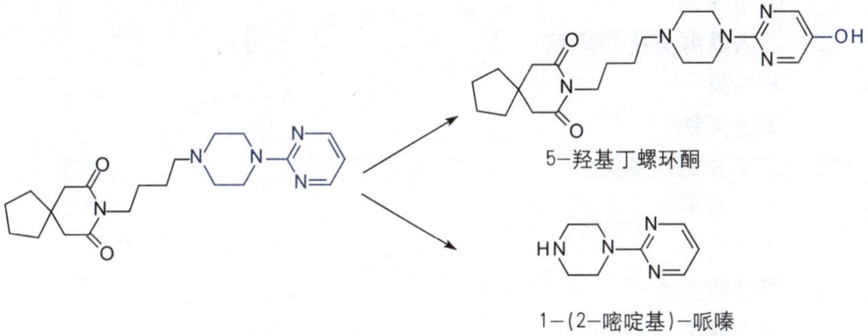

图8−4 丁螺环酮的主要代谢产物

自测习题：见第十章后。

（邹晓民）

2

第九章 抗癫痫药

内容导航

一、巴比妥类抗癫痫药
　　苯巴比妥
　　异戊巴比妥
　　硫喷妥钠
二、乙内酰脲类抗癫痫药
　　苯妥英
　　苯妥英钠
三、二苯并氮杂䓬类
　　卡马西平
　　奥卡西平
四、脂肪羧酸类
　　丙戊酸钠
　　丙戊酰胺
　　加巴喷丁
五、其它
　　拉莫三嗪

学习目标

通过对本章的学习，希望同学们能达到以下要求：

1. 掌握抗癫痫药的化学结构分类。
2. 掌握苯巴比妥、苯妥英钠、卡马西平、丙戊酸钠的化学结构、化学名、理化性质和用途。
3. 熟悉异戊巴比妥、硫喷妥钠、加巴喷丁、拉莫三嗪、奥卡西平的结构及用途。

癫痫是一组由大脑神经元异常放电所引起的短暂中枢神经系统功能失常为特征的慢性脑部疾病，具有突然发生、反复发作的特点。

按化学结构，抗癫痫药（antiepileptics）可分为巴比妥类、苯二氮䓬类、乙内酰脲类、二苯并氮杂䓬类、脂肪羧酸类、其它等六类。其中苯二氮䓬类相关药物见第八章。

一、巴比妥类

巴比妥类药物最初是作为镇静催眠药应用于临床。随着唑吡坦等新型药物的出现，巴比妥类作为镇静催眠药已少用，目前主要用于抗癫痫及抗惊厥。

巴比妥类药物属于5,5–二取代巴比妥酸的衍生物，具有环状酰脲结构。根据镇静催眠作用时间长短，巴比妥类药物通常可分为长效（如苯巴比妥，Phenobabital）、中效（如异戊巴比妥，Amobarbital）、短效（如司可巴比妥，Secobabital）和超短效类（如硫喷妥钠，Thiopental Sodium）。

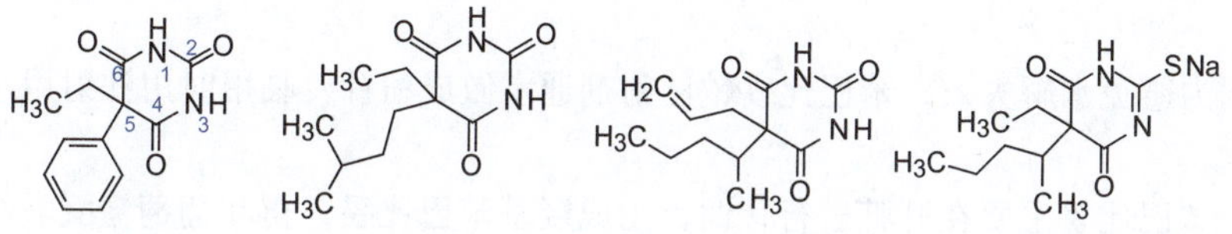

苯巴比妥　　异戊巴比妥　　司可巴比妥　　硫喷妥钠

巴比妥类药物的代谢方式主要是经肝脏的生物转化，其中包括5位取代基的氧化、*N*–脱烷基、2位脱硫、水解开环等。5位取代基的氧化是巴比妥类药物代谢的主要途径，当5位取代基为芳烃或饱和烷烃时，一般氧化为酚或醇类，由于其不易被代谢而易被重吸收，因而作用时间长，如苯巴比妥；当5位取代基为支链烷烃或不饱和烃时，常氧化为醇或二醇，在体内容易发生此类氧化代谢失活，部分原型药物仍能通过肾小管吸收，因而构成了中、短效催眠药，例如异戊巴比妥、司可巴比妥等。

苯巴比妥　Phenobarbital

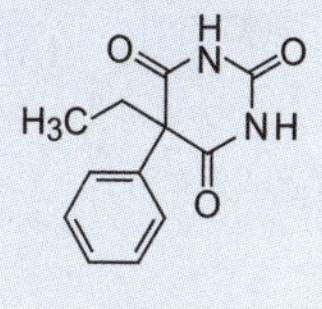

化学名为5–乙基–5–苯基–2,4,6(1*H*,3*H*,5*H*)–嘧啶三酮。

本品为白色有光泽的结晶性粉末，无臭，味微苦。本品在乙醇或乙醚中溶解，在三氯甲烷中略溶，在水中极微溶解；在氢氧化钠或碳酸钠溶液中溶解。熔点174.5～178℃。

苯巴比妥的母体可以发生内酰胺–内酰亚胺的互变异构，显弱酸性，pK_a为7.4，临床使用其钠盐苯巴比妥钠。

学有所思

其它巴比妥类药物是不是也有这种互变异构？

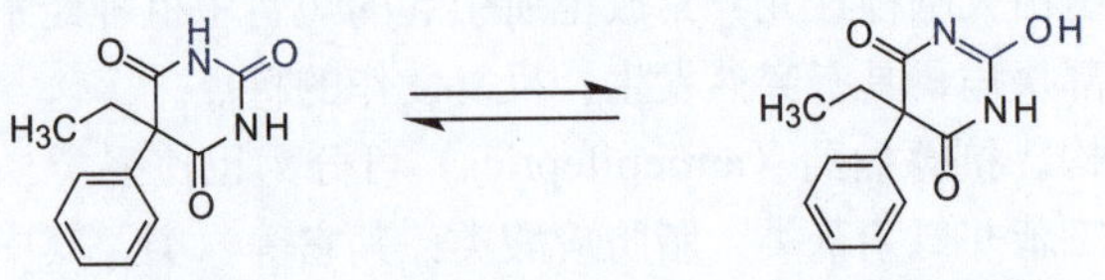

内酰胺　　　　内酰亚胺

> **学有所思**
>
> 苯巴比妥酸性比碳酸还弱，苯巴比妥钠和水及二氧化碳反应生成苯妥英，苯妥英在水中的溶解度很小，因此析出沉淀。想一想：根据以上性质，对苯巴比妥钠的贮存可能有什么要求？

苯巴比妥钠为白色结晶性颗粒或粉末；无臭；味苦；有引湿性。在水中极易溶解，可做成注射剂。苯巴比妥钠的水溶液不稳定，遇酸或空气中的二氧化碳可析出苯巴比妥沉淀。

苯巴比妥钠的溶液放置容易水解，生成2-苯基丁酰脲沉淀而失去药效。水解的速度和温度及pH有关。

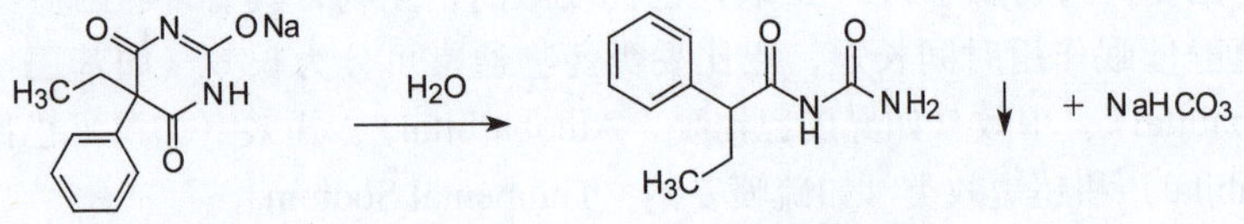

苯巴比妥钠　　　　2-苯基丁酰脲

为避免水解失效，苯巴比妥钠注射剂通常做成粉针，临用时用注射用水溶解。

苯巴比妥主要在肝脏进行代谢，生成羟基苯巴比妥，再和葡萄糖醛酸结合后排出体外；但主要以原药形式排出体外。

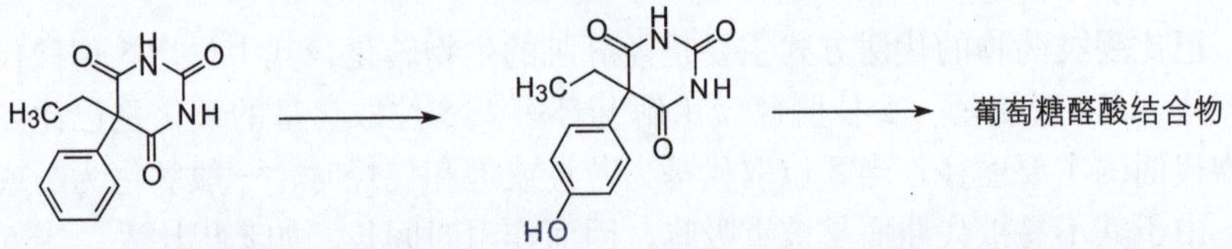

苯巴比妥属于长效镇静催眠药，还有抗癫痫，抗惊厥等作用。临床用于治疗失眠、惊厥和癫痫的大发作。

异戊巴比妥 Amobarbital

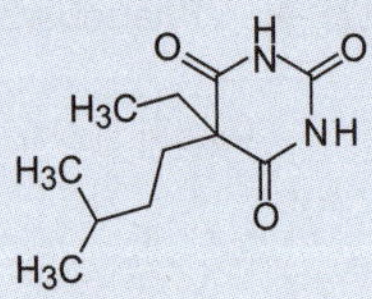

化学名为5-乙基-5-(3-甲基丁基)-2，4，6(1*H*,3*H*,5*H*)-嘧啶三酮。

本品为白色结晶性粉末，无臭，味苦；在乙醇或乙醚中易溶，在三氯甲烷中溶解，在水中极微溶解，在氢氧化钠或碳酸钠溶液中溶解。熔点155~158.5℃。

> **学有所思**
>
> 异戊巴比妥的钠盐在空气中放置，稳定吗？

与苯巴比妥一样，异戊巴比妥也可形成内酰胺和内酰亚胺的互变异构，呈弱酸性，可以做成钠盐，供肌肉注射使用。

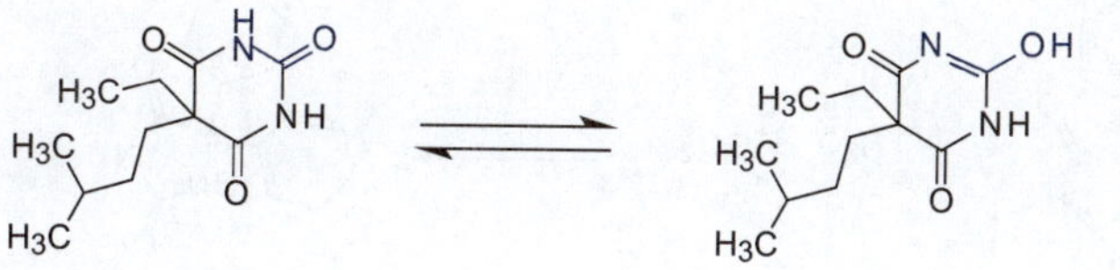

内酰胺　　　　内酰亚胺

异戊巴比妥作用持续时间为3～6小时，为中效类催眠药。

异戊巴比妥主要经肝脏代谢，而后由肾脏排出，半衰期为14～40小时。主要用于镇静、催眠、抗惊厥。

硫喷妥钠（Thiopental Sodium）是在异戊巴比妥结构的基础上，将2位的氧变成硫得到的。硫喷妥钠属于超短效的巴比妥类药物，是由于2位硫的引入增加了脂溶性，容易透过血脑屏障，因此起效快，作用时间短。硫喷妥钠是巴比妥类抗癫痫药，同时也有镇静催眠作用。

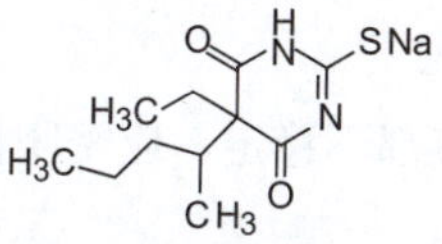

硫喷妥钠

二、乙内酰脲类

早在1908年苯妥英（Phenytoin）就已经被合成，1938年发现其有抗惊厥作用，同年用于抗癫痫大发作获得成功，到今天仍是抗癫痫的常用药物。临床常用其钠盐。

苯妥英钠　Phenytoin Sodium

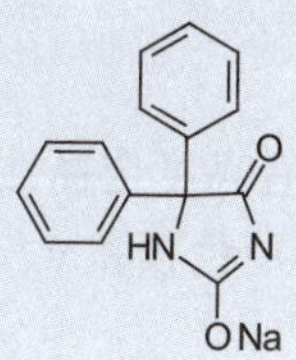

苯妥英钠别名大伦丁钠，二苯乙内酰脲钠。

化学名为5,5-二苯基乙内酰脲钠盐。

苯妥英钠为白色粉末，无臭，味苦，微有引湿性。苯妥英钠在水中易溶，在乙醇中溶解，在三氯甲烷或乙醚中几乎不溶。

温故知新

巴比妥类药物的钠盐的性质。

苯妥英钠水溶液呈碱性，在空气中渐渐吸收二氧化碳，析出苯妥英而发生浑浊。

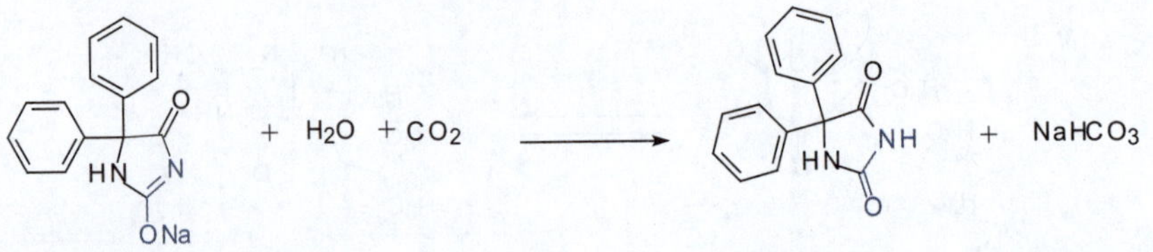

苯妥英钠　　　　苯妥英

苯妥英钠水溶液于碱性条件下加热，可以发生水解开环，最后生成α-氨基二苯乙酸和氨。

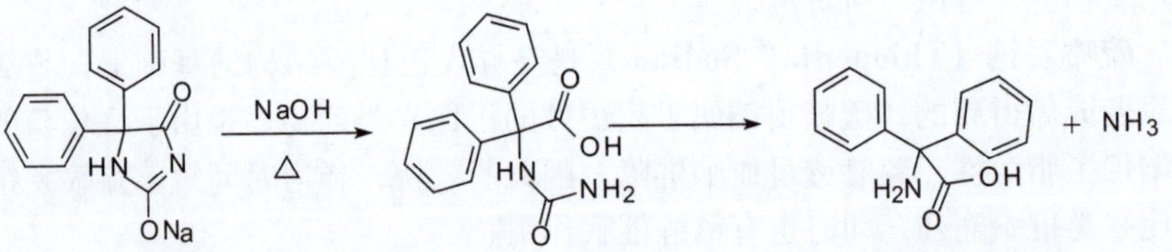

α-氨基二苯乙酸

因为苯妥英钠及其水溶液都不稳定，应密闭保存，避光，避湿。苯妥英钠溶液应现用现配。

苯妥英钠主要在肝脏代谢，代谢物主要为无活性的5-(4-羟基苯基)-5-苯乙内酰脲，它与葡萄糖醛酸结合排出体外。此外，还可代谢生成水解产物α-氨基二苯乙酸等。约20%的药物以原型由尿排出，在碱性尿中排泄较快。本品的代谢有"饱和代谢动力学"的特点，在短期内反复使用或用量过大时，代谢酶饱和，药物的代谢速度明显减慢，产生毒性。

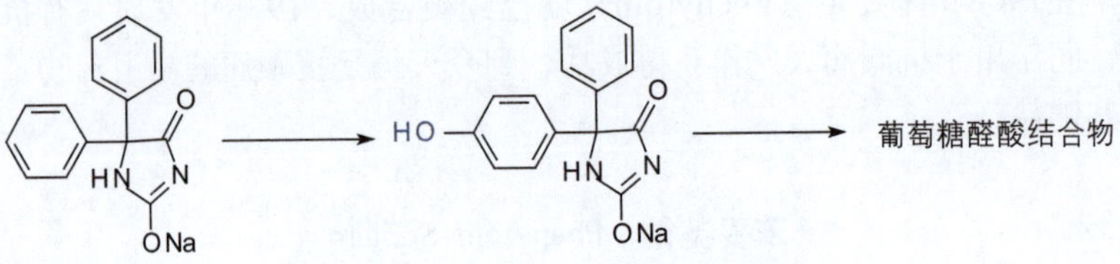

5-(4-羟基苯基)-5-苯乙内酰脲

苯妥英钠对大脑皮层运动区有高度选择性抑制作用，通过稳定细胞膜的功能及增加脑内抑制性神经递质5-羟色胺和γ-氨基丁酸的作用，来防止异常放电的传播而治疗癫痫。

三、二苯并氮杂䓬类

卡马西平　Carbamazepine

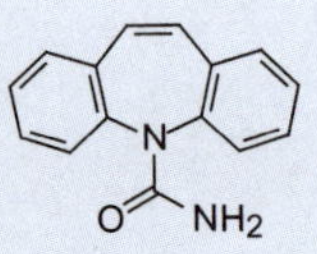

卡马西平别名酰胺咪嗪，卡巴咪嗪。

化学名为5*H*–二苯并[*b*,*f*]氮杂䓬–5–甲酰胺。

本品为白色或几乎白色的结晶性粉末；几乎无臭。在三氯甲烷中易溶，在乙醇中略溶，在水或乙醚中几乎不溶。熔点189～193℃。

卡马西平经肝脏代谢，主要代谢产物是10,11–环氧化卡马西平，仍有抗惊厥作用，此中间体可以进一步被环氧化物水解酶代谢，生成无活性的水解产物10,11–二羟基卡马西平。

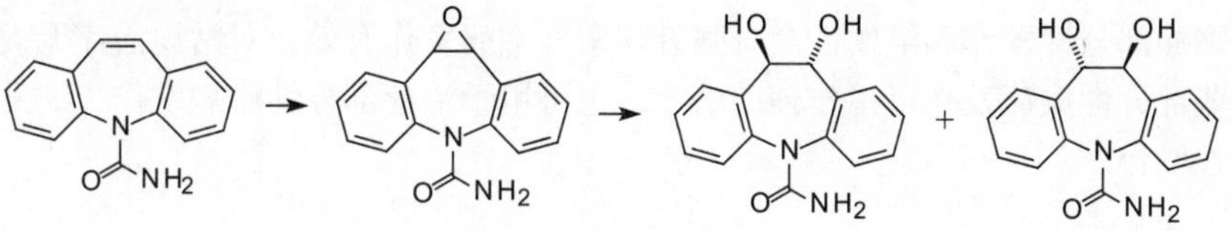

10,11–环氧化卡马西平，有活性　　主产物，无活性　　次产物，无活性

卡马西平主要用于治疗癫痫大发作和局限性发作。此外，对三叉神经痛、舌咽神经痛和躁狂抑郁症也有效。

奥卡西平（Oxcarbazepine）的抗癫痫作用与卡马西平相似，优点是不良反应较小：一是对肝微粒体酶诱导作用弱，故对其它在肝代谢的药物血浓度影响小；二是不代谢生成10,11–环氧化物，而是生成有活性的(*S*)–(+)–10–羟基卡马西平和(*R*)–(–)–10–羟基卡马西平，不良反应减少。

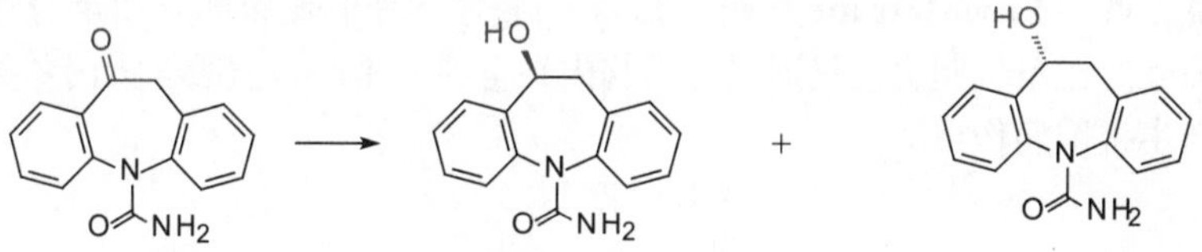

奥卡西平　　(*S*)–(+)–10–羟基卡马西平　　(*R*)–(–)–10–羟基卡马西平

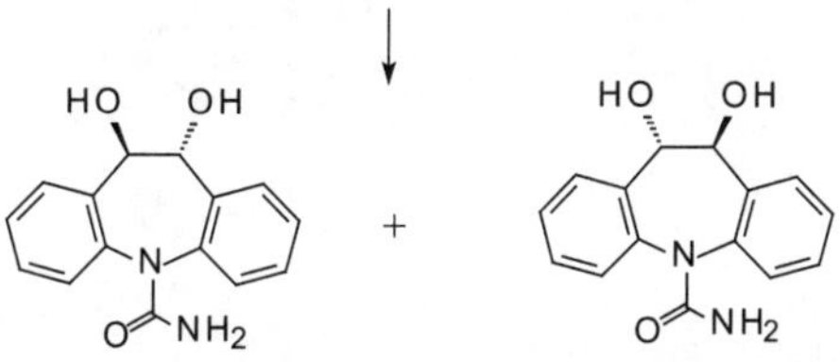

四、脂肪羧酸类

丙戊酸钠　Sodium Valproate

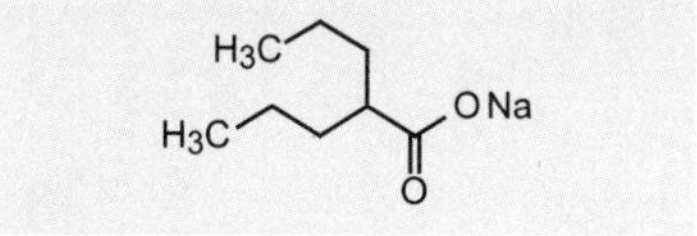

化学名为2–丙基戊酸钠。

丙戊酸钠为白色结晶性粉末或颗粒；味微涩；有强吸湿性。在水中极易溶解，在甲醇或乙醇中易溶，在丙酮中几乎不溶。

丙戊酸钠是一种广谱抗癫痫药，对多种原因引起的惊厥均有不同程度的对抗作用。其作用机制可能是通过抑制γ-氨基丁酸转氨酶，增加脑内抑制性神经递质γ-氨基丁酸的浓度来达到抗癫痫的目的。

丙戊酰胺（Valpromide）是白色针状结晶，溶于乙醇。临床用于多种类型癫痫均有较好的疗效，抗癫痫谱广，作用强，见效快而毒性较低，用于治疗各种类型的癫痫。

加巴喷丁（Gabapentin）也是属于脂肪羧酸类药物，有明显抗癫痫作用，对癫痫部分性发作和继发性全身强直阵挛性癫痫发作有效。对常规治疗无效的某些部分性癫痫发作可用作辅助治疗，也可用于治疗部分性癫痫发作、继发全身性发作。

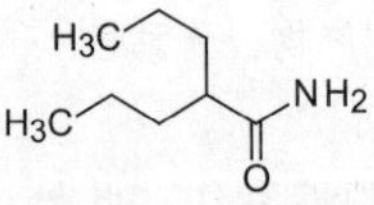

丙戊酰胺

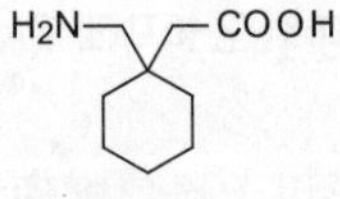

加巴喷丁

五、其它类

拉莫三嗪（Lamotrigine）属于苯基三嗪类。用于癫痫部分和全身性发作、抗惊厥。作用机制可能是通过抑制脑内兴奋性氨基酸谷氨酸、天门冬氨酸的释放产生抗癫痫作用。

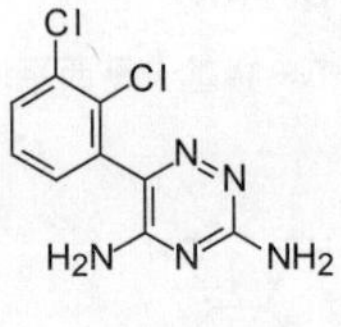

拉莫三嗪

自测习题：见第十章后。

(邹晓民)

2

第十章 抗精神失常药

内容导航

第一节 抗精神病药
- 一、吩噻嗪类
  - 盐酸氯丙嗪
  - 奋乃静
- 二、噻吨类
  - 氯普噻吨
- 三、丁酰苯类
  - 氟哌啶醇
- 四、苯甲酰胺类
  - 舒必利
- 五、非经典抗精神病药

第二节 抗抑郁药
- 一、去甲肾上腺素重摄取抑制剂
  - 盐酸阿米替林
- 二、5-羟色胺重摄取抑制剂
  - 盐酸氟西汀
  - 盐酸帕罗西汀
  - 文拉法辛
  - 舍曲林
- 三、单胺氧化酶抑制剂
  - 吗氯贝胺

第三节 抗躁狂症药
- 碳酸锂

学习目标

通过本章的学习，希望同学们能达到以下要求：

1．掌握抗精神病药物的结构分类。
2．熟悉以氯丙嗪为代表的吩噻嗪类药物的构效关系。
3．掌握盐酸氯丙嗪、奋乃静、氟哌啶醇、舒必利的化学结构，化学名及其相应的理化性质。
4．掌握抗抑郁药的分类。
5．掌握阿米替林、盐酸氟西汀、盐酸帕罗西汀的化学名和化学结构。
6．熟悉文拉法辛、舍曲林、吗氯贝胺、碳酸锂的结构和用途。

> 因为抗焦虑药物，特别是苯二氮草类多数用于镇静催眠和抗惊厥，因此我们把它放在第八章学习。

精神失常是由多种原因引起的精神活动障碍，最常见的疾病有精神分裂症，其次为情感障碍等。抗精神失常药，通常称为精神药物，是指具有治疗各种精神障碍的药物。抗精神失常药物按临床作用特点分为抗精神病药、抗抑郁药、抗躁狂症药和抗焦虑药。

第一节 抗精神病药

抗精神病药（antipsychotics）具有治疗精神病性症状如幻觉、妄想、思维障碍、行为障碍及精神分裂症的阴性症状如情感冷漠、思维贫乏、意志减退等作用。精神分裂症的病因还不清楚。传统的抗精神病药主要是多巴胺受体拮抗剂。据此分析，精神分裂症可能与脑内多巴胺功能增强有关。精神分裂症与社会环境、家族性遗传等因素也有关。以氯氮平等为代表的新型抗精神病药除拮抗多巴胺受体外，对5−羟色胺（5−HT）受体也有拮抗作用，而后者在治疗效应中似乎为主导，说明5−羟色胺功能增强可能也是精神分裂的发病原因之一。本类药物多为多巴胺受体拮抗剂，长期大量应用，多可引起锥体外系症状。

> 锥体外系症状系抗精神病药物治疗最常见的神经系统副作用，以类帕金森症最为常见，表现为运动障碍、肌张力高、震颤和自主神经功能紊乱等。

按照化学结构分类，抗精神病药主要有吩噻嗪类、噻吨类、丁酰苯类、苯甲酰胺类等结构类型。下面我们将逐一来学习。

一、吩噻嗪类

本类药物都含有吩噻嗪母核，吩噻嗪是由硫、氮原子连接两个苯环的三环类结构。在这类药物中，我们重点介绍氯丙嗪（Chlorpromazine）和奋乃静（Perphenazine）。

氯丙嗪是第一个用于治疗精神病的药物，在20世纪40年代研究抗组胺药异丙嗪时，对其吩噻嗪环的取代基进行结构改造，将吩噻嗪环上氮原子与侧链氮原子间的碳原子数增加至3，环上引入氯原子，从而发现了氯丙嗪。

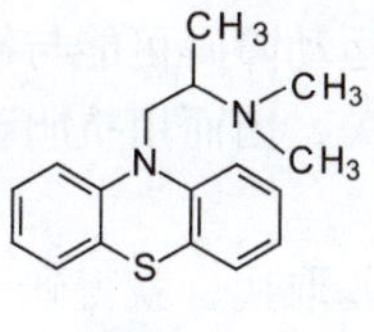

异丙嗪

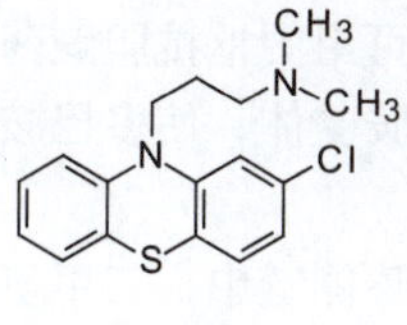

氯丙嗪

1952年氯丙嗪治疗精神分裂症获得成功，开辟了精神病化学治疗的新领域。临床常用其盐酸盐。

盐酸氯丙嗪又名冬眠灵。

盐酸氯丙嗪 Chlorpromazine Hydrochloride

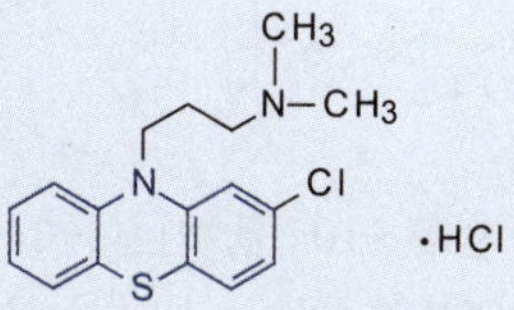

化学名为*N*,*N*–二甲基–2–氯–10*H*–吩噻嗪–10–丙胺盐酸盐。

本品为白色或乳白色结晶性粉末；有微臭，味极苦；有引湿性；在水、乙醇或三氯甲烷中易溶，在乙醚或苯中不溶。本品熔点194～198℃。

氯丙嗪因为具有吩噻嗪结构，易被氧化。在空气或日光中放置，逐渐变为红棕色。应避光密封保存。为防止其氧化变色，溶液中可加入维生素C、连二亚硫酸钠、亚硫酸氢钠、对氢醌等抗氧剂。

吩噻嗪母核结构为

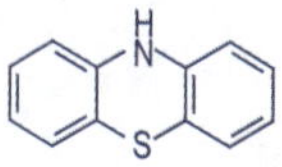

在临床用药时，部分病人在日光照射下可发生严重的光化毒反应，可能是2–氯吩噻嗪遇光分解产生自由基引起。因此这些病人服药期间应避免过多的日光照射。

氯丙嗪口服吸收慢且不完全，胃中食物、抗胆碱药可明显延缓其吸收；主要在肝脏代谢，其中7–羟氯丙嗪仍具有药理活性；大部分以代谢物形式从尿或粪便中排出。

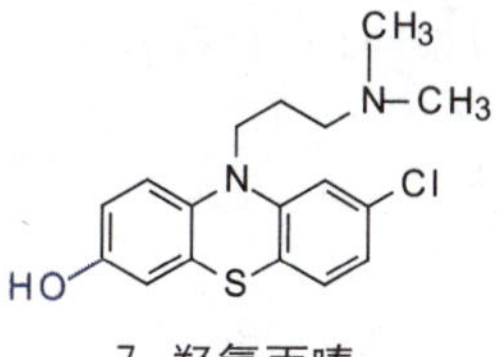

7–羟氯丙嗪

本品为中枢多巴胺受体的阻断剂，具有多种药理活性。临床主要用于治疗精神病，用于控制精神分裂症或其它精神病的兴奋躁动、紧张不安、幻觉、妄想等症状；镇吐；低温麻醉及人工冬眠；治疗心力衰竭等。主要副作用有口干、上腹部不适、乏力、嗜睡、便秘、心悸等；对肝功能有一定影响，偶可引起阻塞性黄疸、肝肿大，停药后可恢复，长期用药时应定期检查肝功能。此外，还可发生过敏反应及眼部并发症。氯丙嗪长期大量应用时可引起锥体外系反应，包括帕金森综合征、急性肌张力障碍、静坐不能和迟发性运动障碍等，前三种症状可用中枢抗胆碱药治疗，而迟发性运动障碍可能与氯丙嗪长期阻断突触后多巴胺受体，使多巴胺受体数目增加有关，因而用抗胆碱药治疗反可使之加重。

抗胆碱药见第十三章。

将氯丙嗪侧链中，二甲氨基以羟乙基哌嗪基取代，就得到了另一个吩噻嗪类抗精神病药奋乃静。

奋乃静 Perphenazine

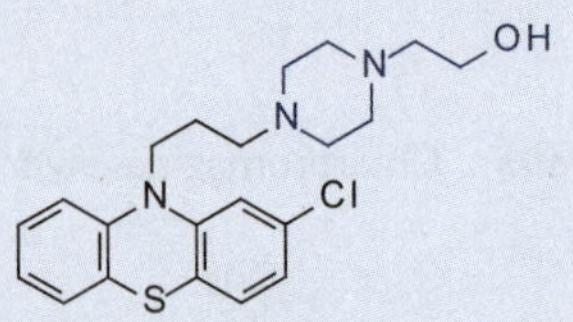

化学名为4-[3-(2-氯吩噻嗪-10-基)丙基]-1-哌嗪乙醇。

本品为白色至淡黄色的结晶性粉末；几乎无臭，味微苦。

本品在三氯甲烷中极易溶解，在乙醇中溶解，在水中几乎不溶，在稀盐酸中溶解。熔点94～100℃。

奋乃静也含有吩噻嗪母核，因此也容易被氧化变色，溶液中可以加入抗氧剂防止变色。

学有所思

除了奋乃静和氯丙嗪，其它含有吩噻嗪母核的药物是不是也容易被氧化？

奋乃静基本药理特性与氯丙嗪相似，抗精神病作用与镇吐作用较强，镇静作用较弱。该药具有较强的抗精神病作用而少有内脏毒性作用。奋乃静疗效肯定，毒性小，特别适用于老年或伴有脏器等躯体疾患者。不良反应与氯丙嗪类似，镇静作用较弱而锥体外系反应发生率较高。

自发现氯丙嗪的抗精神病作用后，通过对氯丙嗪的结构改造，又得到了一系列新的抗精神病药，包括奋乃静等，它们都具有下面的结构通式：

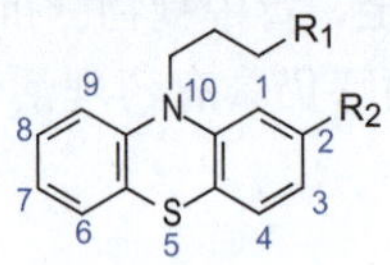

这类药物的构效关系可以用图10-1概括：

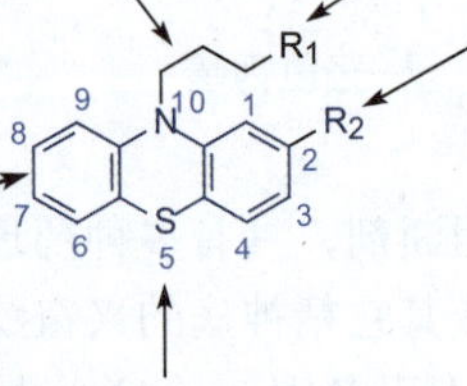

图10-1 吩噻嗪类药物的构效关系

二、噻吨类

把吩噻嗪母环的10位氮换成碳原子，并通过双键与侧链相连，得到噻吨类抗精神病药物。该类药物的链上因存在双键，有顺式（Z）和反式（E）两种异构体，前者抗精神病作用比后者强7倍，这可能是顺式异构体能与多巴胺分子部分重叠所致，与氯丙嗪的优势构象相同。

氯普噻吨 Chlorprothixene

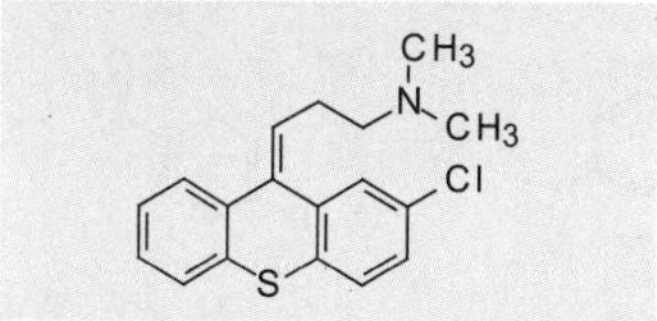

化学名为(*Z*)*N*,*N*–二甲基–3–(2–氯–9*H*–亚噻吨基)–1–丙胺。

本品为淡黄色结晶性粉末，无臭，无味。

本品在三氯甲烷中易溶，在水中不溶。熔点96～99℃。

氯普噻吨为顺式异构体。顺式异构的氯普噻吨的抗精神病活性是反式体的5～7倍，可能因为顺式异构体能与多巴胺受体的构象部分重叠而有利于与受体的相互作用。

氯普噻吨的抗精神病作用不及氯丙嗪，但镇静作用较强，具有一定的抗焦虑和抗抑郁作用，最适合于伴有焦虑或抑郁的精神分裂症、焦虑性神经官能症和更年期抑郁症。

三、丁酰苯类

丁酰苯类抗精神病药物是在研究镇痛药哌替啶衍生物的过程中发现的，氟哌啶醇是最早应用于临床的此类药物。

氟哌啶醇 Haloperidol

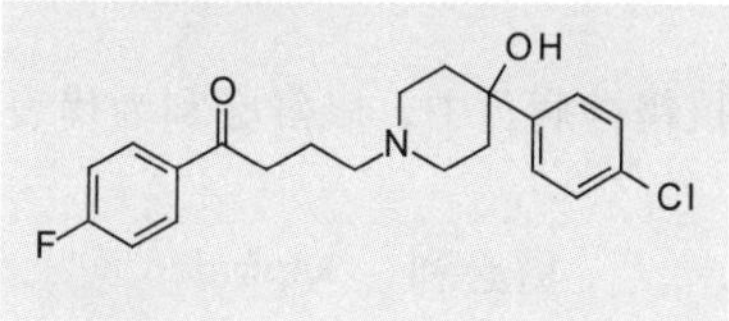

化学名为1–(4–氟苯基)–4–[4–(4–氯苯基)–4–羟基–1–哌啶基]–1–丁酮。

本品为白色或类白色的结晶性粉末，无臭，无味。

本品在三氯甲烷中溶解，在乙醇中略溶，在乙醚中微溶，在水中几乎不溶。熔点149～153℃。

氟哌啶醇在室温、避光条件下稳定。但受自然光照射时，颜色变深。在

105℃干燥发生部分降解。

本品口服吸收快，服药后2～6小时血浆浓度达峰值，药物主要集中在中枢神经系统和肝脏，约15%由胆汁排出，40%从肾脏排出。图10–2列出了氟哌啶醇的主要代谢途径，为氧化反应和*N*–脱烷基化反应。

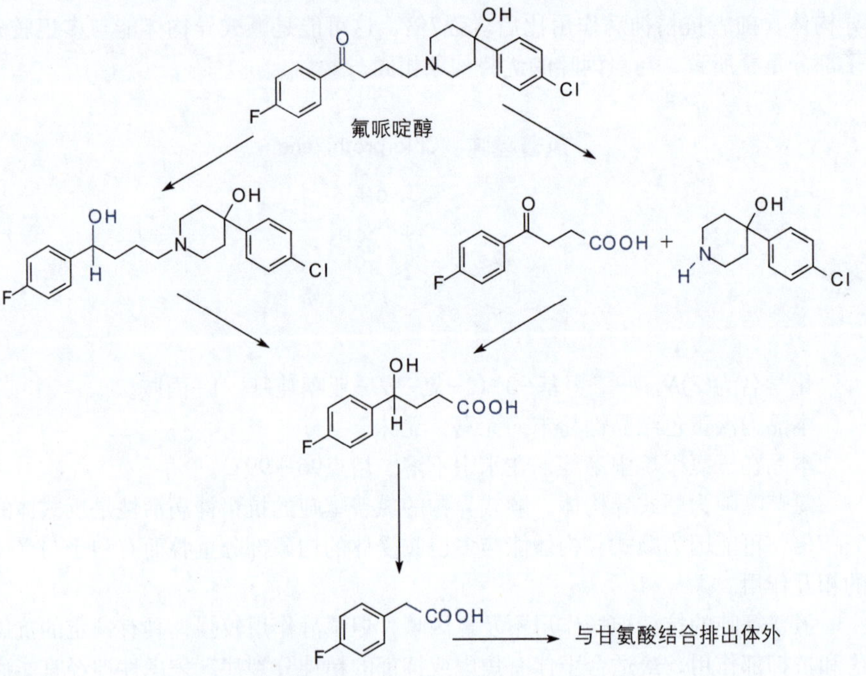

图10–2 氟哌啶醇的主要代谢途径

> **温故知新**
> 锥体外系不良反应主要是什么症状？氟哌啶醇的锥体外系副反应主要和其作用机制有关。

氟哌啶醇是1985年上市的抗精神病药，通过阻断脑内多巴胺受体发挥作用。氟哌啶醇的抗精神病作用和镇痛作用比氯丙嗪强，锥体外系不良反应也比较多。用于控制以兴奋躁动、幻觉妄想为主症的精神分裂症效果最佳，能迅速控制急性症状，也能改善慢性病人的衰退症状。

四、苯甲酰胺类

苯甲酰胺类结构的抗精神病药中，以舒必利为代表药物。

舒必利 Sulpiride

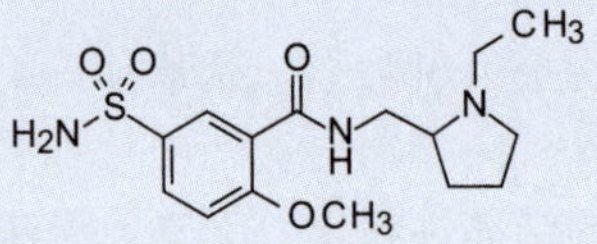

化学名为*N*–[(1–乙基–2–吡咯烷基)甲基]–2–甲氧基–5–(氨基磺酰基)–苯甲酰胺。

本品为白色或类白色结晶性粉末，无臭，味微苦。

本品在乙醇或丙酮中微溶，在三氯甲烷中极微溶解，在水中几乎不溶，在氢氧化钠溶液中极易溶解。

舒必利选择性阻断中脑-边缘系统D_2受体，而对纹状体的多巴胺受体阻断作用不明显，不影响其它受体，因此不良反应较少。

舒必利对急、慢性精神分裂症疗效均较好，尤其对阴性症状疗效均佳。

D_2受体是多巴胺受体的一种亚型。

五、非典型抗精神病药

前面所介绍的抗精神病药主要是多巴胺受体阻断剂，我们称为经典的抗精神病药。下面介绍的几个药物，不仅可以作用于多巴胺受体，而且对5-羟色胺等受体也发生作用，这样锥体外系副反应就相应减少了，我们称作非经典的抗精神病药。如氯氮平（Clozapine）、阿莫沙平（Amoxapine）、利培酮（Risperidone）等。

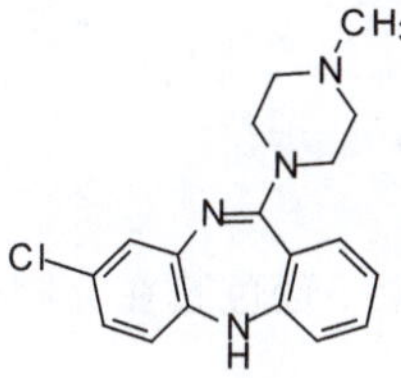

氯氮平

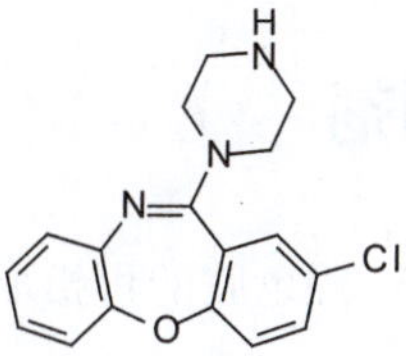

阿莫沙平

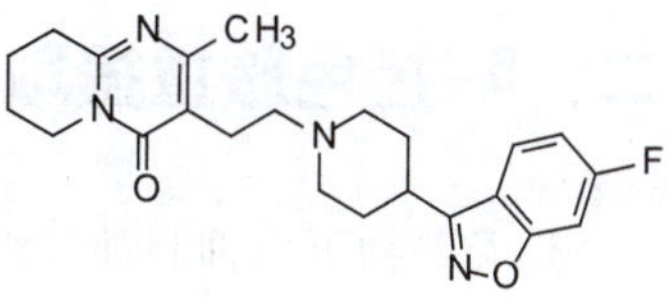

利培酮

第二节 抗抑郁药

按照作用机制，抗抑郁药（antidepressants）主要分为三类：去甲肾上腺素重摄取抑制剂、5-羟色胺重摄取抑制剂和单胺氧化酶抑制剂。

一、去甲肾上腺素重摄取抑制剂

这类药物多为三环类抗抑郁药，我们以阿米替林为代表来学习。

盐酸阿米替林 Amitriptyline Hydrochloride

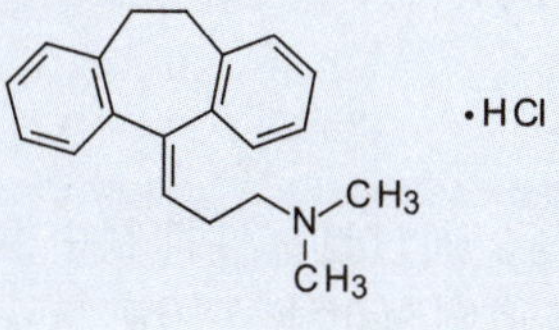

温故知新

回忆一下抗精神病药氯丙嗪、氯普噻吨的化学结构，和阿米替林的化学结构做比较。

化学名为*N*,*N*–二甲基–3–[10,11–二氢–5*H*–二苯并[*a*,*d*]–环庚三烯–5–亚基]–1–丙胺盐酸盐。

本品为无色结晶或白色、类白色粉末；无臭或几乎无臭，味苦，有灼热感，随后有麻木感。本品在水、甲醇、乙醇或三氯甲烷中易溶，在乙醚中几乎不溶。熔点195～199℃。

阿米替林经肝脏代谢，主要代谢产物为去甲替林，仍有抗抑郁活性。

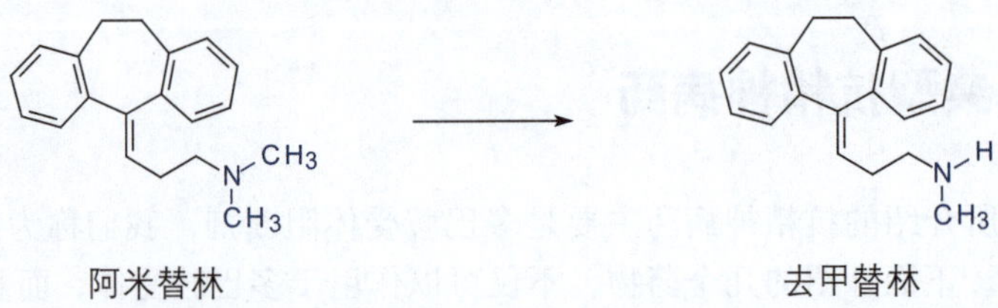

阿米替林为临床最常用的三环类抗抑郁药，能选择性地抑制中枢突触部位对去甲肾上腺素的重摄取，适用于治疗各型抑郁症或抑郁状态。

二、5–羟色胺重摄取抑制剂

这类药物可以抑制神经细胞对5–羟色胺的再摄取，提高5–羟色胺在突触间隙中的浓度，改善病人的情绪。

盐酸氟西汀又名百忧解。

盐酸氟西汀 Fluoxetine Hydrochloride

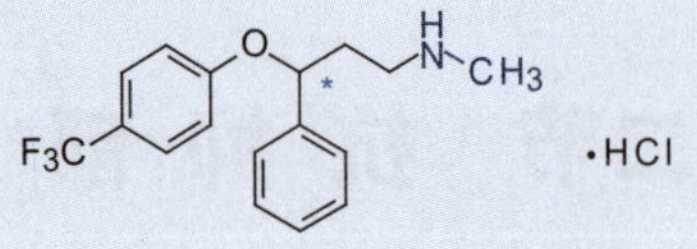

化学名为(±)*N*–甲基–[3–苯基–3–(4–三氟甲基苯氧基)]丙胺盐酸盐。

氟西汀结构中有一个手性碳原子，其*S*异构体的活性比*R*异构体强，临床使用外消旋体。

本品半衰期长，为2～3天。经肝脏代谢后，可生成去甲氟西汀，此代谢产物也有抗抑郁作用，半衰期长达7～9天。

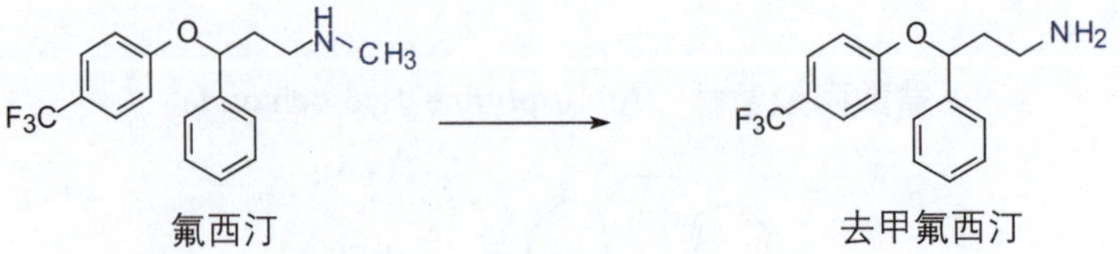

氟西汀为口服抗抑郁药，通过选择性抑制中枢神经对5–羟色胺的再摄取起作用。主要副作用为胃肠道刺激和神经失调。

盐酸帕罗西汀 Paroxetine Hydrochloride

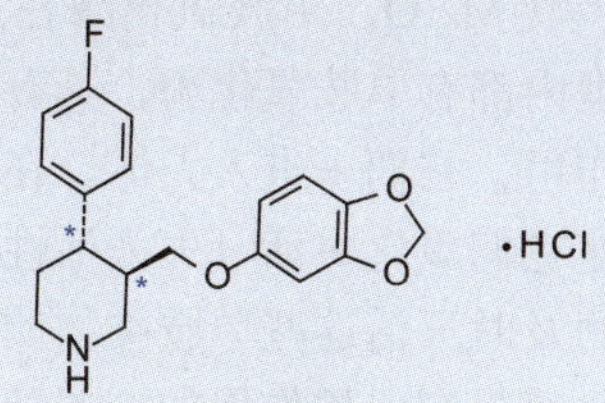

化学名为(-)-反-4-(4-氟苯基)-3-[[3,4-(甲二氧基)苯氧基]甲基]-哌啶盐酸盐。

本品有很强的阻止5-羟色胺再吸收的作用，常用剂量时，对其它递质无明显影响，不良反应较少。

盐酸帕罗西汀的口服吸收良好，有首过效应，食物或药物均不影响其吸收。血浆蛋白结合率为95%。可分布于全身各组织与器官，亦可通过乳腺分泌。半衰期为24小时，老年人和肝肾功能不全者会有所延长，血浓度会升高。迅速停药易发生戒断反应，终止治疗前应逐渐减量。

> 戒断反应的症状如头晕、感觉障碍、睡眠障碍、激惹、震颤、恶心、出汗、意识模糊等。

临床上常用的5-羟色胺重摄取抑制剂还有氟伏沙明（Fluvoxamine）、文拉法辛（Venlafaxine）、舍曲林（Sertraline）、西酞普兰（Citalopram）等。文拉法辛是5-羟色胺和去甲肾上腺素的重摄取抑制剂，抗抑郁作用与三环类抗抑郁药相似或更强，但不良反应较少，用于治疗焦虑性抑郁症，对中度和重度抑郁症治疗效果都较好。舍曲林在体外是神经元强效和特异的5-羟色胺重摄取抑制剂，能导致动物体内5-羟色胺效应的增强，从而产生抗抑郁作用。舍曲林对去甲肾上腺素及多巴胺的神经元重摄取仅有极轻微的影响。舍曲林不增强儿茶酚胺活性，对胆碱受体、5-羟色胺受体、多巴胺能受体、肾上腺素受体、组胺受体、GABA或苯二氮䓬受体均没有亲和性。它在动物体内没有兴奋作用、镇静作用、抗胆碱作用和心脏毒性。舍曲林口服吸收缓慢而持续，经过肝脏首过效应生成去甲基舍曲林，仅有微弱的抗抑郁作用。

> GABA为γ-氨基丁酸。

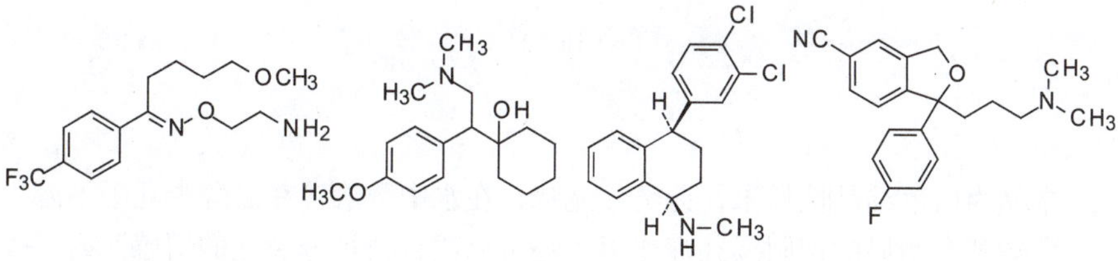

氟伏沙明　　文拉法辛　　舍曲林　　西酞普兰

> 去甲基舍曲林的化学结构为
>
> 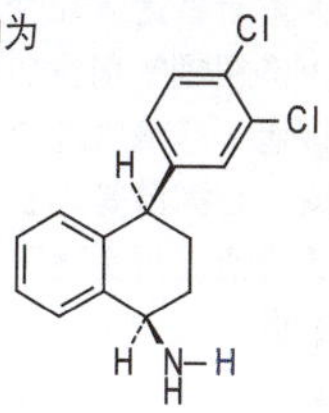
>

三、单胺氧化酶抑制剂（MAOI）

单胺在化学上称做一元胺，指结构中含有一个氨基的物质，在自然界分布广泛，如多巴胺和5-羟色胺、酪胺、儿茶酚胺、5-羟色胺、去甲肾上腺素、肾上腺素等都是单胺类物质。有些食物如奶酪也富含单胺。许多单胺类物质有着很强的生理活性（如升高血压的作用）。再说说什么是单胺氧化酶。单胺氧化酶为催化单胺氧化脱氨反应的酶，是一类能够选择性代谢（氧化脱氨基）单胺类物质的酶系，英文缩写为MAO。单胺氧化酶在人体内分布极广，除了红细胞之外，几乎所有的细胞内都有单胺氧化酶，具有调节生物体内胺浓度的功能。单胺具有很强的生理作用，它们一进入人体，在胃肠道和肝脏，便遭到单胺氧化酶的"围歼"，迫使它们氧化失活（失去活性），绝不让它们进入血液循环。如果没有单胺氧化酶及时灭活这些单胺类物质，则可能引起严重后果。从这个意义上说，单胺氧化酶是有保护作用的。单胺氧化酶抑制剂就是专门抑制单胺氧化酶，抑制单胺类神经递质的代谢失活，使神经递质的浓度增加，发挥抗抑郁作用。单胺氧化酶抑制剂为最早发现的抗抑郁剂，曾广泛应用，经长期观察，疗效不很理想，且副作用大，故已少用。

吗氯贝胺（Moclobemide）为可逆性的单胺氧化酶抑制剂，通过可逆性地抑制A型单胺氧化酶，而提高脑内去甲肾上腺素、多巴胺和5-羟色胺水平，产生抗抑郁作用。

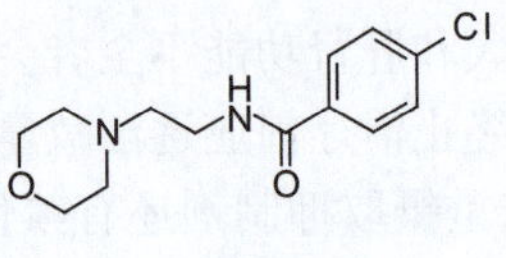

吗氯贝胺

第三节 抗躁狂症药

抗精神病药如氯丙嗪、奋乃静、氟哌啶醇及抗癫痫药卡马西平等均有抗躁狂作用，亦属于抗燥狂症药（antimanic drugs）。目前临床常用锂盐治疗躁狂症，如碳酸锂（Lithium Carbonate）。

> 锂中毒：典型的锂中毒临床征象为急性器质性脑综合征，特点为不同程度的意识障碍，可伴有构音困难，共济失调，反射亢进，锥体束征等神经症状，重者昏迷、死亡。处理为停用锂制剂，加速锂的排泄，静滴生理盐水，茶碱、甘露醇等均有利于锂的排泄，严重时可行血液透析。

碳酸锂 Lithium Carbonate
Li_2CO_3

本品为白色结晶性粉末，无臭，无味，在水中微溶，在乙醇中几乎不溶。

碳酸锂有明显的抑制躁狂症作用，还可以改善精神分裂症的情感障碍。锂盐的治疗剂量个体差异很大，中毒量与治疗量很接近，一般应在血锂浓度的监测下使用，否则易于发生锂中毒。

自测习题

最佳选择题

1．下列结构中，哪个是奥沙西泮的结构

A．

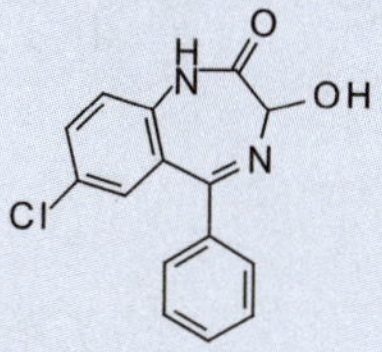

B．

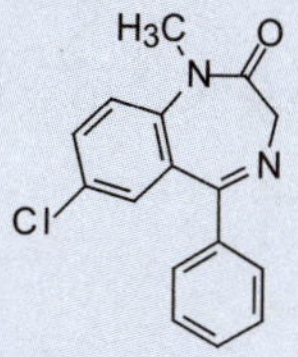

C．

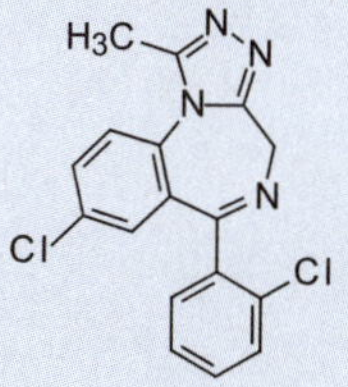

D．

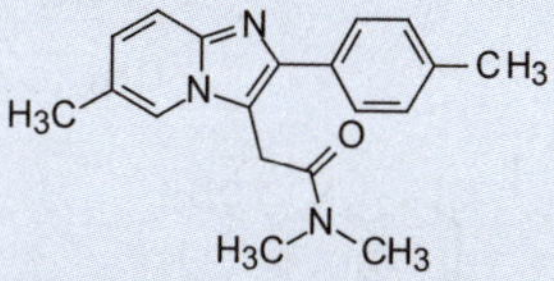

E．

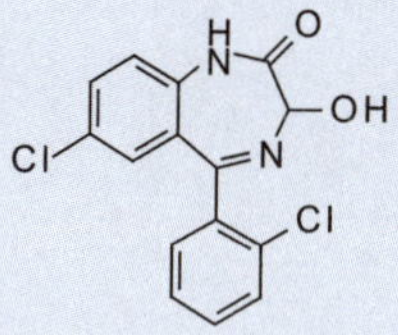

2．奋乃静在空气中或日光下逐渐变红棕色，是因为分子中含有以下哪种结构

A．苯环
B．吩噻嗪环
C．羟基
D．侧链部分
E．哌嗪环

3．苯妥英钠属于下面哪一类抗癫痫药

A．二苯并氮杂䓬类
B．乙内酰脲类
C．脂肪羧酸类
D．巴比妥类
E．其它

4．具有下面结构式的药物是

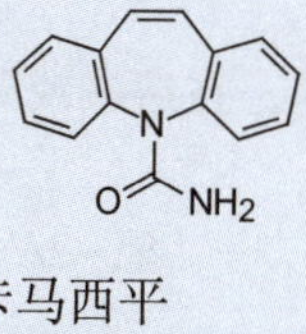

A．卡马西平
B．奥卡西平
C．拉莫三嗪
D．地西泮
E．丙戊酸钠

配伍选择题

A．

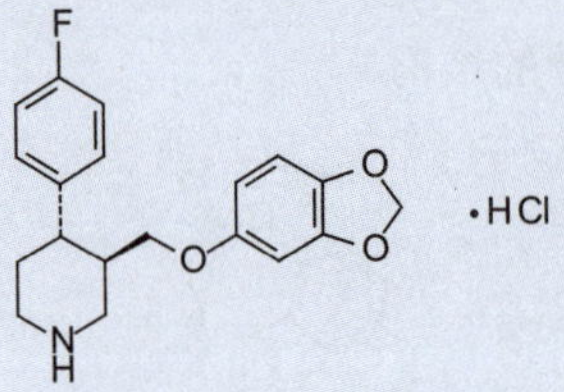

B．

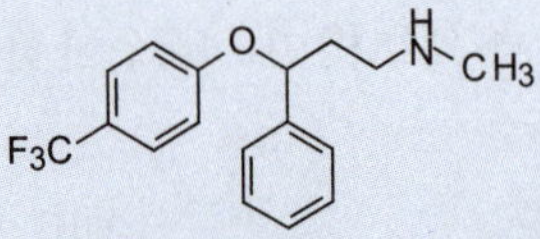

C．

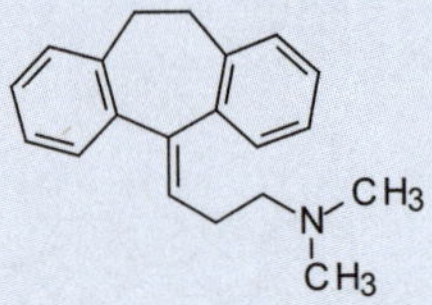

D．

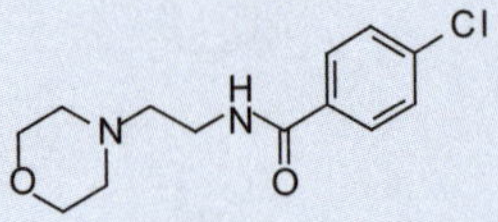

E．

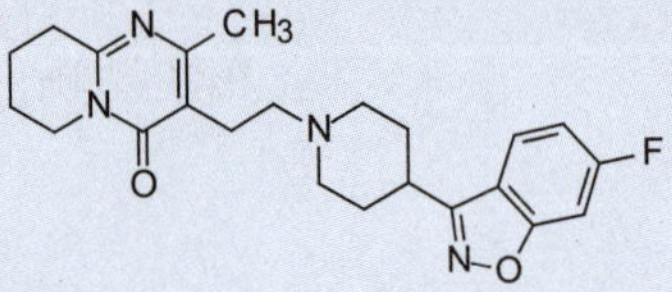

5．吗氯贝胺

6．利培酮

7．阿米替林

8．帕罗西汀

多选题

9．下面对吩噻嗪类药物构效关系的描述正确的是

A．吩噻嗪母核与侧链上碱性氨基之间相隔 3 个碳原子是这类药物抗精神病作用的基本结构特征

B．吩噻嗪母核与侧链上碱性氨基之间相隔 2 个碳原子是这类药物抗精神病作用的基本结构特征

C．侧链末端的碱性基团可以是哌嗪或哌啶基

D．2 位被吸电子基团取代时活性增强

E．吩噻嗪母核氮原子可用−C=取代，衍生出噻吨类抗精神病药

10．下列关于地西泮的描述中，正确的是

A．化学名是1−甲基−5−苯基−7−氯−1,3−二氢−2*H*−1,4−苯并二氮杂䓬−2−酮

B．含有1,2位酰胺和4,5位的亚胺结构，在遇酸或碱性条件下可能发生水解

C．化学名为5−苯基−3−羟基−7−氯−1,3−二氢−2*H*−1,4−苯并二氮杂䓬−2−酮

D．化学结构中 7 位有氯原子取代

E．4,5位水解开环是可逆的，体内代谢时，在胃酸作用下4,5位

开环，当进入碱性肠道又闭环成地西泮，不影响药物的生物利用度

11．以下结构中，具有抗癫痫作用的药物有

A．

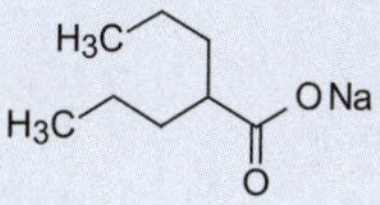

B．

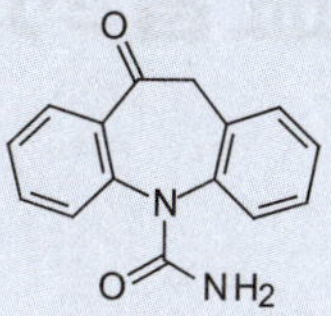

C．

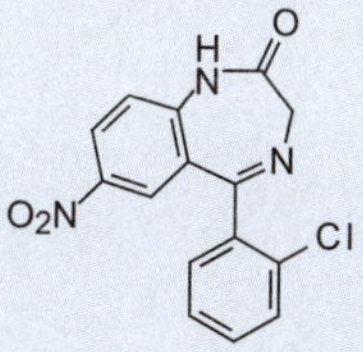

D．

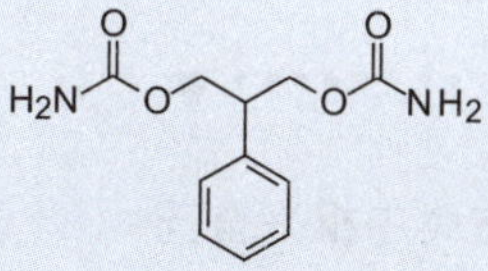

E．

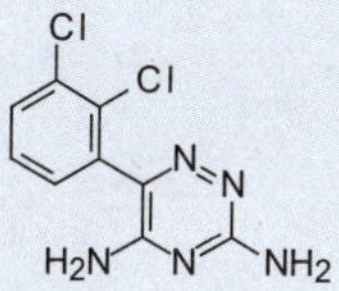

名词解释题

12．单胺氧化酶抑制剂

简答题

13．苯二氮䓬类药物的水解开环反应与其生物利用度有何关系？

（邹晓民）

2

第十一章 益智药和抗痴呆药

内容导航

一、酰胺类中枢兴奋药

　　吡拉西坦

　　茴拉西坦

二、叔胺类乙酰胆碱酯酶抑制剂

　　盐酸多奈哌齐

　　利斯的明

　　石杉碱甲

　　氢溴酸加兰他敏

学习目标

通过对本章的学习，希望同学们达到以下要求：

1. 掌握益智药和抗痴呆药按照药理作用分为两大类：酰胺类中枢兴奋药和叔胺类乙酰胆碱酯酶抑制剂。
2. 掌握吡拉西坦、盐酸多奈哌齐的化学名、化学结构、理化性质和用途。
3. 熟悉茴拉西坦、利斯的明、石杉碱甲、氢溴酸加兰他敏的化学结构和用途。
4. 了解益智药和抗痴呆药的发展。

老年痴呆的发病原因复杂，存在多种假说，尚无定论。益智药（nootropics）和抗痴呆药可有效改善记忆、意识和认知等脑功能，是目前抗老年痴呆的主要药物。本章药物按照药理作用机制可分为两大类：酰胺类中枢兴奋药和叔胺类乙酰胆碱酯酶抑制剂。

一、酰胺类中枢兴奋药

就化学结构而言，酰胺类中枢兴奋药是γ-氨基丁酸（GABA）的五元内酰胺衍生物。此类药物可直接作用于大脑皮层，具有激活、保护和修复神经细胞的作用。不产生精神药物的副作用。

γ-氨基丁酸是重要的抑制性中枢神经递质之一。

吡拉西坦 Piracetam

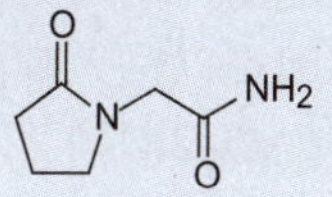

吡拉西坦又名脑复康。

化学名为2-氧代-1-吡咯烷基乙酰胺。

本品为白色或类白色的结晶性粉末，无臭，味苦。易溶于水，略溶于乙醇，几乎不溶于乙醚。熔点151～154℃。

吡拉西坦为γ-氨基丁酸的五元内酰胺环状衍生物，具有2-吡咯烷酮结构母核，属于中枢兴奋药的范畴。

吡拉西坦直接作用于大脑皮层，具有激活、保护和修复神经细胞的作用，其作用机制尚不十分清楚。它能促进脑内二磷酸腺苷（ADP）转化为三磷酸腺苷（ATP），改善大脑能量供应状况；还能促进中枢乙酰胆碱的合成，强化中枢胆碱能神经的兴奋传递。

吡拉西坦可改善轻、中度老年痴呆患者的认知能力，但对重度痴呆者无效。还可用于治疗因脑外伤所致的记忆障碍及儿童弱智。本品对中枢选择性作用强，仅限于改善脑功能（记忆、意识等），精神兴奋作用弱，无精神药物的副作用，无成瘾性。

本品口服后可分布到大部分组织器官，易通过血脑屏障及胎盘。不经代谢，直接由肾脏排除。给药后26～30小时，给药量的94%～98%以原型由尿排出。

通过改变母核2-吡咯烷酮的1位和4位取代基，人们得到了同一系列的益智药。

茴拉西坦（**Aniracetam**）也是γ-内酰胺类益智药，有较强的促进记忆和抗脑缺氧功能。临床主要用于治疗老年痴呆和脑血管病造成的思维能力下降。本品口服吸收迅速完全，但因肝脏代谢的首过效应，生物利用度极低，仅有约0.2%的药物进入全身循环。茴拉西坦可在体内广泛代谢，主要代谢产物*N*-茴香酰-GABA，也有益智作用。

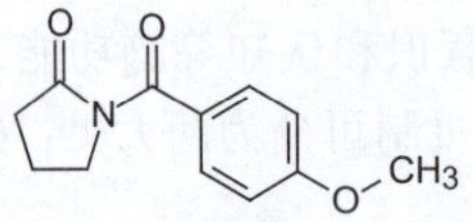

茴拉西坦

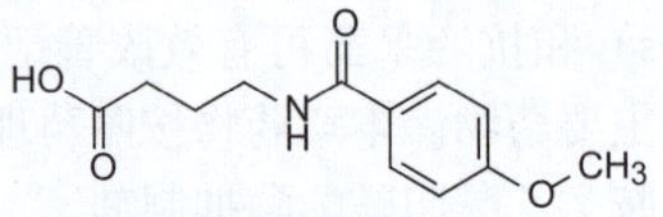

N-茴香酰-GABA

二、叔胺类乙酰胆碱酯酶抑制剂

温故知新

乙酰胆碱酯酶抑制剂，第十三章。

胆碱能神经递质乙酰胆碱会被乙酰胆碱酯酶迅速催化水解。抑制乙酰胆碱酯酶将导致乙酰胆碱的积聚，从而延长并增强乙酰胆碱的作用。

由于老年痴呆的病因尚不十分明确，因此目前在临床上应用的抗痴呆药物也有很多类型，其中普遍得到公认的、疗效较好的是中枢胆碱能药物。其中目前已成功上市的药物以乙酰胆碱酯酶抑制剂为主。

季铵类乙酰胆碱酯酶抑制剂因难以进入脑内，主要用作外周拟胆碱药（见第十三章）。而叔胺类乙酰胆碱酯酶抑制剂，易于穿透血脑屏障进入脑内，临床上主要用于治疗老年痴呆症。

盐酸多奈哌齐 Donepezil Hydrochloride

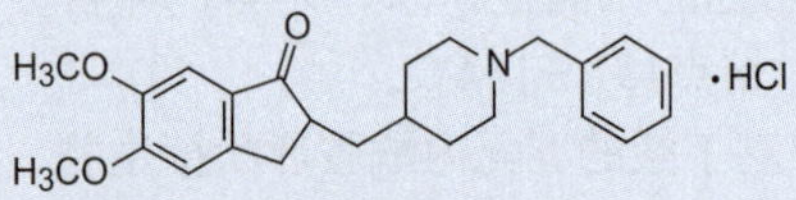

化学名为2,3-二氢-5,6-二甲氧基-2-[1-(苯甲基)-4-哌啶基]甲基-1*H*-茚-1-酮盐酸盐。

本品为白色结晶性粉末，无臭；溶于水和冰醋酸。熔点211～212℃，熔融时同时分解。

多奈哌齐是强效可逆性非竞争性乙酰胆碱酯酶抑制剂，对轻、中度老年痴呆患者的临床症状有较好的改善作用，对血管性痴呆患者也有显著疗效。多奈哌齐还显示有改善病人的精神状态和保持脑功能活性的作用。因对中枢乙酰胆碱酯酶具有高度专一性，对外周神经系统产生的副作用较轻，可有恶心、腹泻、呕吐等，不具肝毒性。

多奈哌齐口服后吸收好，食物以及服药时间（早晨或晚上）对药物的吸收不产生影响。血浆蛋白结合率高于90%。半衰期达50～100小时。多奈哌齐主要由肝脏代谢，其主要代谢产物为6-*O*-和5-*O*-脱甲基衍生物及其葡萄糖醛酸结合物，以及*N*-去苯甲基衍生物和*N*-氧化物。其中6-*O*-脱甲基衍生物在体外的抗胆碱酯酶活性与多奈哌齐相同，其血浆浓度为多奈哌齐的20%。原型药及代谢产物经肾和消化道排泄。

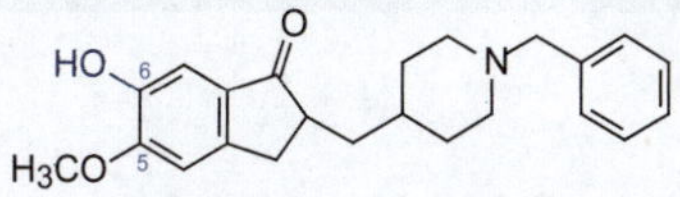

6-*O*-脱甲基代谢物

利斯的明（Rivastigmine）与外周抗胆碱酯酶药新斯的明的结构相同点是两者均为氨基甲酸芳香酯类，不同处在于新斯的明含季铵结构，而利斯的明是叔胺化合物，因而较易进入中枢神经系统，能选择性地作用于中枢神经系统的胆碱酯酶，并且对皮层和海马区胆碱酯酶的作用比对脑其它部位要强，能使皮层和海马区乙酰胆碱浓度升高，以提高识别能力和记忆力。对轻、中度阿尔茨海默病患者疗效明显。

温故知新

溴新斯的明，第十三章。

石杉碱甲（Huperzine A）是我国科学工作者从中草药千层塔中提取分离的一种生物碱，可高效、可逆和高选择性地抑制乙酰胆碱酯酶。可用于治疗老年痴呆症和重症肌无力，也可改善其它原因引起的记忆障碍。

氢溴酸加兰他敏（Galantamine Hydrobromide）本是从石蒜科植物石蒜中提取的一种生物碱，具有抗胆碱酯酶作用。临床用于治疗小儿麻痹后遗症、进行性肌营养不良症及重症肌无力等，已使用多年。由于加兰他敏易透过血脑屏障，能明显抑制大脑皮层胆碱酯酶，2000年在英国正式上市用于治疗老年痴呆症，并于2001年获得美国FDA批准。主要用于轻、中度老年痴呆症。

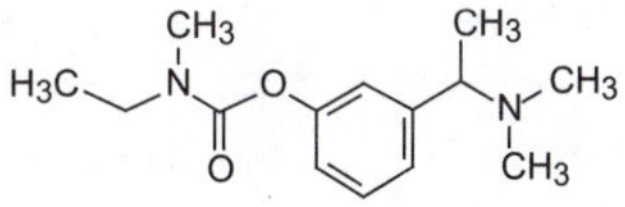

利斯的明

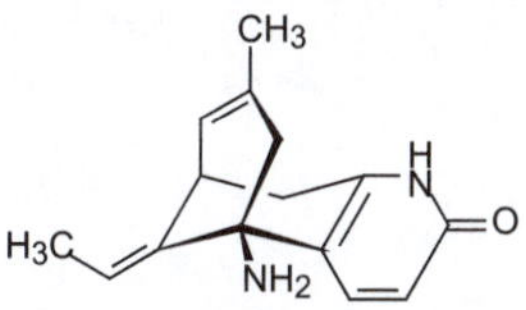

石杉碱甲

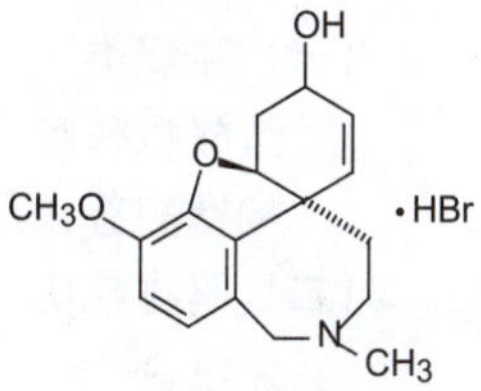

氢溴酸加兰他敏

（徐 萍）

2

第十二章 镇痛药

内容导航

一、吗啡生物碱类镇痛药
  盐酸吗啡
二、半合成镇痛药
  可待因
  乙基吗啡
  盐酸纳洛酮
三、合成镇痛药
（一）哌啶类
  盐酸哌替啶
  枸橼酸芬太尼
（二）吗啡喃类
  左啡诺
  酒石酸布托啡诺
（三）苯吗喃类
  喷他佐辛
（四）氨基酮类
  盐酸美沙酮
  右丙氧芬
四、其它合成镇痛药
  苯噻啶
  盐酸曲马多
  盐酸布桂嗪
五、阿片受体和吗啡类镇痛药的构效关系

学习目标

通过对本章的学习，希望同学们达到以下要求：
1. 掌握镇痛药的分类，尤其是合成镇痛药的化学结构分类。
2. 掌握盐酸吗啡的化学名、化学结构特点及其相应的理化性质。
3. 掌握盐酸哌替啶、枸橼酸芬太尼、盐酸美沙酮的化学结构、化学名、理化性质和用途。
4. 熟悉盐酸纳洛酮、酒石酸布托啡诺、右丙氧芬、盐酸布桂嗪、苯噻啶、盐酸曲马多的化学结构和用途。
5. 熟悉吗啡类镇痛药的构效关系。

镇痛药（analgesics）是指主要作用于中枢神经系统，选择性地消除或缓解疼痛的药物。治疗量的镇痛药在消除和缓解疼痛的同时，不影响触、听、视觉等其它感受，但能减轻由疼痛引起的恐惧、紧张、焦虑不安等情绪反应，从而使病人对疼痛易于接受，并可产生不同程度的欣快感以致成瘾，故此类药物又称为“成瘾性镇痛药”或“麻醉药品”。本类药物必须按《麻醉药品管理条例》严格管理。

镇痛药作用机制不同于解热镇痛药和非甾类抗炎药。镇痛药作用于中枢阿片受体，通过激动阿片受体，激活脑内抗痛系统，阻断痛觉传导，提高痛阈，产生中枢性镇痛作用。镇痛药能缓解解热镇痛药不能控制的剧烈疼痛，如严重创伤、烧伤、外科手术及恶性肿瘤等引起的各种急性锐痛。

解热镇痛药和非甾类抗炎药见第二十章。

镇痛药按照来源不同，可分为植物来源的吗啡生物碱、半合成类、合成类镇痛药等。

可与阿片类药物结合并发挥生物学作用的神经元蛋白称为阿片受体。阿片类药物是指具有吗啡样药理作用或可被阿片受体拮抗剂拮抗的药物。

一、吗啡生物碱类镇痛药

阿片（opium，鸦片）是罂粟科植物罂粟果实浆汁的干燥物。阿片具有悠久的药用历史，很早就用于镇痛止咳，1803年Surtutne首次从阿片中提取得到吗啡（Morphine）。1925年吗啡的化学结构被阐明，1952年全合成吗啡获得成功，证实了吗啡的立体结构，至此，吗啡成为最早发现并应用于临床的有效镇痛药，临床常用其盐酸盐。

盐酸吗啡 Morphine Hydrochloride

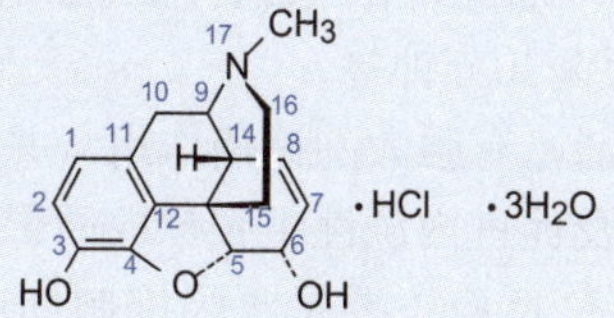

化学名为17-甲基-3-羟基-4,5α-环氧-7,8-二脱氢吗啡喃-6α-醇盐酸盐三水合物。

本品为白色、有丝光的针状结晶或结晶性粉末；无臭；遇光易变质。

本品在水中溶解，在乙醇中略溶，在三氯甲烷或乙醚中几乎不溶。

吗啡是一个五环稠合的刚性分子，具有部分氢化菲环的母核。吗啡有旋光性，其分子结构中有5个手性碳原子，构型分别为5*R*，6*S*，9*R*，13*S*和14*R*。天然存在的吗啡为左旋体。

吗啡分子结构中具有酸性的酚羟基，同时具有碱性的叔胺基团，故呈酸碱两性，既溶于碱，又溶于酸。吗啡和酸反应可以生成稳定的盐，如盐酸盐、硫酸盐和氢溴酸盐。临床上常用其盐酸盐。

阿扑吗啡为多巴胺受体激动剂，可兴奋中枢的呕吐中心。而吗啡具有止吐作用。两者的作用机制不同。

吗啡在酸性溶液中加热，可脱水并进行分子重排，生成阿扑吗啡(Apomorphine)，临床用作催吐剂。阿扑吗啡具有邻苯二酚结构，更容易被氧化。

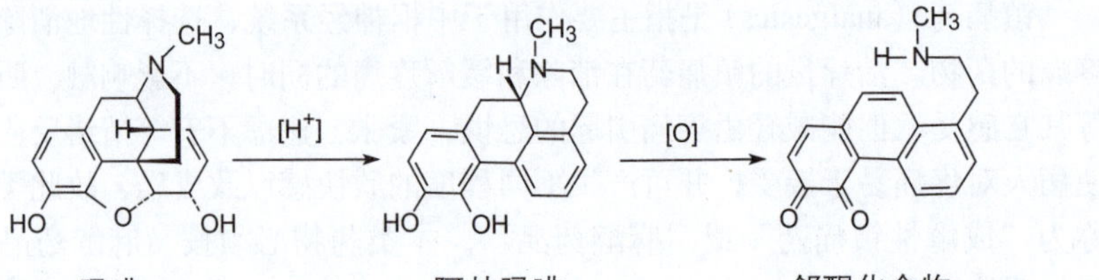

阿扑吗啡水溶液，加碳酸氢钠，在碱性条件下，加碘试液氧化生成邻醌化合物，加乙醚萃取，乙醚层显红色，水层显绿色。中国药典用此反应来对吗啡中的杂质阿扑吗啡进行限量检查。

伪吗啡也称双吗啡。

吗啡及其盐类的化学性质不稳定，在光照下就能被空气氧化变质。因为吗啡分子中的酚羟基，在中性或碱性条件下极易被氧化，氧化产物主要为毒性较大的伪吗啡以及其它有色物质，故其注射液变色或产生沉淀即不可供药用。

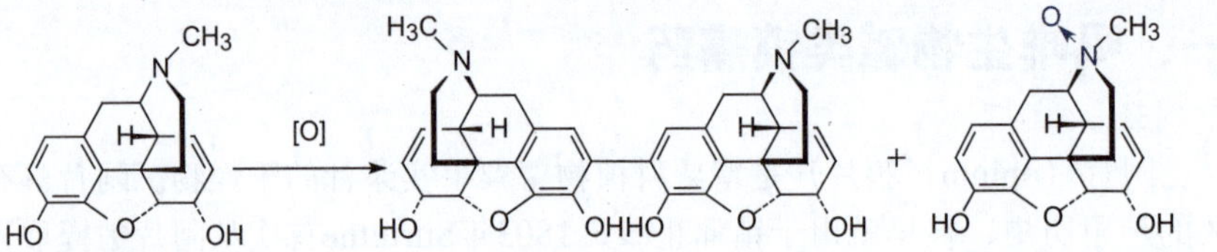

吗啡的氧化反应为自由基反应，空气中的氧、日光和紫外线照射或铁离子均可促进此反应。为防止盐酸吗啡注射液氧化变质，在配制时应采用一系列措施防氧化：如稳定pH在3.0～4.0之间；充入惰性气体，如氮气；加EDTA-2Na减少重金属离子影响；加亚硫酸氢钠、亚硫酸钠或维生素C等作为抗氧剂；采用100℃流通蒸汽灭菌30分钟等。

温故知新

我们学习了第十章吩噻嗪类抗精神病药，吩噻嗪母核容易被氧化，要采取一些抗氧化措施。

吗啡为阿片受体激动剂，有强大的镇痛作用，并兼有镇静作用，可兴奋消化道、支气管等平滑肌，及促进内源性组胺释放而影响心血管系统，此外还有镇咳作用，镇吐作用。不良反应主要是呼吸抑制和成瘾性。临床主要用于镇痛、心肌梗死、心源性哮喘和麻醉前给药。

二、半合成镇痛药

吗啡虽具有优良的镇痛及止咳功效，但其有容易成瘾的缺点，而且染上吗啡瘾的人很难戒断，所以寻找有效而不易成瘾的镇痛药是发现吗啡以来迫切需要解决的问题。人们通过对吗啡进行简单的结构修饰，另外以天然来源的蒂巴因为原料，得到了一些半合成的镇痛药。

将吗啡酚羟基烃化制得可待因（Codeine）和乙基吗啡（Ethylmorphine），成瘾性小，但镇痛效果较吗啡差，可待因主要作镇咳药用，乙基吗啡主要作局部刺激药用。将吗啡两个羟基乙酰化制得海洛因（Heroin），镇痛作用大大增强，但毒性、成瘾性均大于吗啡，不为临床使用，现已被列入禁用毒品。

关于可待因的具体内容见第十七章镇咳药。

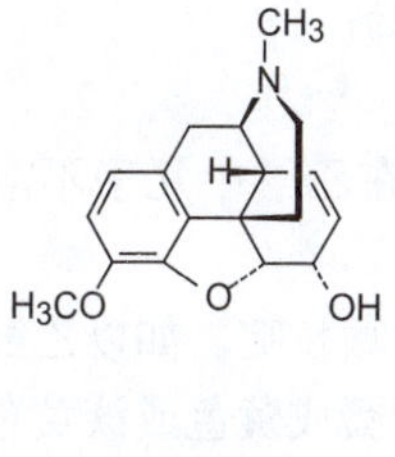

可待因

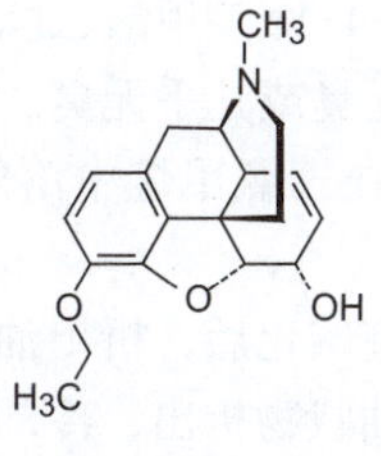

乙基吗啡

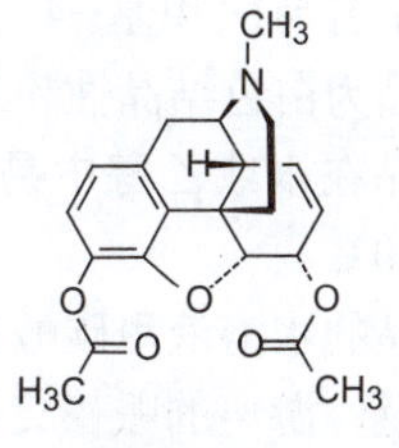

海洛因

纳洛酮（Naloxone）是吗啡的氮原子上甲基被烯丙基取代的衍生物，镇痛作用减弱，并且变成了阿片受体拮抗剂。纳洛酮是研究吗啡受体的重要工具药物。**盐酸纳洛酮（Naloxone Hydrochloride）**临床用于吗啡过量中毒的解毒剂。

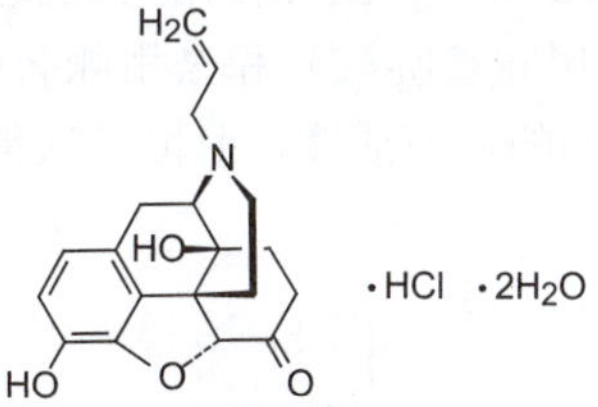

盐酸纳洛酮

三、合成镇痛药

将吗啡结构进行改造，简化吗啡结构，经过几十年的研究，已合成了许多镇痛作用比吗啡强、成瘾性小、结构简单的有临床价值的合成镇痛药，如哌替啶（Pethidine）、芬太尼（Fentanyl）、美沙酮（Methadone）等。合成镇痛药按化学结构类型主要可分为：哌啶类、吗啡喃类、苯吗喃类和氨基酮类。

（一）哌啶类

在哌啶类合成镇痛药中，我们主要学习哌替啶和芬太尼，哌替啶是第一个合成镇痛药，临床常用其盐酸盐，芬太尼则常用其枸橼酸盐。

盐酸哌替啶 Pethidine Hydrochloride

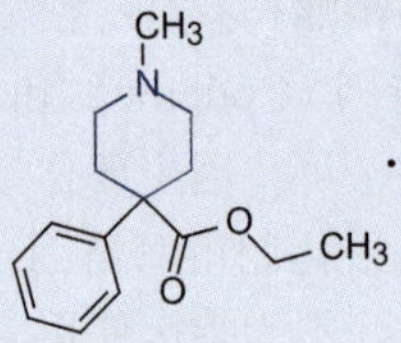

化学名为1-甲基-4-苯基-4-哌啶甲酸乙酯盐酸盐。

本品为白色结晶性粉末，无臭或几乎无臭。

本品在水或乙醇中易溶，在三氯甲烷中溶解，在乙醚中几乎不溶。熔点186～190℃。

本品的水溶液用碳酸钠试液碱化后，析出油状物哌替啶，如以乙醚提取，蒸去乙醚，游离的哌替啶先呈油状物析出，冷却后渐凝成黄色或淡黄色固体，熔点30～31℃。

本品与甲醛硫酸试液作用，显橙红色，可与吗啡区别（吗啡显紫堇色）。

哌替啶分子结构中虽具有酯键，但由于苯基空间位阻效应的影响，水解的倾向性较小，其水溶液在pH为4.0～6.0时较稳定，短时间煮沸也不致破坏，故可制成注射液供临床使用。因哌替啶口服给药受首过效应的影响，生物利用度约为50%，故通常采用注射给药。

哌替啶代谢迅速（图12-1），因此作用时间较短。代谢产物主要是4-羧基衍生物（哌替啶酸和去甲哌替啶酸）和去甲哌替啶。4-羧酸衍生物无镇痛活性。去甲哌替啶具有微弱的镇痛活性，但也是哌替啶毒性的主要来源。

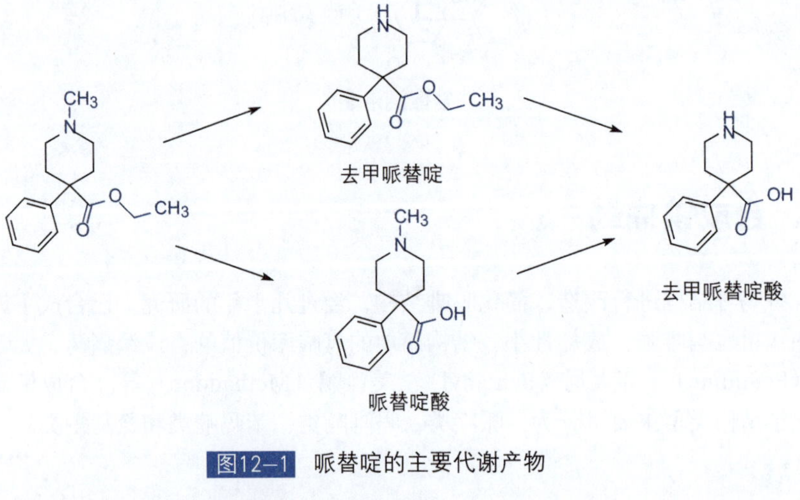

图12-1 哌替啶的主要代谢产物

哌替啶为阿片受体激动剂，镇痛作用比吗啡弱，但起效快，且成瘾性比吗啡低。哌替啶同时具有阿托品样的解痉作用，对平滑肌痉挛引起的剧烈内脏绞痛，有较好的疗效。亦可用于麻醉前给药及人工冬眠。久用可成瘾。应密封保存。

枸橼酸芬太尼 Fentanyl Citrate

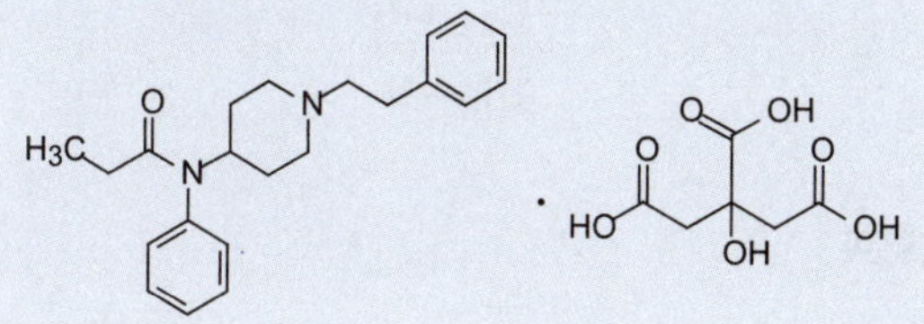

化学名为*N*–[1–(2–苯乙基)–4–哌啶基]–*N*–苯基–丙酰胺枸橼酸盐。

本品为白色结晶性粉末，味苦，水溶液呈酸性反应。

本品在热异丙醇中易溶，在甲醇中溶解，在水或三氯甲烷中略溶。熔点148～151℃。

芬太尼主要在肝脏代谢，代谢产物及约10%的原型药物经肾由尿排出。

芬太尼为阿片受体激动剂，镇痛作用约为吗啡的80倍，镇痛作用产生快，持续时间较短，副作用比吗啡小。适用于各种剧痛，与全麻药或局麻药合用，可减少麻醉药用量。

（二）吗啡喃类

吗啡喃类镇痛药以左啡诺（Levorphanol）和布托啡诺（Butorphanol）为代表。左啡诺的镇痛作用比吗啡强，作用时间长。**酒石酸布托啡诺（Butorphanol Tartrate）**用于中度和重度疼痛，也可作为麻醉的辅助药物。

布托啡诺通常做成酒石酸盐供药用，即酒石酸布托啡诺。

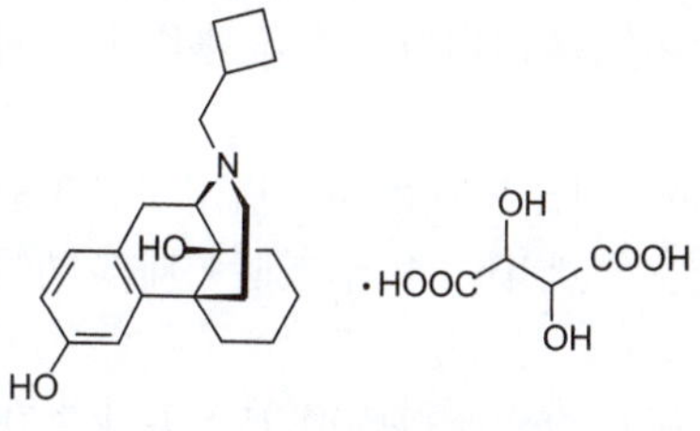

酒石酸布托啡诺

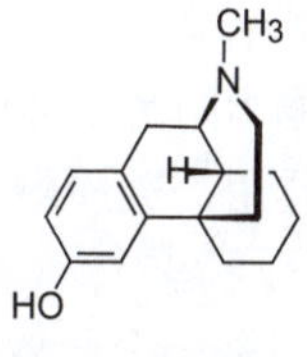

左啡诺

（三）苯吗喃类

苯吗喃类镇痛药以喷他佐辛（Pentazocine）为代表。喷他佐辛是阿片受体部分激动剂，大剂量时有拮抗吗啡的作用。临床上主要用于镇痛，镇痛强度为吗啡的三分之一，副作用较小，成瘾性小。

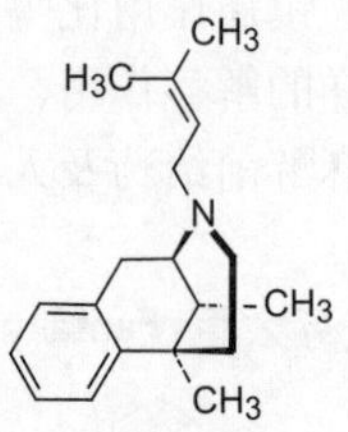

喷他佐辛

（四）氨基酮类

氨基酮类药物又称为苯基丙胺类，与吗啡类药物相比，结构有了较大的变化。这类药物没有了吗啡类药物常有的哌啶环，在这里表现为开链的高度柔性的分子。

盐酸美沙酮 Methadone Hydrochloride

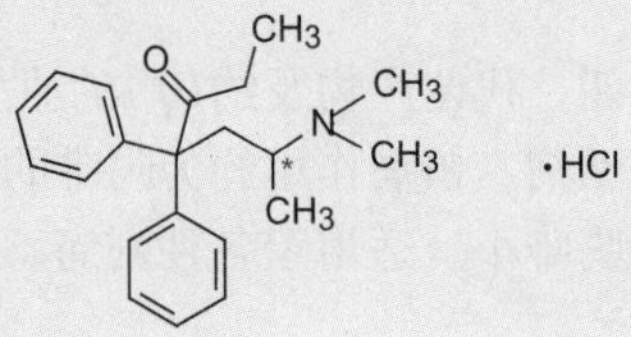

化学名为4,4-二苯基-6-(二甲氨基)-3-庚酮盐酸盐。

本品为无色结晶或白色结晶性粉末，无臭。

本品在乙醇或三氯甲烷中易溶，在水中溶解，在乙醚中几乎不溶。熔点230~234℃。

美沙酮结构中有羰基，但由于邻位苯基的空间位阻作用，不能发生一般的羰基反应。

美沙酮C6为手性碳，它的左旋体镇痛作用强，右旋体作用极弱，临床药用的为其外消旋体。

美沙酮为阿片受体激动剂，镇痛作用比吗啡稍强，适用于各种剧烈疼痛，并有镇咳作用。美沙酮的成瘾性比较小，临床也用于戒除吗啡类药物成瘾性的替代疗法。

美沙酮是一个长效镇痛药，这与它的代谢过程有关。美沙酮在肝中代谢（图12-2），通过*N*-去甲基和形成四氢吡咯衍生物而失活。美沙酮还可通过醇脱氢酶作用还原成有活性的美沙醇，美沙醇镇痛作用比美沙酮弱，但美沙醇可进一步脱甲基得到去甲美沙醇和双去甲美沙醇，它们是比美沙酮半衰期更长的镇痛药。这些代谢产物使得美沙酮具有长效镇痛作用。

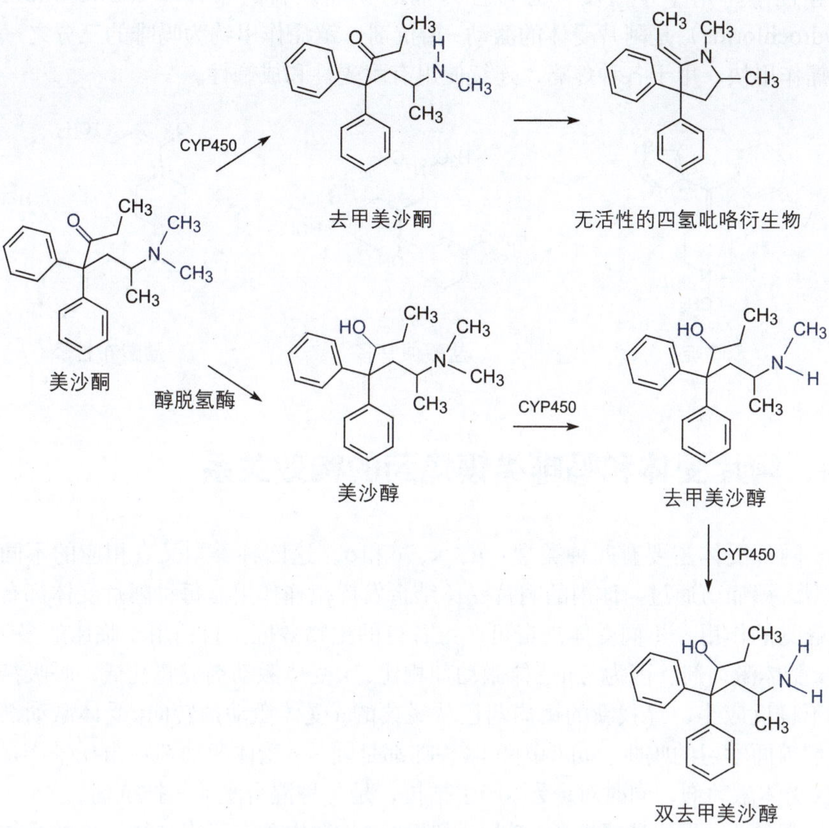

图12-2 美沙酮的代谢过程

右丙氧芬（Dextropropoxyphene）也是氨基酮类镇痛药，结构与美沙酮类似，临床用其右旋体，用于轻度和中度的疼痛，其镇咳作用很小。右丙氧芬主要用在解热镇痛药的复方制剂中。

> 右丙氧芬的对映体左丙氧芬（Levo-propoxyphene）无镇痛作用但却是有效的镇咳药。两者分别药用。

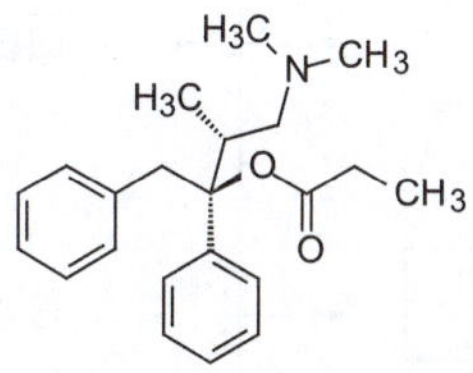

右丙氧芬

四、其它合成镇痛药

苯噻啶（Pizotifen）为组胺H_1受体拮抗剂，具有较强的抗组胺作用和抗乙酰胆碱作用，用于偏头痛的预防，有镇静作用。盐酸曲马多（Tramadol Hydrochloride）为阿片受体激动剂，镇痛作用显著，无呼吸抑制作用，依赖性小，用于中重度、急慢性疼痛的止痛。盐酸布桂嗪（Bucinnazine Hydrochloride）是阿片受体的激动–拮抗剂，镇痛作用约为吗啡的三分之一，镇痛作用快，用于各种疼痛，连续使用有耐受性和成瘾性。

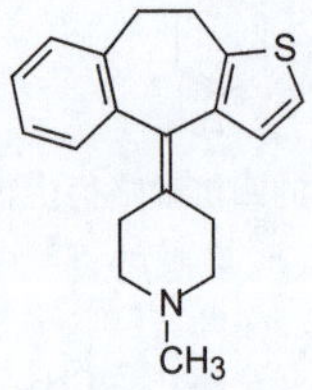

苯噻啶

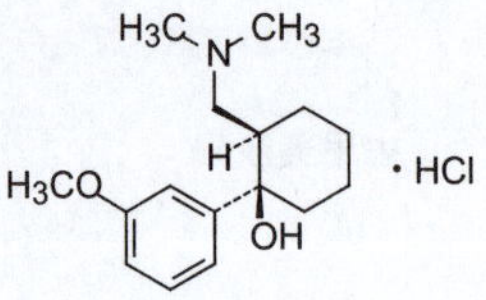

盐酸曲马多

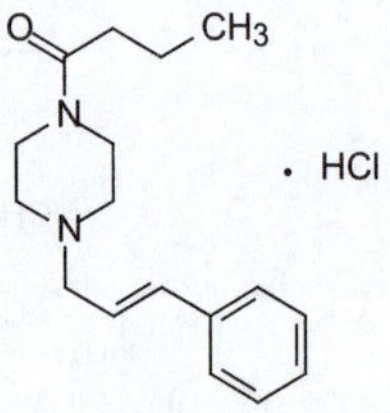

盐酸布桂嗪

六、阿片受体和吗啡类镇痛药的构效关系

阿片受体主要有四种类型：μ、κ、δ和σ。这四种类型又有相应的不同的亚型，镇痛药通过与体内的阿片受体结合发挥镇痛作用。每种阿片受体都有介导痛觉的作用，不同受体兴奋可产生各自的生物效应。目前用于临床的多为μ和κ受体激动剂。因为与μ受体激动剂相比，κ受体激动剂成瘾性低，呼吸抑制等不良反应小，寻找新的镇痛药已从经典的μ受体激动剂转向κ受体激动剂。我们前面学习的吗啡、可待因和哌替啶都是阿片μ受体激动剂；布托啡诺是强效κ受体激动剂，同时对μ受体产生拮抗，是一种混合激动–拮抗剂。

吗啡为μ受体选择性激动剂。吗啡通过与体内具有三维立体结构的受体部位相互作用呈现镇痛活性。1954年，根据吗啡及合成镇痛药的共同药效构象，提出了阿片受体的活性部位模型（图12–3）。

这里只介绍这种适合多数镇痛药的三点结合的阿片受体模型。随着镇痛药研究的发展，阿片受体与镇痛药的结合模型还会有新的进展。

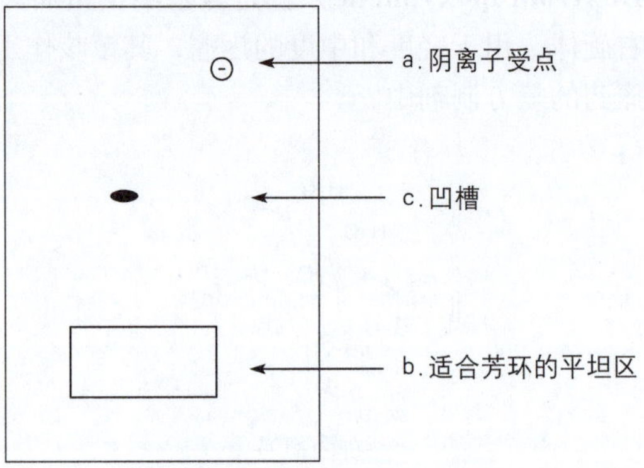

图12–3 阿片受体模型

受体表面的负离子部位，图12–3中a部分。

受体的平坦区，图12–3中b部分。

凹槽，图12–3中c部分。

按照此模型镇痛药分子需要具有以下结构部分：

（1）具有一个碱性中心，此碱性中心在生理pH下部分解离后带有正电荷，与受体表面的负离子部位缔合。

（2）具有一个平面的芳环结构，与受体的平坦区通过范德华力相互作用。芳环与碱性中心共平面。

烃基链部分，如吗啡结构中C–15/C–16部分。

（3）与平坦芳环结构及碱性中心形成三维立体结构的烃基链部分，凸出于平面，正好与受体的凹槽相适应。这是吗啡等镇痛药与受体三点结合的模型。

吗啡是由五个环稠合而成的刚性立体结构，有严格的立体结构特异性，结构的微小改变将引起对阿片受体类型的亲和性及内在活性的变化。吗啡类药物结构和活性之间的关系，可简单用图12-4表达：

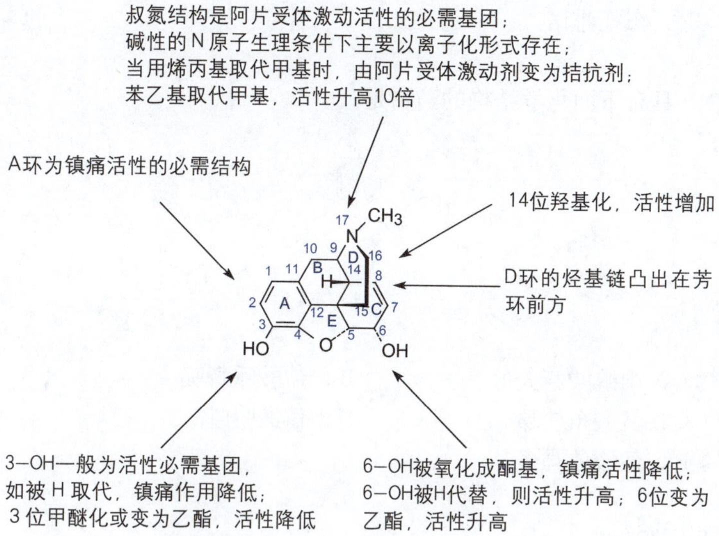

图12-4 吗啡类镇痛药的构效关系

合成镇痛药吗啡喃类、苯吗喃类具有多环稠合而成的刚性结构，它们的构象与吗啡相似。哌啶类和氨基酮类合成镇痛药为柔性结构，哌替啶结构中的芳环与哌啶环之间以单键相连，可通过单键的自由旋转与吗啡保持相似的构象。美沙酮则由于羰基极化，使羰基碳原子上带有部分正电荷，与氨基氮原子上的孤对电子相互吸引，通过分子结构中非共价键的相互作用，与哌替啶构象一致。吗啡及合成镇痛药具有共同的药效构象（图12-5），因此具有相似的药理作用。

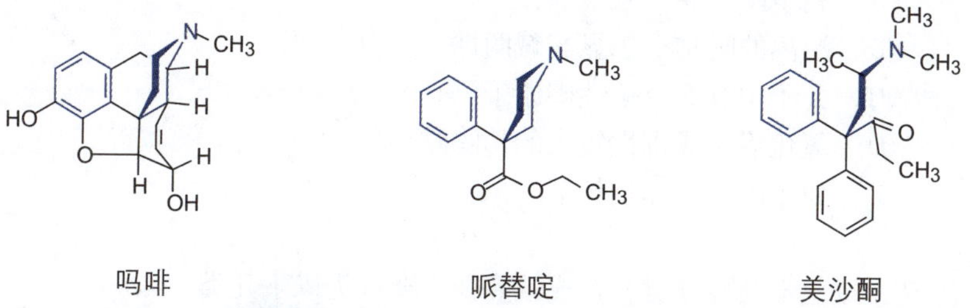

图12-5 吗啡及合成镇痛药的药效构象

自测习题

最佳选择题

1．下列药物中，哪个属于哌啶类合成镇痛药

A．美沙酮　　B．哌替啶

C．曲马多　　D．右丙氧芬

E．布托啡诺

2．具有下面化学结构的药物是

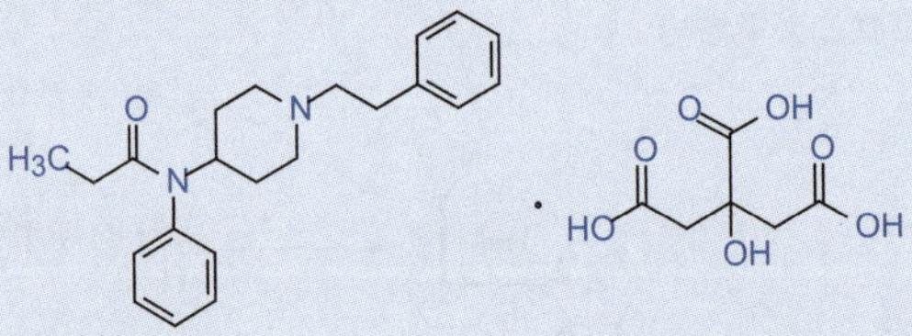

A．枸橼酸芬太尼　　B．盐酸哌替啶

C．盐酸布桂嗪　　D．盐酸吗啡

E．盐酸曲马多

配伍选择题

A．氨基酮类合成镇痛药　　B．哌啶类合成镇痛药

C．苯吗喃类镇痛药　　D．吗啡喃类镇痛药

E．阿片生物碱类镇痛药

3．美沙酮

4．吗啡

5．哌替啶

多选题

6．以下哪些性质与吗啡相符

A．属于阿片受体激动剂

B．游离的吗啡分子显酸碱两性

C．分子中有5个手性碳原子

D．氧化后生成毒性较大的伪吗啡

E．属于阿片受体拮抗剂

7．按化学结构分类，合成镇痛药主要分为以下几类

A．哌啶类　　B．吗啡喃类

C．苯吗喃类　　D．氨基酮类

E．脂肪羧酸类

名词解释题

8．阿片受体

简答题

9．为什么吗啡及其注射液变色或产生沉淀即不可供药用？

（邹晓民）

第三单元

传出神经系统药物

3

3

第十三章 外周胆碱能神经系统药物

内容导航

学习目标

通过对本章的学习，希望同学们达到以下要求：

1. 掌握外周胆碱能神经系统药物按照药理作用分为四大类：M受体激动剂、乙酰胆碱酯酶抑制剂、M受体拮抗剂和N受体拮抗剂。
2. 掌握硝酸毛果芸香碱、溴新斯的明、硫酸阿托品、溴丙胺太林、氯琥珀胆碱、苯磺阿曲库铵的化学名、化学结构、理化性质、体内代谢和用途。
3. 熟悉氯贝胆碱、氢溴酸东莨菪碱、氢溴酸山莨菪碱、氢溴酸樟柳碱、丁溴东莨菪碱、氢溴酸后马托品、哌仑西平、泮库溴铵的结构特点和用途。
4. 了解拟胆碱药物和抗胆碱药物的发展。

第一节 胆碱能神经系统药物的分类

交感神经节前纤维、副交感神经节前节后纤维、运动神经纤维都以乙酰胆碱（Acetylcholine，ACh）为神经递质，属于胆碱能神经。交感神经节后纤维主要以去甲肾上腺素为神经递质，是肾上腺素能神经（图13-1）。

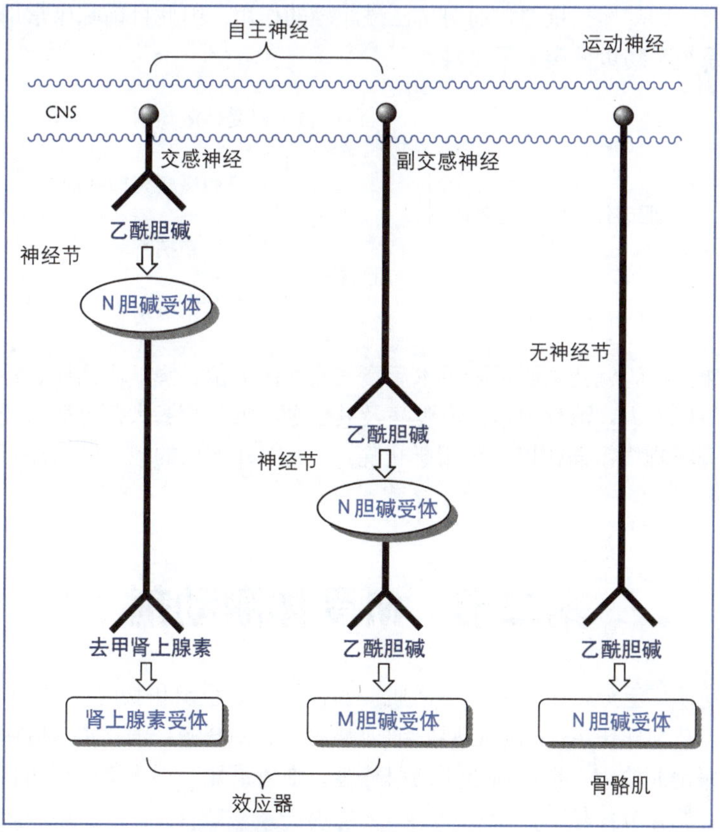

图13-1 传出神经系统的构成

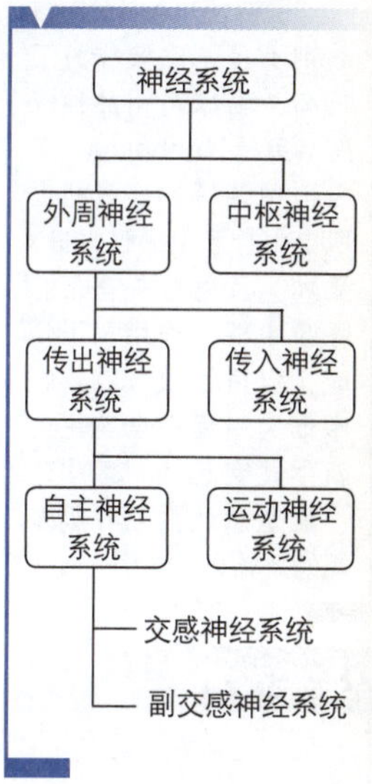

乙酰胆碱作为神经递质，属于内源性生物活性物质，必有其体内生物合成和代谢途径。在此要特别关注其代谢酶，即乙酰胆碱酯酶。

ACh在突触前神经细胞内生物合成。神经冲动使ACh释放并作用于突触后膜上的乙酰胆碱受体，产生效应。之后，ACh分子被乙酰胆碱酯酶催化水解为胆碱和乙酸而失活。胆碱经主动摄取返回突触前神经末梢，再为ACh合成所用。上述过程包括了ACh的生物合成、贮存、释放、与受体相互作用、摄取和代谢等几个环节。本章介绍的胆碱能神经系统药物，包括拟胆碱药和抗胆碱药，主要是作用于胆碱受体和乙酰胆碱酯酶两个环节之一。

现已发现M受体有M_1、M_2、M_3、M_4和M_5亚型，N受体有N_1和N_2亚型。不同亚型受体在体内分布和功能不同。

位于副交感神经节后纤维所支配的效应器细胞膜上的胆碱受体，对毒蕈碱（Muscarine）比较敏感，故这部分受体称为毒蕈碱型受体（M受体）。位于神经节细胞和骨骼肌细胞膜上的胆碱受体，对烟碱（Nicotine）更为敏感，故这些部位的受体称为烟碱型受体（N受体）。

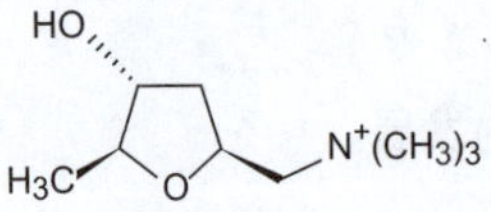

毒蕈碱

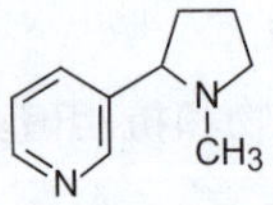

烟碱

目前使用的N受体激动剂不多，主要作为工具药，临床药用品种仅有洛贝林（Lobeline，又名山梗菜碱），最初提取自山梗菜。通过兴奋N受体，反射性兴奋延髓呼吸中枢，作用弱于烟碱，仅持续数分钟。临床作为中枢兴奋药用于新生儿窒息、一氧化碳中毒窒息及其它呼吸衰竭的急救。

笼统地讲，拟胆碱药（cholinergic agents）是一类具有与ACh相似作用的药物，其中M受体激动剂、N受体激动剂属于直接作用于胆碱受体的拟胆碱药。通过抑制乙酰胆碱酯酶而减缓乙酰胆碱降解失活的药物，则属于间接作用的拟胆碱药。抗胆碱药（anticholinergic agents）主要通过阻断乙酰胆碱与其受体的结合（即受体拮抗剂）而对抗乙酰胆碱的作用。因此目前临床常用的胆碱能神经系统药物可分类如下：

- 胆碱能神经系统药物
  - 拟胆碱药
    - M受体激动剂
    - 乙酰胆碱酯酶抑制剂
  - 抗胆碱药
    - M受体拮抗剂
    - N受体拮抗剂

温故知新

抗痴呆药，见第十一章。

临床上拟胆碱药主要用于手术后腹气胀、尿潴留；降低眼内压，治疗青光眼；缓解肌无力；治疗阿尔茨海默病及其它老年痴呆症；大部分胆碱受体激动剂还具有吗啡样镇痛作用，可用于止痛；具有N样作用的拟胆碱药还可缓解帕金森症。

第二节　M受体激动剂

M受体属于G蛋白偶联受体超家族。

M受体广泛分布于心脏、平滑肌、腺体等外周组织和脑内。ACh作用于M受体，产生M样作用，引起心肌收缩力减弱，心率减慢；消化道、呼吸道及其它脏器平滑肌收缩；动脉血管平滑肌松弛，血管舒张，但大剂量又可使静脉血管收缩；腺体分泌增加。

通过激动M受体而发挥与乙酰胆碱相似作用的药物即为M受体激动剂（muscarinic receptor agonists）。按化学结构分类，M受体激动剂可分为胆碱酯类和生物碱类。前者主要是乙酰胆碱合成类似物，后者是植物来源的生物碱及合成类似物。

学有所思

乙酰胆碱本身就是M受体激动剂，可否直接作为药物使用？

一、胆碱酯类M受体激动剂

ACh具有十分重要的生理作用，但不能作为治疗药物直接从体外补充，原因有三个。其一，ACh对所有胆碱受体部位无选择性，导致产生副作用。其二，ACh为季铵结构，不易透过生物膜，因此生物利用度极低。其三，ACh化学稳定性较差，在水溶液、胃肠道和血液中均易被水解或胆碱酯酶催化水解，失去活性。所以临床使用的胆碱酯类M受体激动剂是依据ACh化学结构，研究构效关系，设计开发的性质较稳定，同时具有较高选择性的合成药物。其中以氯贝胆碱为代表药物。

氯贝胆碱（Bethanechol Chloride）是人们对乙酰胆碱结构改造的结果。保持乙酰胆碱分子骨架长度和季铵离子不变，进行两点结构变化：①乙酰胆碱作用短暂和不稳定性是由于其分子中酯基的快速水解。以相对不易水解的氨甲酰基取代乙酰氧基大大提高了酯基的稳定性，可以口服，作用强且较持久。②在季铵离子的β位上引入一个甲基，由于空间位阻，在体内不易被胆碱酯酶所破坏，进一步稳定酯基。同时，该甲基使M样作用与乙酰胆碱相同，但N样作用大大减弱，成为选择性M受体激动剂，降低了毒副作用。

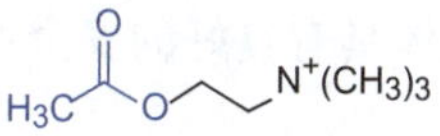

乙酰胆碱

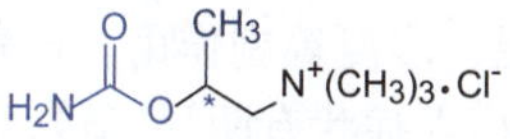

氯贝胆碱

氯贝胆碱的β－C是手性中心，*S*构型异构体的活性大大高于*R*构型体。

氯贝胆碱对胃肠道和膀胱平滑肌的选择性较高，对心血管系统的作用几无影响。由于不易被胆碱酯酶水解，它的作用较乙酰胆碱长。临床主要用于手术后腹气胀、尿潴留以及其它原因所致的胃肠道或膀胱功能异常。

临床使用的胆碱酯类M受体激动剂还有卡巴胆碱（Carbachol）和氯醋甲胆碱（Methacholine Chloride），但选择性和稳定性均不如氯贝胆碱。卡巴胆碱可以口服，作用强而较持久，但兼具M样作用和N样作用，因而毒副反应较大，仅限于青光眼的治疗。氯醋甲胆碱主要用于口腔黏膜干燥症或偶用于支气管高敏性的诊断。

学有所思

通过比较乙酰胆碱、卡巴胆碱、氯醋甲胆碱和氯贝胆碱的结构，来理解它们在作用选择性和稳定性上的差异，以及由此带来的临床应用上的不同。

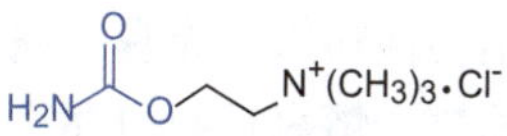

卡巴胆碱

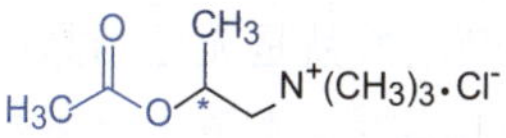

氯醋甲胆碱

二、生物碱类M受体激动剂

最为人们熟知的天然生物碱类M受体激动剂就是毒蕈碱，属季铵类化合物，1869年由捕蝇蕈中提取，含量很低，在丝盖伞菌属和杯伞菌属中含量较高。正是从那时起人们开始认识毒蘑菇中的化学成分。因毒蕈碱毒性强，不作药用。一般误食后1小时内毒性即发作，可用阿托品解毒。

其它生物碱类M受体激动剂多用于抗痴呆研究，只有毛果芸香碱目前还在临床用作拟胆碱药。

M受体存在五种受体亚型，分布于不同组织中，其选择性激动剂有不同的临床治疗作用。如2000年已经上市的M_1/M_3受体激动剂西维美林（Cevimeline），起初临床用于治疗阿尔茨海默病（Alzheimer's disease，AD），后被中止，转向用于口腔干燥症的临床治疗。

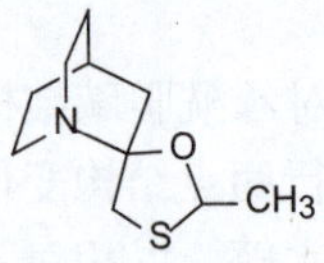

西维美林

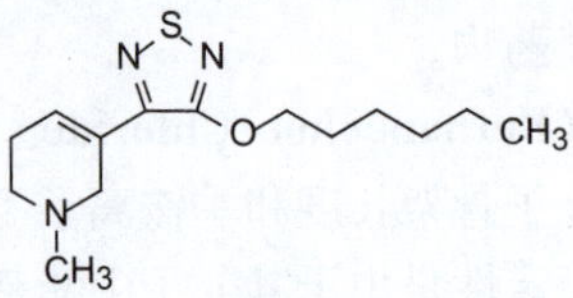

呫诺美林

选择性中枢M_1受体激动剂目前被认为是较有前途的抗痴呆药物的主要类型之一。其中呫诺美林（Xanomeline）是第一个进入临床研究的化合物。该药可强烈刺激脑内磷脂酰肌醇水解，适度增加脑内ACh水平，而不产生心动过速、震颤、低温、多涎等副作用。该药对人体具有良好的安全性和耐受性，接受其治疗的AD病人症状有明显好转。

硝酸毛果芸香碱 Pilocarpine Nitrate

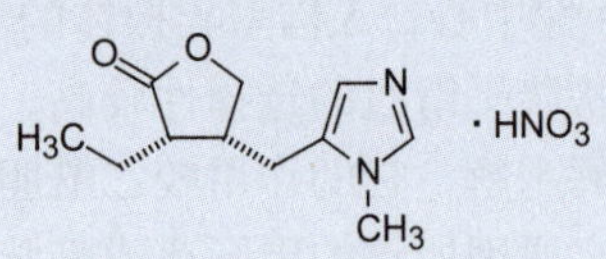

硝酸毛果芸香碱别名匹鲁卡品。

化学名为4-[(1-甲基-1*H*-咪唑-5-基)甲基]-3-乙基-二氢-2(3*H*)-呋喃酮硝酸盐。

毛果芸香碱是芸香科植物毛果芸香叶子中分离出的一种生物碱。为黏稠的油状液体或晶体，具吸湿性。毛果芸香碱的化学结构与乙酰胆碱明显不同，属叔胺类化合物。但在体内仍以质子化的季铵正离子为活性形式。

毛果芸香碱硝酸盐是无色结晶或白色结晶性粉末，无臭，遇光易变质。易溶于水，微溶于乙醇，不溶于三氯甲烷或乙醚。熔点174～178℃，熔融时同时分解。

毛果芸香碱结构母核五元内酯环的3、4位有两个手性中心，其中C3的构型较易确定，是*S*构型。C4的立体化学按照3、4位取代基位于五元内酯环的同侧，命名为顺式（3*S*-*cis*）。

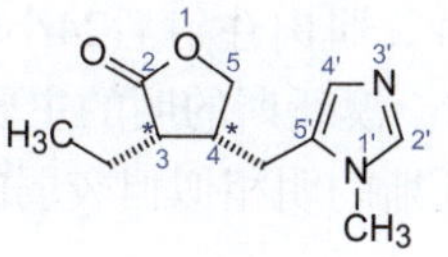

毛果芸香碱结构中咪唑环上有两个碱性氮原子，pK_a分别为7.15（N3′）和12.57（N1′）。

毛果芸香碱具有M胆碱受体激动作用，对汗腺、唾液腺的作用强大，造成瞳孔缩小，眼内压降低。临床用其硝酸盐或盐酸盐制成滴眼液，用于治疗原发性青光眼。但眼部生物利用度较低限制了其应用。将其内酯环水解开环，并将生成的羧基和羟基分别酯化，制得脂溶性增强的前药，提高了生物利用度和化学稳定性。

见第二十七章，药物的化学结构修饰。

第三节 乙酰胆碱酯酶抑制剂

胆碱能神经兴奋时释放进入神经突触间隙的游离乙酰胆碱（未结合于受体上），会被乙酰胆碱酯酶（acetylcholinesterase，AChE）迅速催化水解为胆碱和乙酸，终结神经冲动的传递。抑制AChE将导致乙酰胆碱的积聚，从而延长并增强乙酰胆碱的作用。乙酰胆碱酯酶抑制剂（AChE inhibitors，AChEIs），又称为抗胆碱酯酶药（anticholinesterases），因不与胆碱受体直接相互作用，属于间接拟胆碱药。

可逆性乙酰胆碱酯酶抑制剂临床应用广泛，包括青光眼、重症肌无力、麻痹性肠梗阻、膀胱迟缓、阿尔茨海默病等，逆转抗胆碱药中毒，还可预防有机磷神经毒剂中毒。临床常见品种十几种，来源包括植物提取的生物碱和合成药物，均为叔胺类或季铵类化合物。其中叔胺类以中枢作用为主（见第十一章抗痴呆药），季铵类则主要表现外周作用，以溴新斯的明为代表药物。难逆性AChEI还广泛用作农业杀虫剂，并作为化学毒剂用于战争。

溴新斯的明 Neostigmine Bromide

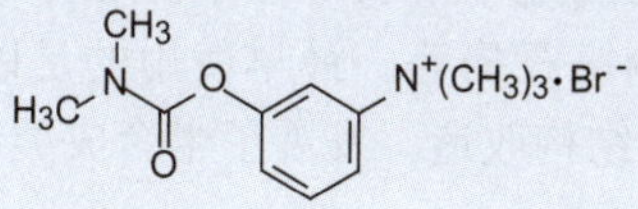

化学名为溴化-*N*,*N*,*N*-三甲基-3-[(二甲氨基)甲酰氧基]苯铵。

本品为白色结晶性粉末；无臭，味苦。具吸湿性，极易溶于水，水溶液呈中性；易溶于乙醇和三氯甲烷；几乎不溶于乙醚。熔点171～176℃，熔融时同时分解。游离碱的pK_a为12.0。

新斯的明的化学结构由三部分组成，即季铵阳离子部分、芳香环部分及氨基甲酸酯部分。此外，阴离子部分可以是Br^-（溴新斯的明）或$CH_3SO_4^-$（甲硫酸新斯的明）。

学有所思

乙酰胆碱是胆碱酯酶的天然底物，新斯的明是胆碱酯酶抑制剂，两者都可与胆碱酯酶催化中心相结合。因此乙酰胆碱和新斯的明在结构上必有相似性。是什么呢？

溴新斯的明口服后在肠内有一部分被破坏，故口服剂量远大于注射剂量。静脉注射后半衰期约为50分钟。肌肉注射后24小时内80%的药物经尿排泄，其中40%为原型，其余为代谢物。溴新斯的明的主要代谢物是酯水解产物溴化3-羟基苯基三甲铵，具有与溴新斯的明相似但较弱的活性。

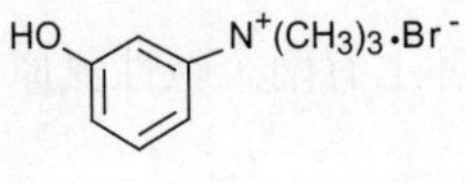

溴化3-羟基苯基三甲铵

新斯的明属于可逆性胆碱酯酶抑制剂，临床常用溴新斯的明供口服，甲硫酸新斯的明供注射用，用于重症肌无力和术后腹气胀及尿潴留。也用于非去极化型肌松药中毒的解救。麻痹性肠梗阻和膀胱迟缓以新斯的明最为有效。大剂量时可引起恶心、呕吐、腹泻、流泪、流涎等，可用阿托品对抗。

溴新斯的明的吡啶类似物溴吡斯的明（Pyridostigmine Bromide）和苄吡溴铵（Benzpyrinium Bromide）比溴新斯的明作用时间更长。溴吡斯的明的毒性只有溴新斯的明的1/5，已成为治疗重症肌无力使用最多的药物，还可预防战争毒剂中毒。

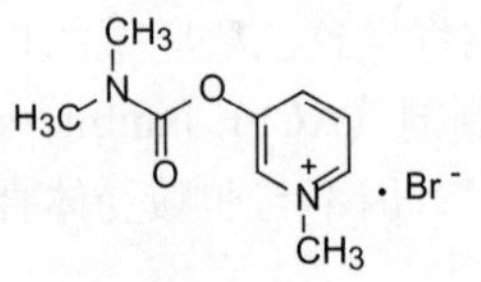

溴吡斯的明

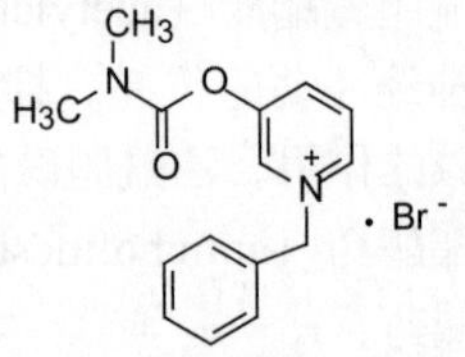

苄吡溴铵

第四节　M受体拮抗剂

M受体拮抗剂（muscarinic receptor antagonists）选择性阻断乙酰胆碱与M受体的相互作用，呈现抑制腺体（唾液腺、汗腺、胃液）分泌、散大瞳孔、加快心律、松弛支气管和胃肠道平滑肌等作用。临床用于治疗消化性溃疡、散瞳、平滑肌痉挛导致的内脏绞痛等。最早使用的是以阿托品为代表的茄科生物碱类，后对阿托品进行结构改造，发展了半合成类似物、合成解痉药和散瞳药。

一、茄科生物碱类M受体拮抗剂

茄科生物碱类M受体拮抗剂包括从茄科植物颠茄、曼陀罗及莨菪等分离提取出的生物碱，有阿托品（Atropine）、东莨菪碱（Scopolamine）、山莨菪碱（Anisodamine）和樟柳碱（Anisodine），以及它们的半合成类似物。

硫酸阿托品 Atropine Sulphate

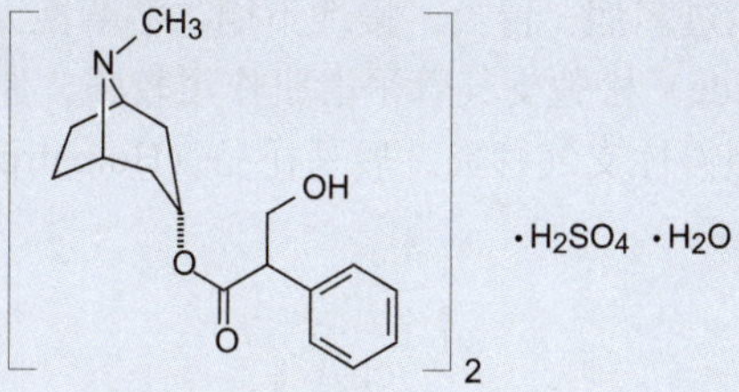

化学名为α-(羟甲基)苯乙酸-8-甲基-8-氮杂双环[3.2.1]-3-辛酯硫酸盐一水合物。

本品为无色结晶或白色结晶性粉末，无臭，味苦。极易溶于水，水溶液呈中性反应，能在100℃消毒30分钟，遇碱性药物（如硼砂）可引起分解。易溶于乙醇，不溶于乙醚或三氯甲烷。熔点190～194℃，熔融时同时分解。

阿托品是由莨菪醇和莨菪酸形成的酯。莨菪醇又名托品，有3个手性碳原子C1、C3和C5，由于内消旋而无旋光性。托品有两种稳定构象，分别为椅式和船式，二者互为平衡。由于船式能量稍高于椅式，故通常写成椅式。

莨菪酸又名托品酸，即α-(羟甲基)-苯乙酸。天然的托品酸为*S*-构型，是左旋体。从植物中分离提取阿托品时，莨菪酸极易发生消旋化，故硫酸阿托品是没有旋光性的。

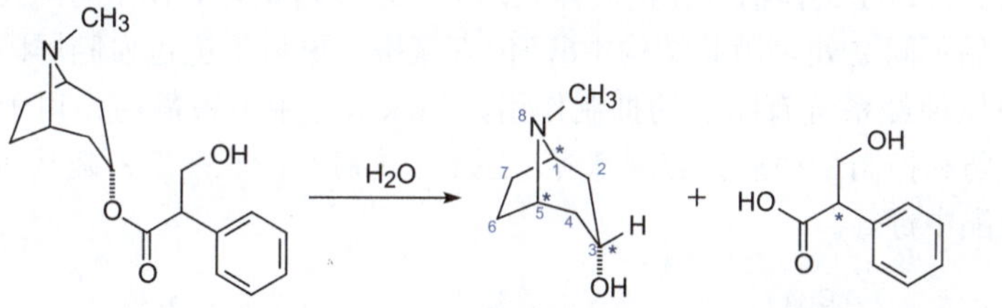

阿托品含叔胺结构，碱性较强，$K_b=4.5\times10^{-5}$，在水溶液中能使酚酞呈红色。其酯键在弱酸性、近中性条件下较稳定，pH3.5～4.0最稳定，碱性时易水解，生成莨菪醇和消旋莨菪酸。

> 制备注射液时要注意控制pH，可加入1%氯化钠作稳定剂，采用硬质中性玻璃安瓿，还要控制灭菌温度。

阿托品易从消化道、皮肤、黏膜、眼吸收，经血液分布于全身，可透过血脑屏障和胎盘。在肝脏代谢，产生几种代谢物，其中包括托品和托品酸。

阿托品可从茄科植物分离提取，也可用全合成法制备。

阿托品具有外周及中枢M胆碱受体拮抗作用，但对M_1和M_2受体缺乏选择性。能解除平滑肌痉挛，抑制腺体分泌，抗心动过缓性心律失常，抗休克，临床用于治疗各种内脏绞痛、麻醉前给药、盗汗、心动过缓及多种感染中毒性休克。眼科用于治疗睫状肌炎症及散瞳，还用于有机磷酸酯类中毒的解救。

阿托品毒性较大，可致瞳孔散大，唾液及汗液分泌减少，心跳加速，兴奋、烦躁甚至惊厥。虽然本品左旋体抗M胆碱作用比消旋体强2倍，但左旋体的中枢兴奋作用比右旋体强8～50倍，毒性更大，所以临床使用更安全、也更易制备的外消旋体。

> 中国药典规定硫酸阿托品旋光度不得超过-0.4°，以保证做到完全消旋化。

将阿托品做成季铵盐，因难以通过血脑屏障，而不能进入中枢神经系统，不呈现中枢作用，如溴甲阿托品（Atropine Methobromide），主要用于胃及十二指肠溃疡、胃酸过多症、胃炎、慢性下痢、痉挛性大肠炎等。异丙托溴铵（Ipratropium Bromide）松弛支气管平滑肌作用较强，制成气雾剂，用于防治支气管哮喘和喘息型慢性支气管炎。后马托品（Homatropine）是由Atropine衍生出的另一个药物。

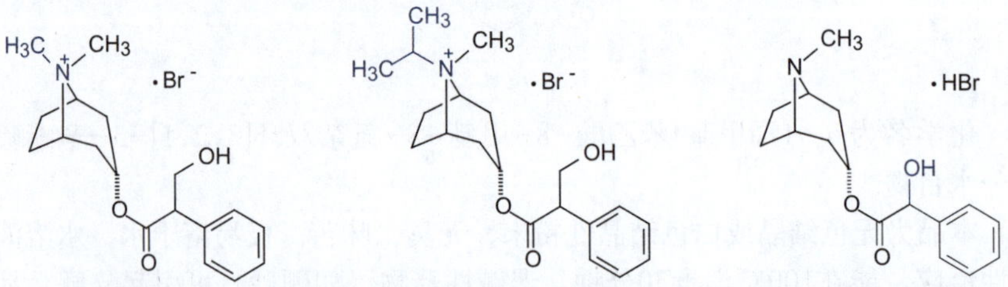

溴甲阿托品 异丙托溴铵 氢溴酸后马托品

氢溴酸后马托品（Homatropine Hydrobromide）为合成的阿托品类似物，由托品与羟基苯乙酸成酯，作用快、持续时间短，更适用于眼科散瞳检查。

氢溴酸东莨菪碱（Scopolamine Hydrobromide）从茄科植物中提取制得。东莨菪碱结构中氨基醇部分为莨菪品（亦称东莨菪醇），与托品相比，在6,7位间多一个β－取向的桥氧基团。东莨菪碱具左旋性，遇稀碱液时易发生消旋化。东莨菪碱左旋体活性比消旋体大两倍。东莨菪碱外周作用与阿托品相似，与阿托品不同之处是因其结构中6,7位有氧桥，更易于透过血脑屏障和胎盘，故对中枢神经系统有明显的抑制作用，临床用作中枢镇静药，用于全麻前给药、预防和控制晕动症、震颤麻痹，还用于内脏平滑肌痉挛、睫状肌麻痹和有机磷酸酯中毒等。

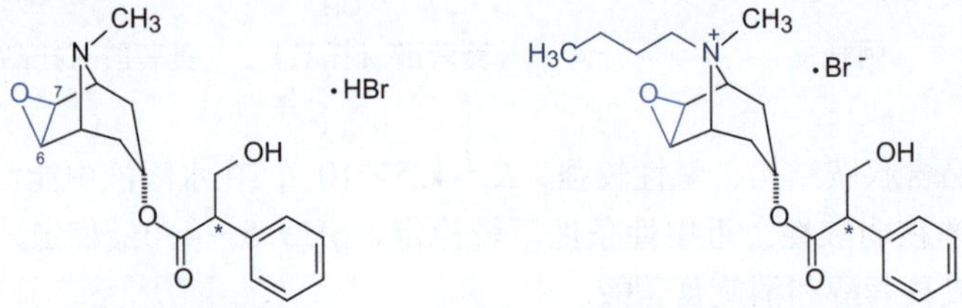

氢溴酸东莨菪碱 丁溴东莨菪碱

与阿托品季铵类似物的做法是一致的。

丁溴东莨菪碱（Scopolamine Butylbromide）是东莨菪碱的季铵类似物。为了降低东莨菪碱的中枢作用，在其莨菪品氮原子上引入烷基，成为季铵离子，限制进入中枢，因此出现了一些合成的东莨菪碱类似物。本品对胃肠道平滑肌的解痉作用强于阿托品，而对心脏、瞳孔、唾液腺的影响较小，少见中枢兴奋作用。本品口服不易吸收。肌注或静注后很快生效，可持续2~6小时。用于溃疡和胃肠道痉挛、慢性支气管炎和支气管哮喘，解除内脏绞痛及各种内窥镜检查的术前用药。

氢溴酸山莨菪碱（Anisodamine Hydrobromide）是在20世纪60年代由我国学者从我国特有的茄科植物唐古特山莨菪根中提取的生物碱，其氢溴酸盐又称“654”，天然品为左旋体，称“654−1”；人工合成品为消旋体，称“654−2”。山莨菪碱的氨基醇部分为6−(*S*)−羟基莨菪醇（亦称山莨菪醇）。山莨菪碱是由山莨菪醇与托品酸形成的酯。本品阻断M胆碱受体的作用与阿托品相似或稍弱。654−1与654−2的作用与用途基本相同，只是后者副作用略大。临床用于抢救感染中毒性休克，治疗血栓及各种神经痛等。

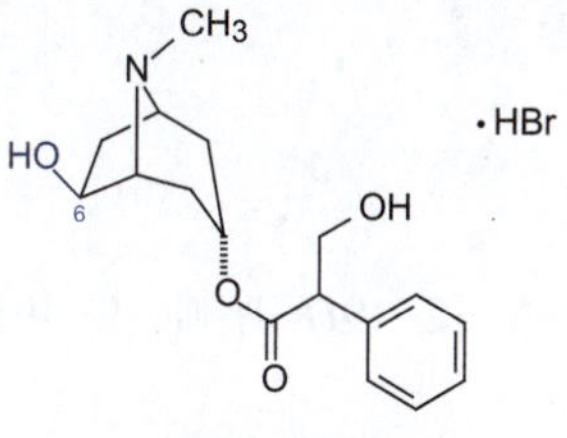

氢溴酸山莨菪碱

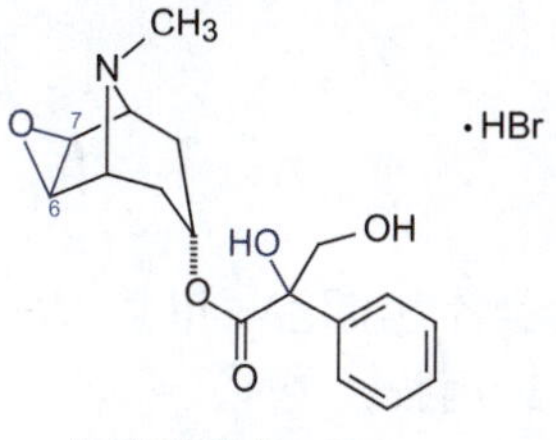

氢溴酸樟柳碱

氢溴酸樟柳碱（Anisodine Hydrobromide）也是从我国特有的茄科植物唐古特山莨菪根中提取的生物碱。樟柳碱与东莨菪碱化学结构不同处是以樟柳酸（即α−羟基托品酸）代替了托品酸。本品用于治疗血管性头痛、眼底疾病、震颤麻痹、支气管哮喘、晕动病、有机磷农药中毒等。

对比上述阿托品、东莨菪碱、山莨菪碱和樟柳碱的化学结构，很容易看出它们的区别只是6,7位氧桥和 6 位或莨菪酸α位羟基的有无。而比较这些药物的药理作用则会发现，氧桥和羟基的存在与否，对药物的中枢作用有很大影响。氧桥的存在使中枢抑制作用增强。而羟基使分子极性增强，中枢作用减弱。东莨菪碱有氧桥，中枢作用最强，对大脑皮层明显抑制，临床作为镇静药，是中药麻醉的主要成分，并且对呼吸中枢有兴奋作用。阿托品无氧桥，无羟基，仅有兴奋呼吸中枢作用。樟柳碱虽有氧桥，但莨菪酸α位还有羟基，综合影响的结果是中枢作用弱于阿托品。山莨菪碱有 6 位羟基，中枢作用是最弱的。

学有所思

比较阿托品、东莨菪碱、山莨菪碱和樟柳碱的结构，你能发现什么？这些差异对分子极性有何影响？对它们的中枢作用又有何影响？

二、合成的M受体拮抗剂

由于阿托品等茄科生物碱类对中枢和外周神经系统均有作用，对M受体亚型也缺乏选择性，因此药理作用广泛，临床应用中常引起口干、视力模糊、心悸等不良反应。对阿托品化学结构进行改造，目的在于寻找选择性高，作用强，毒性低及具有新适应证的新型合成抗胆碱药物。

剖析阿托品的结构，氨基乙醇酯被认为是“药效基本结构”。酰基上的大基团对阻断M受体功能也十分重要。根据这一思路，通过基团变换，开发了数十种季铵类和叔胺类M受体拮抗剂。这些药物的化学结构有共同点，可用下式代表它们的基本结构。其中左端可以是较大的环状基团，X可以是酯键、醚键、碳−碳键、酰胺键等。

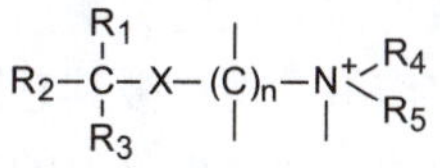

溴丙胺太林又名普鲁本辛（Probanthine）。

溴丙胺太林 Propantheline Bromide

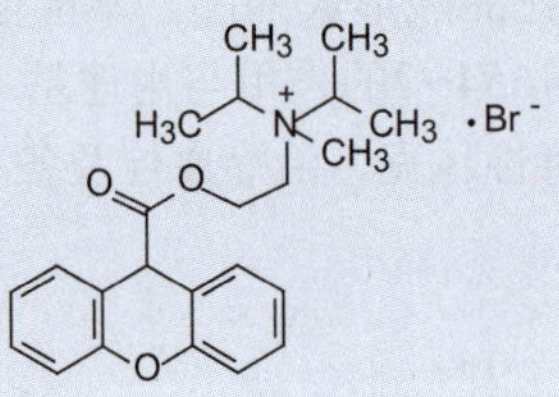

化学名为溴化*N*–甲基–*N*–(1–甲基乙基)–*N*–[2–(9*H*–咕吨–9–甲酰氧基)乙基]–2–丙胺。

本品为白色或类白色的结晶性粉末，无臭，味极苦，微有引湿性。在水、乙醇或三氯甲烷中极易溶解，在乙醚中不溶。熔点157～164℃，熔融时同时分解。

溴丙胺太林为季铵化合物，不易透过血脑屏障，中枢副作用小，外周抗M胆碱作用与阿托品类似，还有弱的神经节阻断作用。特点是对胃肠道平滑肌有选择性，主要用于胃肠道痉挛和胃及十二指肠溃疡的治疗。

哌仑西平，参见第十八章抗溃疡药。

寻找对M受体亚型具有选择性作用的药物是近年来合成抗胆碱药的发展方向。如哌仑西平（Pirenzepine）及其类似物替仑西平（Telenzepine）选择性作用于胃肠道M_1受体，能减少胃酸分泌。奥腾折帕（Otenzepad）选择性作用于心脏M_2受体，可用于窦性心动过缓及心肌传导阻滞的治疗。

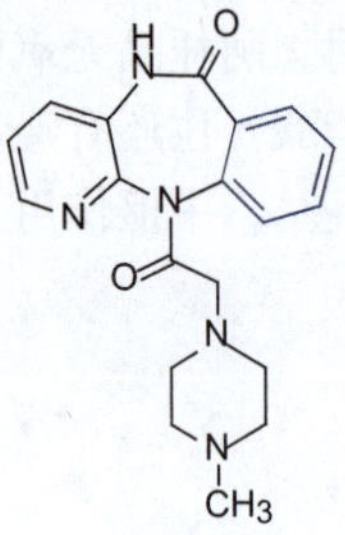

哌仑西平

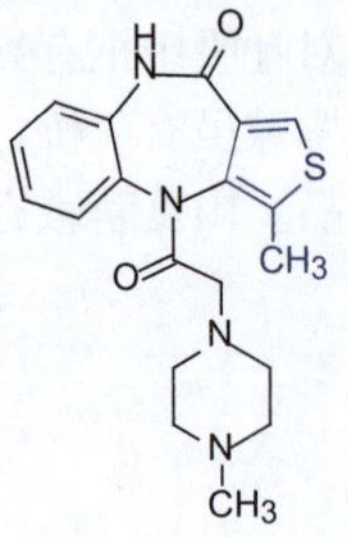

替仑西平

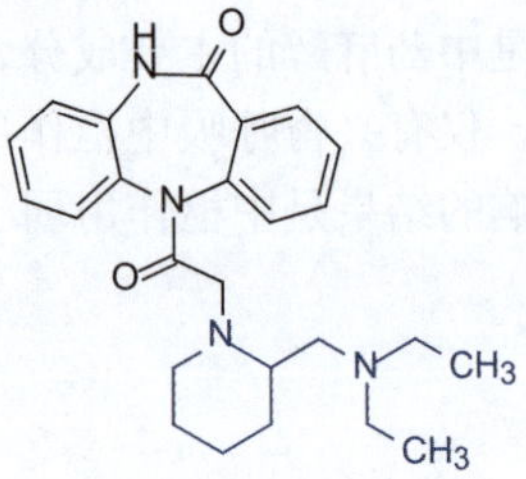

奥腾折帕

第五节 N受体拮抗剂

N受体属于配体门控受体家族，本身既是受体，又是离子通道。

N受体主要分布在自主神经节、肾上腺髓质、骨骼肌的神经肌肉接头处和脑内。ACh作用于N受体，产生N样作用，导致自主神经节兴奋，完成神经冲动的突触传递；肾上腺髓质分泌增加；骨骼肌收缩。

按照药物的作用部位及对胆碱受体亚型选择性的不同，N受体拮抗剂（nicotinic receptor antagonists）通常分为两类。①神经节阻断剂：在交感和副交感神经节选择性拮抗N_1胆碱受体，稳定突触后膜，阻断神经冲动在神经节中的传递，主要呈现降低血压的作用，现多被其它降压药取代。②神经肌肉阻断剂：与骨骼肌神经肌肉接头处的运动终板膜上的N_2受体结合，阻断神经冲动在神经肌肉接头处的传递，导致骨骼肌松弛。临床用作麻醉辅助药，与全麻药合用可减少全麻药用量，在较浅的全身麻醉下使肌肉松弛，适于手术进行。

神经肌肉阻断剂按照作用机制可分为非去极化型和去极化型两大类。

临床使用的肌松药除主要为N受体阻断剂外，还包括中枢性肌松药，如氯唑沙宗就属于此类药物，主要用于治疗骨骼肌疾病和肌肉痉挛疼痛。本章不对此类药物进行讨论，而是把重点放在神经肌肉阻断剂上。

一、去极化型肌肉松弛药

去极化型肌松药与N_2受体结合并激动受体，使终板膜及邻近肌细胞膜长时间去极化，阻断神经冲动的传递，导致骨骼肌松弛。由于多数去极化型肌松药不易被乙酰胆碱酯酶分解破坏，其作用类似过量的乙酰胆碱长时间作用于受体，因此本类药物过量时，不仅不能用抗胆碱酯酶药解救，反而会增强其作用，此缺点妨碍了去极化型肌松药在临床上的应用。但本类中氯化琥珀胆碱例外，由于起效快，且易被胆碱酯酶水解失活，故作用持续时间短，易于控制，属于软药，是本类中少有的在临床使用的药物之一。

温故知新

软药，第二十六章。

氯化琥珀胆碱 Suxamethonium Chloride

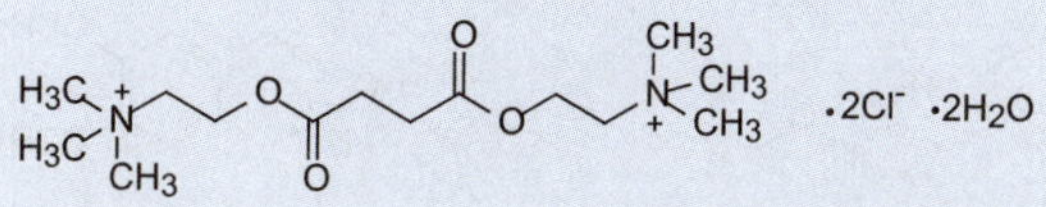

化学名为二氯化2,2′-[(1,4-二氧-1,4-亚丁基)双(氧)]双[*N*,*N*,*N*-三甲基乙铵]二水合物。

本品为白色或几乎白色的结晶性粉末；无臭，味咸。在水中极易溶解，在乙醇或三氯甲烷中微溶，在乙醚中不溶。熔点157～163℃，无水物的熔点190℃，无水物有引湿性。

本品为琥珀酸的双胆碱酯，其酯键在固体状态下是稳定的，但在水溶液中不稳定，可水解。水解速度随pH和温度而变化，碱性条件下易水解。两个酯键顺序水解，终产物为琥珀酸和 2 分子氯化胆碱。

本品注射液用丙二醇为溶剂，稳定性较好。

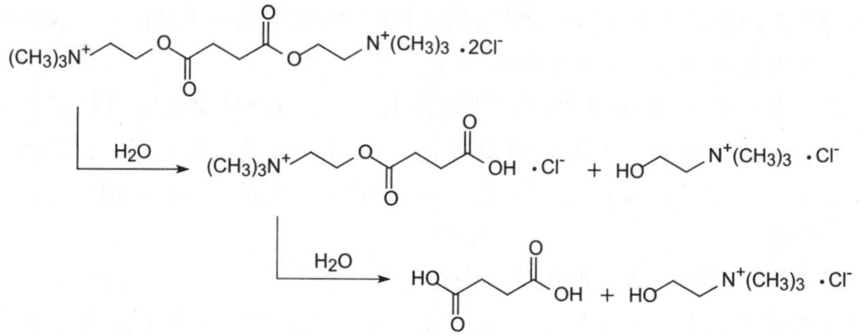

学有所思

本品贮存过久，可能产生什么杂质？

本品注射给药后，在血浆中迅速被胆碱酯酶水解，产物同上。这就是本品作用持续短、易于控制的原因。

氯化琥珀胆碱起效快（1 分钟），作用持续时间短（5 分钟），适用于气管插管术，也可缓解破伤风的肌肉痉挛。本品不能与碱性药物如硫喷妥钠等合用。

二、非去极化型肌肉松弛药

非去极化型肌松药和乙酰胆碱竞争，与N_2受体结合，因无内在活性，不能激活受体，但是又阻断了乙酰胆碱与N_2受体的结合及去极化作用，使骨骼肌松弛，因此又称为竞争性肌松药。当给予抗胆碱酯酶药后，随着终板膜处乙酰胆碱水平增高，可以使神经肌肉阻断作用逆转，在使用中容易控制，比较安全，临床用肌松药多为此类。

早期用于临床的是生物碱类肌松药如氯筒箭毒碱，因毒性太大现已少用。近年来发展的四氢异喹啉类及甾类合成肌松药应用更为广泛。其中四氢异喹啉类就是从天然生物碱类的结构和作用特点出发，应用软药原理设计成功的。

苯磺阿曲库铵　Atracurium Besylate

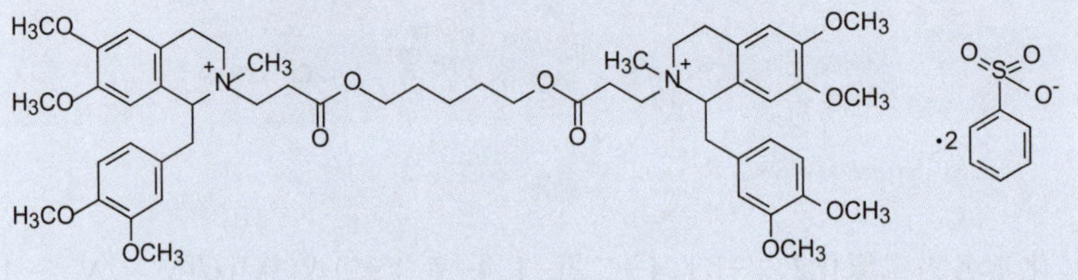

化学名为2,2′-[1,5-亚戊基双[氧-(3-氧代-3,1-亚丙基)]]双[1-[(3,4-二甲氧苯基)甲基]-1,2,3,4-四氢-6,7-二甲氧基-2-甲基异喹啉鎓]二苯磺酸盐。

苯磺阿曲库铵是软药设计的成功实例。从天然生物碱肌松药的结构特点出发，以分子内对称的含四氢异喹啉的双季铵结构为母体，在季铵氮原子的β位上引入吸电子的酯基，使其在体内生理条件下可以发生非酶性Hofmann消除反应，以及非特异性血浆酯酶催化的酯水解反应，迅速代谢失活，避免了对肝、肾代谢的依赖性，克服了其它神经肌肉阻断剂应用中的一大缺陷——蓄积中毒问题。制成苯磺酸盐是为了增加水溶性。

> **温故知新**
> 药物的成盐修饰，第二十七章。

在制备和贮存苯磺阿曲库铵注射液时，应注意pH和温度对稳定性的影响。Hofmann消除和酯水解均被碱催化，而酯水解也被酸催化，因此pH3.5时最稳定。温度低时反应速度降低，所以制备注射液时应控制pH～3.5并在2～8℃贮存。

苯磺阿曲库铵的非去极化型肌松作用强，起效快（1～2分钟），维持时间短（约半小时），不影响心、肝、肾功能，无蓄积性，是比较安全的肌松药。

阿曲库铵分子结构中有4个手性中心：C1，N2，C1′，N2′，理论上存在16个旋光异构体。由于分子的对称因素等原因，异构体数目减少。这些异构体中，以1*R*-顺式，1′*R*-顺式的顺苯磺阿曲库铵（Cisatracurium Besylate）活性最强，为苯磺阿曲库铵的3倍，无引起组胺释放和心血管副作用，已用于临床。

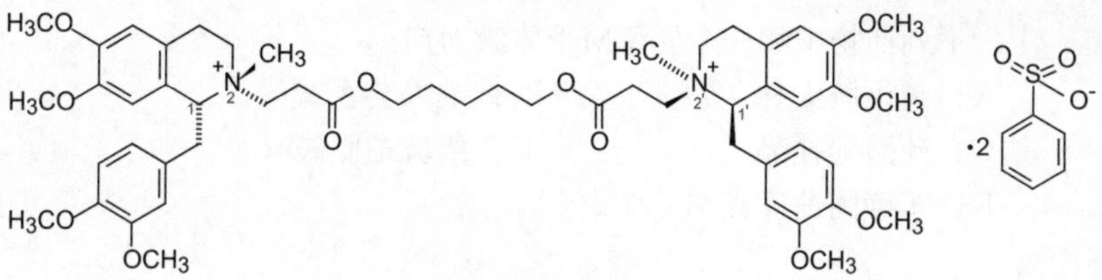

顺苯磺阿曲库铵

近年来临床应用的本类药物还有多库氯铵（Doxacurium Chloride）和米库氯铵（Mivacurium Chloride），前者起效稍慢（4～6分钟），维持时间长（90～120分钟），为一长效药物；而后者起效快（2～4分钟），维持时间短（12～18分钟），为一短效药物。两者均较安全。

泮库溴铵（Pancuronium Bromide）为5α-雄甾烷衍生物。在其结构中环A和环D部分，各存在一个乙酰胆碱样的结构片段，属于双季铵结构的肌松药。虽为雄甾烷衍生物，却无雄性激素作用。泮库溴铵的肌松作用强，起效快（4～6分钟），持续久（120～180分钟），无神经节阻滞作用，不促进组胺释放，治疗剂量时对心血管系统影响较小。现已作为大手术辅助药的首选药物。

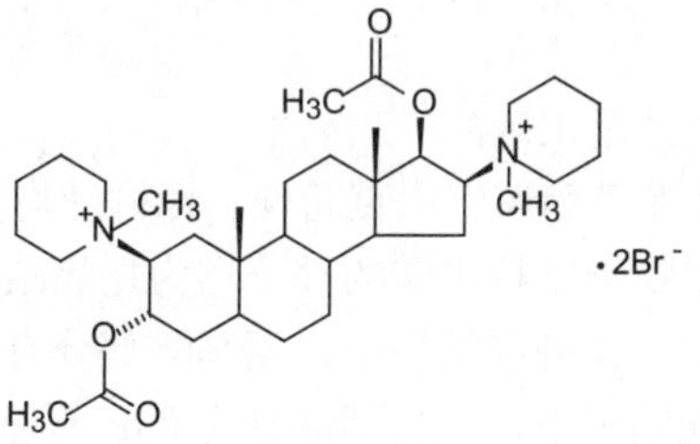

泮库溴铵

20世纪60年代初，发现一些具有雄甾烷母核的季铵生物碱具有肌肉松弛作用，经结构改造后于1968年泮库溴铵进入临床。之后，此类药物陆续有新药问世，如维库溴铵（Vecuronium Bromide）、罗库溴铵（Rocuronium Bromide）、哌库溴铵（Pipecuronium Bromide）和瑞帕库溴铵（Rapacuronium Bromide），在起效时间、持续时间、作用强度、毒副作用等方面各有特点，可满足不同用途的需要。

自测习题

最佳选择题

1．下列药物中哪一个属于M受体激动剂

A．溴丙胺太林
B．毛果芸香碱
C．硫酸阿托品
D．氯琥珀胆碱
E．苯磺阿曲库铵

2．阿托品的水解产物是

A．山莨菪醇和托品酸
B．托品和左旋托品酸
C．托品和消旋托品酸
D．莨菪品和左旋托品酸
E．莨菪品和消旋托品酸

配伍选择题

A．氯贝胆碱
B．溴新斯的明
C．东莨菪碱
D．泮库溴铵
E．毛果芸香碱

3．M受体拮抗剂

4．N受体拮抗剂

5．乙酰胆碱酯酶抑制剂

多选题

6．下列哪些叙述是正确的

A．阿托品、东莨菪碱、山莨菪碱、樟柳碱均为氨基醇酯类化合物
B．此四种生物碱结构中酸的部分均为托品酸
C．东莨菪碱、樟柳碱结构中，氨基醇部分有三元氧环
D．山莨菪碱结构中，氨基醇部分为6β–羟基托品
E．后马托品结构中酸部分也是托品酸

7．苯磺阿曲库铵具有以下哪些特点

A．具有5α–雄甾烷基本结构
B．具有5β–雄甾烷基本结构
C．具有1–苄基四氢异喹啉基本结构
D．在血浆中经Hofmann消除和酯解反应代谢，对心、肝、肾毒性小
E．为非去极化型肌松药

名词解释题

8．乙酰胆碱酯酶抑制剂

简答题

9．简述阿托品的立体化学。

10．试从氯琥珀胆碱的化学结构讨论其化学稳定性、作用持续时间与体内代谢过程的关系。

（徐　萍）

3

第十四章 外周肾上腺素能神经系统药物

外周肾上腺素能神经系统药物作用于去甲肾上腺素的生物合成、贮存、释放、与受体结合等各个位点，根据是增强或减弱交感神经递质去甲肾上腺素的作用，传统上将肾上腺素能神经系统药物分为拟肾上腺素药和抗肾上腺素药。根据作用机制，本章重点讲述肾上腺素受体激动剂和拮抗剂。

历史知识

“肾上腺素能”这一词语源于20世纪早期，当时人们从肾上腺素皮质中提取了一种物质称之为“肾上腺素”，使用肾上腺素后可以产生和兴奋交感神经系统相似的生理作用，由于交感神经是人体传出神经的一部分，于是人们就认为肾上腺素就是交感神经系统分泌的主要递质。直到20世纪40年代人们才确定去甲肾上腺素才真正是交感神经兴奋时末梢所释放的主要递质。现在肾上腺素能神经系统和交感神经系统指的是同一个概念。

交感神经系统兴奋时末梢主要释放去甲肾上腺素（Norepinephrine）和少量肾上腺素（Adrenaline），后来又发现了多巴胺（Dopamine），均为内源性活性物质，可与受体结合发挥生理效应。

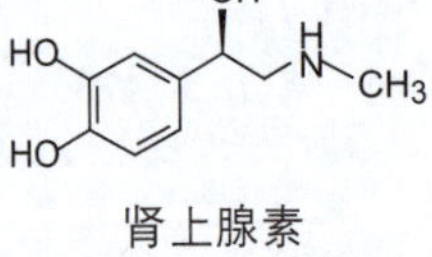

肾上腺素

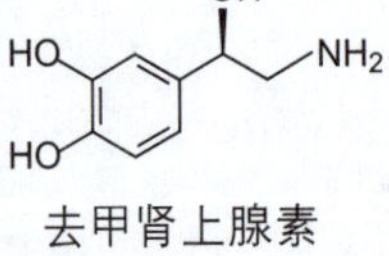

去甲肾上腺素

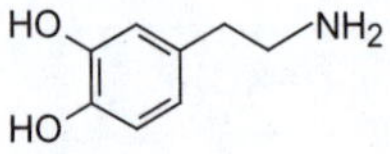

多巴胺

肾上腺素受体可分为α受体和β受体两大类，每一类又可分为多种亚型，不同亚型受体在体内各部位分布不相同，从而产生不同的生理效应。

兴奋α_1受体：平滑肌收缩、血管收缩、血压升高等。
兴奋α_2受体：反馈抑制去甲肾上腺素的释放，使血压降低、血小板聚集等。
兴奋β_1受体：心率加快，心肌收缩力加强，并可使胃肠道平滑肌松弛等。
兴奋β_2受体：血管舒张，支气管和子宫平滑肌松弛等。

第一节 肾上腺素受体激动剂

内容导航

一、肾上腺素受体激动剂的分类
二、α 受体激动剂
　重酒石酸去甲肾上腺素
　重酒石酸间羟胺
三、α 和 β 受体激动剂
　肾上腺素
　盐酸多巴胺
　盐酸麻黄碱
　盐酸伪麻黄碱
四、β 受体激动剂
　盐酸异丙肾上腺素
　盐酸多巴酚丁胺
　盐酸克仑特罗
　盐酸氯丙那林
五、肾上腺素受体激动剂的构效关系

学习目标

通过本节的学习，希望同学们能达到以下要求：

1. 理解肾上腺素受体激动剂的作用、分类以及结构特点。
2. 掌握肾上腺素受体激动剂的构效关系。
3. 掌握酒石酸去甲肾上腺素、盐酸异丙肾上腺素、盐酸多巴胺、盐酸多巴酚丁胺及盐酸麻黄碱的化学名、化学结构、理化性质和药理作用。
4. 熟悉肾上腺素、重酒石酸间羟胺、盐酸克仑特罗、盐酸氯丙那林及盐酸伪麻黄碱的化学结构和用途。

拟肾上腺素药是能产生与肾上腺素能神经兴奋相似作用的一类药物，又称为拟交感神经药。因这一类药物分子中含有氨基，有时又称为拟交感胺。

拟肾上腺素药根据作用机制可分为直接作用药、间接作用药以及混合作用药三类。直接与肾上腺素受体结合发挥作用为直接作用药，即肾上腺素受体激动剂。不与肾上腺素受体直接结合，但能促进肾上腺素能神经末梢释放递质，从而增加去甲肾上腺素的浓度，间接发挥作用，这类药物为间接作用药。兼有直接和间接作用的药物为混合作用药。本节讲述其中临床应用的主要类型——肾上腺素受体激动剂（adrenergic receptor agonists）。

一、肾上腺素受体激动剂的分类

掌握肾上腺素受体激动剂的基本结构特征和分类，对学好这一章很重要。

根据化学结构的不同，肾上腺素受体激动剂可分为苯乙胺类和苯异丙胺类两大类，也可分为儿茶酚胺类和非儿茶酚胺类。儿茶酚胺类指的是分子结构中含有3,4-苯二酚和一个氨基结构，许多拟肾上腺素药都属于儿茶酚胺类结构。

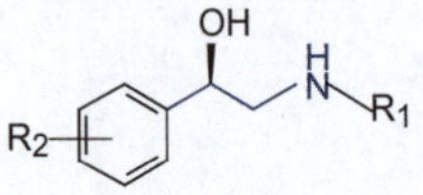

苯乙胺类

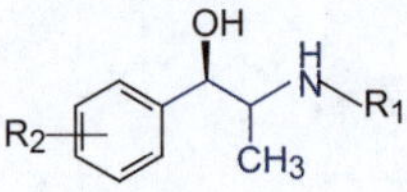

苯异丙胺类

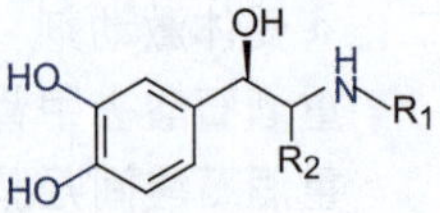

儿茶酚胺类

儿茶酚胺的结构与药物作用强、弱及时间长、短有关。儿茶酚胺药物作用强，维持时间短，易被COMT代谢失活；非儿茶酚胺药物作用弱，维持时间长，不易被COMT代谢失活。

具有儿茶酚胺结构的药物通常极性大，不易透过血脑屏障，有较强的外周作用，这一类药物在体内易被儿茶酚-*O*-甲基转移酶（COMT）催化代谢失活，一般作用时间较短，口服无效。苯乙胺是肾上腺素受体激动剂的基本结构，如在苯乙胺类分子中α碳上引入甲基，就成为苯异丙胺类，肾上腺素受体激动作用减弱，而中枢兴奋作用增强。许多中枢兴奋剂具有苯异丙胺结构，例如甲基苯丙胺（Methamphetamine，冰毒，去氧麻黄碱），亚甲二氧甲基苯丙胺（摇头丸，MDMA），滥用危害很大。

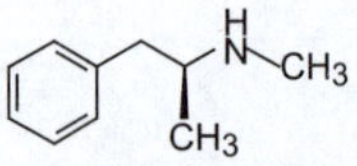

甲基苯丙胺

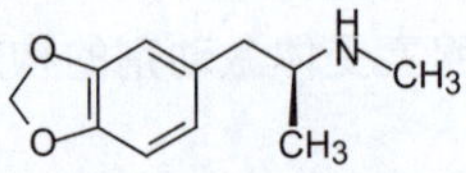

亚甲二氧甲基苯丙胺

根据对肾上腺素受体的选择性不同，肾上腺素受体激动剂可分为：①α受体激动剂，如去甲肾上腺素、间羟胺（Metaraminol）；②α和β受体激动剂，如肾上腺素、麻黄碱（Ephedrine）、多巴胺；③β受体激动剂，如异丙肾上腺素（Isoprenaline）、多巴酚丁胺（Dobutamine）、克仑特罗（Clenbuterol）。

二、α受体激动剂

重酒石酸去甲肾上腺素 Norepinephrine Bitartrate

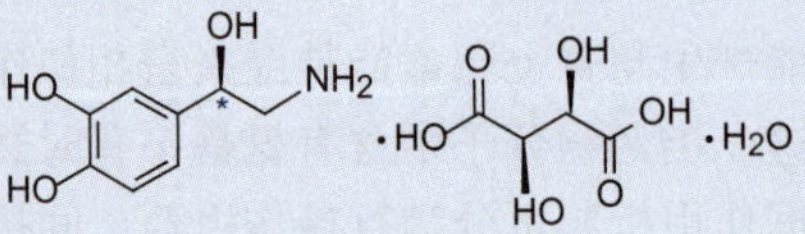

重酒石酸去甲肾上腺素的中国药典使用名称为Noradrenaline Bitartrate。

化学名为(*R*)-4-(2-氨基-1-羟基乙基)-1,2-苯二酚重酒石酸盐一水合物。

本品为白色或几乎白色结晶性粉末；无臭，味苦，遇光和空气易变质。

本品在水中易溶，在乙醇中微溶，在三氯甲烷或乙醚中不溶。熔点

100～106℃，熔融时同时分解，并显浑浊。

本品分子中有1个手性碳原子，有两种构型，*R*构型（左旋体）比*S*构型（右旋体）作用大27倍，临床上用其*R*构型（左旋体）。中国药典规定左旋去甲肾上腺素的比旋度[α]为10°～12°。温度、pH值能影响本品消旋化的速度，在加热，pH4以下消旋化速度明显加快。其溶液久置于空气中逐渐消旋化，药效降低。

本品注射剂配制和储存时应调节适宜的pH并尽量避免加热。

本品结构中具有儿茶酚结构，遇光、空气或弱氧化剂易被氧化变质。首先生成红色的去甲肾上腺素红，然后转变为棕色的多聚体。日光、少量的重金属离子、某些盐（如铁、铜、锌等）可加速本品的氧化。其溶液久置于空气中会氧化变色，应避光和空气保存。去甲肾上腺素在体内代谢见图14-1。

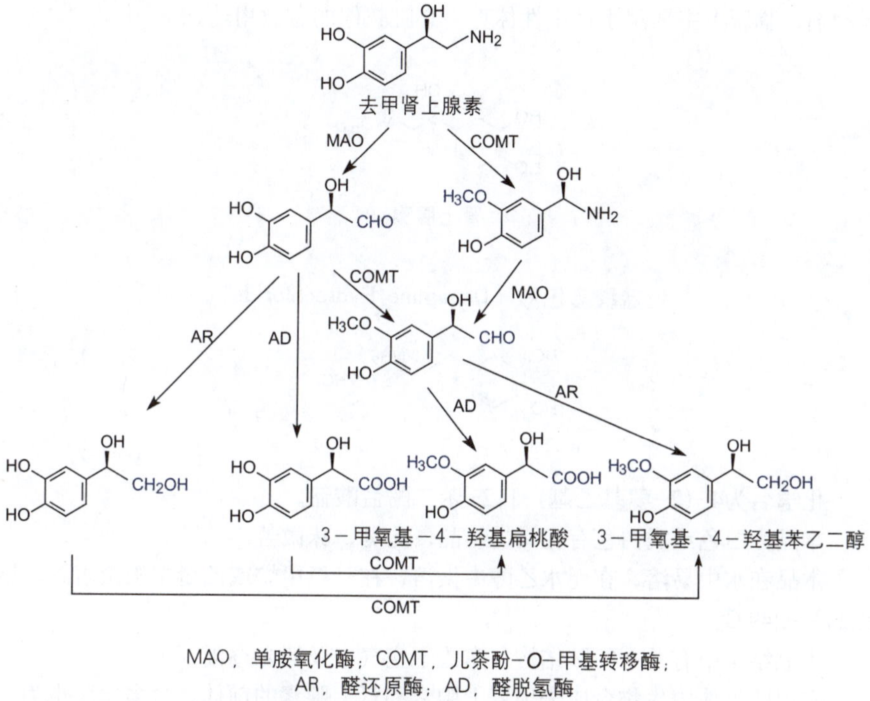

图14-1 去甲肾上腺素的代谢途径

去甲肾上腺素的代谢由MAO或COMT两种酶催化，经过不同的代谢途径，其最终代谢产物为3-甲氧基-4-羟基扁桃酸和3-甲氧基-4-羟基苯乙二醇。其它儿茶酚胺类药物也具有与去甲肾上腺素类似的代谢途径。

去甲肾上腺素能收缩血管，升高血压，静脉注射用于抗休克。本品易被肠道和肝脏的COMT和MAO代谢失活，口服无效。

重酒石酸间羟胺（Metaraminol Bitartrate）主要作为α受体激动剂，选择性地作用于α_1受体，对β受体作用弱，对心脏激动作用弱。本品为非儿茶酚胺类药物，由于不被COMT代谢，作用虽比去甲肾上腺素弱，但缓和持久。由于对心脏及肾血管作用弱，不易引起心律失常及少尿，临床上作为去甲肾上腺素的代用品，用于治疗各种休克早期、手术后或脊椎麻醉后的休克。

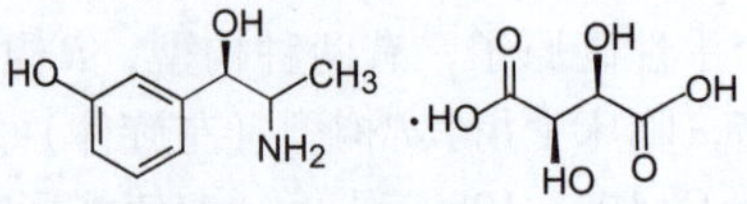

重酒石酸间羟胺

三、α和β受体激动剂

肾上腺素又名副肾碱。

肾上腺素（Adrenaline） 分子中有1个手性碳原子，两个异构体，其右旋体活性仅为左旋体的1/2，内源性的肾上腺素为左旋体。本品易发生氧化和外消旋化，在存放时应遮光，减压严封，在阴凉处保存。肾上腺素为α、β受体激动剂，临床上主要用于过敏性休克、心脏骤停的急救用药。

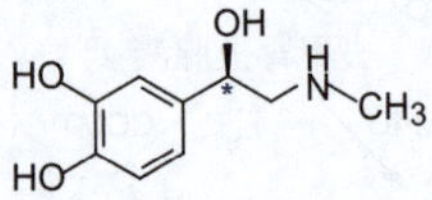

肾上腺素

盐酸多巴胺 Dopamine Hydrochloride

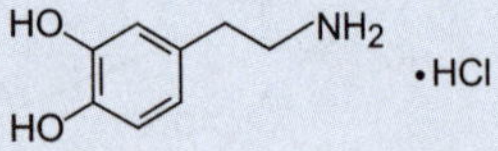

化学名为4-(2-氨基乙基)-1,2-苯二酚盐酸盐。

本品为白色或类白色有光泽的结晶，无臭，味微苦。

本品在水中易溶，在无水乙醇中微溶，在三氯甲烷或乙醚中极微溶解。熔点243～249℃。

本品结构中有儿茶酚胺结构，露置于空气中及遇光逐渐变色。

多巴胺是体内生物合成去甲肾上腺素和肾上腺素的前体，故多巴胺也为生物前体药物，进入体内可以代谢为去甲肾上腺素和肾上腺素。

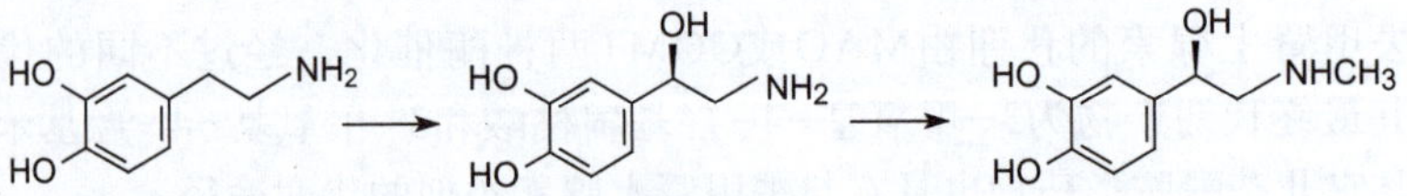

多巴胺　　去甲肾上腺素　　肾上腺素

本品的极性较大，不易透过血脑屏障，主要表现为外周作用，无中枢作用。多巴胺的作用时间短，口服无效。

多巴胺作用于多巴胺受体，舒张肾血管，增加肾血流量。同时还可直接或间接激活β_1受体，对β_2受体作用弱，也有一定的α受体激动作用。本品能增强心肌收缩力，升高血压等，用于抗休克、心肌梗死或充血性心力衰竭等。

盐酸麻黄碱 Ephedrine Hydrochloride

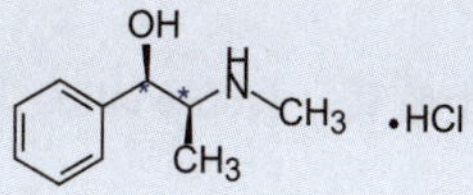

麻黄碱为二类精神药物，应严格按照国家相关规定进行使用和管理。

化学名为(1*R*,2*S*)-2-甲氨基-苯丙烷-1-醇盐酸盐。

本品为白色针状结晶或结晶性粉末；无臭，味苦。熔点217～220℃。

本品在水中易溶，在乙醇中溶解，在三氯甲烷和乙醚中不溶。

麻黄碱分子中有2个手性碳原子，4个光学异构体，结构如下：

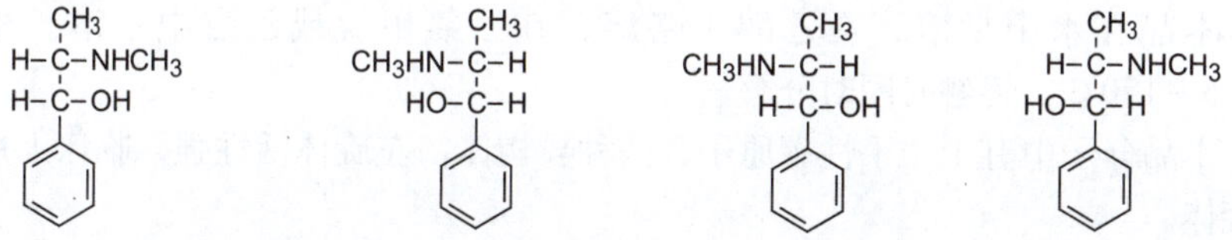

(1*R*,2*S*)-(-)麻黄碱　(1*S*,2*R*)-(+)麻黄碱　(1*R*,2*R*)-(-)伪麻黄碱　(1*S*,2*S*)-(+)伪麻黄碱

这4种异构体均具有不同强度的拟肾上腺素作用。其中活性最强的为(1*R*,2*S*)-(-)麻黄碱，为药用形式。另一种异构体(1*S*,2*S*)-(+)伪麻黄碱，其活性比麻黄碱弱，无直接拟肾上腺素药的作用，中枢副作用较小，用作复方感冒药的成分。

本品为混合作用药，与儿茶酚胺类药物相比，麻黄碱结构中苯环上无羟基，不具有儿茶酚的结构，因此麻黄碱性质较稳定，遇日光、热和空气不易变质。

麻黄碱由于不具有儿茶酚的结构，极性小，能够透过血脑屏障进入中枢，产生中枢兴奋作用。在体内不易受COMT代谢失活，作用时间持久，作用强度相对低。另外，麻黄碱属于苯异丙胺类结构，侧链α碳上有一个甲基，因空间位阻效应不易被MAO代谢失活，稳定性也增加，作用时间长。故麻黄碱的作用弱而持久，口服有效。

麻黄碱是二类精神药物，同时又是制造冰毒和摇头丸等许多毒品的原料，为国家一类易制毒化学品，麻黄碱应严格按照国家相关规定进行使用和管理。

本品为α、β受体激动剂，用于支气管哮喘、过敏性疾病、低血压以及鼻黏膜肿胀等的治疗。

盐酸伪麻黄碱（Pseudoephedrine Hydrochloride）为(1*S*,2*S*)-(+)麻黄碱，为麻黄碱的光学异构体。伪麻黄碱不具有直接作用，只有间接作用。本品对支气管的扩张作用比麻黄碱弱，中枢神经系统的副作用也比麻黄碱小，广泛用于减轻鼻腔充血和支气管充血、过敏性反应等。

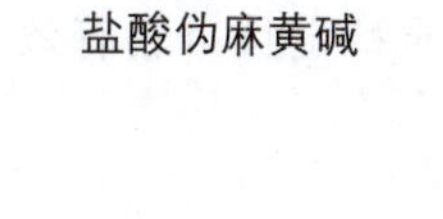

盐酸伪麻黄碱

四、β受体激动剂

盐酸异丙肾上腺素 Isoprenaline Hydrochloride

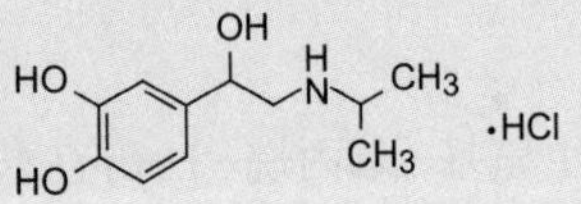

化学名为4-[(2-异丙氨基-1-羟基)乙基]-1,2-苯二酚盐酸盐。

本品为白色或类白色结晶性粉末，无臭，味微苦。

本品在水中易溶，在乙醇中略溶，在三氯甲烷或乙醚中不溶。熔点165.5～170℃，熔融时同时分解。

本品分子中有1个手性碳原子，两种异构体，左旋体活性强，临床上用其消旋体。

本品结构中有邻苯二酚结构，遇光或空气易氧化变质。其水溶液久置于空气中逐渐由粉色变为棕红色，在碱性溶液中更易变色。故本品应避光于干燥、阴凉处保存。

本品为β受体激动剂，具有扩张支气管的作用，临床上用于治疗支气管哮喘、抗休克、房室传导阻滞等。

盐酸多巴酚丁胺 Dobutamine Hydrochloride

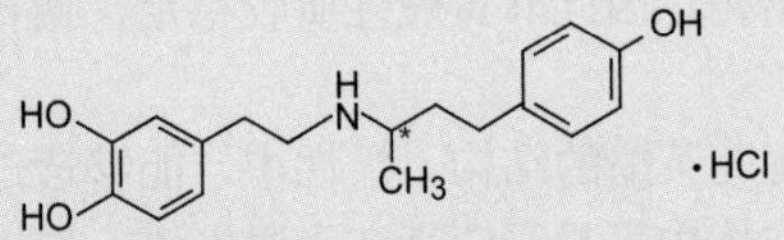

化学名为4-[2-[[1-甲基-3-(4-羟苯基)丙基]乙基]-1,2-苯二酚盐酸盐。

本品为白色或类白色结晶性粉末；几乎无臭，味微苦；露置空气中及遇光色渐变深。

本品在水中、无水乙醇中略溶，在三氯甲烷中几乎不溶。熔点188～193℃。

多巴酚丁胺是一个氮原子连有丁基芳香烷基的多巴胺的类似物，分子中有1个手性中心，两种对映异构体。这一对对映异构体有其特殊性，*S*-(－)异构体表现为β_1受体激动剂、α_1受体激动剂，*R*-(＋)异构体表现为β_1受体激动剂、α_1受体拮抗剂。在临床上用其消旋体时，对映体的α作用抵消，副作用减少，主要表现为选择性β_1受体激动剂。多巴酚丁胺在体内极易被COMT代谢，作用时间短，口服无效。

本品为选择性心脏β_1受体激动剂，作为一个心脏激动剂用于术后心力衰竭或充血性心力衰竭等。

盐酸克仑特罗（Clenbuterol Hydrochloride）结构中苯环上含有3,5-二氯，不被COMT甲基化，性质稳定且口服有效，另外其侧链上有1个手性中心。克仑特罗是无儿茶酚结构的选择性 $β_2$受体激动剂，其松弛支气管平滑肌作用强而且持久，对心脏的 $β_1$受体激动作用弱。本品主要用于支气管哮喘、哮喘型支气管炎、肺气肿等疾病的治疗。

猪吃了含有盐酸克仑特罗的饲料后，能够改变营养的代谢途径，可重新分配脂肪与肌肉的比例，抑制脂肪的合成和积累，促使瘦肉相对增加，瘦肉率可提高10%以上，脂肪相对减少，所以人们将这种药习惯上称作“瘦肉精”。克仑特罗可残留在猪肉中，人吃了这种猪肉后会出现严重的毒副作用，严格禁止用作饲料添加剂。

盐酸氯丙那林（**Clorprenaline Hydrochloride**）为选择性 β 受体激动剂，对 $β_2$受体的选择作用大于对 $β_1$受体的作用，有明显的支气管舒张作用，对心脏的兴奋作用较弱，仅为异丙肾上腺素的1/3；平喘作用较强，有增强纤毛运动、溶解黏液的作用。口服后15～30分钟生效，2～3小时血药浓度达峰值，在血中的有效浓度可维持 6 小时。适用于支气管哮喘、喘息性支气管炎。

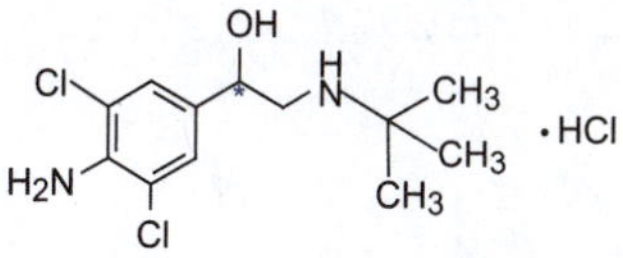

盐酸克仑特罗

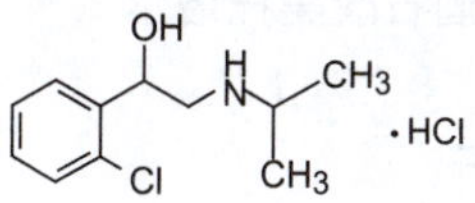

盐酸氯丙那林

五、肾上腺素受体激动剂的构效关系

肾上腺素受体激动剂的构效关系可总结于图14-2。

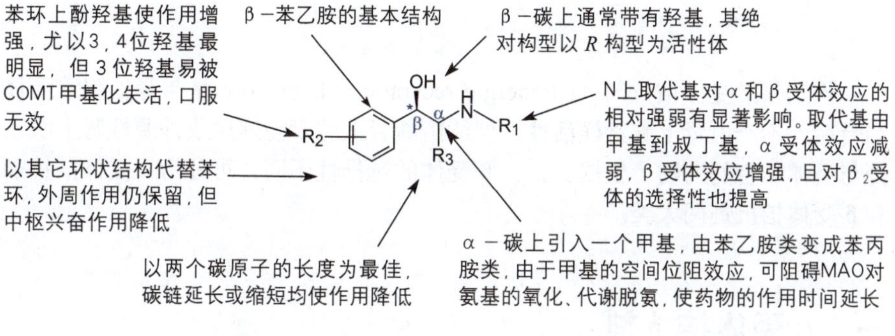

图14-2 肾上腺素受体激动剂的构效关系

学有所思

学习了这些药物后，你能总结出哪些拟肾上腺素药具有儿茶酚胺的结构？请你想一想儿茶酚胺结构与这一类药物的性质、稳定性、作用强度以及代谢之间的关系。

第二节 肾上腺素受体拮抗剂

内容导航

一、α受体拮抗剂
盐酸哌唑嗪
盐酸特拉唑嗪
育亨宾
二、β受体拮抗剂
盐酸普萘洛尔
索他洛尔
阿替洛尔
酒石酸美托洛尔

学习目标

通过本节的学习，希望同学们能达到以下要求：

1．理解肾上腺素受体拮抗剂的定义、作用、分类以及结构特点。
2．掌握盐酸哌唑嗪、盐酸普萘洛尔的化学名、化学结构、理化性质和药理作用。
3．熟悉盐酸特拉唑嗪、索他洛尔、阿替洛尔、酒石酸美托洛尔的化学结构和用途。

肾上腺素受体拮抗剂（adrenergic receptor antagonists）是与肾上腺素受体结合后，不产生肾上腺素样活性，但能阻断肾上腺素能递质或外源性肾上腺素药与受体结合的药物。根据对α、β受体的选择性不同，可分为α受体拮抗剂和β受体拮抗剂两大类。

一、α受体拮抗剂

α受体拮抗剂通常用作抗高血压药。

根据对受体亚型选择性不同，α受体拮抗剂可分为选择性α_1受体拮抗剂、选择性α_2受体拮抗剂及非选择性α受体拮抗剂。

（一）选择性α_1受体拮抗剂

α_1受体拮抗剂是上世纪60年代后期发展起来的抗高血压药物。这一类药物能选择性地阻断α_1受体，对α_2受体无影响，松弛血管平滑肌使血压下降，用于高血压的治疗。同时，α_1受体拮抗剂不引起反射性心动过速，副作用小，口服有效。

本类药物多数有2-哌嗪-4-氨基-6,7-二甲基喹唑啉的基本骨架，结构的差异仅在于哌嗪环上氮原子所连的取代基不同，从而产生了不同的药代动力学性质。主要药物有哌唑嗪（Prazosin）、特拉唑嗪（Terazosin）、多沙唑嗪（Doxazosin）等。

盐酸哌唑嗪 Prazosin Hydrochloride

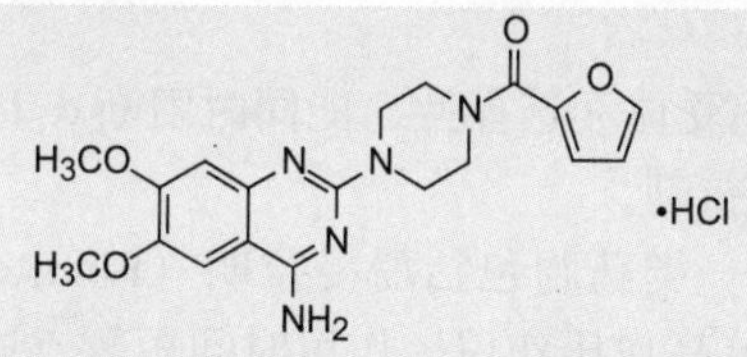

化学名为1-(4-氨基-6,7-二甲基-2-喹唑啉)-4-(2-呋喃甲酰)哌嗪盐酸盐。

本品为白色或类白色结晶性粉末；无臭，无味。

本品在乙醇中溶解，在水中几乎不溶。

本品是第一个选择性的α_1受体拮抗剂，能扩张小动脉降低外周阻力；能扩张小静脉，使回心血流量减少，从而降低血压。同时很少引起反射性心动过速，对肾血流量影响较少，主要用于高血压、慢性充血性心力衰竭的治疗。

盐酸特拉唑嗪（Terazosin Hydrochloride）为选择性α_1受体拮抗剂。与α_1受体的亲和力比哌唑嗪弱，半衰期是哌唑嗪的2～3倍，作用时间长，具有舒张血管，降低外周血管阻力的作用，同时还能使前列腺和尿道的平滑肌松弛，主要用于高血压和良性前列腺增生的治疗。

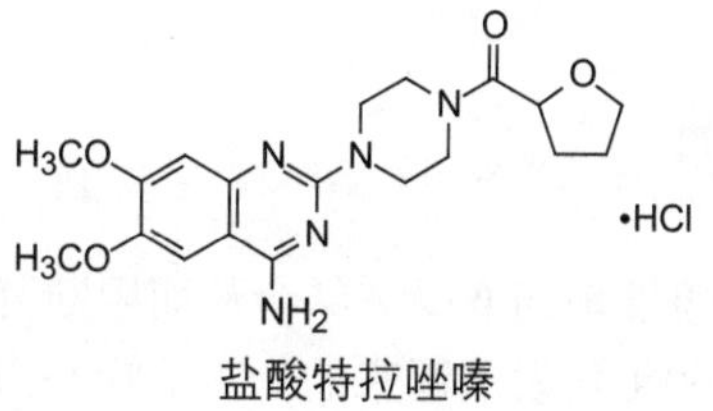

盐酸特拉唑嗪

（二）选择性α_2受体拮抗剂

育亨宾（Yohimbine）是一个从植物中提取得到的吲哚生物碱，为选择性α_2受体拮抗剂。本品能扩张血管平滑肌，降低血压，同时还可使阴茎动脉扩张等。在临床上用于治疗男性性功能障碍和体位性低血压。

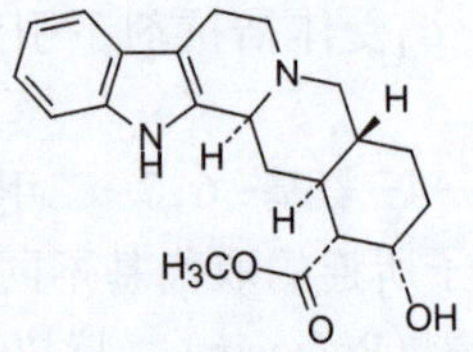

育亨宾

（三）非选择性α受体拮抗剂

本类药物对α_1、α_2受体无选择性，能同时阻断α_1和α_2受体发挥效应，称之为非选择性α受体拮抗剂。

（1）短效类：这一类药物包括酚妥拉明（Phentolamine）、妥拉唑啉（Tolazoline），具有抗高血压作用，作用时间短暂。这两个药物可能有胆碱样作用，能引起胃肠道平滑肌收缩，有组胺样作用，能引起胃酸的分泌等副作用，目前在临床上已经被更好的药物所代替。

（2）长效类：如酚苄明（Phenoxybenzamine），它是一种β－氯乙胺类衍生物，结构和氮芥类抗肿瘤药类似，可以烷基化α受体。酚苄明与受体以共价键的形式结合，这种结合是不可逆的，因此作用持久，为长效的非选择性α受体拮抗剂。

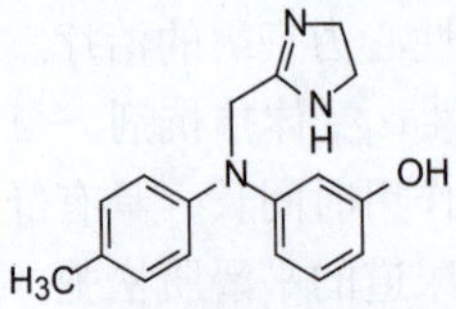

酚妥拉明

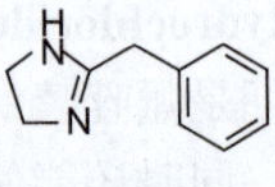

妥拉唑啉

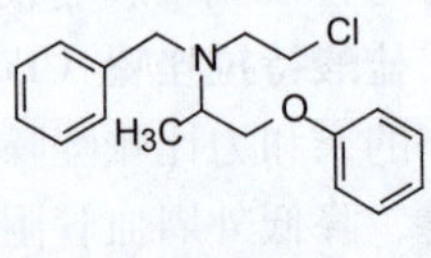

酚苄明

二、β受体拮抗剂

β受体拮抗剂广泛用于治疗高血压，心绞痛，心律失常等心血管疾病，还可用于青光眼的治疗。在美国前200位处方药中β受体拮抗剂就占了9个。在我国临床上应用的β受体拮抗剂也有40多种。你能说出在工作中经常用到的几个β受体拮抗剂的药物名称吗？试试看。

β受体拮抗剂可竞争性地与β受体结合从而阻断肾上腺素能神经递质的作用。本类药物是20世纪60年代发展起来的一类治疗心血管疾病的药物，临床上用于治疗高血压、心绞痛、心律失常和青光眼，应用较广。

（一）β受体拮抗剂的分类

根据化学结构不同，β受体拮抗剂可分为苯乙醇胺类和芳氧丙醇胺类。

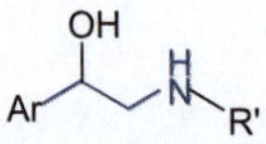

苯乙醇胺类

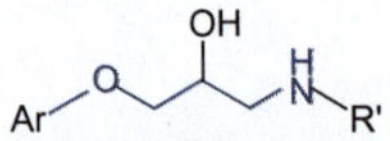

芳氧丙醇胺类

根据对β受体亚型的选择性不同，β受体拮抗剂可分为三类：

（1）非选择性β受体拮抗剂：又称为一般β受体拮抗剂，这类药物对β_1、β_2受体无选择性，对β_1、β_2受体产生强度类似的拮抗作用。由于能同时阻断这两种亚型，在治疗心血管疾病的同时，产生因阻断β_2受体而引起的支气管痉挛和哮喘等副作用，例如普萘洛尔（Propranolol）和索他洛尔（Sotalol）。

β受体拮抗剂有相同的后缀“洛尔”（-lol），所以这一类药物的名称通常以洛尔结尾，掌握这一规律可以加深记忆。

（2）选择性β_1受体拮抗剂：此类药能选择性地与心脏的β_1受体结合产生效应，对外周受体的拮抗作用弱，故无因阻断β_2受体而引起的支气管痉挛和哮喘等作用，副作用较小，例如阿替洛尔（Atenolol）、美托洛尔（Metoprolol）以及艾司洛尔（Esmolol）。

（3）混合型α/β受体拮抗剂：同时具有α、β受体阻断作用的一类药物，对β受体的拮抗作用强于α受体，例如拉贝洛尔（Labetalol），卡维地洛（Carvedilol）。

（二）非选择性β受体拮抗剂

β受体拮抗剂是在对β受体激动剂异丙肾上腺素进行结构改造时发现的。经过一系列的结构改造，用碳桥代替异丙肾上腺素苯环上的两个羟基，并在其侧链上引入氧亚甲基（$-OCH_2$），将侧链从萘基的C1转移至C2后，成功地从异丙肾上腺素结构改造得到β受体拮抗剂的基本骨架——芳氧丙醇胺类结构。第一个用于临床的β受体拮抗剂是普萘洛尔（Propranolol），为非选择性β受体拮抗剂。

普萘洛尔是第一个成功上市的β受体拮抗剂。Black于20世纪60年代发现了普萘洛尔，并因此获得了诺贝尔奖。

盐酸普萘洛尔 Propranolol Hydrochloride

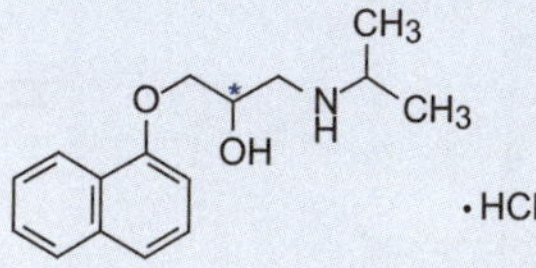

普萘洛尔又名心得安。

化学名为1-异丙基-3-(1-萘氧基)-2-丙醇盐酸盐。

本品为白色或类白色结晶性粉末，无臭，味微甜后苦。

本品在水中或乙醇中溶解，在三氯甲烷中微溶。熔点162～165℃。

本品为芳氧基丙醇胺类拮抗剂，分子结构中有1个手性碳原子，两个光学异构体，左旋体的作用强于右旋体，药用其外消旋体。

本品遇光易变色。在稀酸溶液中易分解，碱性溶液中稳定。

盐酸普萘洛尔是目前β受体拮抗剂中亲脂性最强的药物，在体内主要经过肝脏代谢，肝病患者慎用。同时，由于脂溶性高，易透过血脑屏障，进入中枢神经系统，对心脏有抑制作用。

本品是非选择性β受体拮抗剂，在临床上用于治疗心绞痛、心律失常，也用于房性或室性早搏以及高血压的治疗。由于其脂溶性大，能引起中枢作用；由于其能与β_2受体作用，可引起支气管痉挛和哮喘等副作用。

β受体拮抗剂的侧链部分和受体的结合方式及立体选择性与β受体激动剂相同。对于苯乙醇胺类，其β碳原子与β受体激动剂一样，为*R*构型时具有较强的β受体拮抗活性。但芳氧基丙醇胺类引入了氧原子后使手性碳原子上取代基的顺序发生了改变，其*S*构型在立体结构上相当于苯乙醇胺类的*R*构型，故芳氧基丙醇胺类*S*构型的β受体拮抗作用比*R*构型强。

索他洛尔（Sotalol）是异丙肾上腺素苯环4位被甲基磺酰氨基取代的类似

物，结构中有 1 个手性碳原子，两个光学异构体，药用其消旋体。本品为非选择性β受体拮抗剂，同时有钾通道阻滞剂作用，可作为抗心律失常药，也用于心绞痛和高血压的治疗。

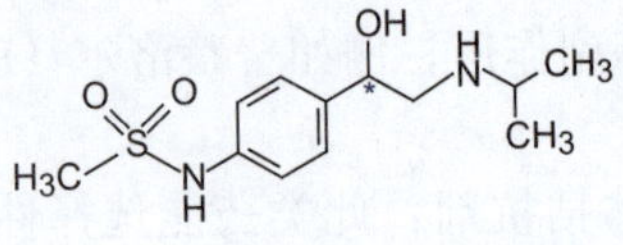

索他洛尔

（三）选择性β_1受体拮抗剂

本类药物由于对β_1受体选择性高，对支气管的影响小，在治疗心血管疾病方面有优势之处。主要有阿替洛尔、美托洛尔以及艾司洛尔等。

阿替洛尔（Atenolol）为高效的选择性β_1受体拮抗剂，对血管和支气管的作用小，无内源性拟交感作用。阿替洛尔的亲脂性小，中枢神经系统的副作用小，在体内主要经肾脏排泄，肾病患者慎用。本品用于治疗高血压、心绞痛和心律失常，作用持久。

美托洛尔又名倍他乐克。

酒石酸美托洛尔（Metoprolol Tartrate）分子结构中具有4−醚基取代芳氧丙醇胺的结构，为β_1受体拮抗剂的结构特点。本品为选择性β_1受体拮抗剂，无内源性拟交感活性。适用于轻、中度原发性高血压，预防心绞痛等，并可减少心肌梗死的危险，副作用较小。

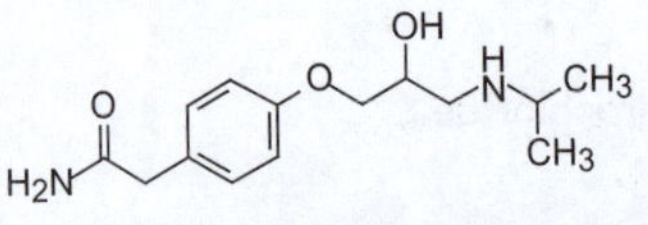

阿替洛尔

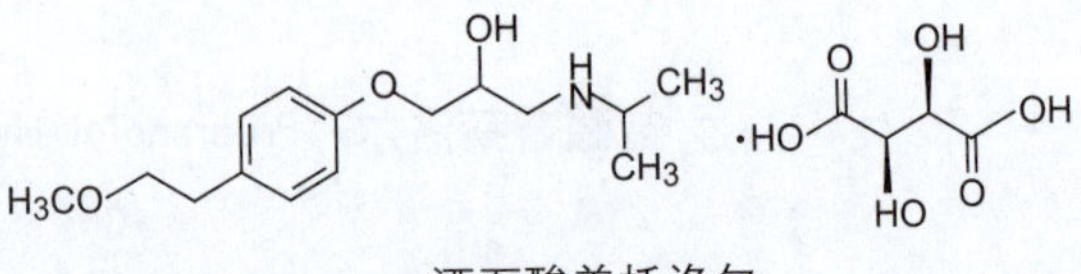

酒石酸美托洛尔

（四）混合型α/β受体拮抗剂

本类药物同时具有α_1受体和β受体拮抗活性。使用时这类药物在发挥β受体拮抗作用的同时，还具有扩张血管的α_1受体拮抗剂的协同作用，比单纯的β受体拮抗剂更优越。主要药物有拉贝洛尔（Labetalol）和卡维地洛（Carvedilol），都具有抗高血压的作用。

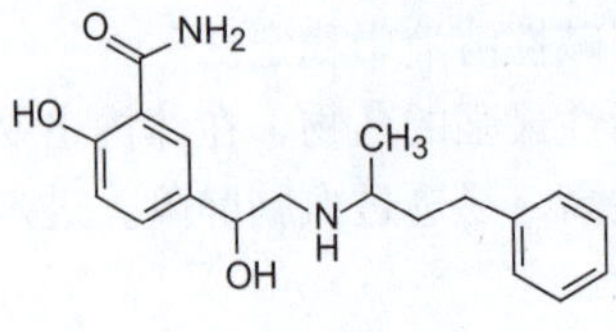

拉贝洛尔

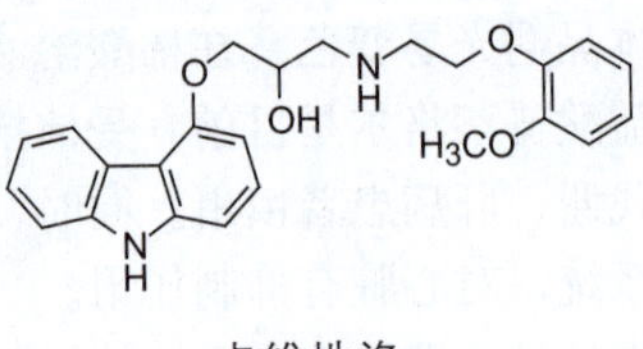

卡维地洛

自测习题

最佳选择题

1．具有下列化学结构的药物是

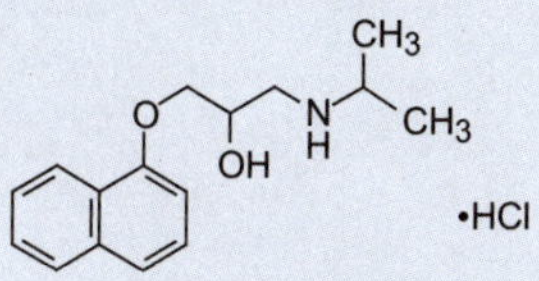

A．盐酸异丙肾上腺素　　B．盐酸哌唑嗪
C．盐酸普萘洛尔　　D．盐酸多巴酚丁胺
E．盐酸多巴胺

配伍选择题

A．酒石酸美托洛尔　　B．重酒石酸间羟胺
C．肾上腺素　　D．盐酸克仑特罗
E．盐酸哌唑嗪

2．属于α受体激动剂
3．属于α、β受体激动剂
4．属于选择性α_1受体拮抗剂
5．属于β受体激动剂
6．属于选择性β_1受体拮抗剂

多选题

7．下面关于麻黄碱的叙述，正确的是
A．属于苯丙胺类肾上腺素受体激动剂
B．具有儿茶酚胺结构
C．α、β受体激动剂
D．体内易被COMT和MAO代谢失活
E．具有中枢兴奋作用

名词解释题

8．肾上腺素受体拮抗剂

简答题

9．写出儿茶酚胺类肾上腺素受体激动剂的通式，解释其体内易代谢失活的原因。

（许凤荣）

第四单元

心血管系统药物

4

第十五章　心血管药物

4

第十五章
心血管药物

心血管疾病指的是一大类影响心脏和全身血管的疾病，包括心脏病、高血压、高脂血症等，具有发病率高、死亡率高、致残率高、复发率高以及并发症多等特点。心血管疾病是当今世界上威胁人类生命健康最严重的疾病之一，其发病率和死亡率已超过肿瘤疾病而跃居第一。世界心脏联合会宣布（2004），目前全世界每死亡 3 个人，其中就有 1 人的死因是心血管疾病。心血管疾病是多种危险因素相互作用和累加的结果。

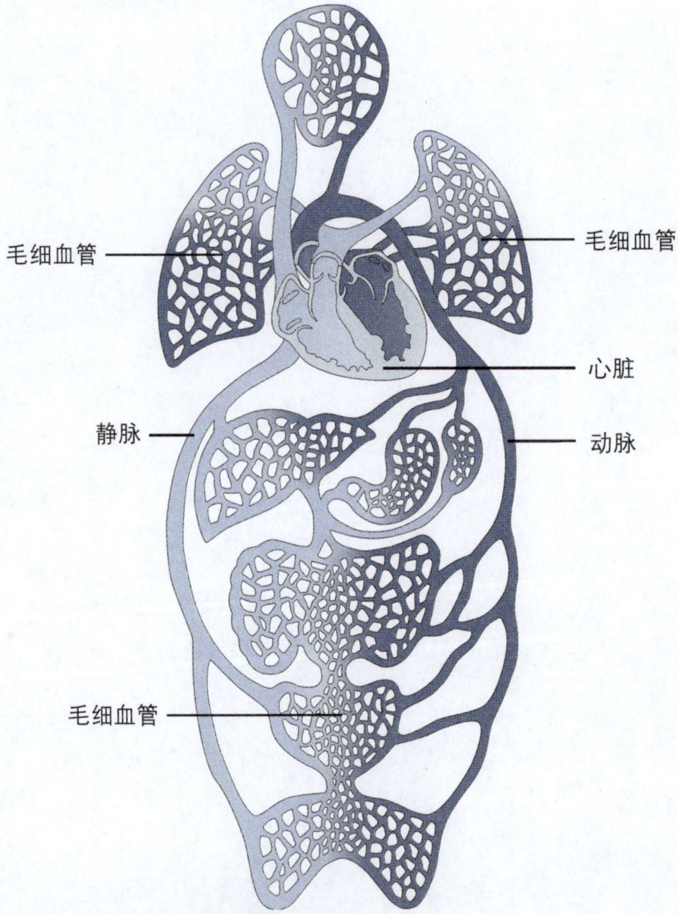

图15-1 血液循环系统简图

心血管药作用于心脏或血管系统（图15-1），是缓解和治疗心血管系统疾病的一大类药物。近年来心血管药物发展较快，应用的种类繁多，涉及范围很广，新药不断问世。本章药物按治疗疾病类型可分为抗心律失常药、抗心力衰竭药、抗高血压药、血脂调节药和抗动脉粥样硬化药、抗心绞痛药、利尿药。

第一节 抗心律失常药

内容导航

一、抗心律失常药的发展与分类
二、钠通道阻滞剂
奎尼丁
盐酸普鲁卡因胺
乙酰卡尼
盐酸美西律
盐酸利多卡因
盐酸普罗帕酮
三、钾通道阻滞剂
盐酸胺碘酮

学习目标

通过本节的学习，希望同学们能达到以下要求：

1. 掌握抗心律失常药的分类、代表药物以及作用特点。
2. 掌握盐酸美西律、盐酸普罗帕酮、盐酸胺碘酮的化学名、化学结构、理化性质和药理作用。
3. 熟悉奎尼丁、盐酸普鲁卡因胺、盐酸利多卡因的化学结构和用途。

正常人体的心脏有规律地收缩和舒张，从而完成其向全身运送血液的功能。心律失常（cardiac arrhythmias）指的是心动规律和频率的异常，此时心房、心室正常激活和运动顺序发生障碍，从而影响心脏正常的电活动节律，导致心脏舒缩活动节律的异常。引起心律失常的因素很多，快反应细胞不能正常工作或房室传导受阻、一些疾病如动脉硬化、甲亢等都能引起心律失常。按心动频数将心律失常分为两大类型，即缓慢型心律失常和快速型心律失常。本节主要讨论用于治疗快速型心律失常的药物。

心律失常的分类：缓慢型心律失常，用异丙肾上腺素或阿托品治疗，效果不佳者可安装起搏器；快速型心律失常，用抗心律失常药治疗。

一、抗心律失常药的发展与分类

自从于1918年发现了奎尼丁具有抗心律失常作用后，又发展了多种抗心律失常药（antiarrhythmic drugs），结构种类繁多，现在临床应用的抗心律失常药有几十种。抗心律失常药物通常有致心律失常的副作用，有些抗心律失常药物具有抑制心脏的自律性、传导性以及心脏的收缩功能等副作用。

抗心律失常药物分类方法有很多种，Vaughan Williams分类法于1971年提出，目前最广泛应用的仍是该分类法。

抗心律失常药物Vaughn Williams分类方法有其局限性，有些药物作用复杂，可归属几种类别。例如，胺碘酮为Ⅲ类药，但同样具有Ⅰ、Ⅱ、Ⅳ类药的作用。

（一）Vaughan Williams分类方法

（1）Ⅰ类：钠通道阻滞剂，又可分为三种亚类：

I_A类：适度阻滞钠通道，如普鲁卡因胺；

I_B类：轻度阻滞钠通道，如美西律；

I_C类：重度阻滞钠通道，如普罗帕酮。

（2）Ⅱ类：β受体拮抗剂，如普萘洛尔（详见第十四章）。

（3）Ⅲ类：选择性延长复极过程的药物，如胺碘酮。

（4）Ⅳ类：钙通道阻滞剂如维拉帕米（详见本章第三节）。

（二）按作用机制分类

可分为离子通道阻滞剂和β受体拮抗剂两大类：

（1）离子通道阻滞剂

钠通道阻滞剂

钾通道阻滞剂

钙通道阻滞剂

（2）β受体拮抗剂

二、钠通道阻滞剂

钠通道阻滞剂可分为I_A、I_B、I_C三个亚类。

1．I_A类钠通道阻滞剂

参见第六章抗寄生虫药。

奎尼丁（Quinidine）是从金鸡纳树皮中分离出的一种生物碱，为抗疟药奎宁的右旋体，奎宁为左旋体。1918年发现奎尼丁具有抗心律失常作用并应用于临床。奎尼丁分子结构中有4个手性碳原子，还有2个氮原子。其中奎宁环上的叔氮原子N1′碱性较弱（$pK_1$5.4），喹啉环上的氮原子N1碱性强（pK_2 10.0）。奎宁可制成各种盐类如硫酸盐、葡萄糖酸盐等，以适应制剂的要求。本品为广谱抗心律失常药，用于治疗各种快速型心律失常。适用于房颤、房扑、室上性和室性心动过速等。

盐酸普鲁卡因胺（Procainamide Hydrochloride）人们发现局麻药普鲁卡因有抗心律失常的作用，但性质不稳定。进一步研究发现其电子等排体普鲁卡因胺具有较好的抗心律失常作用，自上世纪50年代起就被用于治疗心律失常。该药对房性心律失常的作用比奎尼丁弱，对室性心律失常的作用似优于奎尼丁，主要用于室性心律失常。普鲁卡因胺的体内主要代谢物乙酰卡尼（Acecainide）也具有抗心律失常活性。

温故知新

电子等排体，第二章。

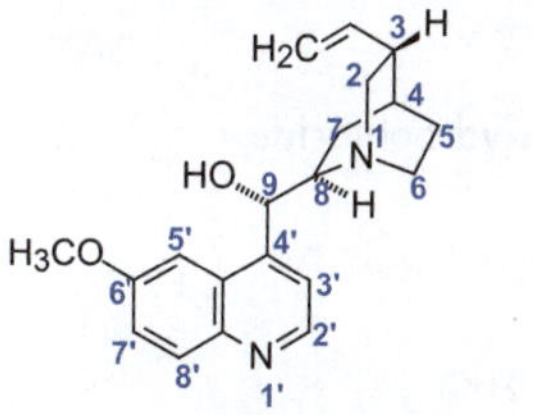
奎尼丁

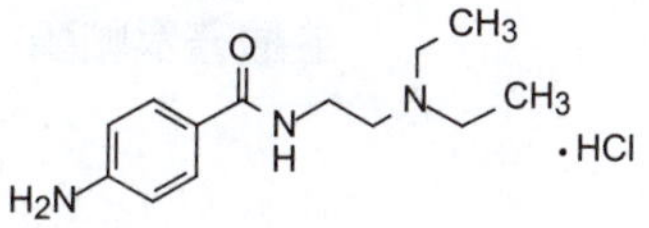
盐酸普鲁卡因胺

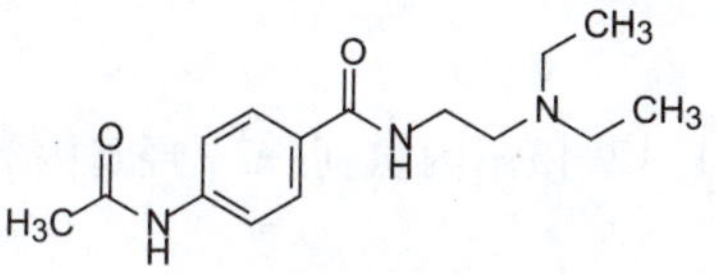
乙酰卡尼

2．I_B类钠通道阻滞剂

这类药物多数具有既是钠通道阻滞剂，又是局麻药的双重作用，这与其作用机制相似、作用部位不同有关。

盐酸美西律 Mexiletine Hydrochloride

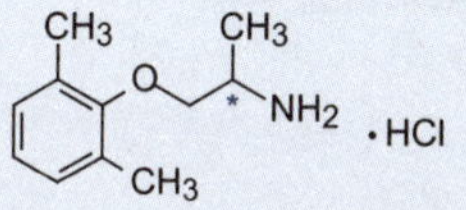

化学名为1-(2,6-甲基苯氧基)-2-丙胺盐酸盐。

本品为白色或类白色结晶性粉末；几乎无臭，味苦。

本品在水中或乙醇中易溶，在乙醚中几乎不溶。熔点200～204℃。

盐酸美西律分子结构中有 1 个手性碳原子，有两个光学异构体，药用品为外消旋体。

该药主要在肝内代谢灭活，约10%以原型由肾排泄，消除半衰期约12小时，在酸性中排泄加快，大部分代谢为各种羟基化合物。

美西律主要用于室性心律失常，特别对心肌梗死后急性室性心律失常有效。

盐酸利多卡因（Lidocaine Hydrochloride）为应用广泛的局麻药，后用作抗心律失常药。仅用于室性心律失常，如急性心肌梗死或强心苷中毒所致室性心动过速或室颤，也可用于心肌梗死急性期，以预防心室纤颤的发生。

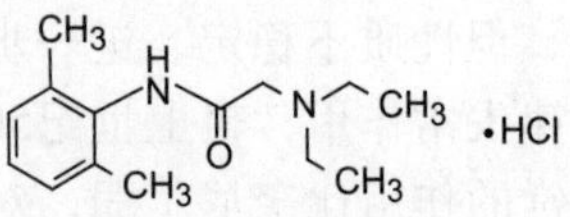

盐酸利多卡因

3．I_C类钠通道阻滞剂

盐酸普罗帕酮 Propafenone Hydrochloride

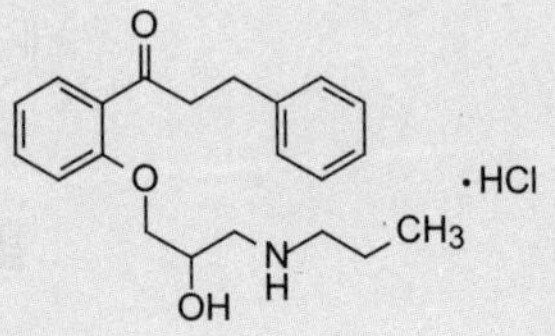

化学名为3-苯基-1-[2-[3-(丙氨基)-2-羟基丙氧基]苯基]-1-丙酮盐酸盐。

本品为白色的结晶性粉末，无臭，味苦。熔点171～174℃。

本品在乙醇、三氯甲烷或冰醋酸中微溶，在水中极微溶。

由于部分结构的相似，即分子中含有芳氧丙醇胺的β受体拮抗剂基本药效结构，故兼有一定程度的β受体拮抗作用。本品还具有钙通道阻断作用。本品口服有效，开始给药时肝脏首过效应强，生物利用度低。长期给药后，首过效应减弱，生物利用度上升至几乎达100%。主要经由肝脏代谢，99%以代谢物形式经尿排出。

本品为I_C类抗心律失常药，钠通道阻滞明显，能减慢心脏传导，主要用于室性和室上性心律失常、预激综合征等。

三、钾通道阻滞剂

盐酸胺碘酮 Amiodarone Hydrochloride

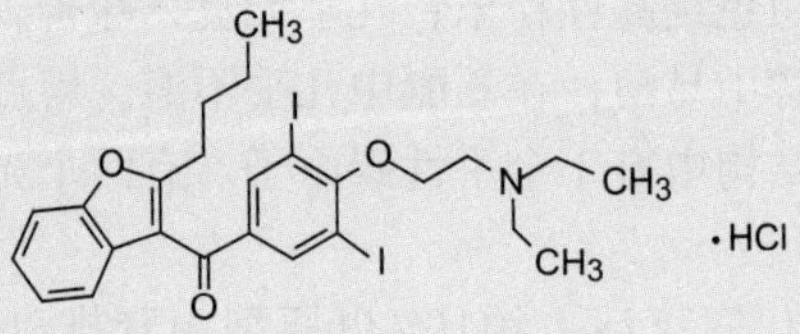

化学名为(2-丁基-3-苯并呋喃)[4-[2-(二乙氨基)]-3,5-二碘苯基]甲酮盐酸盐。

本品为白色至微黄白色结晶性粉末；无臭，无味。

本品在三氯甲烷中易溶，在乙醇中溶解，在丙酮中微溶，在水中几乎不溶。熔点158～162℃。

胺碘酮结构与甲状腺素类似，胺碘酮化学结构中含有两个碘原子，占分子量的37.2%。

固体的盐酸胺碘酮性质稳定，但其水溶液可发生不同程度的降解，在有机溶液中的稳定性比在水中好。

盐酸胺碘酮于1967年首先用作抗心绞痛药，后发现具有抗心律失常的作用。另外，胺碘酮还有非竞争性拮抗α、β受体作用，对钠、钙通道也有一定阻断作用。本品为广谱抗心律失常药，用于对传统药物治疗无效的严重的心律失常。由于其副作用大，通常作为候选药。

本品的代谢物为*N*-去乙基胺碘酮，与胺碘酮有相似的药理作用。

第二节　抗心力衰竭药

内容导航

一、抗心力衰竭药的分类
二、强心苷类
　　地高辛
　　去乙酰毛花苷
三、磷酸二酯酶抑制剂
　　米力农
　　氨力农

学习目标

通过本节的学习，希望同学们能达到以下要求：
1．掌握抗心力衰竭药的分类以及代表药物。
2．掌握米力农的化学名、化学结构、理化性质和药理作用。
3．熟悉地高辛、去乙酰毛花苷、氨力农的化学结构和用途。

抗心力衰竭药又称为强心药（carditonics），或正性肌力药。

由于心脏的心肌收缩力减弱，心脏不能泵出足够的血液来满足全身机体新陈代谢的需要，称之为充血性心力衰竭（congestive heart failure，CHF）。其临床症状表现为下肢水肿、肺水肿和肾功能衰竭等。造成心力衰竭的因素很多，常用强心药对症治疗。

一、抗心力衰竭药的分类

按化学结构，抗心力衰竭药可分为强心苷类和非苷类强心药两大类。

（1）强心苷类 通常为强心苷及其类似物。

（2）非苷类强心药 主要包括：

①磷酸二酯酶抑制剂；

②β受体激动剂；

③钙敏化药。

本节主要介绍强心苷类和磷酸二酯酶抑制剂。

二、强心苷类

强心苷类在临床应用历史悠久，作为药用的同时，强心苷类对心脏也有毒性，目前仍为治疗充血性心力衰竭的一类重要药物。

强心苷类药物化学结构上由糖苷基和配糖基两部分组成，其作用机制为通过抑制心肌细胞膜上Na^+/K^+-ATP酶的活性产生正性肌力作用，主要用于充血性心力衰竭。本类药物使用时有效剂量和安全剂量接近，安全范围小，使用时应加强血药浓度的监测。

此类药物种类繁多，代表药物有地高辛（Digoxin）、去乙酰毛花苷（Deslanoside）。

地高辛（Digoxin）为从毛花洋地黄中提纯得到的最常用的强心苷。不宜与酸、碱类药物配伍使用。用于治疗急、慢性心力衰竭，对心房颤动、心房扑动以及阵发性室上性心动过速有效。

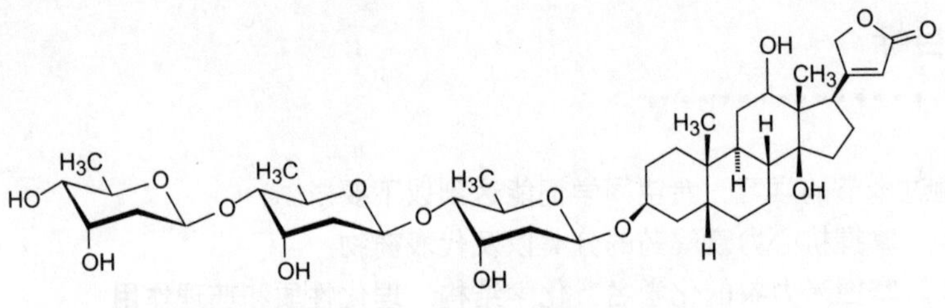

地高辛

去乙酰毛花苷（Deslanoside）为毛花苷C碱水解后去乙酰基的产物，比较稳定，为常用的注射用速效洋地黄类药物，适用于急性心功能不全或慢性心功能不全急性加重的患者。

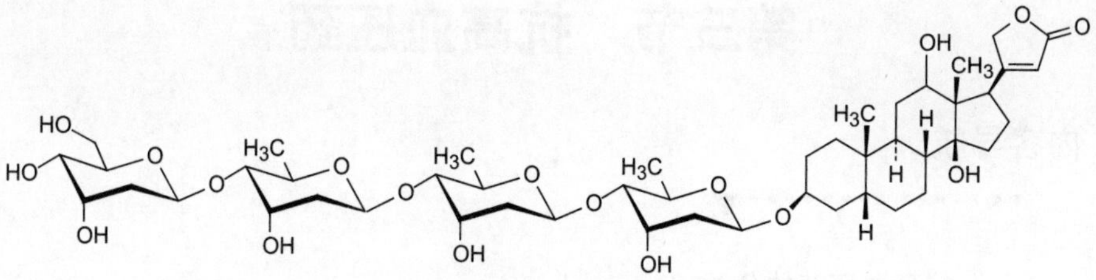

去乙酰毛花苷

三、磷酸二酯酶抑制剂

磷酸二酯酶抑制剂是一类与强心苷类作用靶点不同的正性肌力药。这类药物通过抑制心肌细胞上特殊的磷酸二酯酶（磷酸二酯酶Ⅲ，PDEⅢ）的活性，阻碍心肌细胞cAMP的降解，导致cAMP水平升高，引起细胞内Ca^{2+}浓度增加，使心肌收缩力增强，产生正性心肌作用和血管扩张作用。代表药物有米力农（Milrinone）和氨力农（Amrinone）。

氨力农（Amrinone） 1978年作为第一个磷酸二酯酶抑制剂出现，1984年被美国FDA批准上市。本品结构为吡啶联吡啶酮类化合物。临床上用于短期静脉注射治疗难以控制的严重心衰患者。口服有效，由于其副作用较大，如血小板减少、胃肠功能紊乱以及肝功能损坏等限制了其长期口服使用。

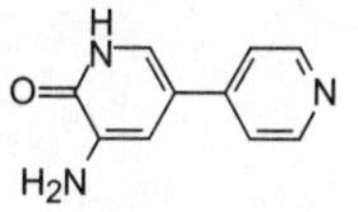

氨力农

米力农 Milrinone

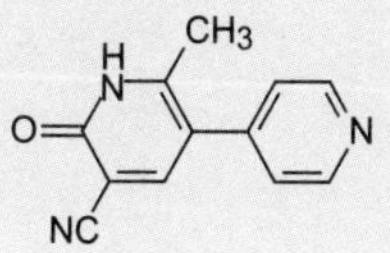

化学名为1,6−二氢−2−甲基−6−氧−(3,4′−联吡啶)−5−甲氰。

本品为氨力农的同系物。其作用机制和氨力农类似，具有正性肌力作用和舒张血管效应，比氨力农活性强10～20倍，副作用小。用于强心苷类不显效的心衰病人。口服有效，但仍不适宜长期使用。

第三节 抗高血压药

内容导航

一、抗高血压药的分类
二、中枢性抗高血压药
　甲基多巴
　盐酸可乐定
三、作用于交感神经系统的抗高血压药
　利舍平
四、血管扩张药
　肼屈嗪
　米诺地尔
五、影响肾素–血管紧张素–醛固酮系统的药物
（一）血管紧张素转化酶抑制剂
　卡托普利
　马来酸依那普利
　福辛普利
　赖诺普利
（二）血管紧张素Ⅱ受体拮抗剂
　氯沙坦
　缬沙坦
　厄贝沙坦
六、钙通道阻滞剂
　硝苯地平
　尼群地平
　氨氯地平
　尼莫地平
　盐酸维拉帕米
　盐酸地尔硫䓬
　桂利嗪

学习目标

通过本节的学习，希望同学们能达到以下要求：

1．掌握抗高血压药的分类、代表药物以及作用特点。

2．掌握盐酸可乐定、卡托普利、马来酸依那普利、氯沙坦、硝苯地平、尼群地平、氨氯地平、尼莫地平、盐酸维拉帕米、盐酸地尔硫䓬的化学名、化学结构、理化性质和药理作用。

3．熟悉甲基多巴、利舍平、福辛普利、赖诺普利、缬沙坦、厄贝沙坦、桂利嗪的化学结构和用途。

用于治疗高血压的药物称为抗高血压药（antihypertensive drugs）。

高血压是最常见的心血管疾病。高血压指的是动脉血压超过正常值的异常情况。我国现行的高血压诊断标准是根据1999年世界卫生组织（WHO）公布的血压标准：如果成人收缩压大于或等于140mmHg和/或舒张压大于或等于90mmHg为高血压，也就是说不论是收缩压还是舒张压，一个超过正常值，就是高血压。高血压可分为原发性高血压和继发性高血压，两者都是由于动脉痉挛性收缩、周围血管阻力增加而引起的。临床上根据舒张压升高的程度和血管病变引起的重要脏器受累程度，把高血压分为轻、中、重或Ⅰ、Ⅱ、Ⅲ期。

高血压常常是与心脑血管疾病的危险因素聚集存在的，表现为代谢综合征，如高血压常常合并高血脂、糖尿病、肥胖等等，常引起心、脑、肾等脏器的并发症。

我国卫生部将每年的10月8日定为“全国防治高血压日”，以唤起全社会对高血压严重危害的高度重视。高血压治疗的目的是预防和治疗心脑血管疾病。

一、抗高血压药的分类

常见的抗高血压药按其作用部位（图15-2）和作用机制分为八类：

（1）中枢性抗高血压药，如可乐定。

（2）肾上腺素受体拮抗剂，如普萘洛尔（详见第十五章）。

（3）影响交感神经递质的药物，如利舍平。

（4）血管扩张药，如硝普钠。

（5）肾上腺素α_1受体拮抗剂，如哌唑嗪（详见第十五章）。

（6）血管紧张素转化酶抑制剂，如卡托普利。

（7）钙通道阻滞剂，如硝苯地平。

（8）利尿降压药，如氢氯噻嗪（详见本章第六节）。

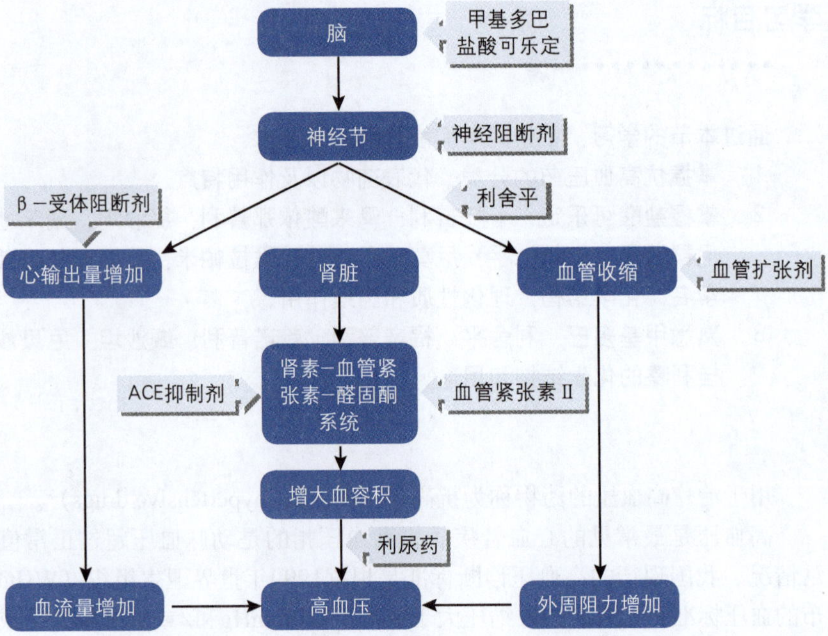

图15-2 抗高血压药物作用部位示意图

二、中枢性抗高血压药

中枢性降压药主要有可乐定和甲基多巴。本类药物由于能激活中枢α_2受体和咪唑啉受体，同时对胆碱受体、阿片受体和多巴胺受体也有作用，所以有镇静、口干、嗜睡等副作用。

甲基多巴（Methyldopa）为中枢性降血压药，在脑内可转化为α-甲基去甲肾上腺素，后者为α_2受体激动剂，通过抑制由脑干发出的肾上腺素能神经冲动而产生降压作用。α-甲基去甲肾上腺素同时具有扩张血管的作用，适用于治疗中、重度高血压，尤其适用于肾性高血压及肾功能不良的高血压。

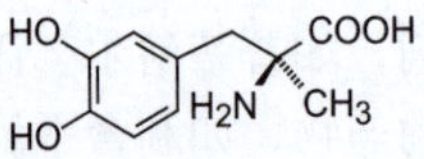

甲基多巴

盐酸可乐定 Clonidine Hydrochloride

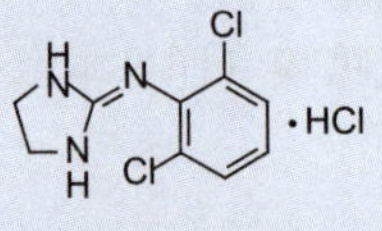

化学名为2-[(2,6-二氯苯基)亚氨基]咪唑烷盐酸盐。

本品为白色结晶性粉末，无臭。

本品在水中或乙醇中溶解，在三氯甲烷中极微溶解，在乙醚中几乎不溶。

可乐定有亚胺型和氨基型两种互变异构体形式，以亚胺型为主。

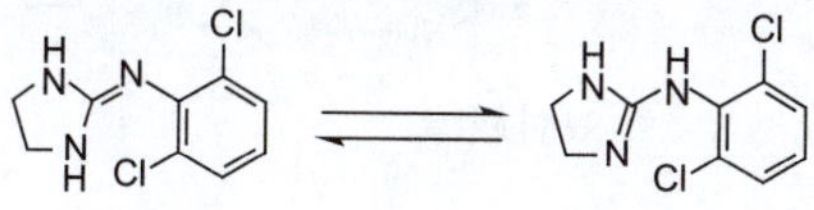

亚胺型　　　　氨基型

可乐定激活中枢系统的咪唑啉受体（I_1），抑制了交感神经，降低了外周及肾血管的阻力，血压下降。用于轻、中度高血压，通常与利尿剂合用治疗高血压。

三、作用于交感神经系统的抗高血压药

本类药物主要有利舍平和胍乙啶类，它们能抑制囊泡中Mg^{2+}-ATP酶的活性，阻止神经递质进入囊泡，耗竭神经末梢中的递质，使肾上腺素能神经传导受阻，降低交感神经兴奋性，从而引起血管舒张、血压下降。其降压作用的特点是温和、持久。

利舍平（Reserpine）是从夹竹桃科植物萝芙木中分离出的吲哚生物碱，几个世纪以来印度人用这种植物的根来治疗毒蛇咬伤。1918年报道了其降压作用。

> 利舍平又名利血平、蛇根碱。

本品用于轻、中度高血压，作用缓和、持久，口服有效。因有安定作用，适宜于伴有精神病症状的高血压患者。

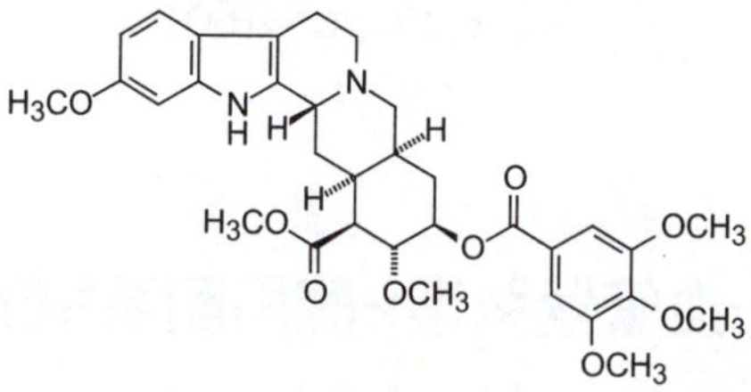

利舍平

四、血管扩张药

1．动脉血管扩张剂

此类药物直接松弛血管平滑肌，扩张动脉血管使血压降低。如肼屈嗪（Hydralazine）、双肼屈嗪（Dihydralazine）、布屈嗪（Budralazine）等，常与其它药物合用，以减轻其副作用。

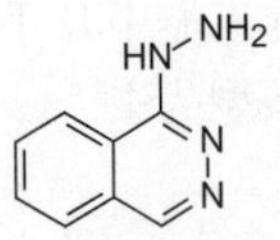

肼屈嗪

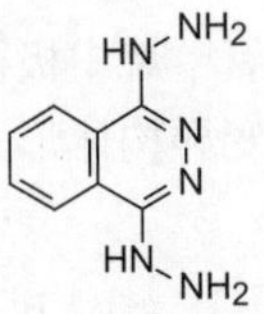

双肼屈嗪

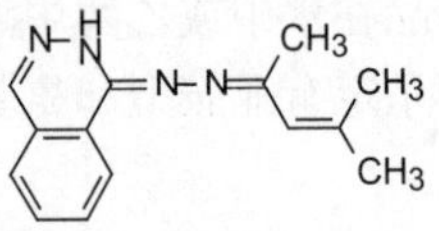

布屈嗪

2．钾通道开放剂

钾通道开放剂通过开放平滑肌细胞的钾通道，使细胞膜去极化，胞内Ca^{2+}浓度下降，血管平滑肌松弛，血压下降。如米诺地尔（Minoxidil）、吡那地尔（Pinacidil）、二氮嗪（Diazoxide）等。

3．NO供体药物

NO供体药物在体内代谢产生NO。NO为血管内皮舒张因子，能激活鸟苷酸环化酶，使cGMP的水平增加，导致血管舒张，血压下降。如硝普钠（Sodium Nitroprusside），降压作用迅速，主要用于治疗高血压危象和急、慢性心功能不全。

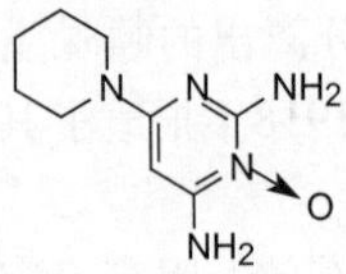

米诺地尔

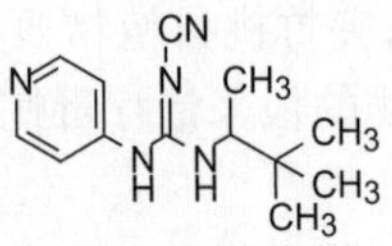

吡那地尔

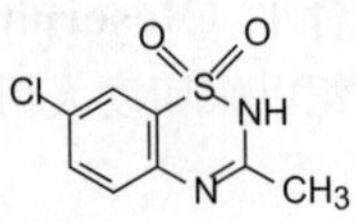

二氮嗪

$Na_2Fe(CN)_5NO \cdot 2H_2O$

硝普钠

五、影响肾素–血管紧张素–醛固酮系统的药物

肾素－血管紧张素系统是体内复杂的、高效的调节系统，参与调节血容量、电解质平衡以及动脉血压。在这一系统中，血管紧张素Ⅱ（AngⅡ）是决定性物质，发挥主要作用。血管紧张素Ⅱ是一个强的血管收缩剂，能直接收缩血管、增加儿茶酚胺及外周交感神经递质的释放，导致血压升高。阻断血管紧张素Ⅱ的合成或阻断血管紧张素Ⅱ与受体结合的化合物均能减弱肾素－血管紧张素系统的作用，降低血压。血管紧张素Ⅱ在体内由血管紧张素原合成得到，其中涉及两个关键酶即肾素和血管紧张素转化酶（ACE）。抑制这两个酶的活性可以减少血管紧张素Ⅱ的生成。所以在肾素－血管紧张素系统中，抗高血压药的作用靶点是肾素、ACE和血管紧张素Ⅱ受体（图15–3）。肾素抑制剂、ACE抑制剂和血管紧张素Ⅱ受体拮抗剂，均是通过降低血管紧张素Ⅱ的作用从

而降低血压。其中ACE抑制剂和血管紧张素Ⅱ受体拮抗剂发展较快，临床上应用的药物很多。

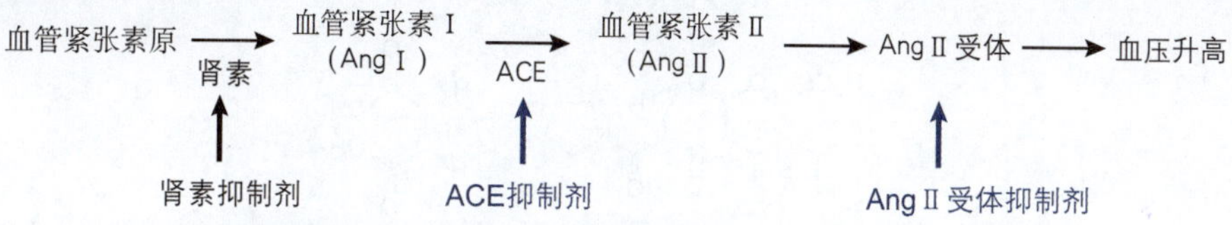

图15-3 肾素－血管紧张素系统降压药作用位点示意图

1．血管紧张素转化酶抑制剂（ACE抑制剂）

ACE抑制剂通过抑制血管紧张素转化酶的活性，使血管紧张素Ⅰ不能转化为血管紧张素Ⅱ，从而降低血压。这一类药物有相似的药理活性，在抑制血管紧张素转化酶活性的同时，也阻止了缓激肽的降解，多数能产生干咳和血管性水肿等副作用。

根据化学结构的不同，ACE抑制剂可分为三类：

（1）含巯基的ACE抑制剂，如卡托普利（Captopril）、阿拉普利（Alacepril）。

（2）含二羧基的ACE抑制剂，如依那普利（Enalapril）、赖诺普利（Lisinopril）、西拉普利（Cilazapril）、地拉普利（Delapril）、贝那普利（Benazepril）。

（3）含磷酰基的ACE抑制剂，如福辛普利（Fosinopril）。

上述ACE抑制剂中，除了卡托普利和赖诺普利，其余均为前药。目前此类药物为临床治疗高血压的一线药物。

ACE抑制剂除了西拉普利、地拉普利、贝那普利外，其余均为脯氨酸衍生物，结构中含有一个脯氨酸。

ACE抑制剂有相同的后缀“普利”（-pril），所以这一类药物的名称通常以普利结尾，掌握这一规律可以加深记忆。

温故知新

前药，第二十六章。

卡托普利 Captopril

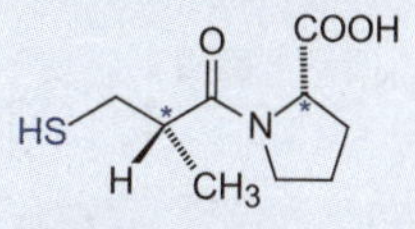

化学名为1-[(2*S*)-2-甲基-3-巯基-1-氧代丙基]-L-脯氨酸。

本品为白色或类白色结晶性粉末；有类似蒜的特臭，味咸。

本品在甲醇、乙醇或三氯甲烷中易溶，在水中溶解。有两种晶型：不稳定型熔点87～88℃，稳定型熔点105.2～105.9℃。

卡托普利分子中有两个手性碳原子，均为*S*构型。

本品有酸性，其羧基的pK_a3.7，巯基也有一定的弱酸性，pK_a9.8，可溶于稀碱溶液中。

本品干燥固体稳定，其水溶液易发生氧化反应，通过巯基生成双分子的二硫化合物而失去活性。溶液的浓度、pH以及金属离子均能影响其氧化速度。为防止其氧化，可加入抗氧化剂、络合物以及配成浓溶液等。

本品是第一个应用于临床的ACE抑制剂。用于各种类型的高血压。由于其分子结构中含有巯基，易引起皮疹和味觉障碍。

马来酸依那普利 Enalapril Maleate

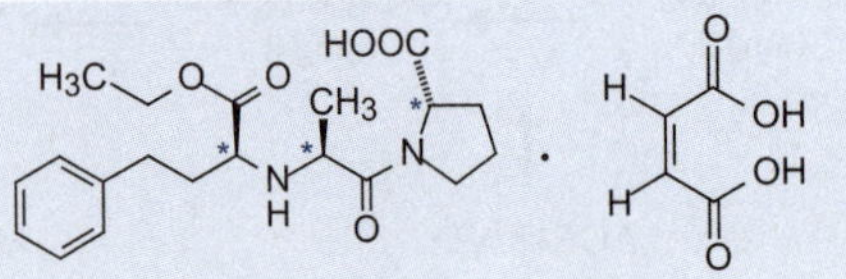

化学名为*N*-[(*S*)-1-乙氧羰基-3-苯丙基]-L-丙氨酰-L-脯氨酸马来酸盐。

本品为白色或类白色结晶性粉末；无臭，微有引湿性。

本品在甲醇中易溶，在水中略溶，在乙醇或丙酮中微溶，在三氯甲烷中几乎不溶。

依那普利分子中有3个手性碳原子，均为*S*构型。

本品干燥固体稳定，其水溶液不稳定，可水解为依那普利拉和吡嗪双酮衍生物。

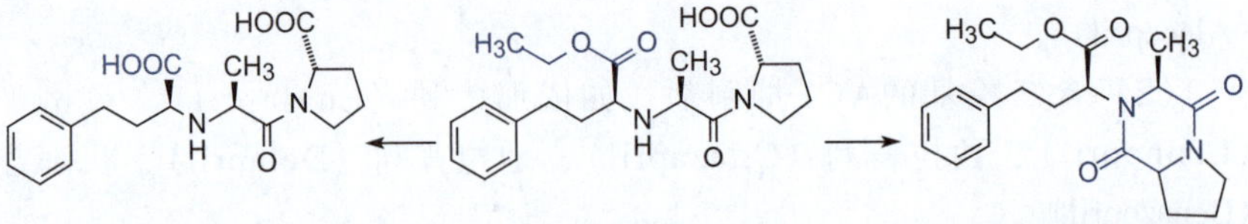

依那普利拉　　依那普利　　吡嗪双酮衍生物

依那普利是依那普利拉的单乙酯，药用其马来酸盐，为一长效药物。依那普利为前药，在体内水解释放出依那普利拉发挥作用。

温故知新

前药，第二十六章。

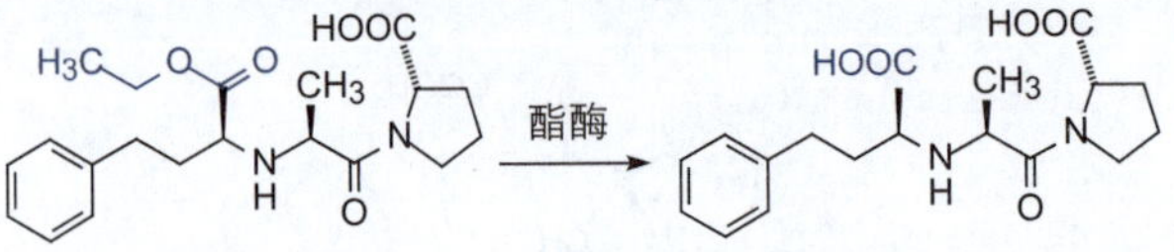

依那普利（前药）　　依那普利拉（活性形式）

本品用于各种原发性高血压、肾性高血压和充血性心力衰竭。

福辛普利（Fosinopril）为含磷酰结构的ACE抑制剂。与依那普利类似，福辛普利也是前药，在体内代谢为活性的福辛普利拉发挥作用。

本品具有独特的代谢方式，即经肝或肾的双通道代谢，对肝功能损伤者可经肾代谢，对肾功能损伤者可经肝代谢，适用于肝或肾功能不佳的高血压患者。

赖诺普利（Lisinopril）为含二羧基结构的ACE抑制剂。其结构中的羧基没有被酯化，赖诺普利不是前药，无需在体内活化。临床上用于原发性高血压。

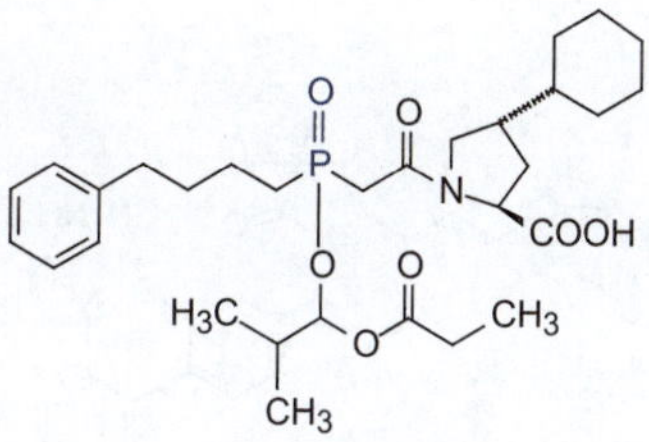

福辛普利

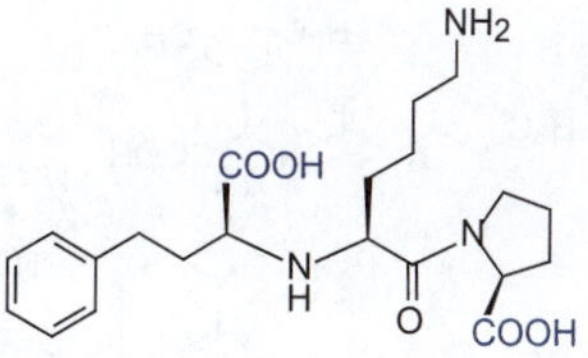

赖诺普利

2．血管紧张素II受体拮抗剂

血管紧张素Ⅱ受体拮抗剂通过直接阻断血管紧张素Ⅱ与受体的结合从而降低血压，是一类疗效良好的抗高血压药物。血管紧张素Ⅱ受体至少存在两个亚型：AT_1和AT_2。血管紧张素Ⅱ受体拮抗剂选择性强，特异性作用于AT_1受体发挥降压作用。

与ACE抑制剂相比较，血管紧张素Ⅱ受体拮抗剂作用更直接，其作用有特异性，对缓激肽和前列腺素的水平无影响，不产生干咳、血管性水肿等副作用。

这一类主要药物有氯沙坦（Losartan）、缬沙坦（Valsartan）、厄贝沙坦（Irbesartan）等。由于含有四氮唑环，几乎所有的血管紧张素Ⅱ受体拮抗剂都显酸性。

血管紧张素II受体拮抗剂类药物的名称通常以"沙坦"（-sartan）结尾，掌握这一规律可以加深记忆。

氯沙坦 Losartan

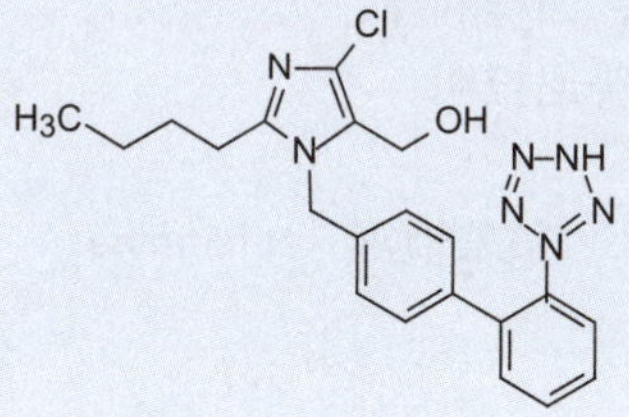

氯沙坦又名洛沙坦。

化学名为2-丁基-4-氯-1-[(2′-(1*H*-四氮唑-5-基)-[1,1′-联基]-4-基)-1*H*-咪唑-5-甲醇。

氯沙坦分子中有四氮唑环的结构，显酸性，为一个中等强度的酸，pK_a为5~6，药用其钾盐。

本品为第一个应用于临床的非肽类血管紧张素Ⅱ受体拮抗剂，特异性地作用于血管紧张素Ⅱ受体AT_1，选择性强，降压持久，口服有效。无ACE抑制剂的干咳、血管性水肿等副作用。

缬沙坦（Valsartan）的结构中含有缬氨酸而命名，为第一个不含咪唑环的非肽类血管紧张素Ⅱ受体拮抗剂，活性略强于氯沙坦，口服吸收迅速。与噻嗪类利尿药合用，可增强其降压作用。临床上用于治疗高血压。

厄贝沙坦（Irbesartan）为一螺环化合物，无氯沙坦结构中的羟基，但它与受体的亲和力比氯沙坦高10倍，螺环能提高其与受体的疏水性结合作用。本品能特异性地阻断血管紧张素Ⅱ受体AT_1，用作抗高血压药。

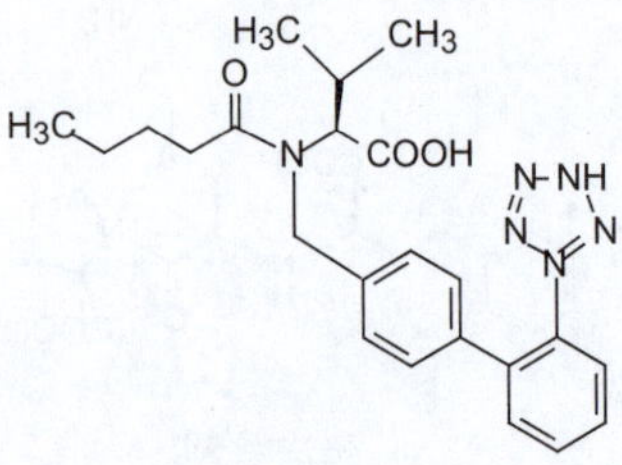

缬沙坦

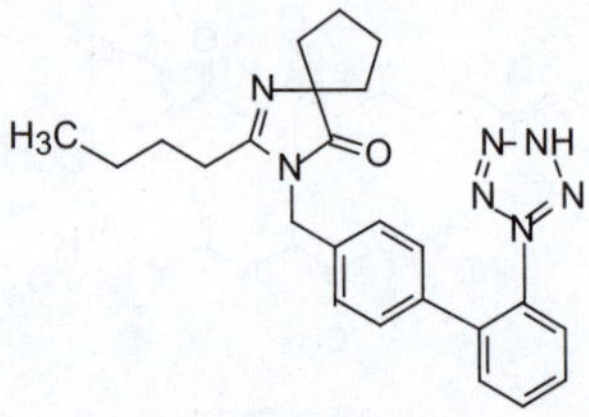

厄贝沙坦

六、钙通道阻滞剂

钙通道阻滞剂又称为钙拮抗剂，是在通道水平上选择性地阻滞Ca^{2+}经细胞膜上的钙离子通道进入细胞内，降低心肌和血管平滑肌细胞内Ca^{2+}的浓度，使血管扩张，降低心肌耗氧量，心率减慢，广泛用于治疗心绞痛、心律失常和高血压。

按照世界卫生组织（WHO）的划分，钙通道阻滞剂可分为：

（1）选择性钙通道阻滞剂

①苯烷胺类，如维拉帕米；

②二氢吡啶类，如硝苯地平；

③苯并硫氮䓬类，如地尔硫䓬。

（2）非选择性钙通道阻滞剂

①氟桂利嗪类，如桂利嗪；

②其它类，如普尼拉明。

二氢吡啶类钙拮抗剂的名称通常以“地平”（-dipine）结尾，掌握这一规律可以加深记忆。

硝苯地平又名硝苯啶、硝苯吡啶、心痛定。

硝苯地平 Nifedipine

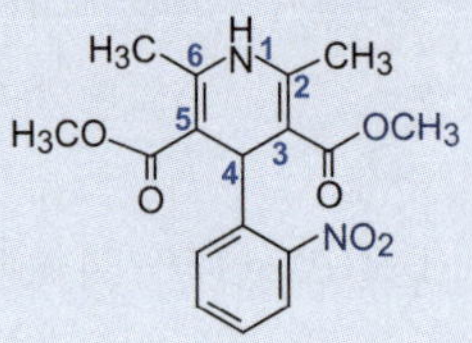

化学名为2,6-二甲基-4-(2-硝基苯基)-1,4-二氢-3,5-吡啶二甲酸二甲酯。

本品为黄色结晶性粉末；无臭，无味；遇光不稳定。

本品在丙酮或三氯甲烷中易溶，在乙醇中略溶，在水中几乎不溶。熔点171～175℃。

本品对光不稳定，在光照下或氧化剂存在下被氧化，其二氢吡啶环芳构化，分别生成硝基苯吡啶和亚硝基苯吡啶，失去活性。故本品应避光保存。

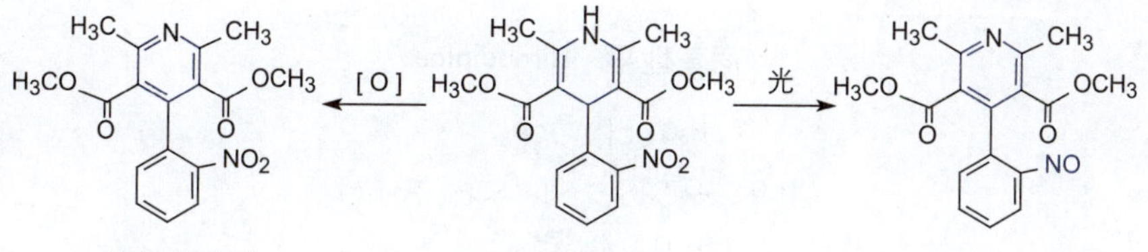

硝基苯吡啶　　　　硝苯地平　　　　亚硝基苯吡啶

本品主要经肝脏代谢，其代谢物无活性，80%经肾脏排泄。

本品为第一代二氢吡啶类钙通道阻滞剂的代表药物，用于治疗各种类型的高血压，适用于冠脉痉挛所致的心绞痛。

尼群地平 Nitrendipine

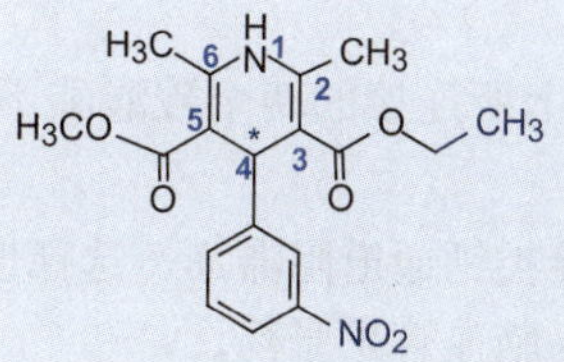

化学名为2,6–二甲基–4–(3–硝基苯基)–1,4–3,5–吡啶二甲酸甲乙酯。

本品为黄色结晶或结晶性粉末；无臭，无味；遇光易变质。

本品在丙酮或三氯甲烷中易溶，在甲醇或乙醇中略溶，在水中几乎不溶。熔点157～161℃。

尼群地平分子中C3和C5位上所连接的两个羧酸酯不同，C4为手性碳原子，药用其外消旋体。

本品对光也不稳定，遇光照或氧化剂存在下被氧化失活。故本品应避光保存。

本品为第二代二氢吡啶类钙通道阻滞剂，选择性作用于血管平滑肌，扩张冠状动脉作用强，作用时间持久。临床上用于治疗高血压、冠心病。

氨氯地平 Amlodipine

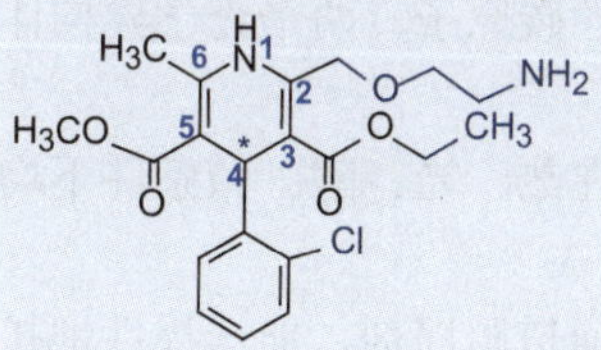

化学名为(±)–2–[(2–氨基乙氧基)甲基]–4–(2–氯苯基)–1,4–二氢–6–甲基–3,5–吡啶二甲酸–3–乙酯–5–甲酯。

本品的C3和C5位上所连接的两个羧酸酯不同，C4为手性碳原子，药用其外消旋体。

本品为第三代二氢吡啶类钙通道阻滞剂，用于治疗各种类型的高血压和心绞痛等。

尼莫地平 Nimodipine

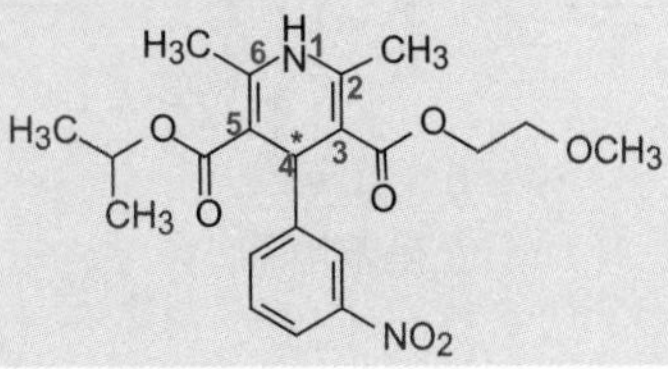

化学名为2,6-二甲基-4-(3-硝基苯基)-1,4-二氢-3,5-吡啶二甲酸-2-甲氧乙基-(1-甲乙基)酯。

本品为黄色结晶或结晶性粉末；无臭，无味；遇光易变色。

本品在丙酮或三氯甲烷中易溶，在甲醇或乙醇中略溶，在水中几乎不溶。熔点124～128℃。

同样本品的C3和C5位上所连接的两个羧酸酯不同，C4为手性碳原子，药用其外消旋体。

本品为第二代二氢吡啶类钙通道阻滞剂，选择性地扩张脑血管，对抗脑血管痉挛，增加脑血流量，为脑血管扩张药。

临床上用于治疗高血压和脑血管疾病如脑动脉硬化、偏头痛等。

盐酸维拉帕米 Verapamil Hydrochloride

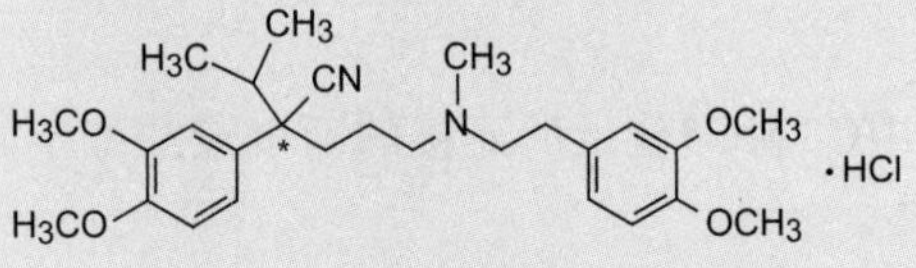

化学名为α-[3-[[2-(3,4-二甲氧苯基)乙基]甲氨基]丙基]-3,4-二甲氧基-α-异丙基苯乙氰盐酸盐。

本品为白色粉末,无臭。

本品在甲醇、乙醇或三氯甲烷中易溶，在水中溶解。熔点141～145℃。

本品结构中有 1 个手性碳原子，两个光学异构体。右旋体活性大大强于左旋体，药用其消旋体。

维拉帕米性质稳定，在热、光、酸、碱条件下均不变，其甲醇溶液经紫外线照射 2 小时后降解50%。

本品为芳烷基胺类钙通道阻滞剂，能选择性地扩张冠状动脉，增加心肌给氧量并可减弱心肌收缩。临床上除了用于抗高血压外，还用于缓解心绞痛和治疗心律失常。

盐酸地尔硫䓬 Diltiazem Hydrochloride

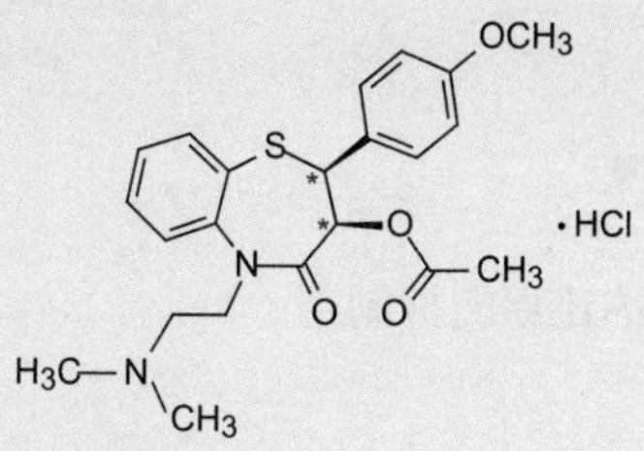

化学名为顺-(+)-5-[(2-二甲氨基)乙基]-2-(4-甲氧基苯基)-3-乙酰氧基-2,3-二氢-1,5-苯并硫氮杂䓬-4(5*H*)-酮盐酸盐。

本品为白色或类白色的结晶或结晶性粉末；无臭，味苦。

本品在水、甲醇或三氯甲烷中易溶，在乙醚或苯中不溶。熔点210～215℃（分解）。

本品分子结构中有 2 个手性碳原子，四个光学异构体，其中以顺式（2*S*,3*S*）异构体冠脉扩张作用最强，立体选择性高，活性最强，药用为顺式异构体。

地尔硫䓬口服吸收迅速完全，但有较高的首过效应，使生物利用度下降，大约为25%～60%。地尔硫䓬体内有肝肠循环，代谢途径为脱乙酰基、*N*-脱甲基和*O*-脱甲基化等。

本品为一高选择性的苯并硫氮䓬类钙通道阻滞剂，扩血管作用强，尤其是对大的冠状动脉和侧支循环都有较强的扩张作用。临床上用于治疗各种缺血性心脏病、高血压，对减缓心率也有效。长期服用对预防心脑血管疾病的意外发生有效。

桂利嗪（Cinnarizine）为二苯基哌嗪类非选择性钙通道阻滞剂，主要作用于脑细胞和脑血管，增加脑血流量，临床上用于脑栓塞、脑水肿以及脑血管障碍等疾病。

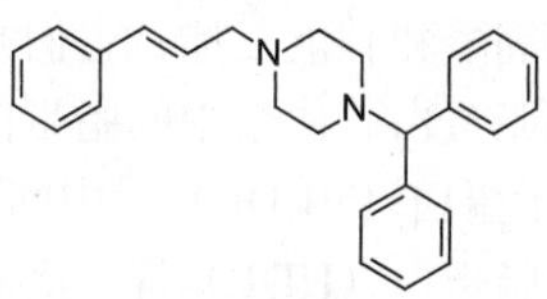

桂利嗪

第四节 血脂调节药及抗动脉粥样硬化药

内容导航

一、羟甲戊二酰辅酶A还原酶抑制剂
洛伐他汀
辛伐他汀
氟伐他汀
阿托伐他汀
二、苯氧乙酸类
氯贝丁酯
非诺贝特
吉非贝齐
三、烟酸类
四、其它类

学习目标

通过本节的学习，希望同学们能达到以下要求：

1．掌握洛伐他汀、阿托伐他汀、氯贝丁酯、非诺贝特的化学名、化学结构、理化性质和药理作用。

2．熟悉辛伐他汀、氟伐他汀、吉非贝齐的化学结构和用途。

预防和治疗动脉粥样硬化的药物目前主要为血脂调节药（lipid regulating agents），所以又把抗动脉粥样硬化药称为血脂调节药。

血浆中的脂质主要为胆固醇和甘油三酯，它们并非游离存在，而是与载脂蛋白结合形成各种可溶性的脂蛋白。血浆中的脂蛋白按密度从低到高依次有乳糜微粒（CM）、极低密度脂蛋白（VLDL）、中间密度脂蛋白（IDL）、低密度脂蛋白（LDL）和高密度脂蛋白（HDL）等。高脂血症指的是血浆中胆固醇和甘油三酯及其载脂蛋白超过正常范围。高脂血症与动脉粥样硬化及冠心病密切相关，它能加速动脉粥样硬化，是导致高血压、冠心病等心血管疾病的危险因素。血脂调节药也可看做是心血管疾病的预防药。

根据血脂调节药的作用效果不同，可分为：

（1）羟甲戊二酰辅酶A还原酶抑制剂类；

（2）苯氧乙酸类；

（3）烟酸类；

（4）其它类。

一、羟甲戊二酰辅酶A还原酶抑制剂

羟甲戊二酰辅酶A（HMG-CoA）还原酶是机体肝脏合成胆固醇的限速酶，抑制该酶的活性可以有效地降低内源性胆固醇的水平。HMG-CoA还原酶抑制剂选择性强，通过抑制胆固醇的生物合成、显著提高HDL水平及降低LDL的浓度来全面降低血浆胆固醇的含量。

这类药物最早源于发现美伐他汀（Mevastatin），证明它有效地抑制HMG-CoA还原酶。此后发现了其类似物洛伐他汀（Lovastatin），比美伐他汀结构上多一个甲基，功效是其两倍。1987年，洛伐他汀被美国FDA批准上市。

以美伐他汀和洛伐他汀为先导物进行研究，发现了许多HMG-CoA还原酶抑制剂。临床上使用的HMG-CoA还原酶抑制剂，根据其来源不同，可分为两大类：

（1）天然的HMG-CoA还原酶抑制剂，如洛伐他汀、辛伐他汀（Simvastatin）、普伐他汀（Pravastatin）；

（2）人工合成的HMG-CoA还原酶抑制剂，如氟伐他汀（Fluvastatin）、阿托伐他汀（Atorvastatin）。

HMG-CoA还原酶抑制剂的副作用主要是肝脏转氨酶水平升高，因此在服药期间要进行肝功能测定。另外一个副作用是横纹肌溶解，特别是与贝特类药物联用时，导致横纹肌溶解的危险性增加。

> **温故知新**
>
> 先导物，第二十七章。

> HMG-CoA还原酶抑制剂的名称通常以“他汀”（-statain）结尾，掌握这一规律可以加深记忆。

洛伐他汀 Lovastatin

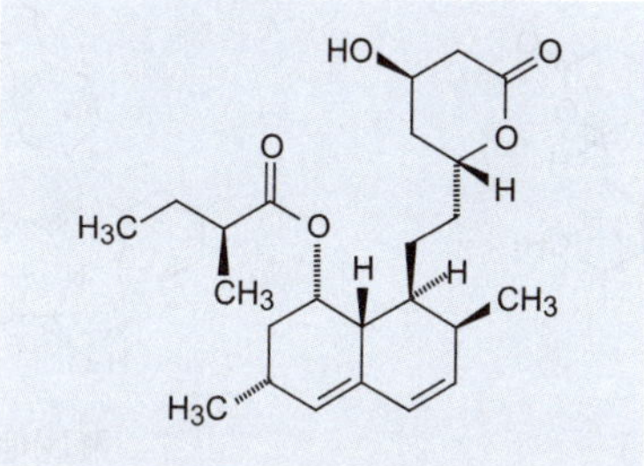

化学名为(2*S*)-2-甲基丁酸(1*S*,3*S*,7*S*,8*S*,8α*R*)-1,2,3,7,8,8α-六氢-3,7-二甲基-8-[2-[(2*R*,4*R*)-四氢-4-羟基-6-氧-2*H*-吡喃-2-基]乙基]-1-萘酯。

本品为白色结晶粉末。

本品易溶于三氯甲烷、DMF、丙酮、乙腈，溶于甲醇，略溶于乙醇、异丙醇、丁醇，不溶于水。熔点174.5℃。

洛伐他汀晶体在贮存过程中，其结构中六元内酯环上羟基发生氧化反应生成二酮吡喃衍生物。洛伐他汀的水溶液，特别在酸、碱条件下，其内酯环能迅速水解，水解产物为羟基酸，为一较稳定化合物，也是其体内活性形式。

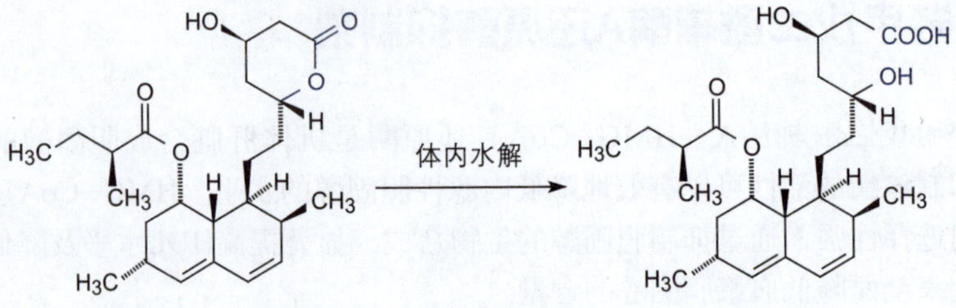

洛伐他汀（前药） 活性形式

温故知新

我们又一次用到前药的概念，你还记得吗？前药参见第二十六章。

本品为第一个上市的他汀类血脂调节药。洛伐他汀为前药，本身没有活性，在体内释放出开链的β-羟基酸衍生物发挥作用。洛伐他汀能降低血液中的胆固醇水平，同时也能降低LDL水平和提高HDL的水平。用于治疗高胆固醇血症、冠心病以及预防动脉粥样硬化。

辛伐他汀（Simvastatin）为对洛伐他汀结构改造的类似物，结构与洛伐他汀非常相似，仅在侧链上比洛伐他汀多一个甲基，活性比洛伐他汀强1倍。辛伐他汀结构中也含有内酯环，口服吸收后在体内水解为其活性形式β-羟基酸发挥作用，为一前药。辛伐他汀能竞争性地抑制HMG-CoA还原酶活性，从而降低血液中的胆固醇、LDL水平，提高HDL的水平，临床上用于治疗高胆固醇血症等。

氟伐他汀（Fluvastatin）是合成的HMG-CoA还原酶抑制剂。与其它他汀类药物结构不同的是，氟伐他汀直接以羟基酸的形式给药，故氟伐他汀有较强的亲水性。临床上用于高胆固醇血症和冠心病的治疗外，还能抗动脉粥样硬化。

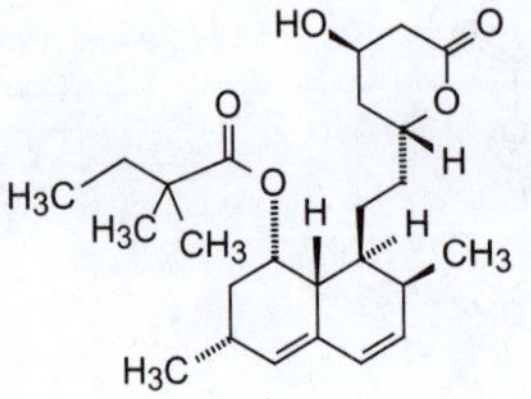

辛伐他汀

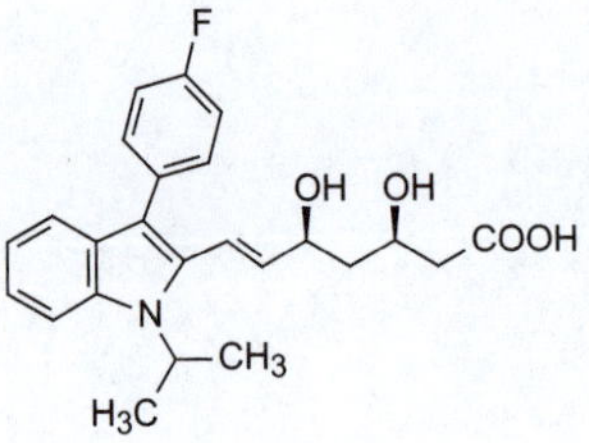

氟伐他汀

阿托伐他汀 Atorvastatin

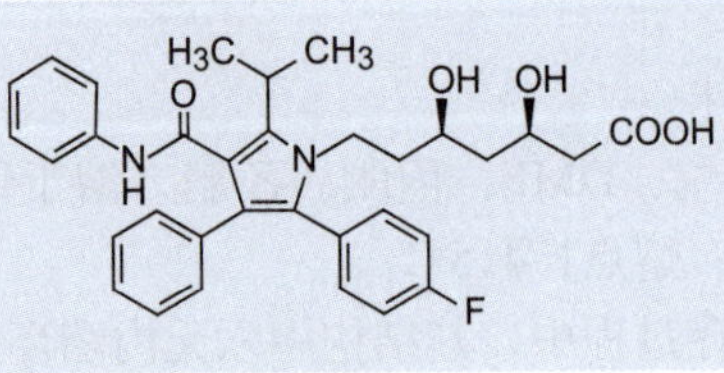

化学名为(β*R*, δ*R*)-2-(4-氟苯基)-β，δ-二氢-5-(1-甲乙基)-3-苯基-4-[(苯胺基)]羰基-1*H*-吡咯基-1-庚酸。

本品与氟伐他汀为两个全合成的他汀类药物，结构中含有一个多取代的吡咯环和一个羟基酸侧链。阿托伐他汀能降低家族性高胆固醇血症患者血浆LDL的水平，另外它还能显著降低血浆中甘油三酯的浓度，是第一个用于治疗混合型高脂血症和家族性高脂血症的药物。

与其它他汀类药物相比较，阿托伐他汀作用时间长，因此任何时间服用都不影响其降脂效果。另外，阿托伐他汀主要通过胆汁、粪便排泄，肾排泄量小，适用于肾病患者，服用时不需要减量。

二、苯氧乙酸类

内源性胆固醇的生物合成是以乙酸为原料的，人们就设计了许多乙酸类衍生物，希望能干扰胆固醇的合成，降低胆固醇的浓度。在随机筛选中发现了苯氧乙酸类化合物能降低血浆胆固醇和总血脂，其中氯贝丁酯（Clofibrate）于1967年被批准用于临床，在60～70年代曾广泛使用。后来发现氯贝丁酯不能预防动脉粥样硬化，服用这种药的患者并不能减少心血管症，现已经很少用。尽管如此，以氯贝丁酯为先导物，对其进行了结构改造，推动了苯氧乙酸类药物的发展，发现了一些优良的降脂药物如吉非贝齐（Gemfibrozil）和非诺贝特（Fenofibrate）。

温故知新

先导物，第二十七章。

氯贝丁酯 Clofibrate

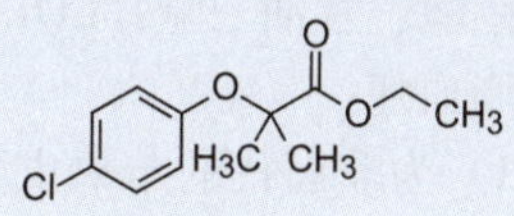

化学名为2－甲基－2－(4－氯苯氧基)丙酸乙酯。

本品为无色至黄色的澄清油状液体，有特臭，味初辛辣后变甜；遇光色渐变深。

本品在乙醇、丙酮、三氯甲烷、乙醚或石油醚中易溶，在水中几乎不溶。

本品遇光色渐渐变深，分解产物为对氯苯酚，故本品应避光保存。

氯贝丁酯为前药，口服吸收后在体内水解为氯贝酸发挥作用。

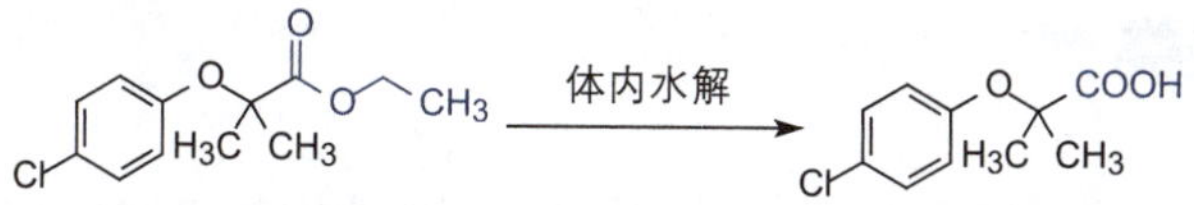

氯贝丁酯（前药）　　氯贝丁酸（活性形式）

本品能显著降低血浆的甘油三酯水平，同时降低VLDL的水平，导致HDL水平的中度升高。氯贝丁酯是第一个用于临床的苯氧乙酸类血脂调节药。主要用于治疗高甘油三酯血症、家族性的高脂血症等。由于其副作用较大，现已很少用。

非诺贝特 Fenofibrate

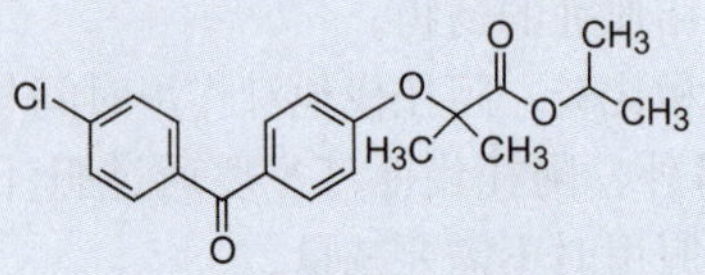

化学名为2-甲基-2-[4-(4-氯苯甲酰基)苯氧基]丙酸异丙酯。

本品为白色或类白色结晶性粉末；无臭，无味。

本品在三氯甲烷中极易溶解，在丙酮或乙醚中易溶，在乙醇中略溶，在水中几乎不溶。熔点78～82℃。

本品需要避光、密闭保存。

本品在体内被酯酶迅速水解，形成活性代谢物非诺贝酸发挥降血脂作用。

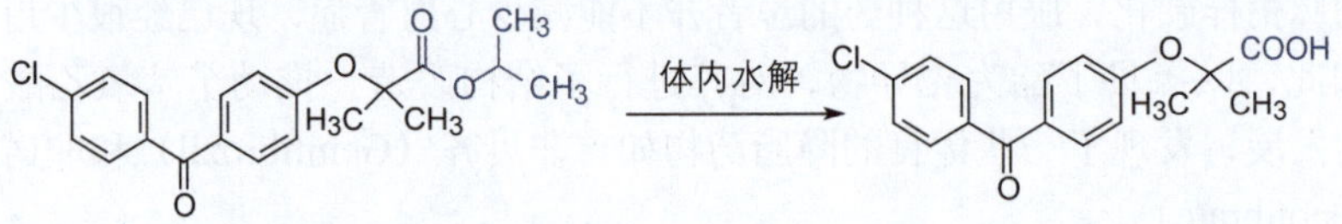

非诺贝特（前药）　　非诺贝酸（活性形式）

非诺贝特能明显降低胆固醇、甘油三酯、LDL的水平，同时升高HDL的水平，用于治疗各种类型的高脂血症。

> 吉非贝齐又名吉非罗齐。

吉非贝齐（Gemfibrozil）为非卤代的苯氧戊酸衍生物，能高效地降低血清总胆固醇和VLDL水平，升高HDL水平，减少冠心病的发病率，适用于高脂蛋白血症以及糖尿病引起的高脂血症，其疗效比氯贝丁酯好。

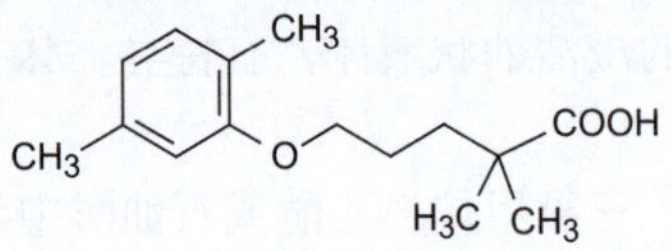

吉非贝齐

三、烟酸类

1955年人们发现大剂量烟酸可以降低血浆中胆固醇和甘油三酯的浓度，可用于治疗高脂血症。但烟酸有扩张血管作用，常引起潮红、皮肤瘙痒等，同时对胃肠道刺激性较大等副作用，这些不良反应由其结构中的羧基引起。将其羧基成酯，制成了一些烟酸类衍生物，这些衍生物多为烟酸的前药，在体内释放出烟酸后发挥作用，例如烟酸（Nicotinic Acid）、烟酸肌醇酯（Inositol Nicotinate）、戊四烟酯（Niceritrol）。

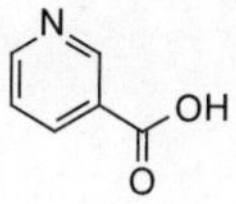

烟酸

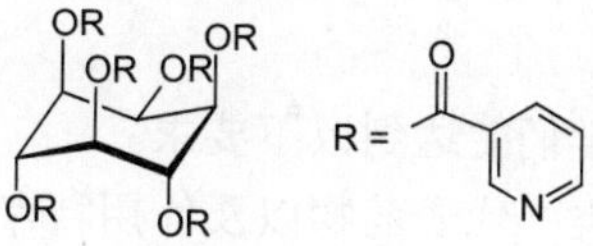

烟酸肌醇酯

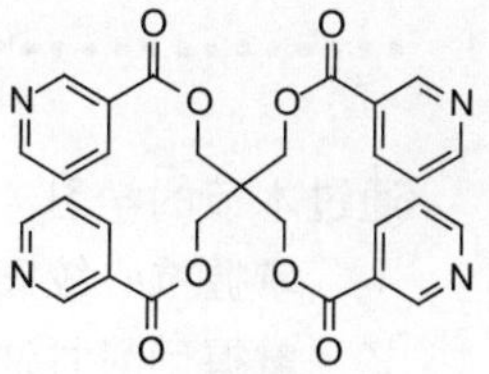

戊四烟酯

利用拼合原理将烟酸与苯氧乙酸类结合生成酯，为前药，在体内分解成烟酸和氯贝酸起作用，例如依托贝特（Etofibrate）和氯烟贝特（Ronifibrate）。

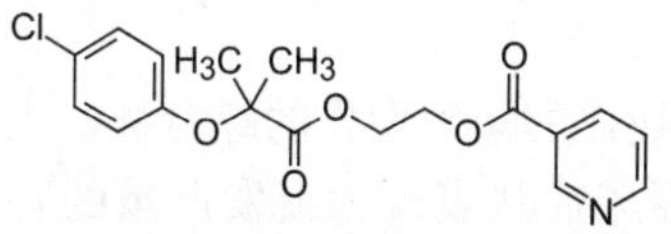

依托贝特

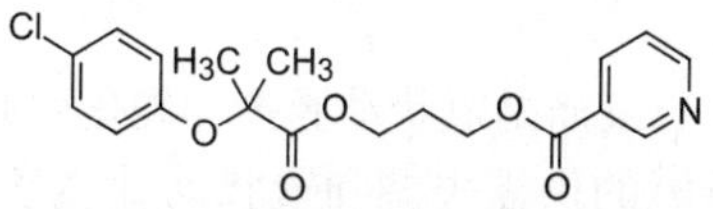

氯烟贝特

四、其它类

胆汁酸螯合剂消胆胺（Cholestyramine Resin）、降胆宁（Colestipol）为强碱性阴离子交换树脂，它们在肠道内通过离子交换作用，与胆酸结合后排出体外，破坏了肝肠循环，降低了胆酸返回肝脏的浓度，大大提高了胆酸的排出量，这样就促使肝脏将胆固醇转化为胆汁酸，降低了血中胆固醇的浓度。

另外，右旋甲状腺素（Dextrothyroxine）也用作降血脂药。

第五节　抗心绞痛药

内容导航

一、抗心绞痛药的分类

二、硝酸酯类

　　硝酸甘油

　　硝酸异山梨酯

　　单硝酸异山梨酯

　　戊四硝酯

三、其它类

　　双嘧达莫

学习目标

通过本节的学习，希望同学们能达到以下要求：

1．掌握抗心绞痛药的分类、代表药物以及作用特点。

2．掌握硝酸甘油、硝酸异山梨酯的化学名、化学结构、理化性质和药理作用。

3．熟悉单硝酸异山梨酯、戊四硝酯、双嘧达莫的化学结构和用途。

一、抗心绞痛药的分类

心绞痛是冠状动脉粥样硬化引起的心肌缺血的短暂发作的综合征，主要是由于氧的供需失调和冠状动脉痉挛所致，临床症状表现为突发严重的胸部疼痛，经常会放射到整个左肩和左臂。心绞痛分为稳定型心绞痛、变异型心绞痛和不稳定型心绞痛三种类型。稳定型心绞痛又称典型心绞痛，患者冠状动脉粥样硬化、心肌供血减少，常在劳累或情绪激动时发作，但安静时并无症状。变异型心绞痛较少见，多在夜间或清晨醒来时发作。冠状动脉无病变或只有轻度硬化，系冠状动脉痉挛所致。不稳定型心绞痛，既有冠状动脉粥样硬化，又有动脉痉挛，是两者合并作用所致。不同的药物适应于不同类型的心绞痛。

心绞痛发作时正确分清类型并及时给予适当的药物，对挽救病人的生命极为重要。

抗心绞痛药（antianginal drugs）主要通过扩张冠状动脉血管、降低心肌耗氧量从而减轻和防止心绞痛的发作。

抗心绞痛药可分为：

（1）硝酸酯类，如硝酸甘油；

（2）钙通道阻滞剂（详见本章第三节）；

（3）β–受体拮抗剂（详见第十四章）；

（4）其它类。

本节主要介绍抗心绞痛药中的硝酸酯类和其它类。

二、硝酸酯类

过去人们一直认为一氧化氮（NO）能污染空气、形成酸雨。自上世纪80年代确定NO为心血管系统重要的信使分子以来，NO具有了重要的生物医学意义。美国药理学家Furchgott R．F．、Ignarro L．J．和Murad F．因发现NO是心血管系统的信使分子于1998年荣获诺贝尔生理医学奖。

硝酸酯在临床上用作抗心绞痛药已经有100多年的历史，尽管随着钙拮抗剂和β–受体拮抗剂的发展，抗心绞痛药种类不断增加，但在治疗急性心绞痛时，有机硝酸酯类仍然是疗效确切的药物。

硝酸酯指的是多元醇与硝酸形成的酯。硝酸酯类药物的抗心绞痛作用是基于它能舒张血管平滑肌。硝酸酯类药物在细胞内转化形成NO，NO又称为血管内皮舒张因子（EDRF），是一种活性很强的物质，能激活鸟苷酸环化酶，使cGMP水平升高，导致血管平滑肌的松弛，血管扩张。临床上这一类药物主要包括：硝酸甘油（Nitroglycerin）、丁四硝酯（Erythrityl Tetranitrate）、戊四硝酯（Pentaerithrityl Tetranitate）和硝酸异山梨酯（Isosorbide Dinitrate）。

连续使用硝酸酯类药物容易产生耐药性，导致药效降低。这是因为硝酸酯类药物在体内需要耗竭巯基才能转变为NO发挥扩血管作用。当体内产生耐药性时，组织中的巯基含量降低，继续使用硝酸酯类药物会出现疗效下降，这时同时给予保护体内巯醇类的化合物1,4-二巯基-2,3-丁二醇，能有效预防耐药性。

硝酸甘油 Nitroglycerin

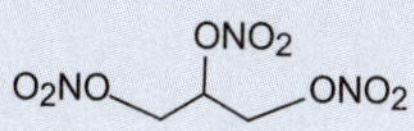

化学名为1,2,3-丙三醇三硝酸酯。

本品为浅黄色、无臭、带甜味的油状液体。

本品溶于乙醇，混溶于丙酮、乙醚、冰醋酸、乙酸乙酯，略溶于水。

硝酸甘油为小分子的非极性酯，易挥发，在制剂过程中容易造成有效成分的丢失。

本品具有爆炸性，尤其在高纯浓度下，遇骤热或撞击下有发生爆炸的危险，故不宜以纯品运输和贮存，一般配成10%乙醇溶液运输或贮存。

硝酸甘油在中性或弱酸性条件下稳定，在碱性条件下容易水解。在贮存过程中应避免潮湿，以防止其水解失效。

由于硝酸甘油为非极性的特点，通过生物膜吸收快，舌下含服迅速透过口腔黏膜吸收，起效快（2分钟起效），常用于心绞痛患者的急救。

本品能扩张血管平滑肌，用于冠心病心绞痛的治疗及预防，也可用于降低血压或治疗充血性心力衰竭。对上述三种心绞痛都有效。

硝酸异山梨酯 Isosorbide Dinitrate

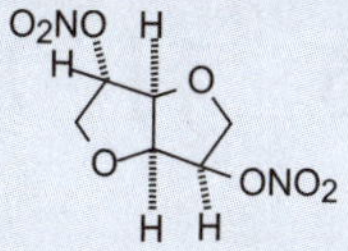

硝酸异山梨酯又名消心痛、硝异梨醇。

化学名为1,4:3,6-二脱水-D-山梨醇二硝酸酯。

本品为白色结晶性粉末，无臭。

本品在丙酮或三氯甲烷中易溶，在乙醇中略溶，在水中微溶。

本品结晶有稳定型和不稳定型两种，药用稳定型。两种晶型的理化性质相同，不稳定型在30℃放置数天后变成稳定型。熔点68～72℃。

本品干燥状态下较稳定，但在酸、碱液中，硝酸酯易水解，失去活性。所以应避光干燥保存。另外，硝酸异山梨酯在高浓度下有爆炸性，经高温或撞击下有发生爆炸的危险，须注意！

硝酸异山梨酯经口腔黏膜吸收快，口服也易于吸收。进入体内经肝脏代谢为2-单硝酸异山梨酯和5-单硝酸异山梨酯，两者均有抗心绞痛的活性。

硝酸异山梨酯为冠脉扩张药，作用时间长，在临床上用于治疗冠心病和预防心绞痛的发作。

单硝酸异山梨酯（Isosorbide-5-Mononitrate）为硝酸异山梨酯的活性代谢产物，是异山梨醇的单硝酸酯。作用机制与硝酸异山梨酯相同，作用时间长，用于治疗心绞痛。

戊四硝酯（Pentaerithrityl Tetranitrate）的作用与硝酸甘油相同，但作用时间长，用于预防心绞痛。

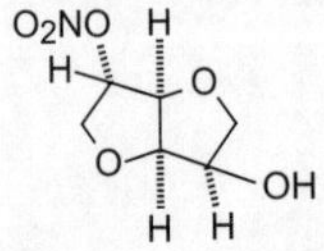

单硝酸异山梨酯

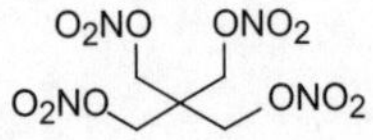

戊四硝酯

二、其它类

双嘧达莫（Dipyridamole）有扩张冠脉和抗血小板聚集作用，其扩张冠脉作用强而持久，可用于慢性心绞痛的长期治疗。

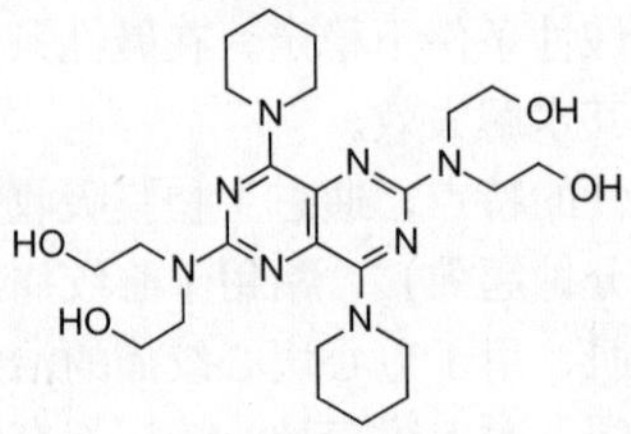

双嘧达莫

第六节 利 尿 药

内容导航

一、渗透性利尿药

二、碳酸酐酶抑制剂

乙酰唑胺

三、Na^+-K^+-$2Cl^-$同向转运抑制剂

呋塞米

依他尼酸

四、Na^+-Cl^-同向转运抑制剂

氢氯噻嗪

氯噻酮

五、肾内皮细胞Na^+通道阻滞剂

氨苯蝶啶
阿米洛利
六、盐皮质激素受体拮抗剂
螺内酯

学习目标

通过本节的学习，希望同学们能达到以下要求：
1．掌握利尿药的分类、代表药物以及作用特点。
2．掌握呋塞米、依他尼酸、氢氯噻嗪、螺内酯的化学名、化学结构、理化性质和药理作用。
3．熟悉乙酰唑胺、氯噻酮、氨苯蝶啶、阿米洛利的化学结构和用途。

利尿药（diuretics）通过作用于肾脏，增加尿液的排出量，从而增加体内电解质和水的排泄。利尿药常用来治疗各种原因引起的水肿如充血性心力衰竭、肾病综合征等和非水肿性疾病如高血压、尿崩症等。

利尿药的应用已有几个世纪的历史了。有机汞类化合物是临床上使用的第一类高效利尿药，由于其毒性大现已很少用，但却启发了人们对利尿药的进一步研究，发现了一些疗效好的利尿药。现在临床上应用的利尿药种类很多，有不同的分类方法：

（1）按其效能，可分为三种：高效利尿药、中效利尿药和低效利尿药。

（2）按其作用机制，可分为六大类：

① 渗透性利尿药，如甘露醇；
② 碳酸酐酶抑制剂，如乙酰唑胺；
③ $Na^+-K^+-2Cl^-$同向转运抑制剂，如呋塞米；
④ Na^+-Cl^-同向转运抑制剂，如氢氯噻嗪；
⑤ 肾内皮细胞Na^+通道阻滞剂，如氨苯蝶啶；
⑥ 盐皮质激素受体拮抗剂，如螺内酯。

本节采用按作用机制分类的方法。

一、渗透性利尿药

本类药物多数为多羟基化合物，本身无药理活性，又称为脱水药。

渗透性利尿药是一类低分子量的化合物，水溶性很高，进入肾小管后很难被重吸收，造成很高的渗透压，阻止了水分的重吸收从而产生利尿作用。

这一类主要药物有多元醇类如甘油、甘露醇、山梨醇及异山梨醇等，糖类如葡萄糖、蔗糖等，还有尿素也属于渗透性利尿药。渗透性利尿药现在很少用，主要用于脑水肿、肾功能衰竭的早期少尿症和青光眼的治疗。

二、碳酸酐酶抑制剂

碳酸酐酶是催化CO_2和H_2O生成碳酸的一种酶，广泛存在于体内。碳酸在机体内解离为H^+和HCO_3^-，H^+在肾小管中与Na^+进行交换，使Na^+被吸收。当碳酸酐酶被抑制时，H_2CO_3生成减少，肾小管内H^+减少，使Na^+、H^+之间交换减少，Na^+、HCO_3^-的重吸收减少，就导致了Na^+的排出量增加产生利尿作用。伴随HCO_3^-的排出，钾排出量增加。尿液为碱性，而体液为酸性。

碳酸酐酶抑制剂是在临床应用磺胺类药物中发现的。人们发现服用磺胺类药物的患者出现酸中毒、尿液呈碱性以及利尿等，这是由于磺胺类药物抑制了碳酸酐酶的活性，由此开始了磺胺类利尿药的研究。第一个应用于临床的碳酸酐酶抑制剂为乙酰唑胺。

长期使用碳酸酐酶抑制剂后，机体尿液碱性增加而体液酸性增加。当机体出现酸中毒时，碳酸酐酶抑制剂将失去其利尿作用，直到机体恢复其酸碱平衡后才能有利尿作用，所以碳酸酐酶抑制剂的应用受到限制。但是它有使房水生成减少的作用，能降低青光眼病人的眼内压，常用来治疗青光眼。

乙酰唑胺（Acetazolamide）为第一个使口服有效的碳酸酐酶抑制剂，为一低效利尿药。如前所述，乙酰唑胺在使用中过程中因机体容易出现酸中毒限制了它的应用，现在主要用于降低眼内压来治疗青光眼。

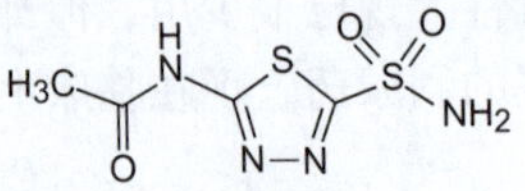

乙酰唑胺

三、Na^+–K^+–$2Cl^-$同向转运抑制剂

本类药物作用于髓袢升支粗段，抑制Na^+–K^+–$2Cl^-$同向转运体系，减少Na^+、K^+、Cl^-的重吸收，影响肾脏的稀释功能和浓缩功能，利尿作用强大，又称为高效利尿药或髓袢利尿药。此类药物的作用特点为起效快，作用时间短。

Na^+–K^+–$2Cl^-$同向转运抑制剂按化学结构不同可分为磺酰胺类如呋塞米（Furosemide）、布美他尼（Bumetanide），苯氧乙酸类如依他尼酸（Etacrynic Acid）。

呋塞米 Furosemide

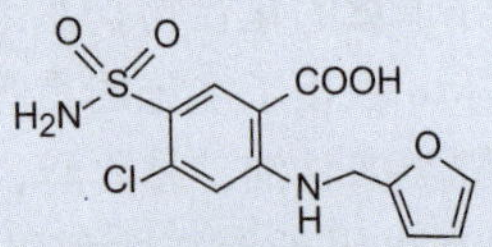

呋塞米又名速尿、利尿磺酸。

化学名为2–[(2–呋喃甲基)氨基]–5–(氨磺酰基)–4–氯苯甲酸。

本品为白色或类白色的结晶性粉末；无臭，几乎无味。

本品在丙酮中溶解，在乙醇中略溶，在水中不溶。熔点206～210℃。

呋塞米为邻氨基苯甲酸类化合物，结构中含一个羧基，酸性强，pK_a 3.9。

呋塞米属于磺酰胺类利尿药，但它没有抑制碳酸酐酶的活性，主要作用部位在髓袢升支粗段，能促进Na^+、K^+、Cl^-、Ca^{2+}和CO_3^{2-}的排泄，口服有效，但作用时间短。临床上用于心血管、肝、肾等疾病引起的水肿。另外，它的另一个用途是温和的降压作用，用于治疗高血压。

依他尼酸　Etacrynic Acid

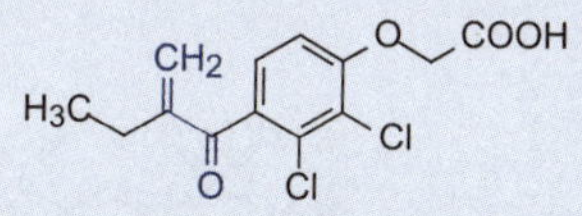

化学名为[2,3-二氯-4-(2-亚甲基丁酰基)苯氧基]乙酸。

本品为白色结晶性粉末；无臭，味微苦涩。

本品在乙醇或乙醚中易溶，在水中几乎不溶，在冰醋酸中易溶。熔点121～125℃。

依他尼酸分子中具有α、β不饱和酮的结构，在水溶液中不稳定。

依他尼酸属于苯氧乙酸类利尿药，通过抑制Na^+-K^+-$2Cl^-$同向转运体系产生利尿作用，其作用强而迅速，为一高效利尿药，但维持时间短。临床上适用于肺水肿、肾脏水肿、慢性充血性水肿等。因有较大的耳毒性和胃肠道不良反应，限制了其广泛应用。

四、Na^+-Cl^-同向转运抑制剂

这类药物多数具有噻嗪环的结构，又称为噻嗪类利尿药。

本类药物通过抑制髓袢升支粗段皮质部和远曲小管Na^+-Cl^-同向转运，减少钠离子和氯离子的重吸收而利尿，所以又称为排钠利尿药。长期服用噻嗪类利尿药能够增加Na^+、K^+、Cl^-和Mg^{2+}的排泄，容易导致低血钾和低血镁，应与KCl合用，或与保钾利尿药合用防止低血钾。

本类为临床最常用的利尿药和抗高血压药，属于中效利尿药，药物种类多，代表药物有氯噻嗪和氢氯噻嗪，为噻嗪类利尿药。对它们进行结构改造，得到了一些类似物如氯噻酮（Chlortalidone）。

氢氯噻嗪　Hydrochlorothiazide

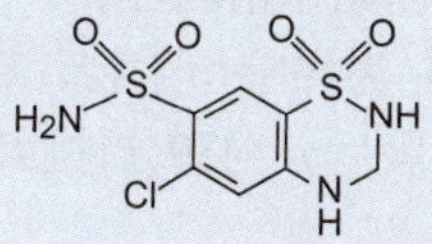

氢氯噻嗪又名双氢克尿塞。

化学名为6-氯-3,4-二氢-2*H*-1,2,4-苯并噻二嗪-7-磺酰胺-1,1-二氧化物。

本品为白色结晶性粉末；无臭，味微苦。

本品在丙酮中溶解，在乙醇中微溶，在水、三氯甲烷或乙醚中不溶；在氢氧化钠中溶解。熔点265～275℃。

本品有两个磺酰胺基，由于磺酰基的吸电子效应，氢氯噻嗪为酸性，可与氢氧化钠成盐，配成注射液。

氢氯噻嗪固体在室温下储存 5 年未见发生显著变化。230℃加热2h，也仅见颜色略黄，未见其它物态有显著变化，但不能在日光下暴晒。

氢氯噻嗪的水溶液发生水解，生成4-氨基-6-氯-1,3-苯二磺酰胺（图15-3）。

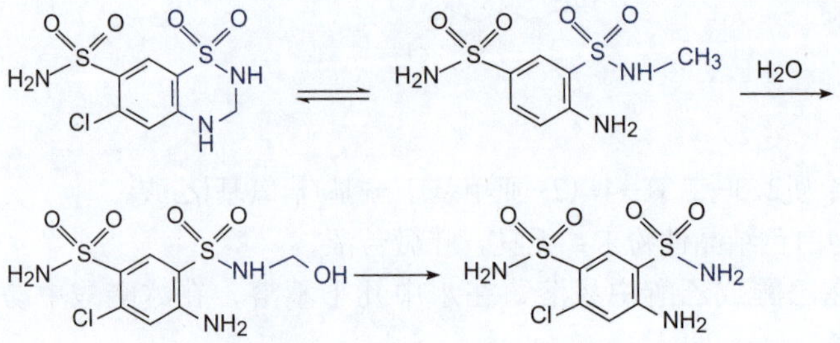

图15-3 氢氯噻嗪的水解反应式

本品为利尿降压药，适用于各种类型的水肿和高血压。长期或大剂量服用时，应补钾以避免血钾过低。

氯噻酮（Chlortalidone）为噻嗪类利尿药的衍生物，具有酰胺结构的磺酰胺类化合物。本品能增加Na^+、Cl^-排泄，为一长效利尿降压药。长期使用时，也容易造成缺钾，应补充钾。

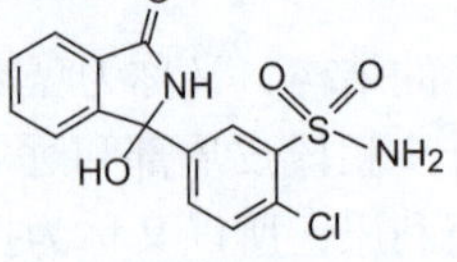

氯噻酮

五、肾内皮细胞Na^+通道阻滞剂

本类药物能阻断远曲小管的钠离子通道而起利尿作用。钠离子通道阻滞后能阻断钠离子的重吸收和钾离子的排泄，所以与醛固酮抑制剂一起又称为保钾利尿药，主要药物有氨苯蝶啶、阿米洛利等。

氨苯蝶啶（Triamterene）为蝶啶衍生物，有保钠排钾的利尿作用，使用时有高血钾的副作用。本品口服后大约30分钟后出现利尿作用，其一些代谢产物仍具有利尿活性。

阿米洛利（Amiloride）的氨基吡啶结构可以看成为蝶啶的开环类似物，是另一个保钾利尿药。其作用机制和应用与氨苯蝶啶相似，但作用时间比氨苯蝶啶长。

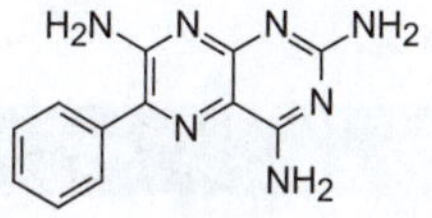

氨苯蝶啶

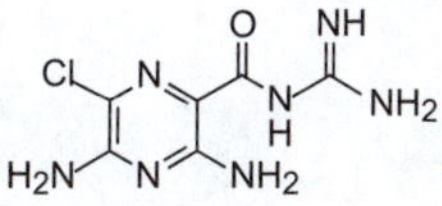

阿米洛利

六、盐皮质激素受体拮抗剂

肾上腺皮质分泌的盐皮质激素醛固酮，与盐皮质激素受体结合后，具有保留钠而促进钾和水排泄的作用。盐皮质激素受体拮抗剂是醛固酮的竞争性阻断药，能与盐皮质受体结合从而抑制了醛固酮与盐皮质激素受体的结合，发挥保钾利尿作用，代表药物为螺内酯（Spironolactone）。

螺内酯 Spironolactone

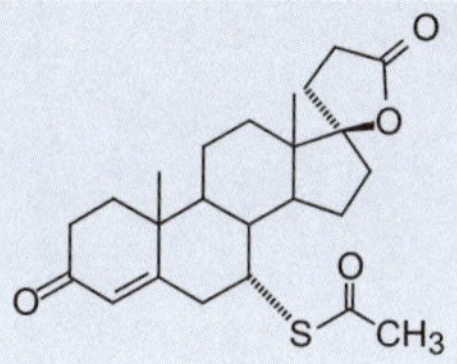

螺内酯又名安体舒通。

化学名为17β-羟基-3-氧-7α-(乙酰硫基)-17α-孕甾-4-烯-21-羧酸-γ-内酯。

本品为白色或类白色的细微结晶性粉末，有轻微硫醇臭。

本品在三氯甲烷中极易溶解，在苯或醋酸乙酯中易溶，在乙醇中溶解，在水中不溶。熔点203～209℃。

螺内酯在空气中稳定，室温放置 7 天未见颜色变化。降解反应在一般制剂中和化学纯品中很少。

口服后本品大约90%被吸收，在肝脏中代谢为坎利酮和坎利酸。

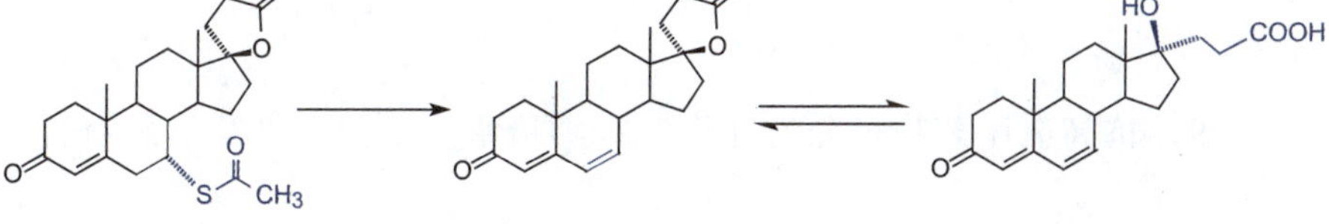

螺内酯　　坎利酮（活性形式）　　坎利酸

坎利酮为活性代谢形式，也是醛固酮的拮抗剂。坎利酮能与坎利酸互变。坎利酸本身无抗醛固酮的活性，却能转化为内酯形式的坎利酮发挥作用。螺内酯的活性是螺内酯及其代谢产物的共同作用。

螺内酯为盐皮质激素受体拮抗剂，作用部位在远曲小管和集合管，利尿作用缓慢而持久，属于低效利尿药。

本品的副作用为高钾血症和抗雄激素等，通常和排钠利尿药如氢氯噻嗪合用，氢氯噻嗪的排钾和螺内酯的保钾相互抵消，副作用减小，疗效增加。

自测习题

最佳选择题

1．具有下列化学结构的药物是

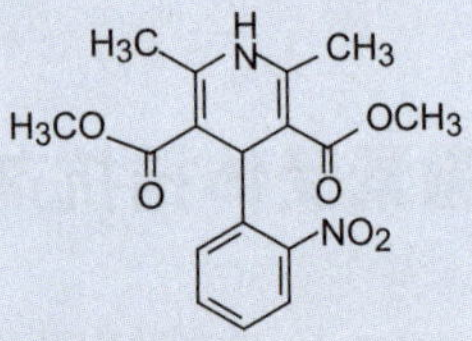

A．利舍平
B．硝酸异山梨酯
C．硝苯地平
D．氯沙坦
E．氢氯噻嗪

配伍选择题

A．盐酸胺碘酮
B．氨力农
C．盐酸美西律
D．乙酰唑胺
E．马来酸依那普利

2．磷酸二酯酶抑制剂
3．碳酸酐酶抑制剂
4．ACE抑制剂
5．钠通道阻滞剂
6．钾通道阻滞剂

多选题

7．下列哪些药物属于前药
A．硝酸甘油
B．卡托普利
C．洛伐他汀
D．米力农
E．氯贝丁酯

名词解释题

8．钙通道阻滞剂

简答题

9．抗高血压药物可分为几类？每类请举一个例子（写出药物名称）。

（许风荣）

第五单元

呼吸系统药物

5

5

第十六章
平　喘　药

内容导航

一、选择性 β_2 肾上腺素受体激动剂

　　硫酸沙丁胺醇

　　沙美特罗

　　福莫特罗

　　盐酸班布特罗

　　丙卡特罗

二、M胆碱受体拮抗剂

　　异丙托溴铵

三、磷酸二酯酶抑制剂

　　茶碱

　　氨茶碱

　　二羟丙茶碱

四、肾上腺皮质激素类药物

　　丙酸倍氯米松

　　丙酸氟替卡松

　　布地奈德

五、影响白三烯的药物

　　孟鲁司特

　　扎鲁司特

　　齐留通

学习目标

通过本章的学习，希望同学们能达到以下要求：

1．掌握平喘药的分类以及结构特点。

2．掌握硫酸沙丁胺醇、沙美特罗、异丙托溴铵、孟鲁司特、丙酸倍氯米松以及茶碱的化学名、化学结构、理化性质和药理作用。

3．熟悉福莫特罗、盐酸班布特罗、丙卡特罗、扎鲁司特、齐留通、丙酸氟替卡松、布地奈德、氨茶碱以及二羟丙茶碱的化学结构和用途。

哮喘是一种常见的慢性呼吸系统疾病，其发病原因复杂，发病机制还不完全清楚，目前尚无根治办法。近年来哮喘的发病率和死亡率呈逐年上升趋势。世界卫生组织推出自2000年起每年 5 月的第一个周二为“世界哮喘日”，其宗旨是使人们意识到哮喘是一个全球性的健康问题。

学有所思

作为一名医药工作者，你了解“世界哮喘日”的由来吗？

哮喘是气道炎症病变引起的支气管高原反应性、在外源性或内源性诱发因素的刺激下导致广泛的可逆的气道狭窄所引起的临床症候群，尤其以支气管哮喘和喘息性支气管炎为常见。哮喘是一种常见病、多发病。

传统观念认为哮喘是由于气道平滑肌痉挛引起的气道阻塞性疾病，治疗以支气管扩张剂为主，β 受体激动剂和M胆碱受体拮抗剂曾在临床广泛应用。

自上世纪90年代以来，哮喘的发病机制和治疗方面有更进一步的认识，认为哮喘是一种慢性支气管炎症，其原因为炎症细胞浸润，释放炎症介质，引起气道黏膜下组织水肿，气管分泌物增多，支气管平滑肌痉挛。细胞浸润包括肥大细胞、巨噬细胞、嗜酸细胞、淋巴细胞和中性白细胞等。释放的炎症介质有组胺、前列腺素D_2、$F_{2\alpha}$、血栓素（TXA_2）、白三烯（LT）及氧自由基等。

在更深层认识哮喘发病机制的基础上，目前哮喘的治疗已由过去的缓解气道平滑肌痉挛转变为现在的预防和治疗慢性气道炎症，最终消除哮喘症状。抗炎药物用来控制气道炎症，支气管扩张剂辅助用于缓解支气管平滑肌痉挛，减轻患者呼吸困难的症状。

哮喘合理的治疗原则应该是对因治疗为抑制气道炎症和减少炎症介质的释放，对症治疗为支气管扩张剂。

平喘药（antasthmatics）作用的靶组织是呼吸道，主要为支气管和肺，一般采用局部吸入给药方式，使药物直接到达气管，并在气管内形成有效的高浓度，发挥抗哮喘的作用，具有快速性、安全性和方便性等特点。以吸入法给药时，大约有5%～10%的药物直接沉淀在呼吸道，其余部分通过口腔和咽喉后进入胃肠道。用作抗哮喘的药物应有较高的选择性，希望它在呼吸道和受体有较高的亲和力，可减少全身副作用。平喘药最好能在肝脏有快速的全身清除率，即肝脏的首过代谢，快速代谢为无活性的代谢物，这样进入胃肠道的药物就能进行肝脏广泛的代谢后，使全身性副作用减小，治疗指数提高。

平喘药包括以下几类：

（1）支气管扩张药

①选择性 β_2肾上腺素受体激动剂；

②抗胆碱药（M胆碱受体拮抗剂）；

③磷酸二酯酶抑制剂。

（2）抗炎平喘药

①肾上腺皮质激素类药物；

②影响白三烯的药物。

（3）抗过敏平喘药

本章介绍其中重要的几类药物。

一、选择性β_2肾上腺素受体激动剂

温故知新

参见第十四章，外周肾上腺素能神经系统药物。

β肾上腺素受体激动剂可分为β_1受体激动剂、β_2受体激动剂和非选择性β受体激动剂三类。β_1受体主要分布在心脏，兴奋时引起心率增加、心肌收缩力增强、胃肠道平滑肌松弛等；β_2受体主要分布在支气管，兴奋时引起血管舒张、支气管扩张、胃肠道平滑肌松弛、肝糖原分解等。

用作平喘药的β肾上腺素受体激动剂主要为非选择性的β受体激动剂和选择性β_2受体激动剂。非选择性的β受体激动剂如肾上腺素、麻黄碱等，曾广泛用于治疗哮喘。但由于非选择性的β受体激动剂对β_1、β_2选择性低，用作抗哮喘药时，其兴奋β_1受体可刺激心脏，产生心悸和心律失常等较强的心血管副作用并且不能口服，限制了其在临床上的应用。

自上世纪60年代以后，发展了选择性β_2肾上腺素受体激动剂如沙丁胺醇、沙美特罗等。选择性β_2肾上腺素受体激动剂选择性兴奋β_2受体，从而松弛支气管平滑肌，产生舒张支气管作用，用于哮喘的治疗。由于其对β_1受体的选择性低，兴奋心脏的心血管副作用小。该类药物平喘作用迅速，选择性强，口服有效，副作用小，是缓解哮喘症状的首选药物。但因其对于气道炎症几乎无作用，不宜长期使用。

硫酸沙丁胺醇 Salbutamol Sulfate

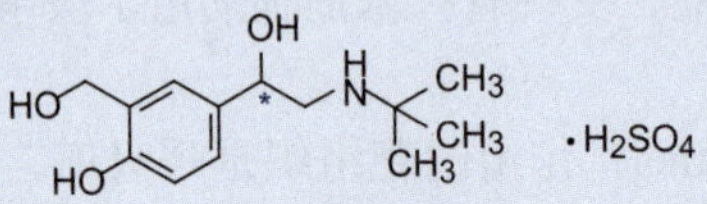

化学名为1-(4-羟基-3-羟甲基苯基)-2-(叔丁氨基)乙醇硫酸盐。

本品为白色结晶性粉末；无臭，几乎无味。

本品在乙醇中溶解，在水中略溶，在乙醚中不溶。

硫酸沙丁胺醇结构中有1个手性碳原子，两个光学异构体。其中*R*(−)异构体的活性是*S*(+)异构体的80倍，不良反应与消旋体中的*S*(+)异构体有关。

本品分子中无儿茶酚的结构，但仍有酚羟基，易氧化，需密闭避光贮存。

另外，结构中的叔丁基对其选择性非常重要。叔丁基有助于沙丁胺醇高度选择性作用于β_2受体，对β_1受体作用弱，降低了其副作用。

本品为选择性β_2受体激动剂，临床上主要用于治疗支气管哮喘、哮喘性支气管炎以及肺气肿患者的支气管痉挛等。

对选择性β_2受体激动剂进行结构改造可以提高对β_2受体的选择性。一方面是将儿茶酚的3,4-二羟基改变为3,5-二羟基及其双酯或酰胺，保留4-羟基。将3-羟基变为羟基甲基，对β_2受体选择性高，由于不易被COMT代谢失活，故可口服、长效，例如沙丁胺醇、沙美特罗均为选择性强、口服有效的平喘药；另一方面，侧链氮原子上被较大的取代基如叔丁基、环取代基以及更长链的亲脂性基团取代时，有利于和β_2受体结合，提高了药物对β_2受体的选择性，而没有兴奋β_1受体引起的心脏兴奋的副作用。

沙美特罗 Salmeterol

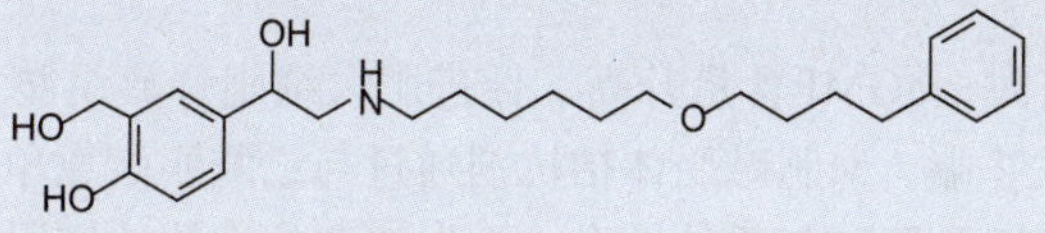

化学名为4-羟基-α^1-[[[6-(4-苯丁氧基)己基]氨基]甲基]-1,3-苯二甲醇。

本品易溶于甲醇，微溶于乙醇、三氯甲烷和水。熔点75.5~76.5℃。

本品结构中苯环上取代基与沙丁胺醇相同，侧链氮原子上有一个长饱和亲脂性取代基——苯丁氧己基。这个长亲脂侧链末端的苯基可与β_2受体特定的区域相互结合从而产生长效作用。

沙美特罗为长效选择性β_2受体激动药，用于慢性哮喘及慢阻肺。

福莫特罗（Formoterol）为长效选择性β_2受体激动剂，它与沙美特罗的长效机制不同。福莫特罗能进入质膜的脂质双层，然后渐渐离开双层，缓慢与受体结合发挥长效作用。其作用强而持久，还有抗炎作用，能抑制炎症细胞浸润和抑制炎症介质释放。适用于夜间哮喘的防治，也适用于哮喘急性发作症状的控制。

盐酸班布特罗（Bambuterol Hydrochloride）为特布他林（Terbutaline）的前药。班布特罗本身没有活性，在体内经胆碱酯酶水解释出特布他林后发挥作用。口服有效，用于治疗支气管哮喘、哮喘性支气管炎以及肺气肿患者的支气管痉挛等。

温故知新

前药，第二十六章。

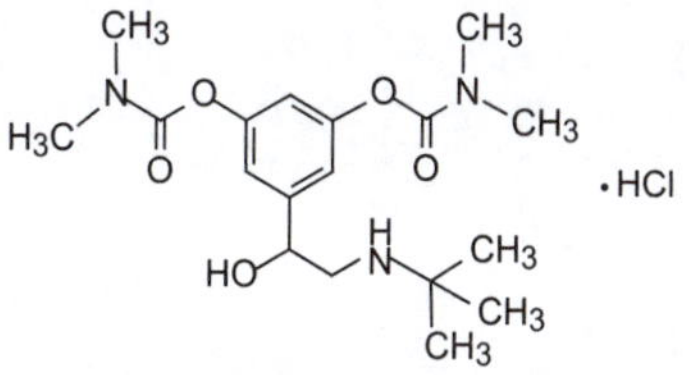

盐酸班布特罗

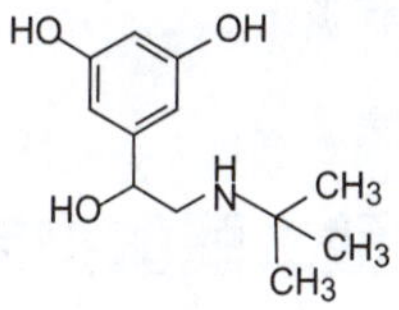

特布他林

丙卡特罗（Procaterol）为新型β_2受体激动剂，其支气管扩张作用强而且持久，同时还有去痰和镇咳作用，用于治疗各种类型的支气管哮喘。

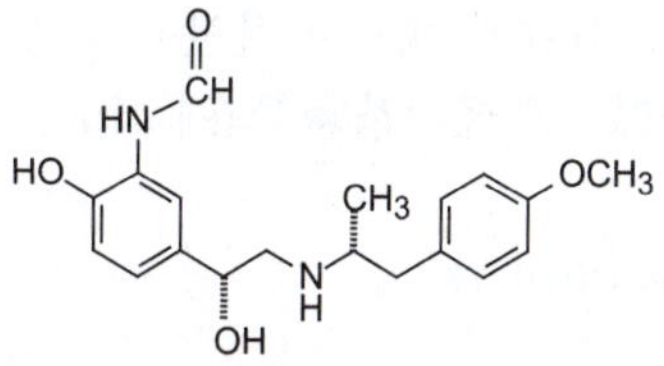

福莫特罗

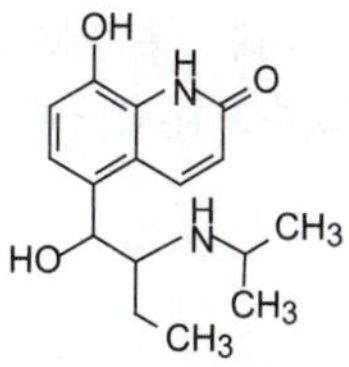

丙卡特罗

二、M胆碱受体拮抗剂

> **温故知新**
> 参见第十三章，外周胆碱能神经系统药物。

M受体兴奋时，cGMP含量升高，促进肥大细胞释放组胺等，使支气管平滑肌收缩，诱发哮喘。M胆碱受体拮抗剂通过与乙酰胆碱竞争M受体上的相同结合部位，阻断乙酰胆碱与受体结合，而发挥竞争性拮抗作用，明显扩张支气管，用于治疗哮喘。

异丙托溴铵 Ipratropium Bromide

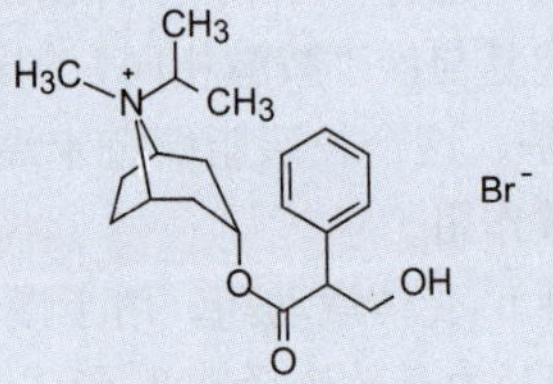

化学名为溴化(3–内型,8–顺式)–3–(3–羟基–1–氧代–2–苯丙氧基)–8–甲基–8–(1–甲基乙基)–8–氮杂双环[3.2.1]–3–辛烷。

本品为白色结晶，易溶于水及稀醇，不溶于乙醚、三氯甲烷，熔点230～232℃。

本品具有莨菪碱类药物的一般性质。

> **温故知新**
> 硫酸阿托品，第十三章。

本品为阿托品的季铵盐，脂溶性差，在胃肠道不易吸收，难以进入血脑屏障，中枢神经系统的作用小。

本品松弛支气管平滑肌作用较强，吸入给药用于治疗支气管哮喘和喘息性慢性支气管炎。

三、磷酸二酯酶抑制剂

茶碱类药物对气道平滑肌具有较强的直接松弛作用，曾在临床广泛应用。目前认为茶碱的支气管扩张作用机制是抑制磷酸二酯酶（PDE），该作用打断了细胞内核苷的循环途径，提高平滑肌细胞内的cAMP浓度。此外，茶碱能阻断腺苷受体，促进内源性儿茶酚胺的释放。还能增强气道纤毛清除功能，具有抗炎作用。

茶碱类药物多为黄嘌呤类衍生物，其扩张气管作用没有β_2受体激动剂强。除茶碱外，还有一些衍生物如氨茶碱、二羟丙茶碱等在临床应用。

茶碱 Theophylline

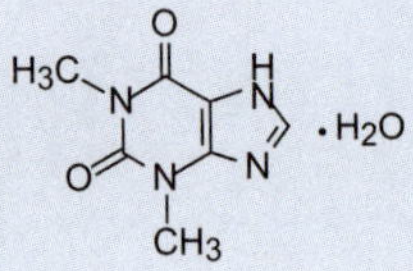

化学名为1,3-二甲基-3,7-二氢-1*H*-嘌呤-2,6-二酮一水合物。

本品为白色结晶性粉末；无臭，味苦。

本品在乙醇或三氯甲烷中微溶，在水中极微溶，在乙醚中几乎不溶；在氢氧化钠溶液或氨溶液中易溶。

茶碱的安全范围较小，尤其是静脉注射太快易引起心律失常、血压骤降、兴奋不安甚至惊厥，故用药期间要检测血药浓度。

茶碱难溶于水，为提高水溶性，与乙二胺或胆碱成盐为氨茶碱、胆茶碱，供临床应用。还有一些衍生物如二羟丙茶碱、多索茶碱用于抗哮喘。

合用甲氰咪胍、喹诺酮、大环内酯类药物等可影响茶碱代谢而使其排泄减慢，应减少用药量。

本品用于治疗急、慢性哮喘。

氨茶碱（Aminophylline）为茶碱与乙二胺成的复盐，含无水茶碱77%～83%，除了能舒张支气管外，还有强心、利尿作用。主要用于支气管哮喘、喘息性支气管炎以及心脏病哮喘，也用于肾性水肿的利尿。

二羟丙茶碱（Diprophylline）为茶碱7位的二羟丙基取代的类似物，作用与氨茶碱相似，舒张支气管作用弱（仅为氨茶碱的1/10），平喘作用不及氨茶碱。主要用于治疗支气管哮喘，尤其是伴有心动过速不宜用氨茶碱的哮喘患者。

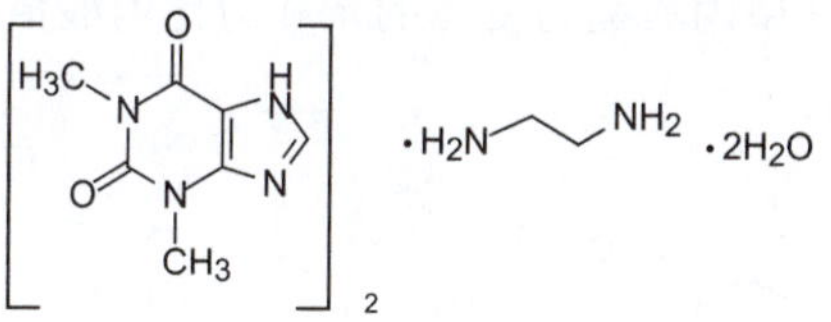

氨茶碱

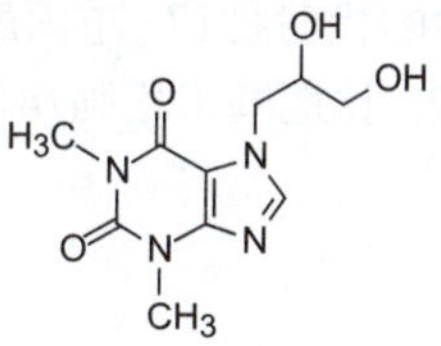

二羟丙茶碱

四、肾上腺皮质激素

参见第二十二章，甾体激素类药物。

肾上腺皮质分泌的糖皮质激素具有重要的生物活性，主要与糖、脂肪、蛋白质代谢和生长发育等有关。此外，它具有强大的抗炎抗免疫作用，可控制哮喘。目前糖皮质激素是有效治疗哮喘的一线药物，与支气管扩张药联合使用以控制哮喘症状。但糖皮质激素有全身性的副作用，多且严重，限制了其广泛应用。

用作平喘药的糖皮质激素通常以吸入给药，一般应该具有以下药代动力学性质：口服吸收后有较高的首过代谢，同时代谢物无活性、半衰期短、与受体高亲和力和治疗指数高等，以保证吸入给药后在呼吸道靶组织上有足够浓度的同时尽量减少其全身激素样副作用。

对糖皮质激素进行结构改造，引入亲脂性基团，使其具有更强的亲脂性，以提高与受体的亲和力，得到了一些优良的控制哮喘的糖皮质激素。它们以吸入形式给药时，由于脂溶性高，直接作用于呼吸道局部，药物集中在肺部，与受体结合发挥抗炎作用。药物进入血液循环后在肝脏迅速被灭活，这样减少了其全身性副作用。重症者不能控制时仍需全身给药。

临床上用于治疗哮喘的激素类药物主要有：丙酸倍氯米松（Beclometasone Dipropionate）、丙酸氟替卡松（Fluticasone Propionate）以及布地奈德（Budesonide）。

丙酸倍氯米松 Beclomethasone Dipropionate

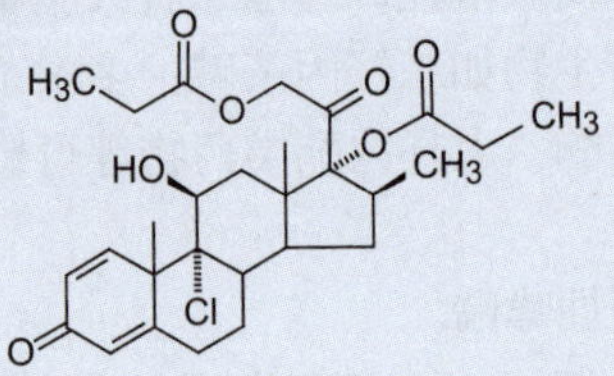

化学名为16β－甲基－11β，17α，21－三羟基－9α－氯孕甾－1，4－二烯－3，20－二酮17，21－二丙酸酯。

本品为白色或类白色粉末；无臭。

本品在丙酮或三氯甲烷中易溶，在甲醇中溶解，在乙醇中略溶，在水中几乎不溶。熔点117～120℃（分解）。

本品为地塞米松的衍生物，是一个前药，在体内被酯酶迅速代谢，生成更高活性的代谢物17－单丙酸酯，17－单丙酸酯与受体的亲和力比丙酸倍氯米松强30倍，比地塞米松强14倍。

> **温故知新**
>
> 醋酸地塞米松，第二十二章。

> **温故知新**
>
> 前药原理应用的又一个具体例子！复习一下相关内容吧！
>
> 前药，第二十六章。

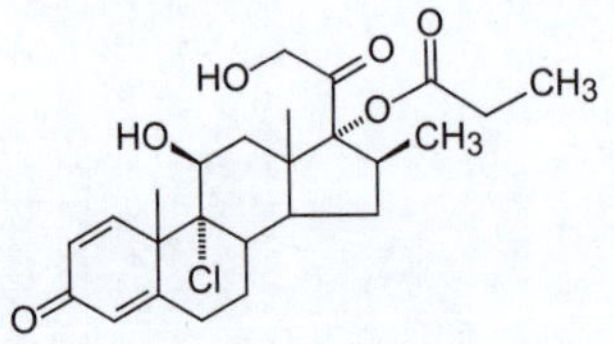

丙酸倍氯米松17－单丙酸酯

本品吸进肺部在进入全身循环之前，在呼吸道中快速代谢为17－单丙酸酯，进一步在肝脏代谢生成活性低的代谢物，所以治疗剂量下不会产生全身激素样作用，降低了其副作用。

丙酸倍氯米松吸入给药后，直接作用于气道发挥作用。由于其起效较慢，故不能用于急性发作的抢救。临床上气雾剂主要用于慢性、过敏性哮喘及过敏性鼻炎等。

丙酸氟替卡松（Fluticasone Propionate）为17β－硫代羧酸酯的三氟代糖皮质激素。其硫酯结构以及氟原子的高电负性增加了水解敏感性，使其在体内易被代谢水解，进入体内后被肝脏中的酶很快水解为无活性的代谢物，避免了全身副作用。本品具有高脂溶性，抗炎活性强，口服生物利用度低，吸入给药后全身活性低，为一优良的平喘药。在临床局部吸入给药用于治疗各种哮喘。

布地奈德（Budesonide）为高效、不含卤素的糖皮质激素。虽然其脂溶性较差，但吸入后肺和气管中仍有较高浓度。因为布地奈德21位的羟基在气管组织中与细胞内的脂肪酸成酯，储存于细胞内，缓慢地释放出游离的布地奈德发挥抗炎作用，所以作用时间长，安全性高，每天吸入一次。

本品吸入后进入气管组织的速度快，与受体亲和力强。同时，吸收进入血液的药物，在肝脏被广泛快速代谢为6β－羟基布地奈德和16α－羟基氢化泼尼松，两者的活性只有布地奈德的1%，避免了布地奈德的全身副作用。

本品为局部使用的皮质激素，用于治疗支气管哮喘、慢性过敏性鼻炎等。

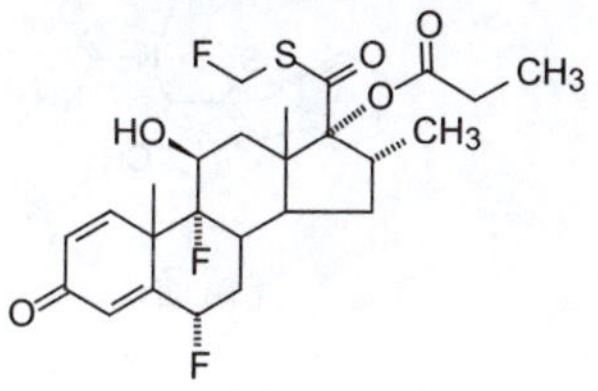

丙酸氟替卡松

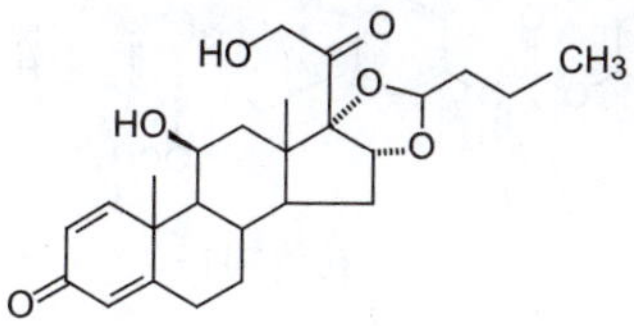

布地奈德

五、影响白三烯的药物

白三烯（Leukotrienes，LTs）为一类与过敏反应有关的生物活性脂肪酸，是一类含有三烯结构的20个碳的直链羟基酸的总称。其中的LTA_4、LTB_4、LTC_4、LTD_4、LTE_4具有半胱氨酸的结构，均为半胱酰白三烯（cysLT），这种能强烈收缩平滑肌、增加微血管通透性的物质曾被命名为慢反应物质（SRS－A）。

花生四烯酸在多种细胞内经5－脂氧化酶作用下生成LTs。LTs除了收缩气管以外，还可使微血管通透性增加、气道黏膜水肿和气管黏液分泌增加等，在哮喘发病中起重要作用。抗白三烯的药物主要有LTs合成抑制剂以及LTs受体拮抗剂两大类。

花生四烯酸在体内细胞内经5－脂氧化酶作用下生成5－氧化代谢产物，由于该代谢物首先在白细胞内发现，且化学结构中均有“三烯”结构，故命名为“白细胞三烯（LTs）”，为一类有很强生物活性的物质。

孟鲁司特 Montelukast

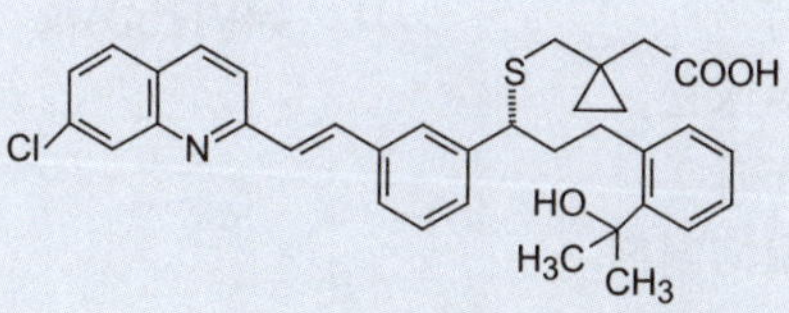

化学名为1－[[[(1*R*)－1－[3－[(1*E*)－2－(7－氯－2－喹啉基)－乙烯基]苯基]－3－[2－(1－羟基－1－甲基乙基)苯基]丙基]硫代]甲基]环丙基乙酸，药用为其钠盐。

本品为选择性白三烯受体拮抗剂。该药的最大特点为长效，一天给药一次，用药次数少，方便使用，适用于长期预防和治疗哮喘，减少部分糖皮质激素的用量。

温故知新

先导物，第二十七章。

扎鲁司特（Zafirlukast）是以白三烯LTD_4为先导物，结构改造得到的药物，为强效的LTD_4受体拮抗剂。该药起效快，服药3天即可见效，用于哮喘的长期预防和治疗。

齐留通（Zileuton）选择性作用于5-脂氧化酶，抑制白三烯的合成，是1997年上市的5-脂氧化酶抑制剂。本品可用于长期控制慢性哮喘的症状，能减少哮喘患者糖皮质激素和β受体激动剂的用量。用药期间应检查肝功能，对肝病患者不适用。

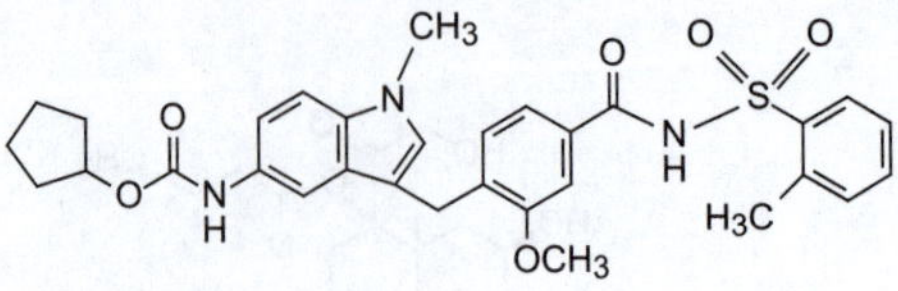

扎鲁司特

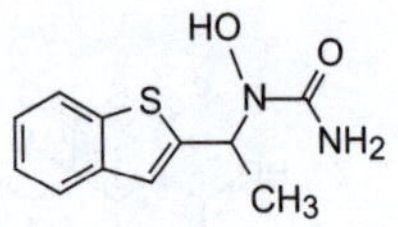

齐留通

自测习题

最佳选择题

1．具有下列化学结构的药物是

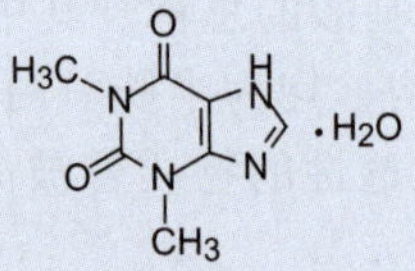

A．异丙托溴铵　　B．沙丁胺醇
C．茶碱　　D．孟鲁司特
E．氨茶碱

配伍选择题

A．二羟丙茶碱　　B．硫酸沙丁胺醇
C．扎鲁司特　　D．异丙托溴铵
E．丙酸倍氯米松

2．M受体拮抗剂
3．磷酸二酯酶抑制剂
4．β_2肾上腺素受体激动剂
5．影响白三烯的平喘药
6．肾上腺皮质激素类平喘药

多选题

7．下面属于β_2肾上腺素受体激动剂的是
A．硫酸沙丁胺醇　　B．齐留通
C．福美特罗　　D．沙美特罗
E．布地奈德

名词解释题

8．选择性 β_2 肾上腺素受体激动剂

简答题

9．以丙酸倍氯米松为例说明用作平喘药的糖皮质激素应具有哪些药代动力学性质。

（许凤荣）

5

第十七章
镇咳药和祛痰药

内容导航

第一节　镇咳药
　一、中枢性镇咳药
　　磷酸可待因
　　右美沙芬
　二、外周性镇咳药
　　磷酸苯丙哌林

第二节　祛痰药
　一、黏痰溶解药
　　盐酸溴己新
　　盐酸氨溴索
　　乙酰半胱氨酸
　　羧甲司坦
　二、恶心性祛痰药
　三、刺激性祛痰药

学习目标

通过对本章的学习，希望同学们能达到以下要求：

1．了解镇咳药的分类。
2．掌握磷酸可待因、磷酸苯丙哌林的化学名、化学结构、理化性质和用途。
3．了解祛痰药的分类。
4．掌握盐酸溴己新、盐酸氨溴索、乙酰半胱氨酸的化学名、化学结构、理化性质和用途。
5．熟悉羧甲司坦的化学结构和用途。

第一节 镇 咳 药

咳嗽是呼吸系统受到刺激时产生的一种防御性反射，可将呼吸道内积聚的痰液和异物排出，以保持呼吸道清洁和通畅。但是频繁而剧烈的咳嗽可影响病人的休息和睡眠，促进疾病的发展，因此需要用药物来缓解咳嗽。按照作用部位不同，镇咳药（antibechics）可分为中枢性镇咳药和外周性镇咳药。

一、中枢性镇咳药

通过抑制咳嗽中枢起作用的药物称为中枢性镇咳药。代表药物主要是可待因（Codeine），临床常用其磷酸盐。可待因属于吗啡类镇痛药，作用于阿片受体，有成瘾性及大剂量时呼吸抑制等副作用。可待因属特殊管理药品，应按麻醉药品管理。

磷酸可待因 Codeine Phosphate

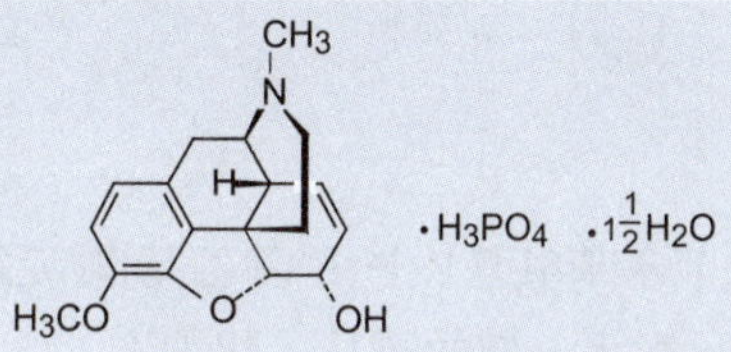

化学名为17−甲基−3−甲氧基−4,5α−环氧−7,8−二氢吗啡喃−6α−醇磷酸盐倍半水合物。

本品为白色细微的针状结晶性粉末，无臭，有风化性，水溶液显酸性反应。

本品在水中易溶，在乙醇中微溶，在三氯甲烷或乙醚中极微溶解。

将吗啡分子结构中的3位酚羟基甲基化，变成甲醚，即得到可待因。

> **温故知新**
> 吗啡分子结构，第十二章镇痛药。

可待因口服后，生物利用度为40%～70%，$t_{1/2}$为3～4小时。经肝脏代谢转化，约8%的可待因脱甲基成为吗啡。可待因主要由尿中排泄，10%为原型药，37%为葡萄糖醛酸结合物。

可待因可选择性抑制延脑的呼吸中枢，镇咳作用强而迅速，疗效可靠，是目前临床最常用的镇咳药之一，适用于各种原因引起的剧烈干咳，对胸膜炎干咳伴胸痛者尤为适用，对痰黏稠而量多的患者，本品不宜使用或可与祛痰药合用。

右美沙芬（Dextromethorphan）是本节要介绍的另一个中枢性镇咳药。右美沙芬是美沙芬的右旋体，通过抑制延髓咳嗽中枢而发挥中枢性镇咳作用。右美沙芬的镇咳作用与可待因相似，无镇痛作用，长期应用未见耐受性和成瘾性，治疗剂量不产生呼吸抑制副作用。主要用于干咳，适用于感冒、急慢性支气管炎、支气管哮喘、咽喉炎、肺结核以及其它上呼吸道感染时的咳嗽。

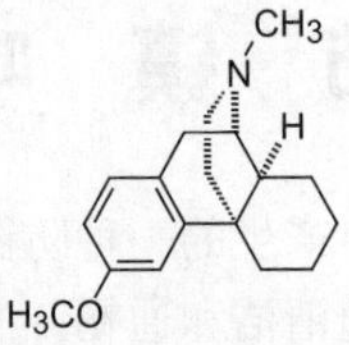

右美沙芬

二、外周性镇咳药

外周性镇咳药是指通过抑制咳嗽反射中感受器、传入神经或传出神经中的任何一个环节而发挥镇咳作用的药物。

磷酸苯丙哌林 Benproperine Phosphate

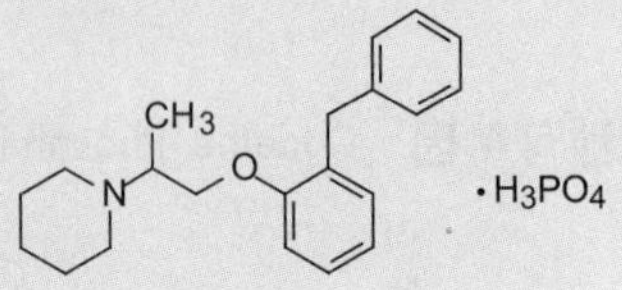

化学名为1-[2-(2-苄基苯氧基)-1-甲基乙基]哌啶磷酸盐。

本品为白色或类白色粉末，微带特臭，味苦。

本品在水中易溶，在乙醇、三氯甲烷或苯中略溶，在丙酮或乙醚中不溶。熔点148～153℃。

苯丙哌林是非依赖性镇咳药，主要阻断来自肺及胸膜感受器的传入神经冲动，对咳嗽中枢也有一定的直接抑制作用。本品不抑制呼吸，兼有平滑肌松弛作用。本品起效快，作用强，作用时间长。适用于刺激性干咳。

第二节 祛 痰 药

祛痰药（expectorants）是指能使痰液变稀，黏稠度降低，易于咳出或能加速呼吸道黏膜纤毛运动，改善痰液转运功能的药物。由于祛痰药能把呼吸道腔内的积痰排出，减少呼吸道黏膜的刺激，能间接起到镇咳、平喘作用，有利于控制继发感染。应用祛痰药是呼吸系统疾病对症治疗的重要措施之一。根据作用机制不同，可分为黏痰溶解药、恶心性祛痰药和刺激性祛痰药。

一、黏痰溶解药

黏痰溶解药又称黏痰液化药，能改变痰中黏性成分，如黏多糖和黏蛋白，使其黏稠度下降，易于咳出。代表药物有盐酸溴己新（Bromhexine

Hydrochloride）、盐酸氨溴索（Ambroxol Hydrochloride）、乙酰半胱氨酸（Acetylcysteine）等。

盐酸溴己新 Bromhexine Hydrochloride

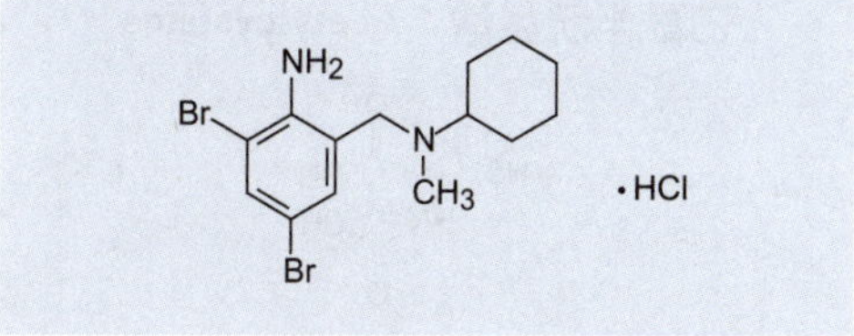

盐酸溴己新又名盐酸溴己胺。

化学名为*N*−甲基−*N*−环己基−2−氨基−3,5−二溴苯甲胺盐酸盐。

本品为白色或类白色的结晶性粉末，无臭，无味。在乙醇或三氯甲烷中微溶，在水中极微溶解。熔点239～243℃（分解）。

溴己新能直接作用于支气管腺体，可降低黏性痰的黏稠度；还能激动呼吸道胆碱受体，使呼吸道腺体分泌增加。用药后能迅速改善因黏痰广泛阻塞所引起的气促症状。

盐酸氨溴索 Ambroxol Hydrochloride

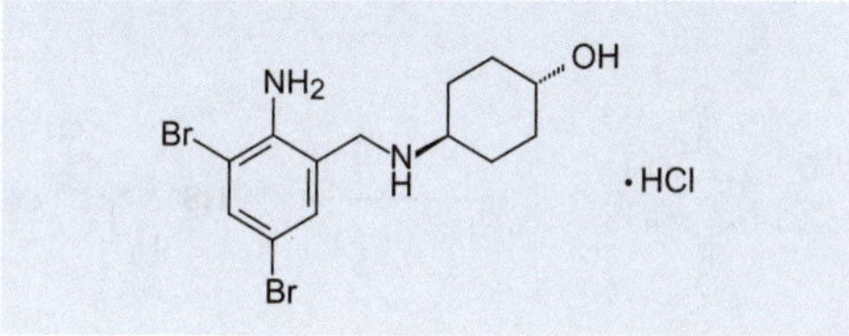

盐酸氨溴索又名盐酸氨溴索。

化学名为反式−4−[(2−氨基−3,5−二溴苄基)氨基]环己醇盐酸盐。

本品为白色至微黄色结晶性粉末，几乎无臭。本品在甲醇中溶解，在水中略溶，在乙醇中微溶。熔点233～234.5℃(分解)。

氨溴索是溴己新的活性代谢物，溴己新的环己烷对位羟基化、*N*−去甲基后得到氨溴索。

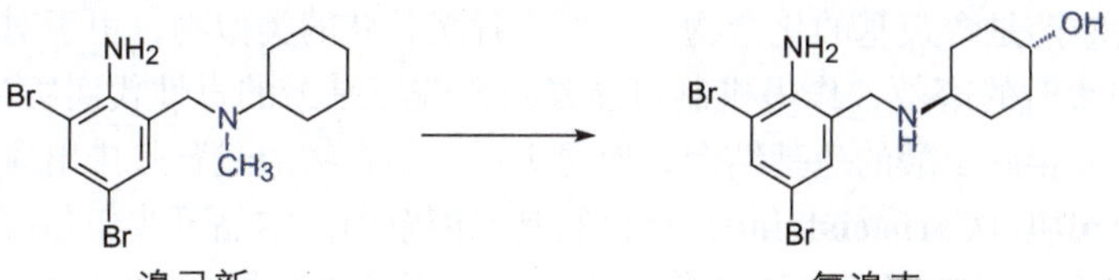

溴己新　　氨溴索

氨溴索口服后被迅速吸收，生物利用度为70%～80%。本药主要在肝脏代谢，代谢产物为二溴代邻氨基苯甲酸，约70%经尿排泄。

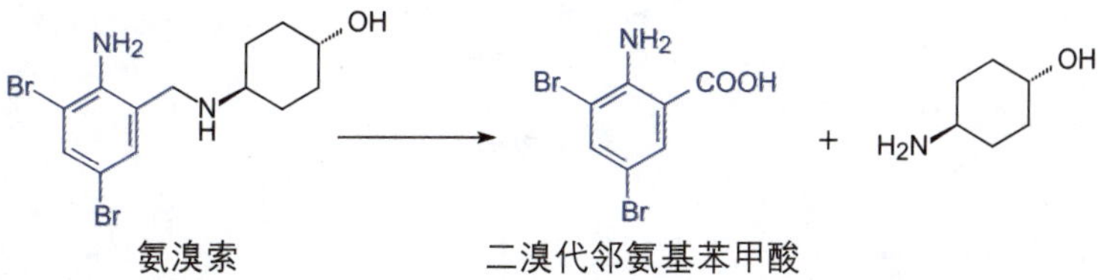

氨溴索　　二溴代邻氨基苯甲酸

氨溴索能降低痰黏稠度，增强纤毛运动，增加表面活性物质的分泌，使痰液易于咳出。兼有一定的镇咳和改善通气功能作用。长期服用明显减少慢性支气管炎的急性发作。

乙酰半胱氨酸 Acetylcysteine

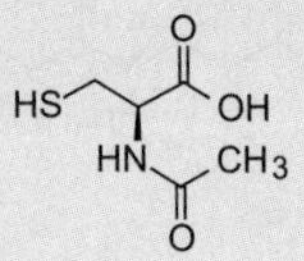

化学名为*N*-乙酰基-L-半胱氨酸。

本品为白色结晶性粉末，有类似蒜的臭气，味酸，有引湿性。在水或乙醇中易溶。熔点101～107℃。

乙酰半胱氨酸是巯基化合物，容易被氧化，并且可以与金属离子络合。因此本药应避免接触某些金属、橡胶、空气和氧化剂。此药易使青霉素、头孢菌素等抗生素破坏失效，故不宜与之并用，必要时，间隔4小时交替使用。

乙酰半胱氨酸用作祛痰剂，一般采用喷雾吸入给药，通常1分钟内起效，5～10分钟作用最大。乙酰半胱氨酸在肝内代谢，脱乙酰基生成半胱氨酸。

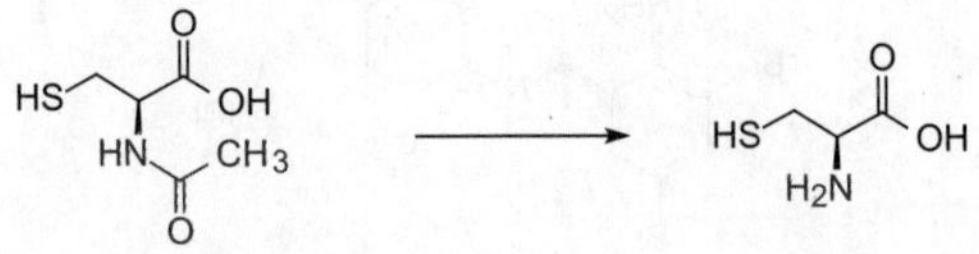

乙酰半胱氨酸　　　　半胱氨酸

本药是一种还原剂，吸入后能与黏蛋白的二硫键结合，并使之裂解，蛋白链断裂，使黏性痰液化，黏稠度降低，容易咳出。

本药最适宜在pH7～9的环境下发挥作用，在酸性环境中，作用明显减弱。对黏性痰阻塞引起的呼吸困难、呼吸衰竭疗效较好。

因为本药是含巯基的化合物，可作为谷胱甘肽的类似物，用于对乙酰氨基酚过量中毒时的解救，作用机制可能是对乙酰氨基酚的毒性代谢物*N*-乙酰亚胺醌和乙酰半胱氨酸的巯基结合，使之失活，结合物通过肾脏排出体外。

羧甲司坦（Carbocisteine）是口服黏痰溶解药。本品可改变黏痰的黏蛋白组成，降低痰的黏稠度，使黏痰液化；还具有抗炎作用；能加强气道纤毛运动，促进痰液排出。适应证同乙酰半胱氨酸。

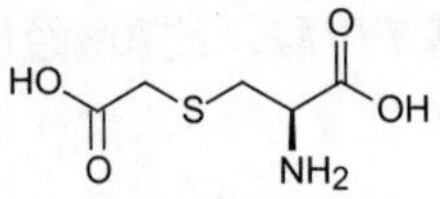

羧甲司坦

二、恶心性祛痰药

恶心性祛痰药口服后，能刺激胃黏膜，通过胃肺迷走反射，促进支气管腺体的分泌，发挥祛痰作用；并能将黏痰稀释，使之易于咳出，减轻咳嗽。

代表药物主要有氯化铵（Ammonium Chloride）和愈创甘油醚（Guaifenesin）。氯化铵治疗量祛痰作用不强，主要用作祛痰合剂的组分之一；愈创甘油醚除祛痰外，还有较弱的消毒防腐作用。

恶心性祛痰药还有中药桔梗、吐根、远志等，它们都有一定的祛痰作用，主要用作祛痰合剂的组成成分。

三、刺激性祛痰药

刺激性祛痰药主要包括桉叶油（Eucalyptus Oil）、松节油（Turpentine）、愈创木酚（Guaiacol）等。这些挥发性物质，吸入其蒸气，对呼吸道黏膜有温和的刺激，促进黏膜局部血液循环；并能湿润呼吸道，促使痰变稀，易于咳出。此外，这些挥发性物质还有消毒防腐作用。

自测习题

最佳选择题

1．下列结构式中，哪个是盐酸溴己新的化学结构

A．

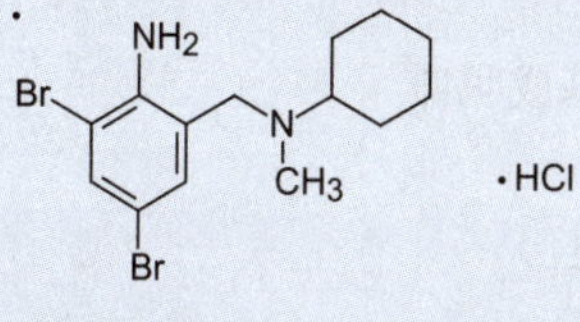

B．

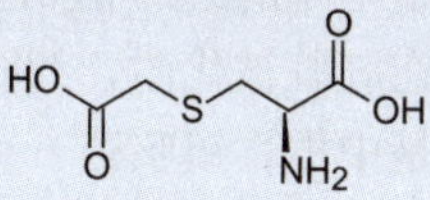

C．

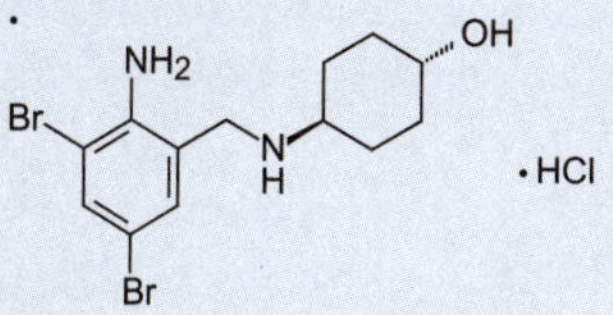

D．

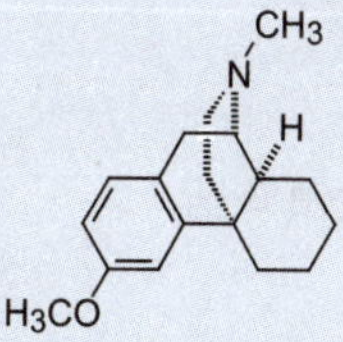

E．

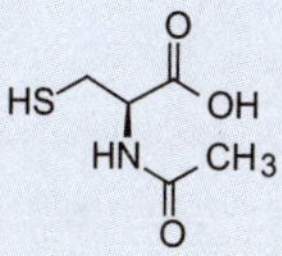

配伍选择题

A．

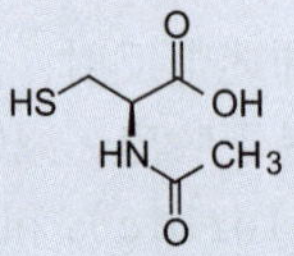

B．

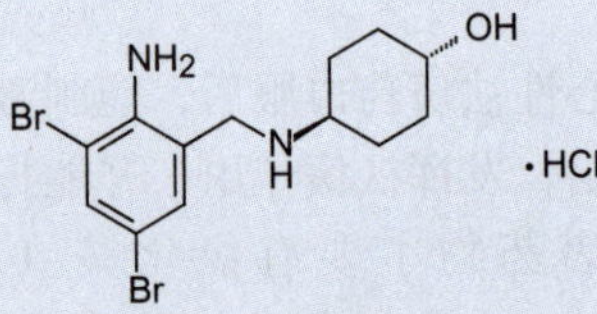

C．

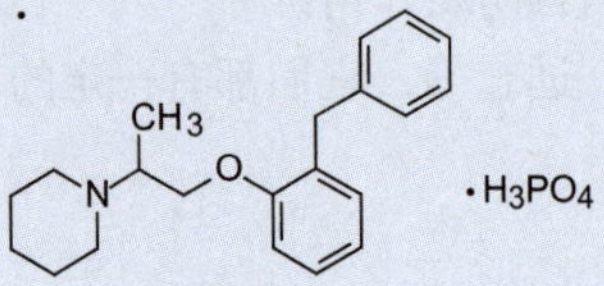

D．

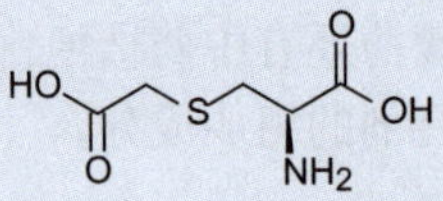

E．

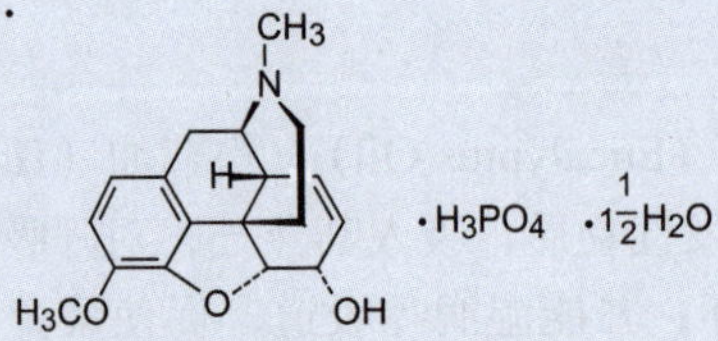

2．乙酰半胱氨酸

3．磷酸苯丙哌林

4．盐酸氨溴索

5．磷酸可待因

6．羧甲司坦

多选题

7．以下关于可待因的说法正确的是

A．是吗啡的3–甲醚衍生物

B．在肝脏被代谢，约8%脱甲基成吗啡

C．是中枢性镇咳药

D．有成瘾性，按麻醉药品管理

E．是吗啡的6–甲醚衍生物

名词解释题

8．中枢性镇咳药

简答题

9．氨溴索和溴己新化学结构上有何区别?

（邹晓民）

第六单元

消化系统药物

6

6

第十八章
抗溃疡药

内容导航

第一节　组胺H_2受体拮抗剂

一、西咪替丁的发现

二、典型药物

西咪替丁

盐酸雷尼替丁

法莫替丁

尼扎替丁

第二节　质子泵抑制剂

奥美拉唑

埃索美拉唑

兰索拉唑

泮托拉唑

雷贝拉唑

第三节　其它抗溃疡药物

硫糖铝

枸橼酸铋钾

哌仑西平

学习目标

通过本章的学习，希望同学们达到以下要求：

1．了解抗溃疡药物的作用机制。

2．掌握抗溃疡药物的分类。

3．了解西咪替丁的发现过程。

4．掌握西咪替丁、盐酸雷尼替丁、奥美拉唑的化学结构、化学名、理化性质和用途。

5．熟悉法莫替丁、尼扎替丁、埃索美拉唑、兰索拉唑、泮托拉唑、雷贝拉唑的化学结构和用途。

6．了解硫糖铝、枸橼酸铋钾、哌仑西平的化学结构和用途。

消化性溃疡主要是指发生在胃和十二指肠球部的慢性溃疡，因溃疡的形成与胃液的消化作用有关，故称消化性溃疡。

消化性溃疡的发病机制较为复杂，至今尚未完全明了，比较明确的病因为胃酸分泌过多、幽门螺旋杆菌感染以及服用非甾类抗炎药。概括说来，本病是胃、十二指肠局部黏膜损害因素（致溃疡因素）和黏膜保护因素（黏膜抵抗因素）之间失去平衡所导致，也就是说损害因素增强和（或）保护因素削弱时就可以出现溃疡。这就是溃疡发生的基本原理。

在溃疡的药物治疗上以针对如何消除致溃疡因素和增强黏膜保护因素为特点，而胃酸分泌过多是溃疡的主要成因之一。刺激胃酸分泌包括神经和激素两种途径。在胃黏膜壁细胞底膜表面存在组胺H_2受体、乙酰胆碱M受体和胃泌素G受体。组胺、乙酰胆碱或胃泌素等内源性活性物质刺激相应的受体引起第二信使cAMP或钙离子的增加，引发细胞内一系列生化和生物物理过程，最后在蛋白激酶和H^+/K^+–ATP酶（又称质子泵）参与下分泌胃酸。

传统的抗溃疡药物是应用抗酸药，如氢氧化铝、枸橼酸铋钾、碳酸氢钠等碱性物质，口服后可以中和胃酸，减弱或解除胃酸对溃疡面的刺激和腐蚀作用。

随着消化性溃疡发生机制的研究进展，抗溃疡药物已经发展出很多类型，目前主要有组胺H_2受体拮抗剂、质子泵抑制剂、乙酰胆碱M受体拮抗剂、胃泌素G受体拮抗剂和前列腺素等。其中组胺H_2受体拮抗剂和质子泵抑制剂是两种主要的抗溃疡药物（antiulcer drugs）。

第一节　组胺H_2受体拮抗剂

第一个上市的组胺H_2受体拮抗剂是西咪替丁（Cimetidine），它是第一次通过合理药物设计研究而成的新药。合理药物设计就是在生理病理等知识基础上，提出相对合理的假说，来设计药物的化学结构。西咪替丁的研发成功，是药物化学发展史上的一个里程碑。

见典型药物部分。

一、西咪替丁的发现

组胺（Histamine）是一种内源性生物活性物质，广泛存在于自然界多种植物、动物和微生物体内，是组氨酸在组氨酸脱羧酶催化下脱羧形成的。在动物体内组胺是一种重要的化学递质，在细胞之间传递信息，参与一系列复杂的生理过程。组胺有多种生理功能，可以收缩多种平滑肌，如支气管和胃肠道平滑肌，能松弛另一些平滑肌如小血管平滑肌等，组胺还能刺激胃酸分泌。组胺通过活化特定的细胞表面受体（组胺受体）产生不同的生理效应。

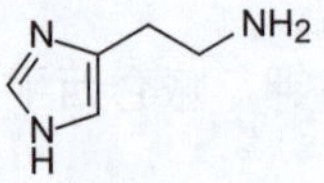

组胺

1948年Folkow、Haeger和Kahlson等在研究抗组胺药物对动物不同器官的组胺受体作用后，提出在体内也许有两种对组胺敏感的受体，其中一种能被苯海拉明及有关的抗组胺药所阻断，称为H_1受体。H_1受体拮抗剂在临床上最广泛的应用是治疗过敏性疾病，例如季节性和慢性鼻炎、荨麻疹等。另一种组胺受体则不能专一性地被这些抗组胺药所阻断，也就是现在所讲的H_2受体。

H_1受体拮抗剂见第二十一章抗变态反应药。

在假定存在组胺H_2受体的情况下，1964年，Black和Parsons博士运用类比分析方法建立了检测组胺H_2受体拮抗剂的实验方法，希望研制出一种能在临床上使用的H_2受体拮抗剂，至少为研究组胺生理上的作用提供更有价值的科学工具。研究发现组胺的抑制是一种选择性生理控制胃酸分泌的合理方法，能有效地治疗胃溃疡。因此从组胺结构出发，试图通过结构改造来寻找拮抗剂。在改变组胺的侧链时发现用胍基取代组胺结构中的胺基，得到N^{α}–胍基组胺类化合物，具有部分拮抗活性。这种拮抗作用尽管很微弱，但是提供了非常急需的先导化合物。后来得到了第一个具有特色的H_2受体拮抗剂布立马胺（Burimamide），通过人体静脉注射途径给药，有抗组胺引起的胃酸分泌作用。布立马胺最大的缺点是口服难以吸收。尽管它对H_2受体有足够高的选择性，但它仍缺乏作为一个药物所应有的拮抗强度。

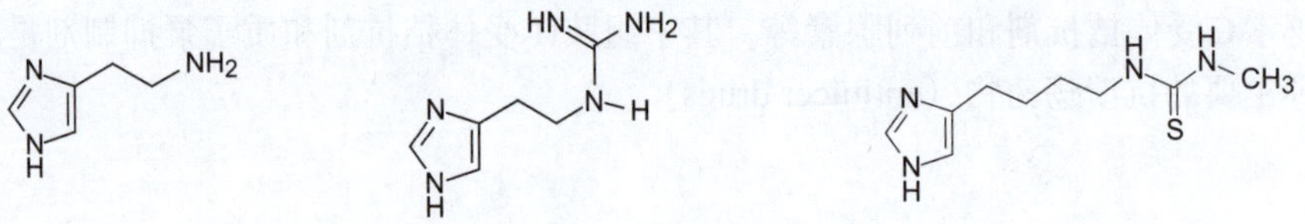

组胺　　N^{α}–胍基组胺　　布立马胺

甲硫米特（Metiamide）是在布立马胺结构的基础上改进后得到的。将布立马胺侧链中的一个次甲基换成电负性较大的硫原子，形成含硫四原子链，同时在咪唑环的5位接上供电子的甲基，得到甲硫米特。其体外抑制胃酸分泌的作用比布立马胺大10倍，是一个有效的抑制剂，曾试用于治疗胃溃疡。临床统计显示，它可以显著地促进十二指肠溃疡的愈合率，并可明显地缓解症状。然而有少数病人出现粒细胞减少的症状。甲硫米特所产生的粒细胞减少的原因最终归结于分子结构中硫脲基团。

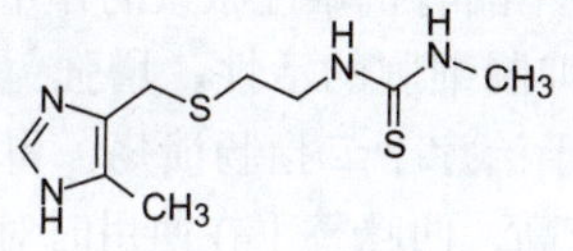

甲硫米特

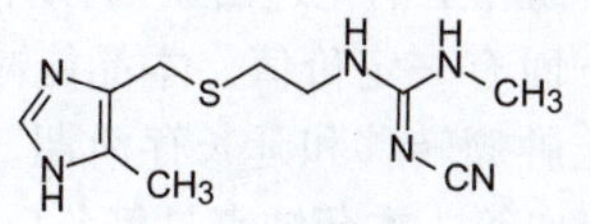

西咪替丁

用硫脲的电子等排体胍替换硫脲基，在胍的亚氨基氮上引入吸电子的氰基，制得西咪替丁。西咪替丁的发现在胃溃疡疾病治疗上是一个根本性的突破，改变了传统用抗酸剂和手术治疗胃溃疡的方法，人称胃溃疡治疗上的“泰胃美”革命。西咪替丁成为药学史上第一个年销售额超过10亿美元的药物。

泰胃美是西咪替丁的商品名。

二、典型药物

西咪替丁 Cimetidine

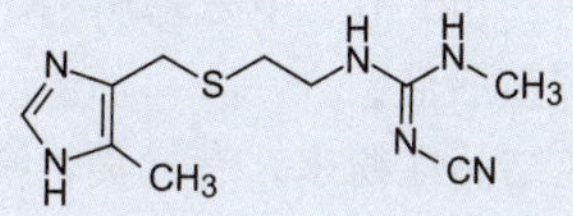

西咪替丁别名泰胃美，甲氰咪胍等。

化学名为1-甲基-2-氰基-3-[2-[[(5-甲基咪唑-4-基)甲基]硫代]乙基]胍。

本品为白色或类白色结晶性粉末，几乎无臭，味苦。本品在甲醇中易溶，在乙醇中溶解，在稀盐酸中易溶。

西咪替丁一般比较稳定，但在过量稀盐酸中，氰基发生缓慢水解，先生成氨甲酰胍类化合物，加热后进一步水解成胍。

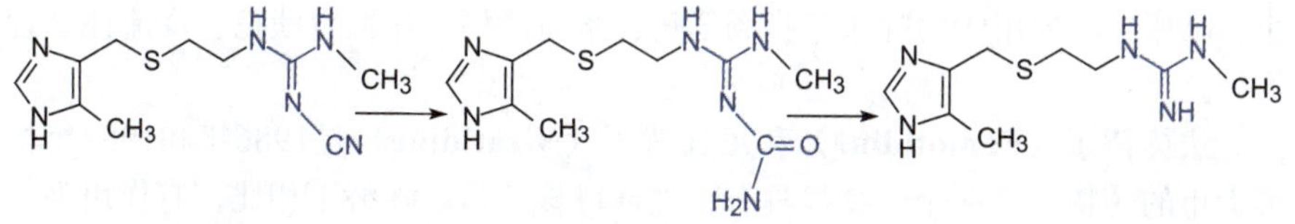

西咪替丁　　氨甲酰胍类化合物　　胍类化合物

西咪替丁经灼热，放出硫化氢，能使醋酸铅试纸显黑色。

西咪替丁与铜离子结合生成蓝灰色沉淀，可与一般胍类化合物相区别。

灼热后，放出硫化氢，使醋酸铅试纸显黑色，这是含硫化合物的鉴别反应。

西咪替丁具有较大的极性，脂水分配系数小。pK_a值6.8，在酸性条件下，主要以质子化形式存在。口服吸收良好，生物利用度为静脉注射量的70%。在体内西咪替丁结构中氰胍基对代谢稳定，其主要代谢部位为侧链的硫原子的氧化和少量的环上甲基的氧化，主要的代谢产物为硫氧化物，也有少量咪唑环上甲基被氧化为羟甲基的产物。大部分西咪替丁是以原型随尿排出。

西咪替丁能明显地抑制食物、组胺或五肽胃泌素等刺激引起的胃酸分泌，并使酸度降低。本品对因化学刺激引起的腐蚀性胃炎有预防和保护作用，对应激性胃溃疡和上消化道出血也有明显疗效。本品有抗雄性激素的作用，在治疗多毛症方面有一定价值。本品能减弱免疫抑制细胞的活性，增强免疫反应，从而阻止肿瘤转移和延长存活期。主要用于治疗十二指肠溃疡、胃溃疡、上消化道出血等。本药缺点是停药后复发率较高。西咪替丁在使用时对细胞色素P450酶有抑制作用。

H_2受体拮抗剂西咪替丁的问世，开辟了寻找治疗溃疡药物的新领域。曾一度假定，咪唑环是该类药物与H_2受体识别的必要结构。雷尼替丁的问世突破了这一假定，用呋喃环代替了组胺的咪唑环，成了第二个上市（1983年）的H_2受体拮抗剂。

雷尼替丁又名甲硝呋胍，呋喃硝胺。

盐酸雷尼替丁 Ranitidine Hydrochloride

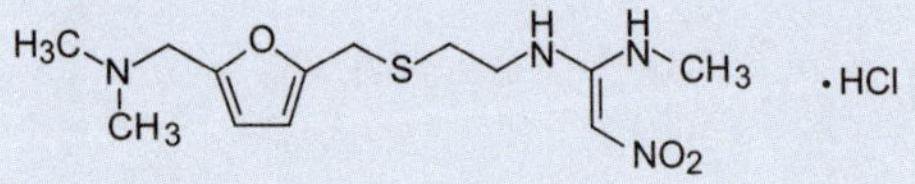

化学名为*N′*－甲基－*N*－[2－[[[5－[(二甲氨基)甲基]－2－呋喃基]－甲基]硫代]乙基]－2－硝基－1,1－乙烯二胺盐酸盐。

本品为类白色至淡黄色结晶性粉末，有异臭，味微苦带涩，极易潮解，吸潮后颜色变深。

本品在水或甲醇中易溶，在乙醇中略溶，在丙酮中几乎不溶。熔点137～143℃。

本品经灼热，产生硫化氢气体，能使湿润的醋酸铅试纸显黑色。

本品在胃肠道里迅速被吸收，2～3小时达到高峰。约50%发生首过代谢。肌注的生物利用度为90%～100%。代谢物为*N*－氧化物、*S*－氧化物和去甲基雷尼替丁。口服的30%和肌注的70%，在24小时内以原型从尿中排出。

雷尼替丁对胃及十二指肠溃疡疗效高，且有速效和长效的特点。雷尼替丁无抗雄性激素的副作用，比西咪替丁副作用小，与其它药物的相互作用也较小。临床上主要用于治疗十二指肠溃疡、术后溃疡、良性胃溃疡、反流性食管炎等。

法莫替丁（Famotidine）和**尼扎替丁（Nizatidine）**是1986年和1988年相继上市的药物。这两个药物都具有噻唑环母核。与西咪替丁相比，有作用强、副作用少等特点。法莫替丁口服用于胃及十二指肠溃疡、反流性食管炎等；尼扎替丁用于活动性十二指肠溃疡和良性胃溃疡等，也可用于十二指肠溃疡愈合后进行预防。

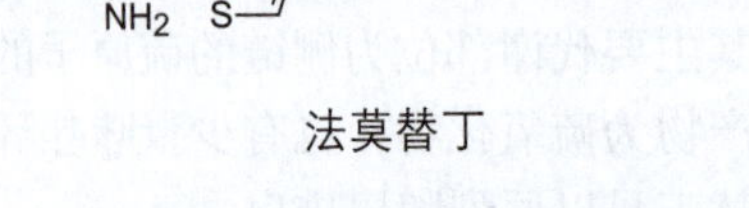

法莫替丁

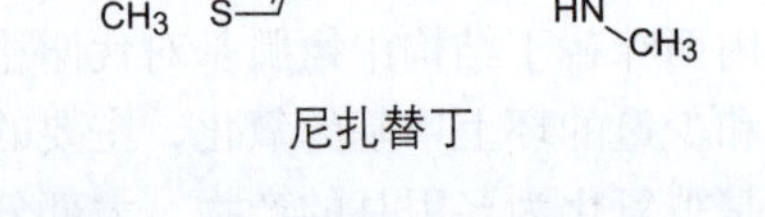

尼扎替丁

第二节 质子泵抑制剂

H^+/K^+–ATP酶分布在胃壁细胞表层，具有排出氢离子、氯离子，重吸收钾离子的作用，这种作用不断循环进行，因此H^+/K^+–ATP酶又称为质子泵。质子泵仅分布在胃壁细胞，这一点与H_2受体不同。质子泵抑制剂直接作用于分泌胃酸的最后共同通道的H^+/K^+–ATP酶，与刺激胃酸分泌的类型、途径无关，可以抑制基础胃酸分泌和刺激引起的胃酸分泌，从而治疗消化性溃疡。奥美拉唑是第一个上市的质子泵抑制剂。

奥美拉唑 Omeprazole

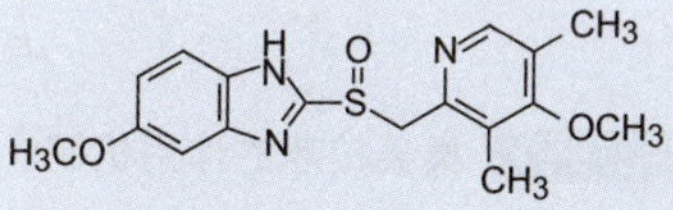

奥美拉唑别名奥克，洛赛克。

化学名为5–甲氧基–2–[[(4–甲氧基–3,5–二甲基–2–吡啶基)–甲基]–亚磺酰基]–1*H*–苯并咪唑。

本品为白色或类白色结晶性粉末，无臭，遇光易变色。

本品在二氯甲烷中易溶，在甲醇或乙醇中略溶，在丙酮中微溶，在水中不溶，在0.1mol/L氢氧化钠溶液中溶解。熔点156℃。

奥美拉唑是两性药物，因为分子中含有苯并咪唑环，具弱碱性，而分子中的亚砜结构显弱酸性。奥美拉唑的钠盐可供药用。

奥美拉唑亚砜中的硫有手性。

奥美拉唑具有手性，存在*S*和*R*两种构型，临床使用的是外消旋体。奥美拉唑两种异构体的疗效相似，但代谢选择性有不同，它们分别被不同的酶代谢失活。奥美拉唑的*S*–(–)异构体称为**埃索美拉唑（Esomeprazole）**，体内清除率大大低于*R*型异构体，疗效好，作用时间长，已经应用于临床。

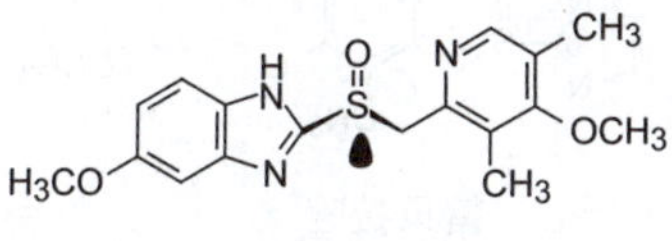

埃索美拉唑

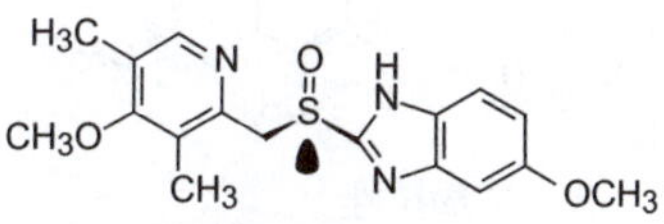

*R*型异构体

学有所思

什么样的药物称为前药？

奥美拉唑是前药，在体外无活性，进入胃壁细胞后，在氢离子的影响下，经斯迈尔斯重排成活性形式，然后和H^+/K^+–ATP酶结合产生抑制作用，抑制胃酸的分泌（图18–1）。

斯迈尔斯重排，也称Smiles重排：Smiles rearrangement。

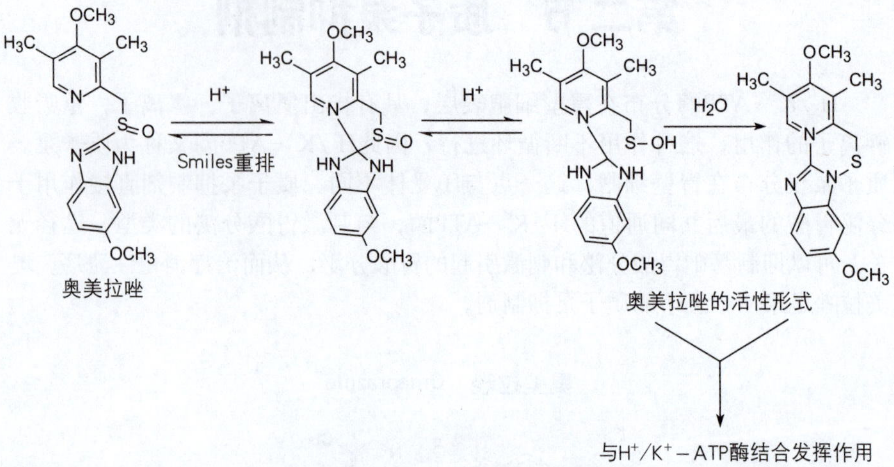

图18-1 奥美拉唑的作用机制

本品在水溶液中不稳定，对强酸也不稳定，应低温避光保存。本品制剂为有肠溶衣的胶囊。

奥美拉唑口服后在十二指肠吸收，可选择性地聚集在胃壁细胞的酸性环境中，在壁细胞中可存留24小时，因而其作用持久。即使血药浓度水平低到不能被检出，仍能发挥作用。

奥美拉唑对组胺、胃泌素、乙酰胆碱、食物及刺激迷走神经等引起的胃酸分泌皆有强而持久的抑制作用，在治疗消化道溃疡方面，比H_2受体拮抗剂如西咪替丁和雷尼替丁的作用更好。具有迅速缓解疼痛、疗程短、病变愈合率高的优点。临床用于治疗胃及十二指肠溃疡。

后来，对奥美拉唑进行结构改造，又发现了其它质子泵抑制剂如兰索拉唑（Lansoprazole）、泮托拉唑（Pantoprazole）、雷贝拉唑（Rabeprazole）等。

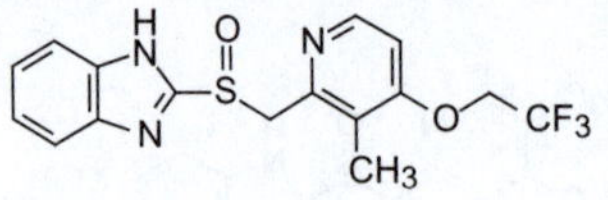

兰索拉唑

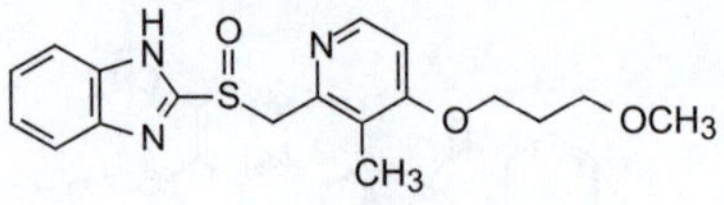

雷贝拉唑

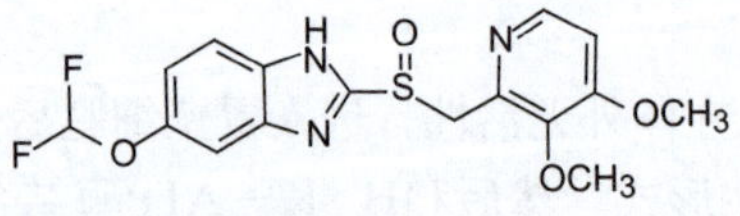

泮托拉唑

第三节 其它抗溃疡药物

除H_2受体拮抗剂和质子泵抑制剂外，常用的抗溃疡药物还有以下几种。

枸橼酸铋钾（Bismuth Potassium Citrate）是一种组成不定的铋复合物。是白色粉末，味咸，有引湿性，在水中极易溶解，在乙醇中极微溶解。枸橼酸铋钾有独特的作用机制，既不抑制胃酸分泌，又不中和胃酸，而是在胃液pH条件下，在溃疡表面或溃疡基底肉芽组织形成一种坚固的氧化铋胶体沉淀，成为保护性薄膜，从而隔绝胃酸以及食物对溃疡黏膜的侵蚀作用，促进溃疡组织的修复和愈合。此外，还可改善胃黏膜血流，清除胃幽门螺旋杆菌。适用于胃及十二直肠溃疡的治疗，也用于复合溃疡、多发溃疡等。

硫糖铝（Sucralfate）是蔗糖硫酸酯的碱式铝盐。本品为白色或类白色的粉末，无臭，几乎无味，有引湿性。本品在水、乙醇或三氯甲烷中几乎不溶，在稀盐酸或稀硫酸中易溶，在稀硝酸中略溶。硫糖铝能与胃蛋白酶结合，抑制该酶分解蛋白质，并能和胃黏膜的蛋白质络合形成保护膜，覆盖溃疡面，有利于黏膜再生和溃疡愈合。本品常用于胃和十二指肠溃疡的治疗。

哌仑西平（Pirenzepine）是一种选择性的抗胆碱药物，对胃壁细胞的毒蕈碱受体有高度亲和力，对平滑肌、心肌和唾液腺等的毒蕈碱受体的亲和力低。主要适用于治疗胃和十二指肠溃疡，能明显缓解病人的疼痛，降低抗酸药的用量。

参见第十三章，外周胆碱能神经系统药物。

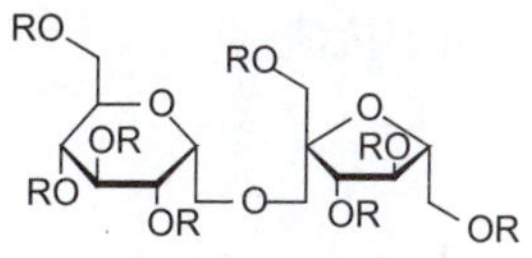

$R=SO_3[Al_2(OH)_5]$

硫糖铝

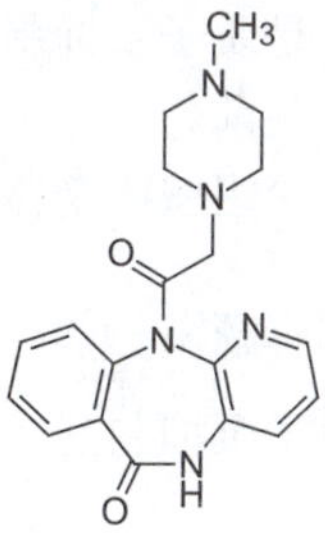

哌仑西平

自测习题

最佳选择题

1．具有下面化学结构的药物为

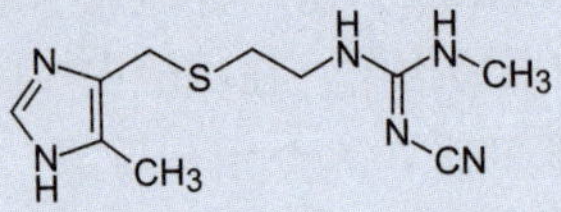

A．西咪替丁　　B．雷尼替丁
C．法莫替丁　　D．尼扎替丁
E．奥美拉唑

配伍选择题

A．西咪替丁　　B．奥美拉唑
C．哌仑西平　　D．硫糖铝
E．枸橼酸铋钾

2．属于质子泵抑制剂的药物是
3．属于H_2受体拮抗剂的药物是

多选题

4．下面哪些性质与奥美拉唑相符
A．是质子泵抑制剂　　B．为两性化合物
C．是前药　　D．用于抗溃疡
E．是组胺H_2受体拮抗剂

名词解释题

5．质子泵抑制剂

简答题

6．目前抗溃疡药物有哪些作用类型？主要的是哪两类？

（邹晓民）

6

第十九章 胃动力药和止吐药

内容导航

学习目标

通过本章的学习，希望同学们能达到以下要求：

1. 掌握西沙必利、多潘立酮、盐酸昂丹司琼的化学名、化学结构、理化性质和药理作用。
2. 熟悉莫沙必利、甲氧氯普胺、盐酸格拉司琼、托烷司琼的化学结构和用途。

第一节　胃动力药

胃动力药（gastroprokinetic agents）又称为促动力药。

胃动力药是指促进胃肠蠕动、协调胃肠运动规律、加速胃肠排空和转运，用于治疗胃肠动力障碍的一类药物。临床上用于治疗功能性消化不良、胃瘫、反流性食管炎以及上腹饱胀不适等。随着人们生活水平的不断提高，胃动力障碍类疾病呈明显增多的趋势。

胃动力药种类繁多，化学结构复杂，对从食管到结肠的不同部位有不同程度的作用。

按药物作用的部位，可分为主要增强上部胃肠动力的药物，如甲氧氯普胺、多潘立酮等；全胃肠道促动力药物如西沙必利、伊托必利等。

按药物作用机制，可分为多巴胺D_2受体拮抗剂如甲氧氯普胺，外周性多巴胺D_2受体拮抗剂如多潘立酮，通过乙酰胆碱起作用的药物如西沙必利，胃动素激动剂如红霉素等。

西沙必利又名普瑞博思。

西沙必利 Cisapride

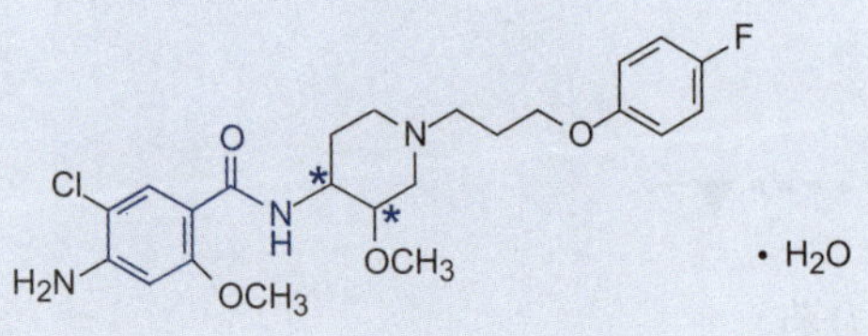

化学名为(±)顺式-4-氨基-5-氯-*N*-[1-[3-(4-氟苯氧基)丙基]-3-甲氧基-4-哌啶基]-2-甲氧基苯甲酰胺一水合物。

本品为白色或类白色结晶性粉末，无臭。易溶于冰醋酸或二甲基甲酰胺，溶于二氯甲烷，难溶于乙醇和乙酸乙酯，几乎不溶于水。本品有同质多晶现象。

西沙必利为第三代胃动力药，为苯甲酰类衍生物。哌啶环上的C3、C4碳原子为手性碳，有四个光学异构体，药用其两个顺式外消旋体。

西沙必利主要通过CYP3A4酶，经氧化脱烃基和芳香族的羟基化作用被广泛地代谢，几乎全部的代谢产物经粪便、尿排泄，哺乳期乳汁排泄很少。

西沙必利通过兴奋胃肠道胆碱能中间神经元以及肌间神经丛的5-HT_4受体，促进乙酰胆碱的释放，发挥促胃肠动力的作用。西沙必利无抗多巴胺作用，并且不直接兴奋乙酰胆碱受体，因而无中枢神经系统的锥体外系反应副作用，同时不增加胃酸分泌以及不影响血浆催乳素水平。由于不是抗多巴胺药物，西沙必利无止吐作用。

本品对整个胃肠道均有促动作用，为强效的全胃肠动力药。临床上用于治疗胃肠运动障碍性疾病，包括胃食管反流、慢性功能性和非溃疡性消化不良，胃轻瘫及便秘。

新药上市后不良反应的监测对其使用的安全性来说是必不可少的，西沙必利就是一个很好的例子。

西沙必利在上市后的不良反应监测中，发现其能出现心电图Q-T间期延长，或导致尖端扭转性室性心动过速，限制了其在临床上的广泛应用。2000年美国和英国取消了该药的上市许可。该药我国于1998年上市，现在已将其限制在医院使用，并将根据研究情况修改药品说明书。

莫沙必利（Mosapride）为第四代胃动力药，也为苯酰胺类衍生物。莫沙必利为强效选择性5-HT_4受体激动剂，是第一个没有多巴胺D_2受体拮抗作用的胃动力药。本品对于上消化道的促动力作用与西沙必利相似，而对小肠和结肠的作用存在争议。由于不与中枢神经元突触膜上的多巴胺D_2受体、5-HT_1受体、5-HT_2受体作用，故没有锥体外系的副作用。莫沙必利导致尖端扭转性室性心动过速的副作用比西沙必利小，对心率、血压和心电图影响也较小。

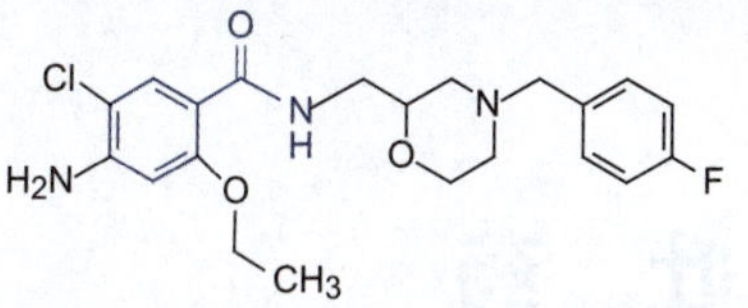

莫沙必利

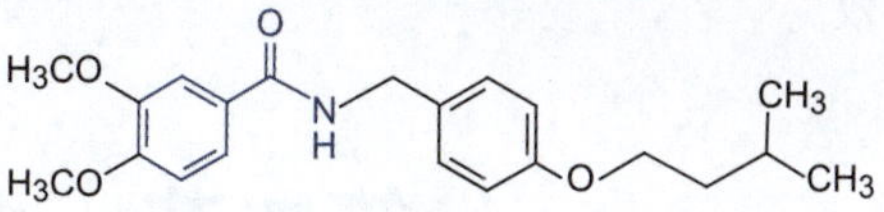

伊托必利

伊托必利（**Itopride**）为抑制多巴胺受体活性和抗乙酰胆碱酯酶活性的全胃肠道动力药。本品对中枢神经系统的影响小，并且在30倍于西沙必利的剂量下不出现Q-T间期延长和尖端扭转性室性心动过速，是目前最新型的胃动力药。

药物名称以“必利”(-pride）结尾的胃动力药大多以苯甲酰胺为结构特征。

甲氧氯普胺（**Metoclopramide**）为苯甲酰胺的衍生物，化学结构与普鲁卡因胺相似，但无局部麻醉和抗心律失常的作用。本品为中枢性和外周性多巴胺D_2受体拮抗剂，可作用于胃肠道和中枢神经系统，兼有促胃动力和止吐的作用，为第一个应用于临床的胃动力药。因本品易透过血脑屏障，在大剂量或长期应用时，可引起锥体外系反应以及倦怠、嗜睡、头晕等中枢性副作用。临床上用于治疗上消化道动力障碍包括功能性消化不良、胃轻瘫等以及肿瘤化疗、放疗所引起的各种呕吐。

甲氧氯普胺又名胃复安、灭吐灵。

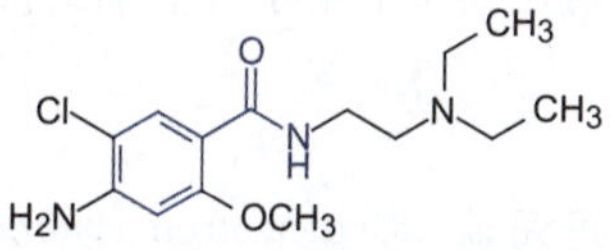

甲氧氯普胺

多潘立酮 Domperidone

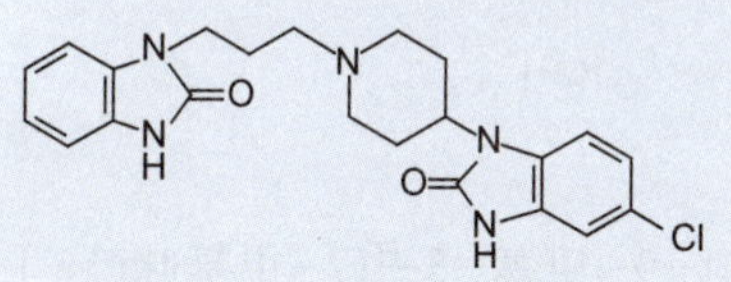

多潘立酮又名吗丁啉。

化学名为5-氯-1-[1-[3-(2,3-二氢-2-氧代-1*H*-苯并咪唑-1-基)丙基]-4-哌啶]-1,3-二氢-1*H*-苯并咪唑-2-酮。

本品为白色或类白色粉末，几乎不溶于水，溶于二甲基甲酰胺，微溶于乙醇和甲醇。熔点242.5℃。

本品特异性阻断外周多巴胺D_2受体发挥拮抗作用，主要增强上部胃肠动力，促进胃排空。本品的极性大，不易透过血脑屏障，不作用于纹状体多巴胺受体，故中枢神经系统的副作用小。

多潘立酮口服吸收迅速，达血药峰浓度的时间为15～30分钟。其主要在肝脏代谢，以无活性的代谢物随胆汁排出，肝功能损害的患者服用本品应加以注意。

多潘立酮为第二代胃动力药，主要作用于上消化道，对小肠和结肠基本无作用。临床上用于促进胃动力以及止吐。用作止吐药，适用于服用多巴胺受体激动剂治疗帕金森病所引起的呕吐，但对于术后、麻醉和化疗引起的呕吐无效。

第二节 止 吐 药

止吐药（antiemetic drugs）是用来防止或减轻恶心和呕吐的药物。

止吐药通过不同环节抑制呕吐反应，常见的传统止吐药包括以下四大类：①吩噻嗪类如氯丙嗪，主要抑制催吐化学感受区，对晕动症所致呕吐以外的呕吐均有明显作用；②抗组胺类如苯海拉明，主要是对于晕动症所致的呕吐有较好作用；③多巴胺或5−羟色胺受体拮抗剂如甲氧氯普胺等；④其它止吐药物，如东莨菪碱、维生素B、安定、皮质激素等。上述许多止吐药因副作用较大，限制了它们在临床上的使用。

近年来，人们发现影响呕吐反射弧的5−羟色胺（5−HT）受体的亚型5−HT_3主要分布在肠道，在中枢神经系统较少。对5−HT_3受体的进一步研究，于上世纪80年代发现了抗癌药物的致吐机制和5−HT_3受体拮抗剂对药物所致呕吐的止吐作用。自1987年开发出第一代高选择性5−HT_3受体拮抗剂昂丹司琼以来，很多5−HT_3拮抗剂的衍生物相继问世，适用于对抗癌症病人因化学治疗或放射治疗引起的呕吐，目前在临床上用于肿瘤辅助治疗。本节主要介绍5−HT_3受体拮抗剂类止吐药。

盐酸昂丹司琼 Ondansetron Hydrochloride

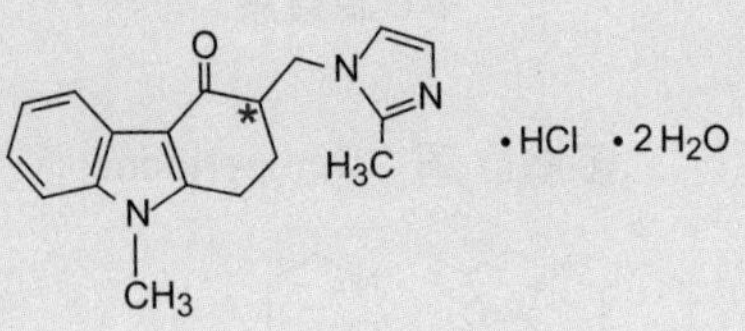

化学名为2,3−二氢−9−甲基−3−[(2−甲基咪唑−1−基)甲基]−4−(1*H*)−咔唑酮盐酸盐二水合物。

本品用其二水合盐酸盐，熔点178.5～179.5℃。分子中的咔唑环上3位碳为手性中心，临床上用其外消旋体。

本品能选择性阻断中枢及迷走神经传入纤维5−HT_3受体，为高选择性、强效的5−HT_3受体拮抗剂，而对其它5−HT受体和其它神经递质的受体无作用。癌症患者因放疗或化疗引起小肠的5−HT释放，通过5−HT_3引起迷走传入神经兴奋导致呕吐，昂丹司琼能阻断此反射而止吐，但对晕动病及多巴胺激动剂引起的呕吐无效。

本品可口服或静脉注射，口服吸收迅速，口服的生物利用度为60%。$t_{1/2}$为3～4小时，主要经肝脏代谢，代谢产物主要自粪和尿排泄。

本品无锥体外系反应，并且不改变血浆催乳素水平，适用于治疗由化疗和放疗引起的恶心、呕吐，也可用于预防和治疗手术后引起的恶心、呕吐。

盐酸格拉司琼（Granisetron Hydrochloride）为强效高选择性外周和中枢神经系统5-HT_3受体拮抗剂。本品不能抑制由阿扑吗啡诱发的狗的呕吐，也不抑制由吗啡诱发的雪貂的呕吐，表明本品主要作用于5-HT_3受体。格拉司琼因半衰期较长，作用维持时间长，每日仅需给药一次。其疗效较昂丹司琼强。用于治疗化疗或放疗所致的恶心和呕吐。

托烷司琼（Tropisetron）对外周神经元和中枢神经系统内5-HT_3受体有高选择性拮抗作用，双重阻断了呕吐反射过程中神经递质的化学传递，从而对化疗及放疗引起的呕吐有治疗作用，适用于癌症化疗引起的恶心、呕吐。

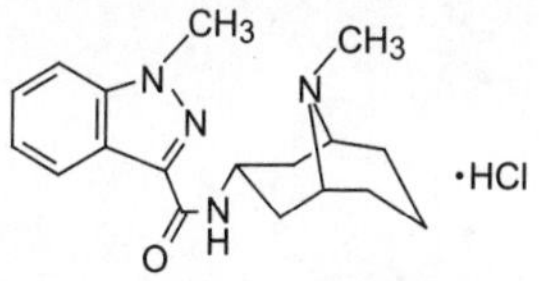

盐酸格拉司琼

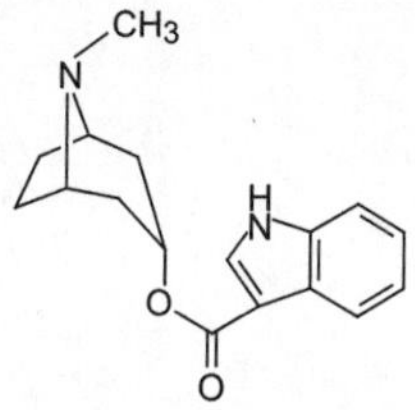

托烷司琼

（许凤荣）

第七单元

免疫及内分泌系统药物

7

7

第二十章
非甾体抗炎药

内容导航

第一节　非甾体抗炎药的作用机制
一、花生四烯酸的代谢途径与炎症
二、非甾体抗炎药的作用靶点

第二节　解热镇痛药
一、水杨酸类
阿司匹林
贝诺酯
二、苯胺类
对乙酰氨基酚
三、吡唑烷酮类
安乃近

第三节　非甾体抗炎药
一、3,5-吡唑烷二酮类
羟布宗
二、邻氨基苯甲酸类
三、芳基烷酸类
（一）芳基乙酸
吲哚美辛
双氯芬酸钠
依托度酸
芬布芬
萘丁美酮
舒林酸
（二）芳基丙酸
布洛芬
萘普生

非诺洛芬
酮洛芬
四、1,2-苯并噻嗪类
吡罗昔康
美洛昔康
五、苯基砜类（昔布类）
塞来昔布

第四节 抗痛风药
一、抗通风发作药
秋水仙碱
二、尿酸排泄剂
丙磺舒
三、尿酸合成阻断剂
别嘌醇

学习目标

通过本章的学习，希望同学们应达到以下要求：

1. 熟悉非甾体抗炎药与花生四烯酸的代谢途径相关的作用机制，掌握其两个作用靶点，即脂氧酶和环氧酶(COX)。掌握COX-2抑制剂的胃肠道副作用低的原因。
2. 掌握解热镇痛药的分类。按结构可分为三类：水杨酸类、苯胺类和吡唑烷酮类。
3. 掌握阿司匹林和对乙酰氨基酚的化学名、化学结构、化学性质、代谢产物与毒性的关系、临床应用。
4. 熟悉为克服阿司匹林的缺点，对其进行结构修饰的几种方法。
5. 掌握非甾体抗炎药按结构类型分为五类：3,5-吡唑烷二酮类、邻氨基苯甲酸类、芳基烷酸类、1,2-苯并噻嗪类和苯基砜类（昔布类）。
6. 掌握吲哚美辛、双氯芬酸钠、布洛芬、萘普生、吡罗昔康和塞来昔布的化学名、化学结构、化学性质、代谢过程、手性异构体在活性上的选择性、副作用和临床应用。
7. 掌握芳基丙酸类药物的构效关系。
8. 熟悉贝诺酯、羟布宗、安乃近、依托度酸、芬布芬、萘丁美酮、舒林酸、非诺洛芬、酮洛芬、美洛昔康的结构及临床应用。
9. 熟悉抗痛风药的分类，可以分为抗通风发作药、尿酸排泄剂和尿酸合成阻断剂三类。熟悉丙磺舒、别嘌醇、秋水仙碱的结构特点及临床应用。

温故知新

糖皮质激素甾体结构具有下列基本母核：

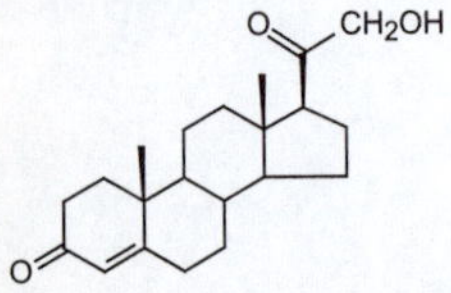

非甾体抗炎药不具甾体结构。

炎症的产生是一个复杂过程。对于炎症的治疗，早期曾使用糖皮质激素类甾体抗炎药（steroidal antiinflammatory drugs，SAIDs），但使用中经常产生依赖性，且易引起肾上腺皮质功能衰退等副作用。1971年，Vane发现阿司匹林是通过抑制环氧酶而阻断前列腺素的合成，产生抗炎作用。由此，促进了非甾体抗炎药（nonsteroidal antiinflammatory drugs，NSAIDs）的发展。

非甾体抗炎药以抗炎作用为主，兼有解热、镇痛作用。解热镇痛药作用于外周神经，可使发热病人体温下降至正常，而不影响正常人的体温，对头痛、牙痛、神经痛和关节痛等效果较好，对外伤性及内脏平滑肌疼痛无效。由于两类药物的作用机制类似，统称为非甾体抗炎药。

非甾体抗炎药的英文缩写NSAIDs是重要的专业词汇，要求掌握。

第一节　非甾体抗炎药的作用机制

一、花生四烯酸的代谢途径与炎症

产生炎症的“致炎介质”很多，本章只涉及其中的两类，均是由花生四烯酸代谢生成的，详细的请注意下面的内容。

炎症的产生是一个复杂过程，多种因素均能生成“致炎介质”，其中一种机制与炎症介质的前体花生四烯酸（arachidonic acid，AA）的代谢过程有关。细胞膜磷脂在磷脂酶催化下生成花生四烯酸（图20-1）。甾体抗炎药物的作用靶点是磷脂酶，通过抑制磷脂酶而阻断花生四烯酸的生成。

AA是花生四烯酸的英文缩写，图20-1中，针对花生四烯酸代谢过程，把药物的作用靶点分成两类。甾体抗炎药物的作用靶点是抑制磷脂酶而阻断花生四烯酸的生成。而非甾体抗炎药的作用靶点是阻断花生四烯酸进一步代谢生成炎症介质前列腺素类和白三烯类。

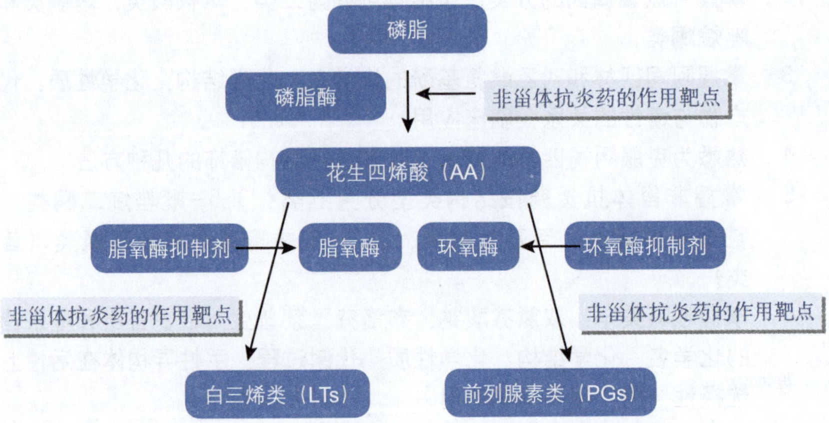

图20-1　非甾体抗炎药物作用机制示意图

当细胞膜受刺激时，AA的释放增加，AA的代谢在炎症过程中起着重要作用。AA的代谢途径主要有两个方面（图20-1）：

1．生成前列腺素类

花生四烯酸在环氧酶（cycloxygenase，COX）催化下，氧化代谢生成前列腺素。前列腺素类（prostaglandins，PGs）的生物活性广泛而复杂。前列腺素分为PGA、PGB、PGC、PGD、PGE、PGF、PGG、PGH、PGI九种。其中PGE_2、PGI_2和PGD_2能扩张血管，增加血管通透性，并能增强其它炎症介质的致炎作用，PGE_2还是很强的致热物质之一。

环氧酶（COX）有两种亚型，即COX-1和COX-2，详细请见这一节的第二部分。

2．生成白三烯类

花生四烯酸的另一条代谢途径是在5-脂氧酶（lipoxygenase，LOX）催化下生成其5位氧化的产物，再经一系列的代谢过程生成白三烯类（leukotrienes，LTs）。其中白三烯C_4（LTC_4）、白三烯D_4（LTD_4）和白三烯E_4（LTE_4）可增加血管的通透性，促进血浆渗出而导致水肿，也是炎症介质。

二、非甾体抗炎药的作用靶点

从上述过程可以看出，在花生四烯酸机制中，与炎症物质产生有关的酶分别是脂氧酶和环氧酶。因此目前解热镇痛药和非甾体抗炎药的作用机制是通过抑制环氧酶或抑制脂氧酶，阻断前列腺素和白三烯的生物合成，从而达到抗炎作用。

环氧酶存在于哺乳动物各种细胞内质网内，具有很高的活性。阿司匹林是最早发现的花生四烯酸环氧酶不可逆的抑制剂，但由于抑制环氧酶的同时阻断胃黏膜前列腺素的生物合成 ，致使胃黏膜失去了前列腺素对它的保护作用，造成胃部血流减少、缺血而引起溃疡。为了克服阿司匹林的这一副作用，人类进行了的大量研究。1989年发现了一种新的COX同工酶，在结构和功能等多方面不同于“经典”的COX蛋白酶，故分别命名为COX-2和COX-1。

阿司匹林产生胃溃疡副作用的重要原因是，阻断胃黏膜前列腺素的生物合成，致使胃黏膜失去了前列腺素对它的保护作用，造成胃部血流减少、缺血而引起溃疡，这个内容要求大家掌握。

COX-1是原生型的酶，其功能是促进生理性PGs的合成，调节正常组织细胞的生理活动，如对消化道黏膜起保护作用。COX-2为其同工酶，是诱生型的酶，简称诱导酶。当细胞受炎症等刺激时，在炎症细胞中高度表达，使炎症组织中前列腺素含量增加。故COX-2在炎症过程中起重要作用，选择性抑制COX-2，则产生强大抗炎活性，且副作用低。

既然花生四烯酸可通过环氧酶与脂氧酶两条途径代谢产生致炎物质，如果设计环氧酶和脂氧酶双重抑制剂，将极大提高抗炎的活性和降低副作用。因此开发双重抑制剂是目前抗炎药研究的方向。

研究的方向是寻找对环氧酶和脂氧酶双重抑制的药物。

第二节 解热镇痛药

有些教材把水杨酸类归属为抗炎药的一种结构类型。

解热镇痛药（antipyretic analgesic drugs）按化学结构一般可分为三类。第一类是水杨酸类，如阿司匹林（Aspirin）；第二类是苯胺类，如对乙酰氨基酚（Paracetamol）；第三类是吡唑烷酮类，如安乃近（Analgin）。水杨酸类在临床上除解热镇痛外，还常用于抗炎和抗风湿，故也可以视为抗炎药的一种结构类型。

一、水杨酸类

水杨酸的结构为邻羟基苯甲酸，是1875年最早于用于临床的解热镇痛和抗风湿药物。

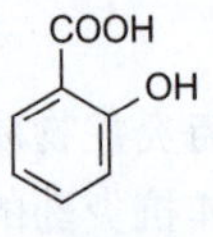

水杨酸

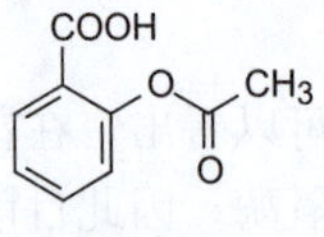

阿司匹林

温故知新

对阿司匹林的结构修饰是药物化学中结构修饰的一些常用方法，是学习的目标之一，要求掌握。见第二十七章。

水杨酸的酸性很强，对胃肠道刺激较大。1898年Hoffmann将水杨酸乙酰化，合成了阿司匹林。其解热镇痛作用比水杨酸钠强，且副作用较低。应用100多年来，仍为临床常用药物，而且还发现它有新的用途，可以抑制血小板的凝血作用，作为血栓形成的预防药。但阿司匹林结构不稳定，易水解，产生游离的水杨酸，造成对胃肠道刺激副作用。另外，从作用机制考虑，它是花生四烯酸环氧酶不可逆的抑制剂，可抑制胃黏膜前列腺素的生物合成而造成溃疡。对阿司匹林进行了一系列结构修饰，以克服上述缺点。对阿司匹林结构修饰的主要方法是：

一般来说，成盐修饰可以增加药物的水溶性，降低药物的酸性或碱性刺激。

1．成盐修饰

阿司匹林与碱性氨基酸赖氨酸成盐，制得赖氨匹林（Lysine Acetylsalicylate），其水溶性增加。可作成注射剂，避免口服时对胃肠道的刺激作用，使用较安全。适用于发热、头痛、神经痛、牙痛、肌肉痛及风湿性疼痛等。乙酰水杨酸铝［Aluminium Bis（acetylsalicylate）］在胃内几乎不分解，进入小肠才分解成两分子乙酰水杨酸，故对胃刺激性很小。

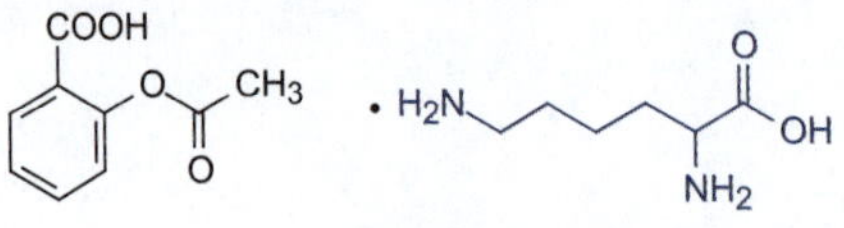

赖氨匹林

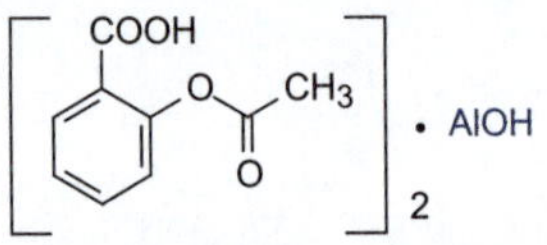

乙酰水杨酸铝

2．成酰胺或成酯修饰

水杨酸的酰胺化合物水杨酰胺（Salicylamide）对胃几乎无刺激性，其镇痛作用是阿司匹林的7.5倍。贝诺酯（Benorilate）是采用前药原理和拼合原理，将阿司匹林与对乙酰氨基酚酯化而得到，对胃肠道刺激性较小。口服后分解成阿司匹林与对乙酰氨基酚。故贝诺酯称为协同前药。

温故知新

如果你回忆不起来何谓前药，去看看第二十六章（药物的代谢）。

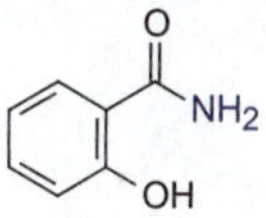

水杨酰胺

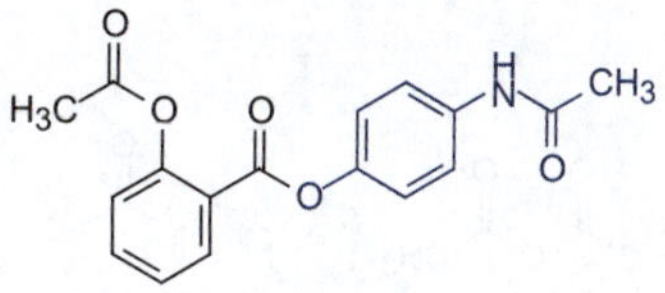

贝诺酯

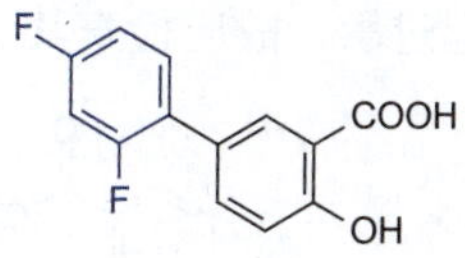

二氟尼柳

3．其它修饰方法

在水杨酸的苯环上引入其它取代基也有成功的药物，如引入二氟苯基得到二氟尼柳（Diflunisal）。二氟尼柳属于可逆性的环氧酶抑制剂，消炎镇痛作用较阿司匹林强 4 倍，药效持续时间可达 8 ～12小时以上，是一种长效的消炎镇痛药，对胃肠道刺激性也很小。

阿司匹林　Aspirin

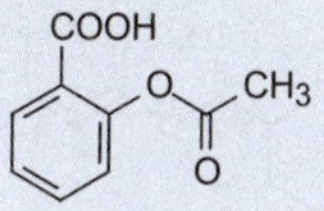

化学名为2-(乙酰氧基)苯甲酸。

阿司匹林又称乙酰水杨酸。

本品为白色结晶或结晶性粉末、无臭或微带醋酸臭，味微酸。水溶液显酸性反应。

本品易溶于乙醇，在乙醚和氯仿中溶解。在水或无水乙醇中微溶。熔点135～140℃。

阿司匹林的结构特点是酯类化合物，在干燥空气中较稳定，在潮湿空气中能缓缓水解生成水杨酸和醋酸，碱性条件和加热时分解更快。本品为弱酸性，故在氢氧化钠或碳酸钠中溶解，同时分解成水杨酸钠和醋酸钠，酸化后，即析出白色水杨酸沉淀 ，并产生醋酸的特殊臭气。故应在干燥处保存。

水杨酸钠可以溶解在水中，酸化生成的水杨酸不溶于水，故析出沉淀。

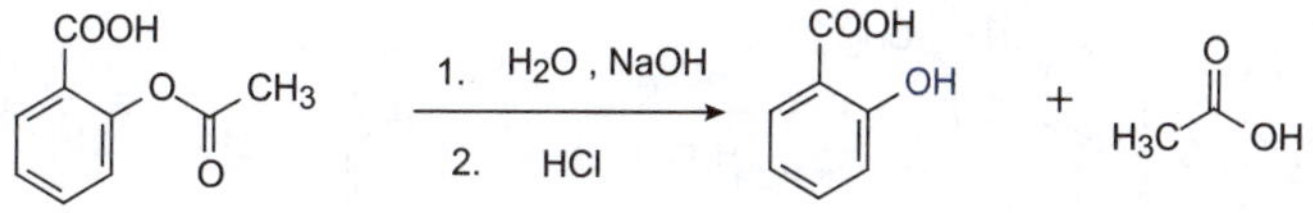

阿司匹林加水，煮沸放冷，加三氯化铁试液，即显紫堇色，可作为鉴别反应。其化学机制是，本品分子中本身无游离酚羟基，与三氯化铁试液不应起显色反应，但其水溶液加热水解后，由于生成水杨酸，分子中含有酚羟基，与三氯化铁试液反应即生成蓝紫色络合物。实际这是酚羟基的特征反应。

阿司匹林的合成是由水杨酸与乙酸酐进行乙酰化得到，如果生产中乙酰化不完全，或贮存保管不当，使阿司匹林水解，可使产品中含有过多游离水杨酸，不仅对人体有毒性，而且水杨酸分子中的酚羟基在空气中会逐渐被氧化成一系列醌型有色物质，如淡黄、红棕甚至深棕色。pH偏碱性、日光照射、温度升高和金属离子存在等均可促进氧化反应的进行。当阿司匹林的外观颜色发生变化时，不可继续使用。

另外，在阿司匹林的合成过程中，可能会有乙酰水杨酸酐副产物生成，引起过敏，故应检查其含量。

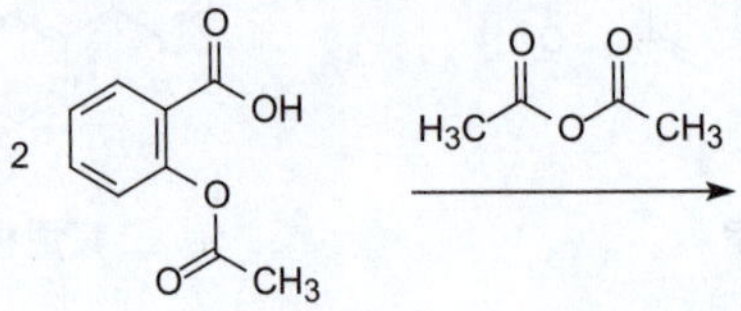

阿司匹林可以预防血栓形成，故目前是心血管系统的常用药物。

阿司匹林为弱酸性药物，口服易吸收，是花生四烯酸环氧酶不可逆抑制剂，具有较强的解热镇痛作用和消炎抗风湿作用。临床上用于感冒发热、头痛、牙痛、神经痛、肌肉痛、痛经及活动性风湿性关节炎。同时可以抑制血小板的凝血作用，作为血栓形成的预防药。

贝诺酯 Benorilate

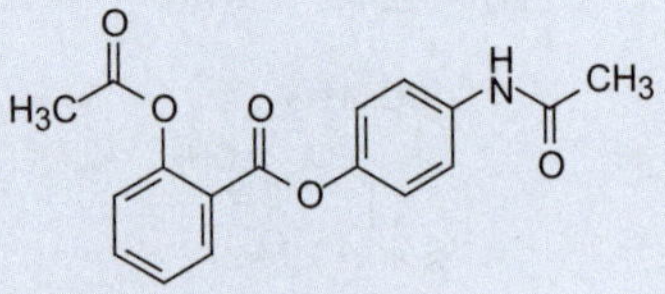

贝诺酯又名苯乐来，中国药典的化学名为4-乙酰氨苯基乙酰水杨酸酯。

化学名为2-(乙酰氧基)苯甲酸4-(乙酰氨基)苯酯。

本品为白色结晶性粉末，无味。易溶于热乙醇，不溶于水。熔点175～176℃。

本品分子中有共轭体系，在波谱分析时有其特征性。

贝诺酯是典型的前药。

本品是阿司匹林与对乙酰氨基酚酯化得到的前药，在偏碱性条件下，易在体外发生水解，增加对胃的刺激。故须干燥保存。

贝诺酯在酸性条件下的水解产物有对氨基苯酚，会产生芳伯氨基的重氮化-偶合反应，可作为鉴别反应。

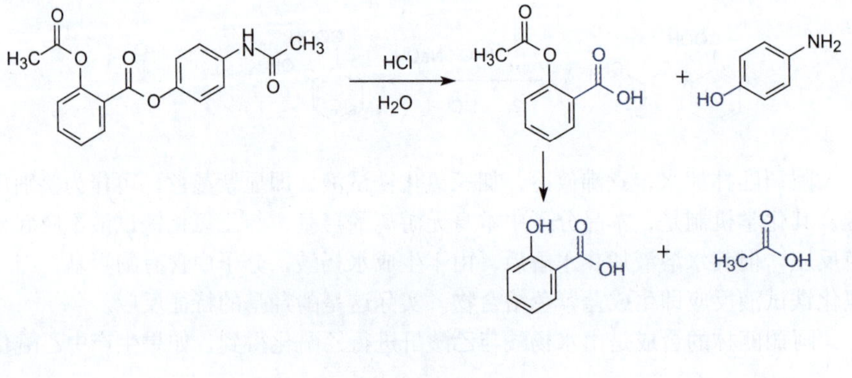

本品分子中无游离羟基，对胃无刺激，用于风湿性关节炎及其它发热所引起的疼痛，刺激性较小，特别适用于儿童。

二、苯胺类

苯胺类药物的发展历史是比较有意思的。苯胺具有一定的解热镇痛作用，但毒性太大不能药用。1886年将苯胺乙酰化，得到乙酰苯胺，称为退热冰，曾用于临床。

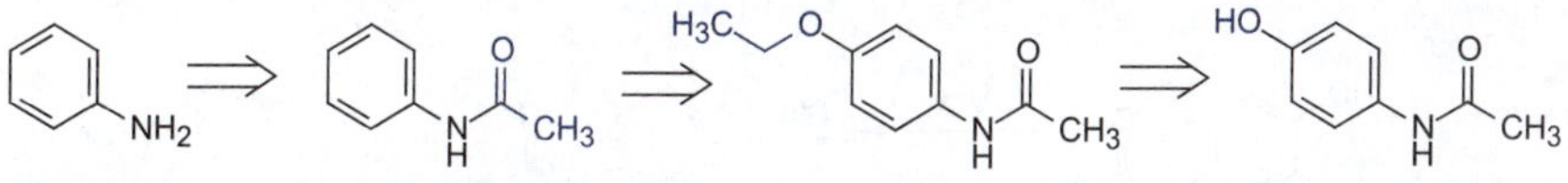

由于乙酰苯胺在体内水解生成苯胺，毒性仍很大。后来Brodie等研究苯胺和乙酰苯胺在体内代谢过程时，发现它们均被氧化生成毒性较低的对氨基酚。将对氨基酚的羟基醚化，得到非那西丁（Phenacetin），它的解热镇痛作用增强而毒性降低，但由于对肾的毒性极大，目前已停用。将对氨基酚的氨基乙酰化得到对乙酰氨基酚（Paracetamol），毒性及副作用都降低，是临床上常用的解热镇痛药。对乙酰氨基酚是花生四烯酸环氧酶的抑制剂，有较强的解热镇痛作用，但无抗炎作用。

发现新药的途径之一是从药物的代谢过程发现有活性的代谢产物，对乙酰氨基酚就是这种途径发现的有活性的物质。

对乙酰氨基酚 Paracetamol

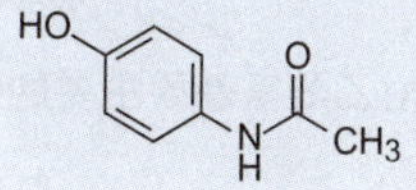

化学名为*N*-(4-羟基苯基)-乙酰胺。

本品为白色结晶或结晶性粉末，无臭，味微苦。在热水或乙醇中易溶，在丙酮中溶解，在冷水中略溶。熔点168～172℃。

对乙酰氨基酚又名扑热息痛。中国药典化学名为4′-羟基乙酰苯胺。

对乙酰氨基酚是酰胺结构，pK_a为9.51，在pH6和45℃以下稳定，但在潮湿的条件下易水解成对氨基酚。水解产物对氨基酚可进一步发生氧化，生成醌亚胺类化合物，颜色逐渐变深，由黄色变成红色至棕色，最后成黑色。酸性及碱性均能促进水解反应，故制剂及保存要注意。

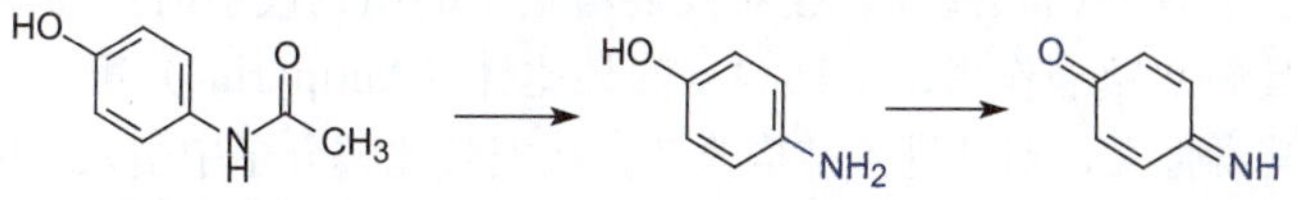

上述水解产物对氨基酚含有芳伯氨基，滴加亚硝酸钠试液，生成重氮盐，再加碱性β-萘酚试液，生成红色偶氮化合物，可用于鉴别反应。另外，对氨基酚不仅是水解产物，而且是合成路线的中间体，其毒性较大，应作为杂质进

药物的毒性与多种因素有关，其中的一个因素是生产过程中残留的杂质。

行限量检查。检查原理是对氨基酚含芳伯氨基，与亚硝基铁氰化钠在碱性条件下生成蓝色配位化合物。

对乙酰氨基酚结构中具有酚羟基，遇三氯化铁试液产生蓝紫色。

对乙酰氨基酚的代谢产物是药物毒性的重要原因，当造成肝毒性时，可服用*N*–乙酰半胱氨酸，经结合反应使代谢产物排出体外而解毒。这是学习目标之一，大家要注意这方面的问题。

对乙酰氨基酚在体内的代谢主要是受CYP450酶系的催化，代谢的途径和产物较多，图20–2是对乙酰氨基酚主要的代谢过程。除了和体内葡萄糖醛酸结合成苷，以及和硫酸形成硫酸酯直接排出体外，其它的代谢产物均能产生毒性。如*N*–羟基衍生物可引起血红蛋白溶血症的贫血，并毒害肝细胞；进一步的氧化产物*N*–乙酰基亚胺醌非常活泼，可与肝蛋白质的巯基以共价键结合，可引起肝脏坏死和肾衰竭。因此服用过量的对乙酰氨基酚引起肝毒性时，可以用含巯基的*N*–乙酰半胱氨酸来解毒。

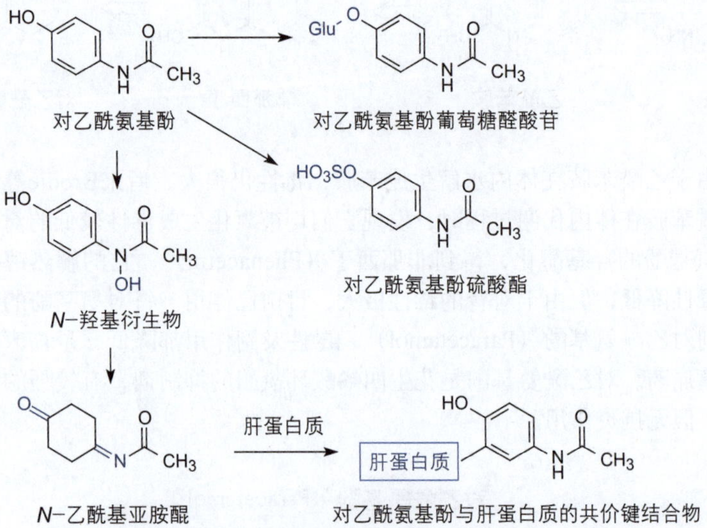

图20–2 对乙酰氨基酚主要的代谢过程

本品具有解热、镇痛作用，但无抗炎作用，用于发热、疼痛等。其作用机制为花生四烯酸环氧酶的抑制剂。解热镇痛效果与阿司匹林基本相同，对关节炎、风湿症、头痛和神经痛有镇痛作用，常做感冒药物的复方成分之一。

三、吡唑酮类

3–吡唑酮结构见下面的结构式。

吡唑酮类解热镇痛药由于毒性大，目前在临床上已经基本淘汰，作为药物化学的发展仅介绍其简况。在对抗疟药奎宁的结构改造时意外发现3–吡唑酮类结构具解热镇痛作用，于1884年安替比林（Antipyrine）第一个被用于临床，由于其毒性大，对其进行结构改造，在安替比林分子中引入二甲氨基得到了氨基比林（Aminopyrine），比安替比林作用持久，但毒性问题依然存在，已在1984年被淘汰。3–吡唑酮类的水溶性不好，在氨基比林上引入亚甲基磺酸钠，得到水溶性大的安乃近（Metamizole Sodium）。

安乃近（Metamizole Sodium）在水中溶解度大，可制成注射液。其水溶液放置数小时后渐变为黄色，安乃近产品的溶液颜色随贮存时间延长而缓慢加深，这是因为氧化分解的缘故，在气温较高的地区加深较快。另外，pH、日光和微量金属离子也可促使氧化，故本品需干燥贮存，其水溶液加抗氧剂，并通入惰性气体。

本品用于各种发热的解热，还可以治疗急性关节炎、风湿以及头痛等。本品对顽固性发热有效。由于其可造成粒性细胞减少，对造血系统毒性较大，目前在美国等国家已完全禁止使用。

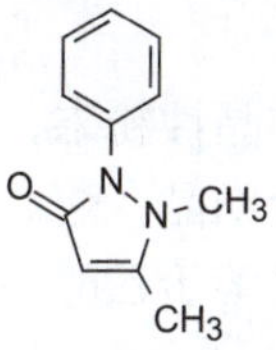

安替比林

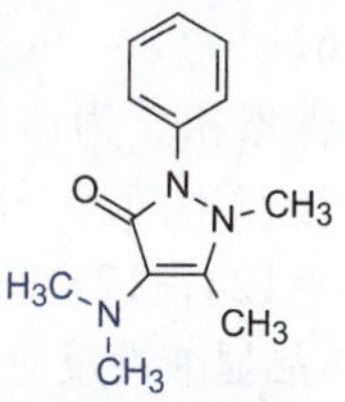

氨基比林

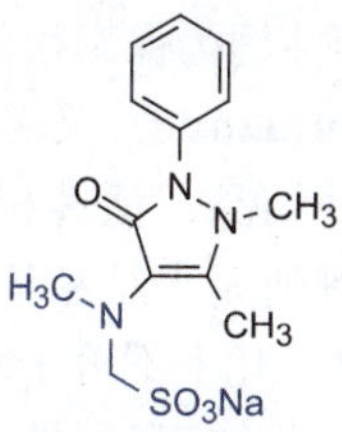

安乃近

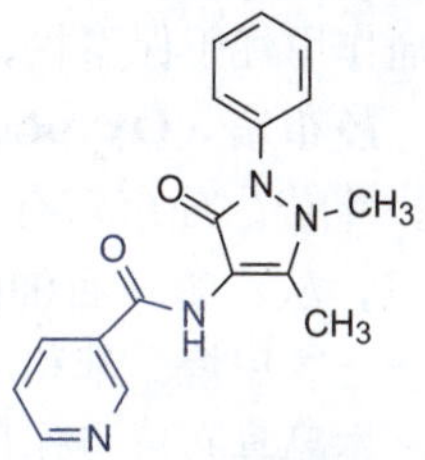

尼芬那宗

为了降低毒性并增强这类药物的解热镇痛作用，还合成了一些其它吡唑酮类衍生物，如尼芬那宗（Nifenazone）镇痛效果较好，毒性较低，镇痛效力比氨基比林强，作用持久，而毒性仅为氨基比林的1/8。

第三节 非甾体抗炎药

非甾体抗炎药的作用机制与解热镇痛药相同（图20-1），通过抑制环氧酶或抑制脂氧酶，阻断前列腺素和白三烯的生物合成，而达到抗炎作用。

非甾体抗炎药多数为酸性结构，按结构类型可分为五大类，即①3,5-吡唑烷二酮类；②邻氨基苯甲酸类；③芳基烷酸类；④1,2-苯并噻嗪类和⑤苯基砜类（昔布类）。

提醒大家注意，酸性结构并不仅限于含有羧基，在学习中要注意其它酸性结构的特点。

非甾体抗炎药按结构类型可分为五大类，大家要掌握分类，并掌握各类的代表药物。

一、3,5-吡唑烷二酮类

该结构是在吡唑酮结构中引入第二个羰基而形成的3,5-吡唑烷二酮。1949年发现保泰松（Phenylbutazone）具有较强的消炎镇痛作用，但它对胃肠道的毒性大，而且长期服用可损伤肾功能，还可引起粒细胞缺乏症。1961年研究分析发现保泰松在体内的代谢产物是羟布宗（Oxyphenbutazone），也具有消炎抗风湿作用，且毒性低，副作用小，后来直接用于临床。

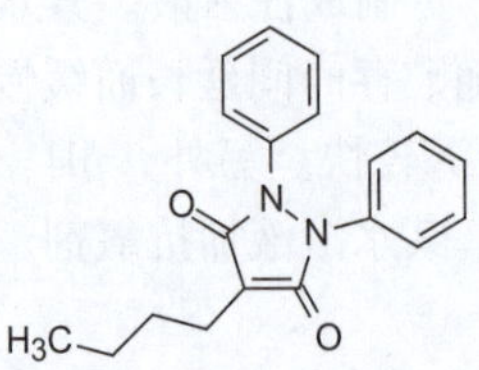

保泰松

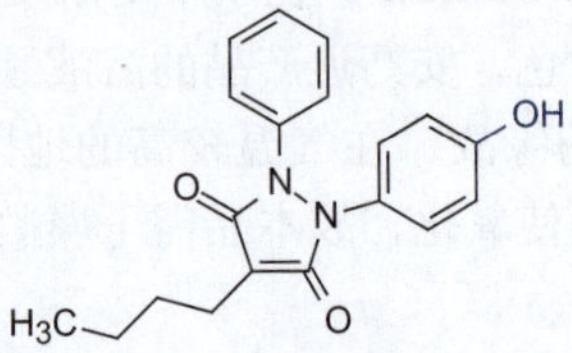

羟布宗

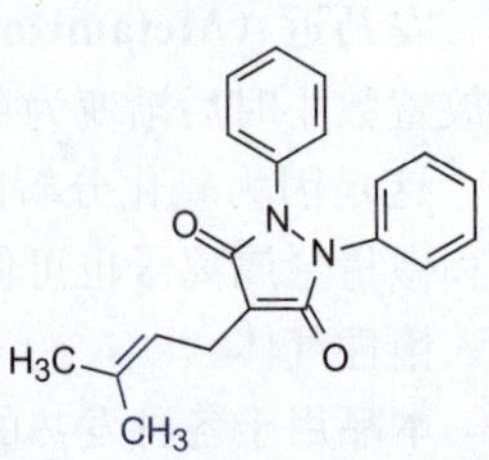

非普拉宗

保泰松中的丁基用异戊烯基取代，得到非普拉宗（Feprazone），其消炎镇痛作用优于保泰松，毒性约为保泰松的1／6。

学有所思

回忆一下，羟布宗是保泰松的代谢产物。

羟布宗（Oxyphenbutazone）又名羟基保泰松，为白色结晶性粉末，无臭，味苦。羟布宗有两种结晶，活性相同，熔点不同。一水合结晶，熔点为96℃，从乙醚－石油醚得到无水结晶体，熔点124～125℃。可溶于乙醇、甲醇、三氯甲烷、苯和乙醚，几乎不溶于水。本品显酸性反应。

本品具有抗炎作用，可治疗风湿性、类风湿性关节炎。

二、邻氨基苯甲酸类

因为这类药物的词干是-fenamic acid（芬那酸），故又称为芬那酸类。

邻氨基苯甲酸类衍生物都具有较强的消炎镇痛作用，此类药物又称为芬那酸类，临床上用于治疗风湿性及类风湿性关节炎。该类药物副作用较多，主要是胃肠道障碍以及引起粒性白细胞缺乏症等。

邻氨基苯甲酸类药物结构间的区别主要在苯环上有不同的取代基，两个甲基取代的是甲芬那酸（Mefenamic Acid），镇痛作用与阿司匹林相同，而消炎作用比吲哚美辛、保泰松及阿司匹林强。甲氯芬那酸（Meclofenamic Acid，抗炎酸）和氯芬那酸（Chlofenamic Acid）的作用均超过甲芬那酸。氯芬那酸是我国自行研制的消炎药，只有一个氯取代，疗效较佳，副作用小。将氯芬那酸的氯原子用三氟甲基取代，得到氟芬那酸（Flufenamic Acid），用于治疗风湿性关节炎，效果优于吲哚美辛。

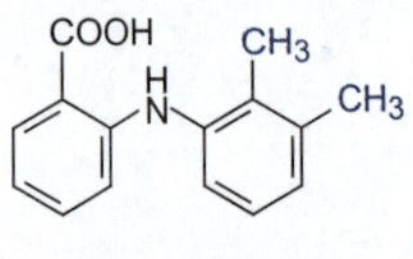

甲芬那酸

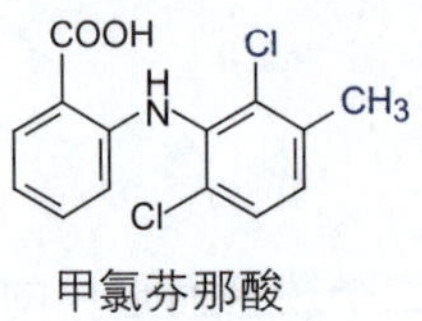

甲氯芬那酸

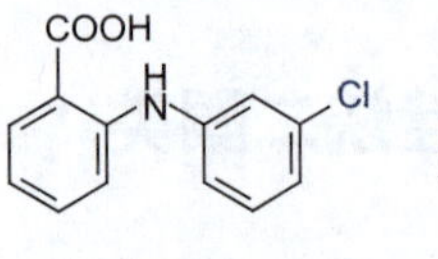

氯芬那酸

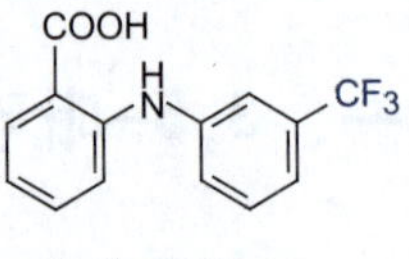

氟芬那酸

三、芳基烷酸类

芳基烷酸是目前临床上非甾体抗炎药中品种最多的药物，也是本章的学习目标之一，大家要重点学习。

根据碳原子数目的不同，芳基烷酸类药物可分为芳基乙酸和芳基丙酸两大类。

（一）芳基乙酸类

人们发现一些植物生长激素如吲哚乙酸、萘乙酸、苯氧乙酸都有一定的抗炎作用，另外发现风湿病人尿中有大量的色氨酸代谢物，而5–羟色胺也是一种炎症介质，具吲哚结构。故考虑从吲哚乙酸类的衍生物中寻找抗炎物质。通过对几百个吲哚类化合物的筛选，发现吲哚美辛（Indomethacin）具有良好的抗炎活性。简化吲哚环的杂环，得到苯乙酸类的结构。构效关系研究发现，在芳环上引入烷基和芳基，可使消炎镇痛作用增强。托美丁钠（Tolmetin Sodium）是将吲哚环的苯环去掉，得到的芳基乙酸类结构，它的解热镇痛作用很强，口服吸收迅速，安全系数高。双氯芬酸钠（Diclofenac Sodium，扶他林）比邻氨基苯甲酸类化合物消炎作用强，镇痛作用也比吲哚美辛强，副作用亦小。

温故知新

本章的第一节提到两个重要的炎症介质，前列腺素和白三烯。5–羟色胺是另一种炎症介质。

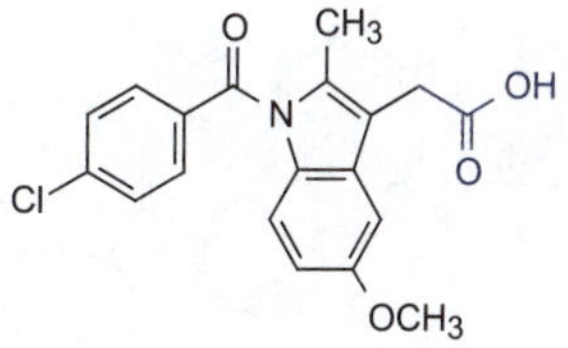

吲哚美辛

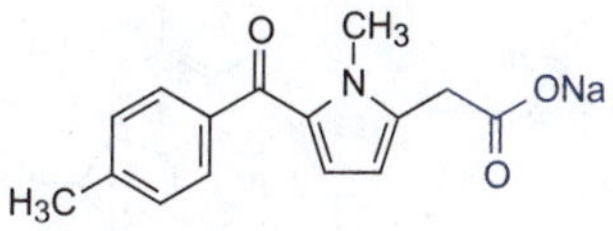

托美丁钠

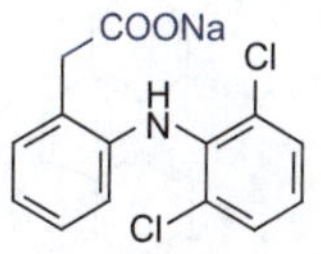

双氯芬酸钠

依托度酸（Etodolac）的乙酸基团不是直接连接在吲哚环上，作用特点是对环氧酶具有较强抑制作用，对炎症部位有选择性作用，由于不影响胃部的前列腺素合成，故副作用较小。依托度酸含有手性碳原子，两个异构体中只有(*S*)异构体产生消炎作用。本品适用于治疗风湿性关节炎、类风湿性关节炎、骨性关节炎和术后止痛。

芳基乙酸和芳基丙酸相同，当含有手性碳原子时，异构体的活性有差别。

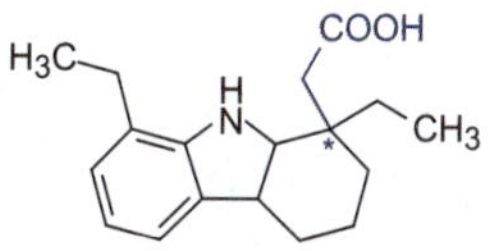

依托度酸

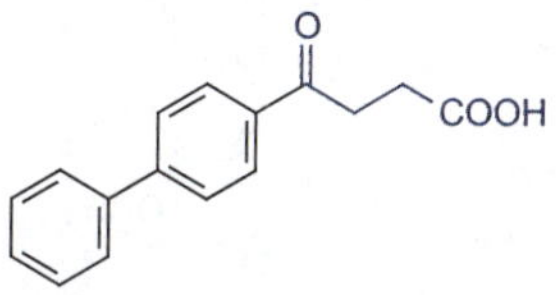

芬布芬

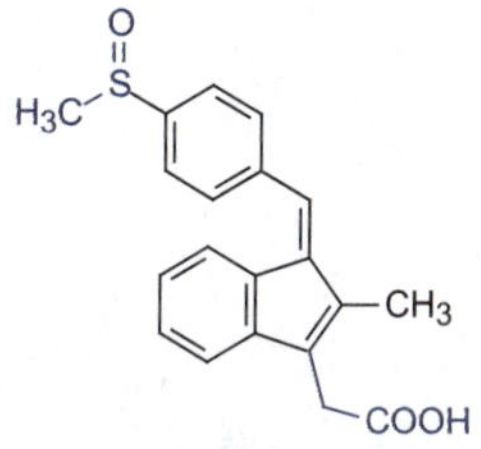

舒林酸

芬布芬（Fenbufen）的结构并不属于苯乙酸类，具有酮的结构，进入体内经代谢生成联苯乙酸，与苯乙酸类具相同的作用机制，故是一个长效的前药，半衰期达12～17小时。本品的抗炎作用是阿司匹林的7倍，用于类风湿性关节炎、风湿性关节炎、骨关节炎、痛风、肩周炎等。亦用于牙痛和手术后疼痛等的止痛。

温故知新

前药原理见二十六章，同样下面的萘丁美酮也是前药。

萘丁美酮（Nabumetone）又称萘普酮，与芬布芬类似，也是一种前药，而且在分子中不含羧基，酸性刺激小。经肝脏代谢生成6–甲氧基–2–萘乙酸，结构与萘普生相似，对COX-2有选择性抑制作用，故副作用小。用于治疗类风湿性关节炎，服后对胃肠道不良反应较低。

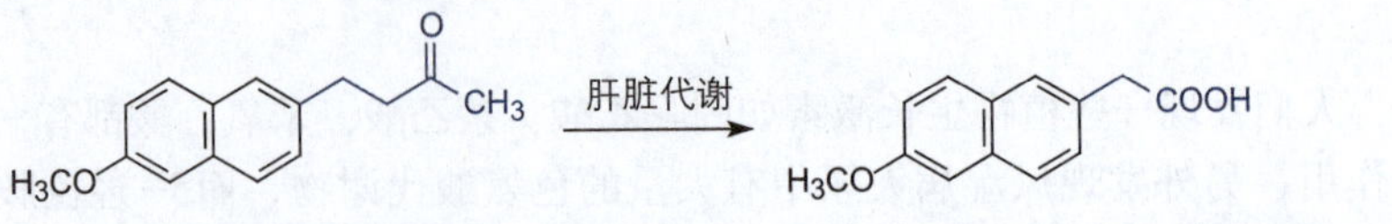

舒林酸（Sulindac） 由于吲哚美辛的酸性较强，对造血系统也有毒性，故对其进行结构修饰。利用生物电子等排原理，以-N=替代-CH=得到舒林酸，又名硫茚酸。它在体外无效，经体内代谢，将分子中甲基亚砜基还原成甲硫基化合物而显示活性，所以舒林酸是一前体药物。舒林酸的氧化代谢产物甲砜基化合物没有活性。

> **温故知新**
> 生物电子等排原理是药物设计的方法之一，见第二十七章。

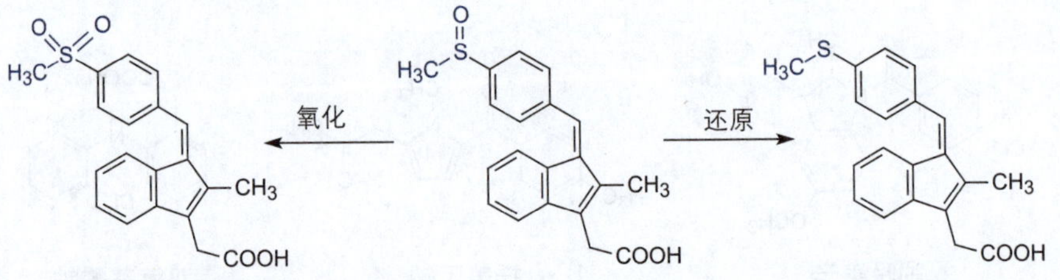

舒林酸由于改善了药物的溶解性，易被人体吸收，副作用较吲哚美辛为小。抗炎症作用是阿司匹林的16倍，是吲哚美辛的2倍。镇痛作用是布洛芬的10倍，但解热作用却比后者弱。可用于变形性关节症、慢性关节炎、腰痛、肩周炎及腱鞘炎的消炎和镇痛。

吲哚美辛 Indometacin

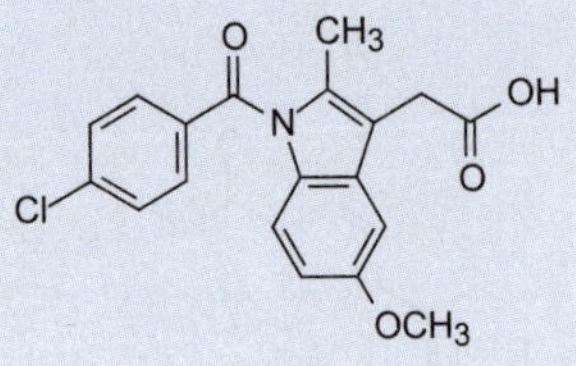

化学名为2-甲基-1-(4-氯苯甲酰基)-5-甲氧基-1*H*-吲哚-3-醋酸 。

> 吲哚美辛又名为消炎痛。

本品为白色或微黄色结晶性粉末，几乎无臭，无味。在丙酮中溶解，在甲醇、乙醇和乙醚中略溶，在水中几乎不溶。熔点158～162℃。

吲哚美辛属于酰胺类化合物，在pH2～8时较稳定，遇强酸和强碱时，酰胺键断裂，水解生成5-甲氧基-2-甲基吲哚-3-乙酸钠(1)，再脱羧生成5-甲氧基-2,3-二甲基吲哚(2)。(1)和(2)都可进一步氧化成有色物质，随温度升高，水解氧化速度加快。故对吲哚美辛需要干燥保存。

> 由于其化学性质不稳定。

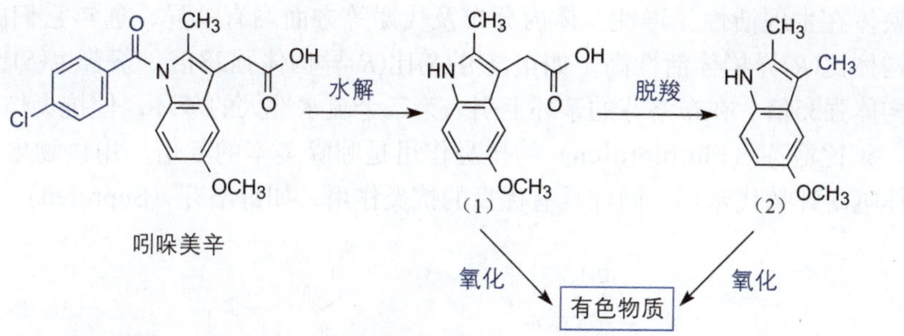

本品遇光会逐渐分解，所以要避光保存。

本品对炎症性疼痛作用显著，对痛风性关节炎及骨关节炎疗效较好。可用于对水杨酸类疗效不显著或不易耐受的风湿性关节炎、强直性关节炎等病人，也可用于癌症发热及其它不易控制的发热。

双氯芬酸钠 Diclofenac Sodium

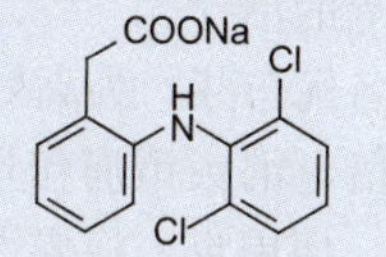

化学名为2-(2,6-二氯苯基)氨基-苯乙酸钠。

本品为白色或类白色结晶性粉末。在空气中易吸湿，有刺鼻感。本品在乙醇中易溶，在水中略溶，在三氯甲烷中不溶。熔点283～285℃。游离酸的熔点156～158℃。

双氯芬酸钠含有氯原子，加碳酸钠炽热至碳化，加水煮沸，过滤，滤液显氯化物的鉴别反应。

本品口服吸收迅速，消炎解热作用比吲哚美辛强 2 ～2.5倍，比阿司匹林强26～50倍，不良反应少，吸收迅速，长期服用无蓄积作用。适用于类风湿性关节炎、神经炎、术后疼痛及各种原因引起的发热。

> 双氯芬酸钠又名扶他林。

（二）芳基丙酸类

异丁芬酸（Ibufenac）是于1966年第一个推向临床的芳基乙酸类药物，但它对肝脏毒害较大。在乙酸基的α-位引入甲基，得到毒性较小的芳基丙酸类药物布洛芬（Ibuprofen）。在此基础上，发展了一类芳基丙酸类的消炎药。该类药物发展很快，随后又开发了萘普生（Naproxen），其消炎镇痛作用显著，毒性也低。

> 芳基丙酸类增加的一个碳原子，一般都在乙酸的α-位。

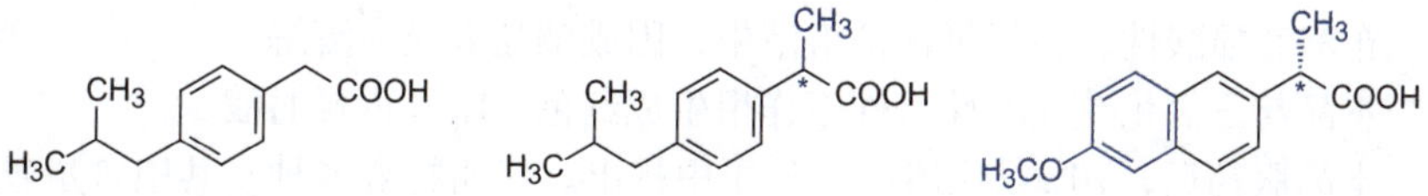

要求掌握芳基丙酸的构效关系，手性碳的引入使活性、毒性、代谢等产生差异，是构效关系的重点。

构效关系研究发现：芳基丙酸类药物都含有一个手性碳原子，这类药物的对映体在生理活性、毒性、体内分布及代谢等方面均有差异，通常它们的(*S*)异构体比(*R*)异构体活性高。如布洛芬(*S*)比(*R*)异构体强28倍，萘普生(*S*)比(*R*)异构体强35倍。在布洛芬的苯环上引入第二个疏水性大的苯环，使抗炎作用增加，氟比洛芬（Flurbiprofen）的抗炎作用是吲哚美辛的 5 倍。用生物电子等排体噻吩环替代苯环，同样具有优良的抗炎作用，如舒洛芬（Suprofen）。

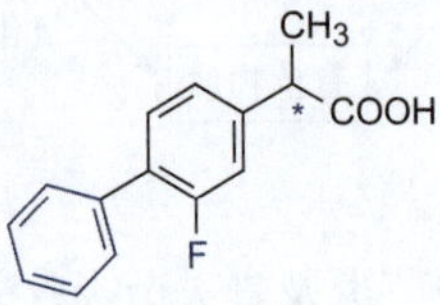

氟比洛芬

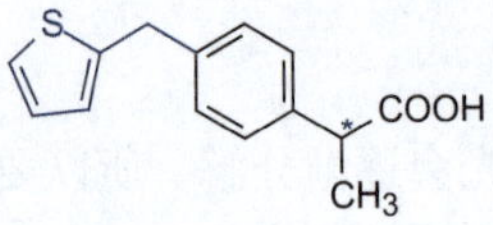

舒洛芬

非诺洛芬（Fenoprofen）消炎作用显著强于阿司匹林，因用其钙盐，对胃肠道刺激性小，口服易吸收。临床适用于类风湿性关节炎和风湿性关节炎。亦用于发热、手术后疼痛及牙痛等的治疗。

酮洛芬（Ketoprofen）又名优布芬，为高效解热药。其解热作用比吲哚美辛强 4 倍，比阿司匹林强100倍，消炎镇痛作用比阿司匹林强150倍。用于慢性类风湿性关节炎、骨关节炎、肩周炎、症候性神经痛和急性上呼吸道炎、外伤及术后的镇痛和消炎。

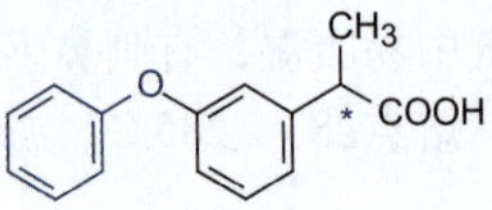

非诺洛芬

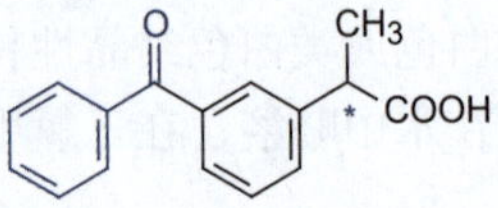

酮洛芬

布洛芬 Ibuprofen

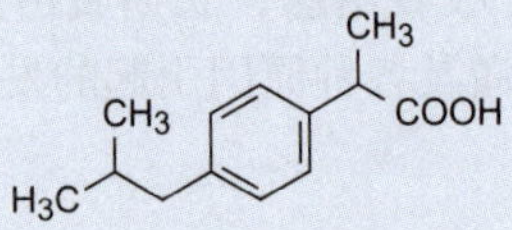

化学名为α-甲基-4-(2-甲基丙基)苯乙酸。

本品为白色结晶性粉末，几乎无味或稍有特异臭味，可能是带入少量异丁苯丙酮所致。易溶于乙醇、丙酮和三氯甲烷，几不溶于水。熔点为74.5~77.5℃。

请注意萘普生与之不同。

布洛芬的两个异构体中，*S*(+)异构体的活性强，但在体内代谢过程中，*R*(-)异构体可被转变成*S*(+)异构体产生相同的活性，故本品使用消旋体。

布洛芬显酸性，在氢氧化钠溶液中，因成钠盐故极易溶解。

本品与三氯化铁在酸性条件下作用生成红色至暗红色羟肟酸。

本品服药后，70%以代谢产物从尿中排出。代谢物有多种，其中含量较多的是对异丁基醇基-α-甲基苯乙酸(1)和对异丁酸-α-甲基苯乙酸(2)。

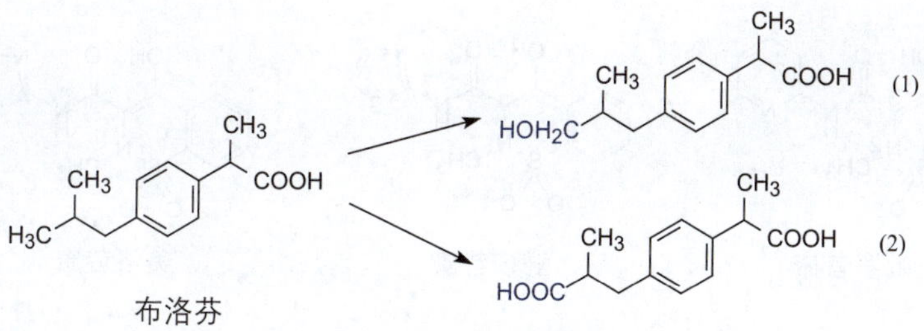

本品比阿司匹林作用强16～32倍，可缓解急、慢性类风湿关节炎和骨关节炎引起的疼痛，还可治疗软组织疼痛、牙痛、痛经等。

萘普生 Naproxen

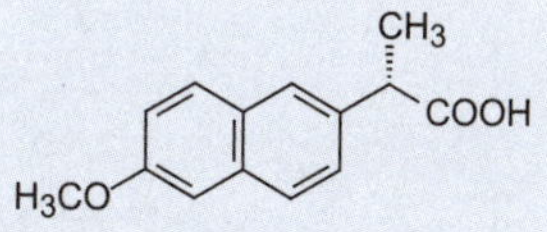

化学名为(+)α−甲基−6−甲氧基−2−萘乙酸。

本品为白色或类白色结晶性粉末；无臭或几乎无臭。在甲醇、乙醇或三氯甲烷中溶解，略溶于乙醚，几乎不溶于水。熔点153～158℃。本品为*S*构型，比旋光度为+60°～+68.5°。

本品与布洛芬同属于α−芳基丙酸，因此有相似的稳定性和化学性质，请参考布洛芬有关内容。与布洛芬不同的是，萘普生*S*(+)异构体的活性强，而无活性的*R*(−)异构体不能被转变成*S*(+)异构体，故临床上用光学纯的*S*(+)异构体。

在日光照射下，本品见光可慢慢着色，需遮光保存。

萘普生适用于缓解轻度至中度的疼痛，如拔牙及其它术后疼痛。也用于类风湿性关节炎、骨关节炎及急性痛风，对关节炎的疼痛、肿胀和活动受限均有缓解作用。

> **学有所思**
> 回忆一下与布洛芬有何不同。

四、1,2−苯并噻嗪类

1,2−苯并噻嗪类药物也称昔康类（oxicams），一般半衰期较长，可一天给药一次。该类结构的基本母核是苯并噻嗪，1位的S是氧化结构，2位N上有甲基取代，4位是羟基，由于3,4位是双键，故属于烯醇取代基，虽然结构中没有羧基，却是酸性的结构 。昔康类药物结构的区别是在3位酰胺N上有不同的取代基。3位是吡啶环取代的为吡罗昔康（Piroxicam），是第一个用于临床的可逆的环氧酶抑制剂。它显效迅速，半衰期达45小时，疗效显著，但其胃肠道的副作用较大。用噻唑环替代吡啶，得到舒多昔康（Sudoxicam）和**美洛昔康（Meloxicam）**。美洛昔康对环氧酶−2（COX-2）的选择性很强，致溃疡的副作用小，是目前的畅销药物。

> 1,2−苯并噻嗪是没有羧基的酸性结构，其酸性来源于烯醇结构。

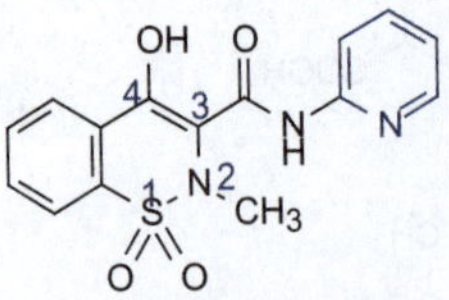
吡罗昔康

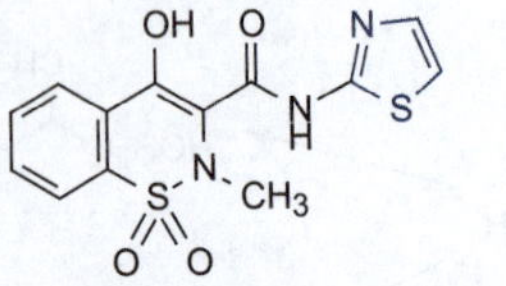
舒多昔康

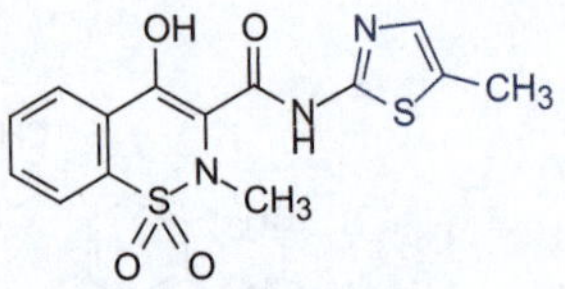
美洛昔康

温故知新

生物电子等排体概念见第二章。

温故知新

前药概念见第二十六章。

为克服吡罗昔康的副作用，做了两方面的结构修饰，其一是用生物电子等排体噻吩环替代苯环，得到替诺昔康（Tenoxicam），可对环氧酶和脂氧酶产生双重抑制，为抗炎镇痛效果强、毒性小的长效药物。第二种修饰是用前药原理，在4位羟基上引入醚键，发现了安吡昔康（Ampiroxicam）。安吡昔康体外无活性，口服后在胃肠道中转化为原药吡罗昔康产生作用，其安全指数比原药高。

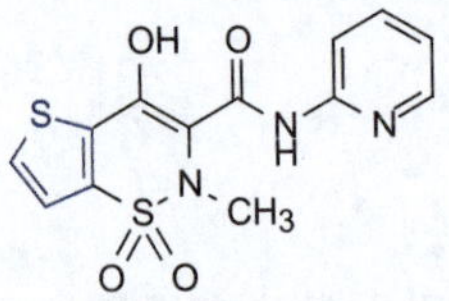
替诺昔康

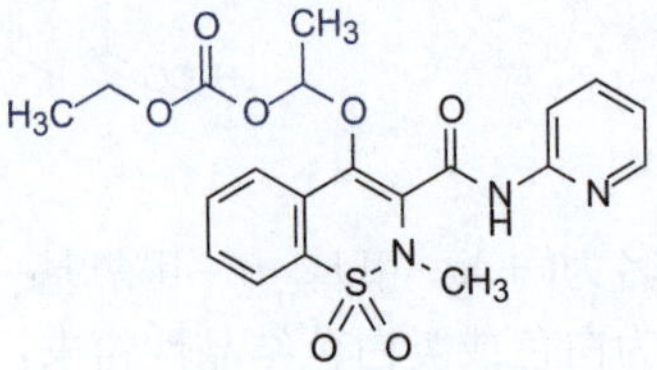
安吡昔康

吡罗昔康 Piroxicam

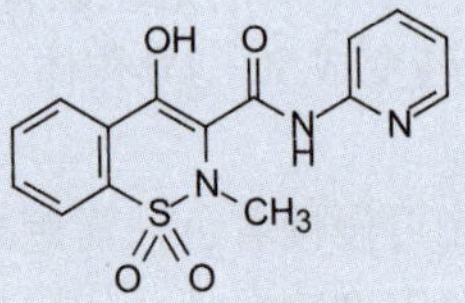

吡罗昔康又名炎痛喜康。

化学名为2-甲基-4-羟基-*N*-(2-吡啶基)-2*H*-1,2-苯并噻嗪-3-甲酰胺1,1-二氧化物。

本品为类白色或黄色结晶性粉末，无臭，无味。溶于三氯甲烷和丙酮，微溶于乙醇和乙醚，几不溶于水。熔点198～202℃（分解）。

本品分子中有芳香羟基，加三氯甲烷溶解，再加三氯化铁试液，显玫瑰红色。

吡罗昔康具有酰胺结构，易水解，需密封并在阴凉处保存。

本品口服吸收快，而且半衰期可达到45小时。体内代谢过程中，可在吡啶环上氧化代谢生成羟基化合物，失去抗炎活性。

本品用于风湿性关节炎和类风湿性关节炎，有明显的镇痛、抗炎及消肿作用。作用时间长，副作用低。

五、苯基砜类（昔布类）

一些教材把昔布类称为选择性COX-2抑制剂，因为含R－SO_2－的结构，属于烷基砜类结构，故本章按照结构类型，称其为苯基砜类。

苯基砜类由于药物名词的词干均为-coxib(昔布)，故又称为“昔布”类。其特点是对环氧酶-2有选择性的抑制作用，即选择性COX-2抑制剂。COX-1和COX-2是环氧酶的两个不同的亚型，其分布和功能有所差别。它们共同的底物花生四烯酸均能进入酶的通道，但COX-1和COX-2两个亚型在通道一侧的523位上有不同的氨基酸残基，COX-1是异亮氨酸，COX-2是缬氨酸，缬氨酸的体积比异亮氨酸小，故在此处形成一个空穴。利用这种结构的差异，设计体积比COX-1抑制剂大的结构，据计算机辅助药物设计的研究，含有甲磺基或氨基磺基的取代苯的分子较大，不易进入COX-1的通道，但可进入COX-2通道，可以特异性与COX-2结合，可能找到选择性的COX-2抑制剂，而避免药物对胃肠道的损害。

温故知新

关于药物和受体、酶的结合，见第二十五章。这里解释了选择性COX-2抑制剂在结构上的特点。

目前临床上使用的药物是塞来昔布（Celecoxib，西乐葆），它的类似物包括罗非昔布（Refecoxib，万络）、帕瑞昔布（Parecoxib）、伐地昔布（Valdecoxib）和艾托昔布（Arcoxib）等。由于COX-2抑制剂有效地解决了胃肠道反应、消化道出血的副作用，在抗炎药市场上发展很快。但随着近年来对药物临床研究，昔布类不良反应也逐渐引起人们的注意。已有证据表明昔布类药物罗非昔布和塞来昔布可增加血栓性疾病的风险，帕瑞昔布和伐地昔布还有严重的皮肤反应。2004年9月末，由于罗非昔布有诱发心血管疾病造成死亡事件的报道，默克公司宣布将其撤出世界医药市场。目前要求在药物说明书中标注风险提示，有心脏病和中风病史的病人要禁止使用昔布类的药物。

这是2004年发生的“万络事件”，罗非昔布造成患者由于发生心血管疾病而死亡，在全球引起关注。

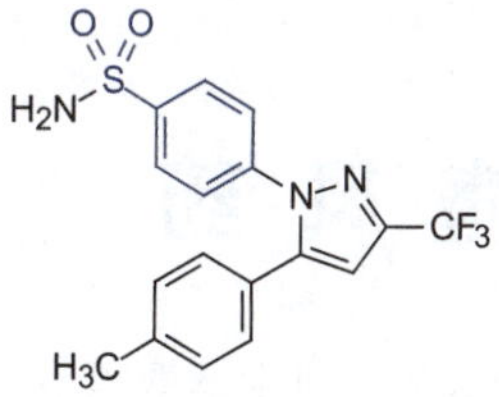

塞来昔布

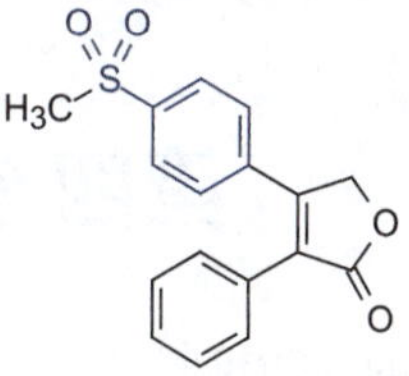

罗非昔布

塞来昔布 Celecoxib

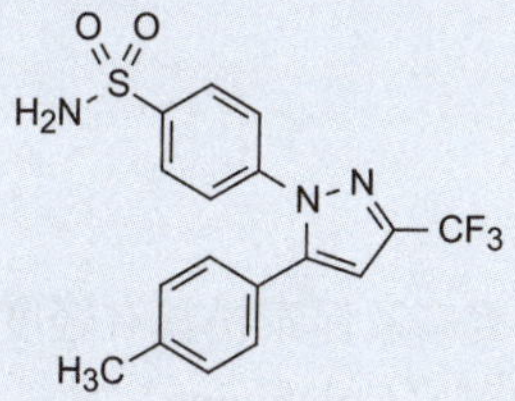

化学名为4-[5-(4-甲基苯基)-3-三氟甲基-1*H*-1-吡唑基]苯磺酰胺。

塞来昔布别名西乐葆。

本品为淡黄色固体，不溶于水，溶于甲醇、二甲亚砜。熔点157～159℃。

塞来昔布因含磺胺结构，具有磺胺类的化学性质，易发生水解。另外，对磺胺过敏的病人禁用。

温故知新

Ⅱ相结合反应是药物和体内内源性小分子结合排出体外，见第二十六章。

塞来昔布由于口服吸收完全，生物利用度高达99%。塞来昔布在肝中经P450（CYP2C9）代谢氧化，首先在苯环的对位甲基氧化生成羟甲基，进一步氧化成羧酸。羧基与葡萄糖醛酸（glu）进行Ⅱ相结合反应，从尿排出体外。

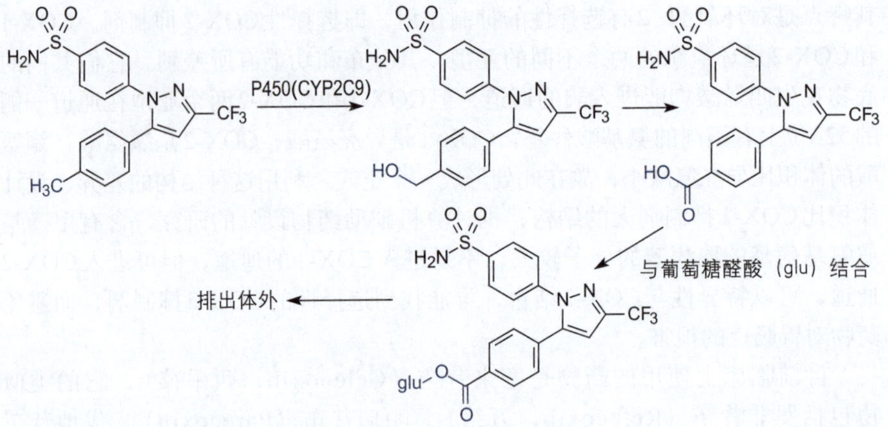

温故知新

关于药物的相互作用见第二十六章。塞来昔布有明显的药物相互作用，在使用中需要多加注意，以减少其危险性。

由于上述代谢特点，当塞来昔布与有抑制P4502C9酶作用的药物同时服用时，会产生明显的药物相互作用，应加以注意。临床研究发现，同时服用氟康唑，塞来昔布的血药浓度升高两倍，增加副作用的风险性。这是由于塞来昔布经P4502C9的代谢被抑制。接受氟康唑治疗的病人应给予本品最小的推荐剂量。当和ACE抑制剂同用时，会减弱血管紧张素转换酶抑制剂的抗高血压作用。当塞来昔布与华法林同用，病人发生出血并发症的危险性增高，要监测病人的抗凝血活性。

第四节 抗痛风药

痛风病的发病机制是由于体内嘌呤代谢紊乱，血中尿酸过多，致使尿酸盐在关节、肾及结缔组织中析出，引起痛风性关节炎、痛风性肾病和肾尿酸盐结石症等。抗痛风药（antigout drugs）按其作用机制可分为三大类，即抗通风发作药、尿酸排泄剂和尿酸合成阻断剂。

一、抗通风发作药

秋水仙碱在临床上还是抗有丝分裂的抗肿瘤药物。

非甾体抗炎药中的吲哚美辛及保泰松具有轻度排尿酸作用，同时能消除痛风发作引起的疼痛。秋水仙碱（Colchicine）是一种抗有丝分裂的抗肿瘤药，曾作为治疗痛风的首选药物，它没有排泄尿酸的作用，但可减轻由于尿酸盐沉积于组织引发的炎症。由于毒副作用较大，已逐渐被淘汰，只限用于急性痛风发作。

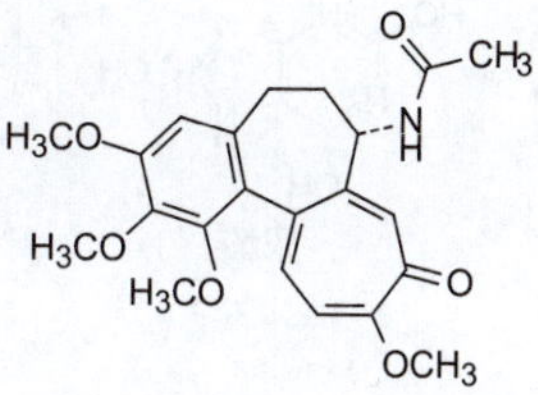

秋水仙碱

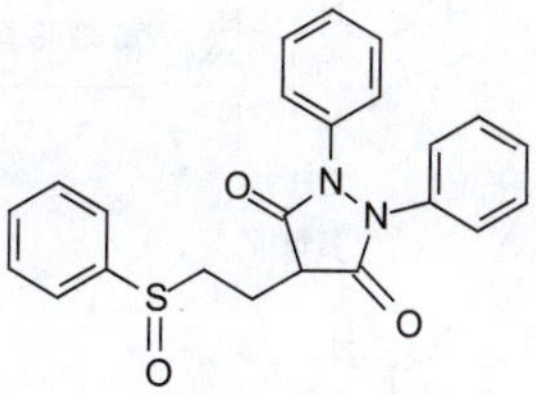

磺吡酮

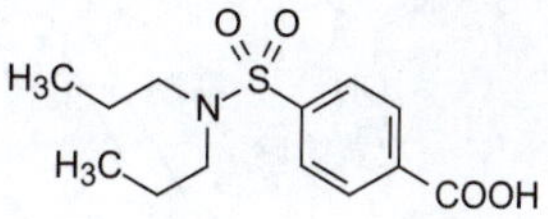

丙磺舒

二、尿酸排泄剂

尿酸排泄剂的作用主要是抑制肾小管对尿酸盐的重吸收，促使尿酸盐的排出量增加，降低血中尿酸盐的水平。磺吡酮（Sulfinpyrazone）及丙磺舒（Probenecid）都具有较好的排尿酸盐的作用。

丙磺舒 Probenecid

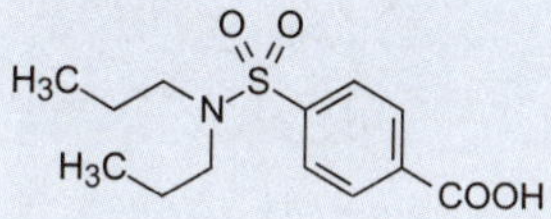

化学名为4–[(二正丙胺基)磺酰基]苯甲酸。

> 丙磺舒的中国药典化学名为对–[(二正丙胺基)磺酰基]苯甲酸。

本品为白色结晶性粉末，无臭，味微苦。易溶于丙酮，微溶于乙醇和三氯甲烷，几不溶于水。熔点198～201℃。

本品加氢氧化钠液使生成钠盐而溶解，在pH值为5.0～6.0条件下，与三氯化铁试液反应，即产生米黄色沉淀。

本品与氢氧化钠熔融，分解生成亚硫酸钠，经硝酸氧化成硫酸盐，而显硫酸盐反应。

本品能抑制尿酸在肾小管的再吸收，故能促进尿酸排泄，减少尿酸沉积。治疗与高尿酸血症有关的痛风及痛风性关节炎。丙磺舒是酸性结构，能抑制青霉素和对氨基水杨酸的排泄，故可以和这些药物合用，作为治疗佐剂，延长药物的作用时间。

> 丙磺舒能抑制青霉素的排泄，延长青霉素的作用时间，这是有益的药物相互作用。

三、尿酸合成阻断剂

引起痛风发作的尿酸是由体内次黄嘌呤在黄嘌呤氧化酶催化下，生成黄嘌呤，并进一步氧化生成尿酸（图20–3）。

> 尿酸合成阻断剂类药物的作用机制是抑制了黄嘌呤氧化酶的催化作用。

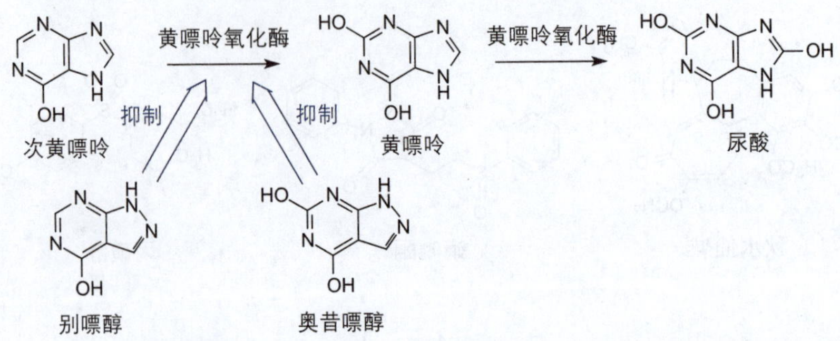

图20-3 尿酸的形成过程及别嘌醇的作用靶点

学有所思

请仔细观察图20-3中别嘌醇和次黄嘌呤两个结构的区别。次黄嘌呤五元环的两个N原子处于间位，别嘌醇的两个N原子处于邻位。

别嘌醇（Allopurinol）是次黄嘌呤的同分异构体，是一种黄嘌呤氧化酶的抑制剂，它对黄嘌呤氧化酶的亲和力大于黄嘌呤或次黄嘌呤，抑制黄嘌呤与次黄嘌呤进一步氧化成尿酸。别嘌醇在体内的代谢产物奥昔嘌醇也有抑制黄嘌呤氧化酶的作用，用于治疗痛风性或非痛风性病人的肾尿酸结石症。

别嘌醇 Allopurinol

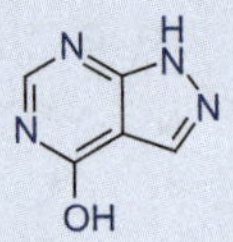

化学名为1*H*-吡唑并[3,4-*d*]嘧啶-4-醇。

本品为白色结晶性粉末，几乎无臭，在氢氧化钠或氢氧化钾溶液中易溶，微溶于水和乙醇，不溶于三氯甲烷。熔点大于350℃，pK_a约10.2。

本品在pH 3.1～3.4时最稳定，pH升高，会使本品分解。本品加碱性碘汞钾试液，可产生黄色沉淀。

用药后由于阻断了次黄嘌呤及黄嘌呤生成尿酸的过程，结果血中尿酸的浓度降低，尿中尿酸排出亦减少。临床上用于痛风、痛风性肾病。

自测习题

最佳选择题

1．下列哪个药物属于选择性COX-2抑制剂

A．安乃近　　B．塞来昔布

C．吡罗昔康　　D．甲芬那酸

E．双氯芬酸钠

2．非甾体抗炎药物的作用机制是

A．β－内酰胺酶抑制剂

B．磷酸二酯酶抑制剂

C．二氢叶酸还原酶抑制剂

D．D－丙氨酸多肽转移酶抑制剂，阻止细胞壁形成

E．花生四烯酸环氧化酶抑制剂

配伍选择题

A．贝诺酯　　B．安乃近

C．双氯芬酸　　D．酮洛芬

E．吡罗昔康

3．1,2－苯并噻嗪类非甾体抗炎药

4．芳基丙酸类非甾体抗炎药

多选题

5．下列哪些与布洛芬相符

A．为非甾体消炎镇痛药　　B．具有抗痛风作用

C．为抗溃疡病药物　　D．结构中含有异丁基

E．其化学结构中含有一个手性碳原子，临床上使用其消旋体

名词解释题

6．非甾体抗炎药（NSAIDs）

简答题

7．某病人有心脏病史，最近发生风湿性关节炎，医生的处方是塞来昔布，你认为是否合理？

（雷小平）

7

第二十一章 抗变态反应药

内容导航

第一节　组胺H_1受体拮抗剂
一、乙二胺类
曲吡那敏
克立咪唑
安他唑啉
二、氨基醚类
苯海拉明
卡比沙明
氯马斯汀
三、哌嗪类
盐酸西替利嗪
四、丙胺类
马来酸氯苯那敏
曲普利啶
阿伐斯汀
五、三环类
盐酸赛庚啶
阿扎他定
氯雷他定
地氯雷他定
富马酸酮替芬
六、哌啶类
特非那定
诺阿司咪唑
咪唑斯汀

第二节 过敏反应介质相关抗过敏药
色甘酸钠
曲尼司特
普鲁司特

学习目标

通过对本章的学习，希望同学们达到以下要求：

1. 掌握组胺H_1受体拮抗剂的化学结构类型。
2. 掌握典型药物盐酸苯海拉明、盐酸赛庚啶、马来酸氯苯那敏的化学名、化学结构、理化性质和用途。
3. 掌握西替利嗪、氯雷他定、地氯雷他定、富马酸酮替芬、特非那定、诺阿司咪唑、咪唑斯汀的化学结构和用途。
4. 熟悉色甘酸钠、曲尼司特、普鲁司特的化学结构和用途。

变态反应也称为过敏反应，是机体受同一抗原物质再次刺激后引起的组织损伤或生理功能紊乱的异常免疫反应。一些外源性物质（如食物、动物毛发、花粉、灰尘和某些多糖或蛋白质类的抗原或变应原）对人体能引起过敏反应（常见的有枯草热、瘙痒、接触性皮炎以及过敏性哮喘和休克等）。现在已证明变态反应的发生与体内组胺释放有关。

目前发现的组胺受体主要有4个亚型，分别称为H_1受体、H_2受体、H_3受体和H_4受体。组胺受体分布在多种组织中，H_1受体主要分布在呼吸道、肠道和生殖泌尿系统平滑肌、血管平滑肌、血管内皮细胞、脑、视网膜、肝和肾上腺髓质等处。组胺激动H_1受体，能引起支气管和胃肠道平滑肌收缩、血管平滑肌收缩、毛细血管通透性增加等效应，此外，H_1受体还与觉醒功能有关。因此组胺H_1受体选择性拮抗剂已被广泛用作抗过敏药。

温故知新

复习第十八章抗溃疡药的H_2受体拮抗剂部分的内容。

组胺H_2受体位于胃黏膜腺体、心肌、血管平滑肌等处。组胺激动H_2受体，引起胃酸分泌增加、心肌收缩力增强、心率加快、血管平滑肌松弛等效应。这些效应可被组胺H_2受体拮抗剂所对抗。

组胺H_3受体主要位于中枢和外周神经末梢突触前膜。H_3受体激动时，可反馈抑制组胺的合成和释放，并能抑制去甲肾上腺素、乙酰胆碱和神经肽的释放。因此组胺H_3受体可以调节中枢神经系统、胃肠道、呼吸道、血管和心脏等的活动。但目前关于此受体的研究还较少。

H_4受体不同于H_1、H_2、H_3受体，存在于外周血淋巴细胞及HL-60细胞系，功能不明。

HL-60细胞系是髓样白血病细胞系，人早幼粒白血病细胞系。

过敏反应疾病的发病机制非常复杂，与体内多种内源性物质如组胺、白三烯、缓激肽等都有关。常用的抗变态反应药（antiallergic drugs）除组胺H_1受体拮抗剂之外，还有一些过敏反应介质阻释剂。在本章中我们将分节介绍。

第一节 组胺H_1受体拮抗剂

组胺H_1受体拮抗剂在临床广泛用于治疗过敏性疾病，例如季节性和慢性鼻炎、荨麻疹和瘙痒症。

第一个组胺H_1受体拮抗剂是哌罗克生（Piperoxan）。1933年由Fourneau和Bovet首次报道哌罗克生可使荷兰猪对组胺诱发的支气管痉挛具有保护作用。但由于哌罗克生活性较低，未能成为临床使用的药物。后来对这类化合物的结构进行改造，得到一些抗组胺活性显著增加的药物，如苯海拉明（Diphenhydramine）和氯苯那敏（Chlorpheniramine）等，这些药物属于早期经典的H_1受体拮抗剂类抗组胺药物，主要用于治疗过敏性疾病。但是这些药物除对组胺H_1受体产生拮抗之外，对胆碱受体、多巴胺受体及5-羟色胺受体也有作用。所以通常表现出中枢性的不良反应如镇静、困倦、认知能力下降、嗜睡等；外周性的不良反应与胆碱能阻断有关，包括口干、视觉模糊、便秘等；其它不良反应还包括食欲增加、肌肉痉挛、紧张、易怒、心动过速等。

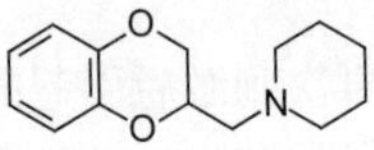

哌罗克生

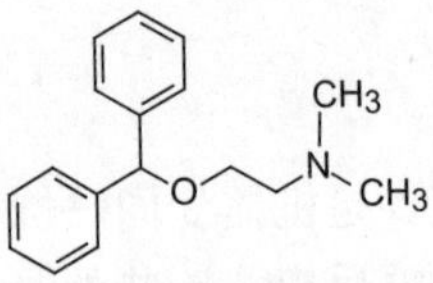

苯海拉明

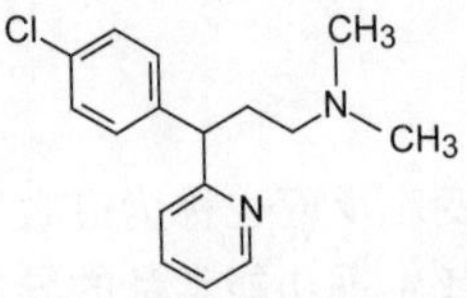

氯苯那敏

好的组胺受体拮抗剂不仅要具有较强的抗组胺活性，还必须无镇静和心脏副作用。进一步的研究工作是寻找中枢不良反应小，而抗组胺活性较高的抗组胺药物。真正的无镇静副作用的组胺拮抗剂的问世是源于20世纪80年代早期发现的特非那定（Terfenadine），曾广泛用于抗过敏，但是特非那定在使用中会产生心脏副作用如室性心律失常。在后来的抗组胺药研究中，得到了如西替利嗪（Cetirizine）和氯雷他定（Loratadine）等药物，心脏副作用的危险性大大降低。这些药物都属于非镇静的抗组胺药，因中枢不良反应大为降低，比早期的抗组胺药有更大的优势。

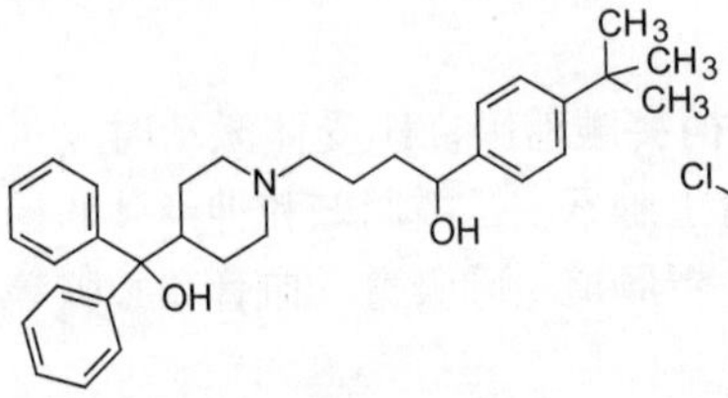

特非那定

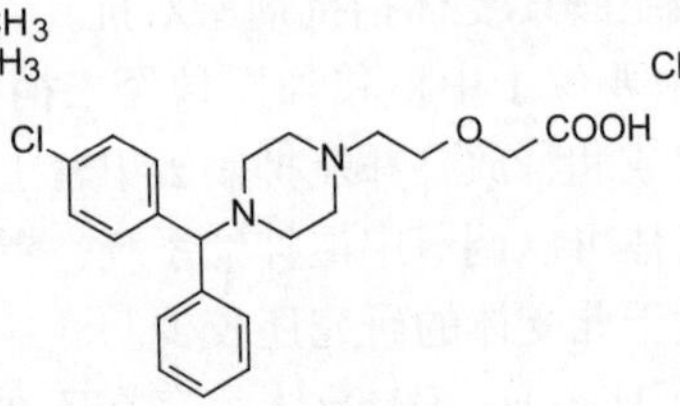

西替利嗪

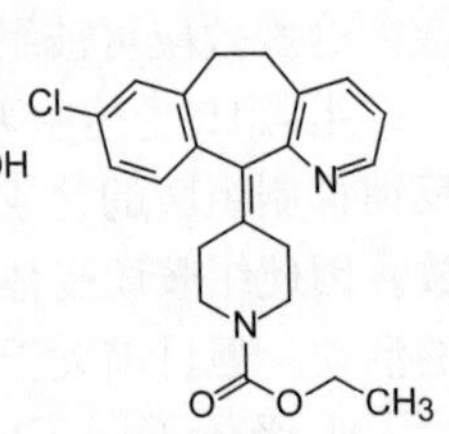

氯雷他定

组胺H_1受体拮抗剂按化学结构主要分为六类：乙二胺类、氨基醚类、哌嗪类、丙胺类、三环类和哌啶类。下面我们将分别来学习这些结构类型的药物。

一、乙二胺类

最早的H_1受体拮抗药物是乙二胺类。乙二胺类是指两个氮原子间有一个二碳连接桥的化合物。第一个发现的乙二胺类药物是芬苯扎胺（Phenbezamine）。将哌罗克生的哌啶环简化为二甲氨基，苯并二氧六环由苯基和苄基氨基替换得到芬苯扎胺。后来发现了乙二胺类H_1受体拮抗剂的一般结构通式。在不改变基本结构的前提下，对模型化合物的某些官能团用大小、理化性质相似的基团进行置换，如用吡啶基、嘧啶基置换苯基，用氯原子、甲氧基置换甲基，得到了一些临床有效的H_1受体桔抗剂（表21-1）。

乙二胺类H_1受体拮抗剂的一般结构通式见表21-1。

表21-1 乙二胺类抗组胺药的结构通式和代表药物

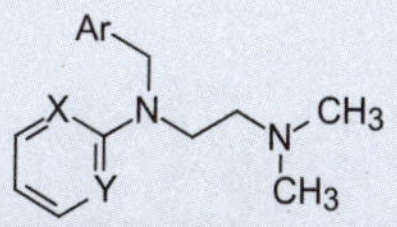

药物	结构式	X	Y	Ar
芬苯扎胺 Phenbezamine	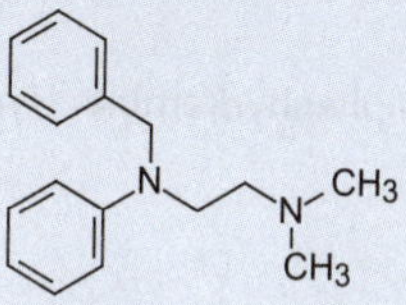	CH	CH	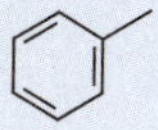
美吡拉敏 Mepyramine	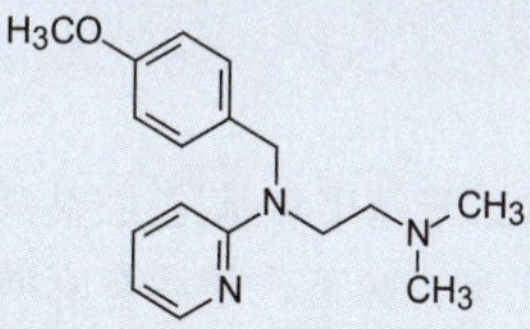	N	CH	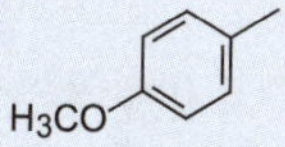
美沙芬林 Methaphenilene	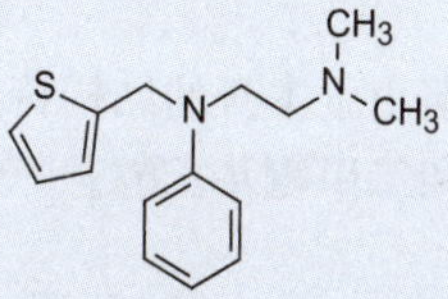	CH	CH	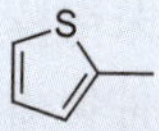
曲吡那敏 Tripelennamine	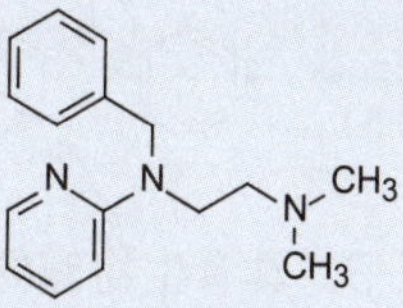	N	CH	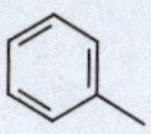
松齐拉敏 Thonzylamine	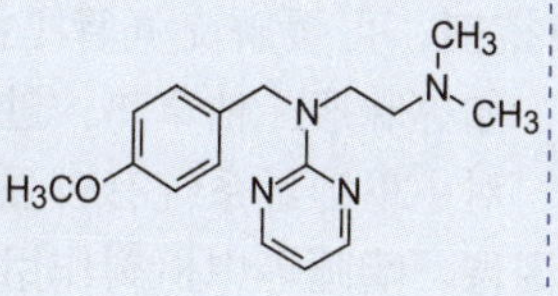	N	N	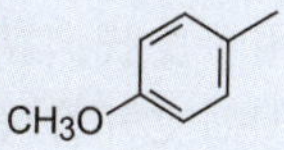

如果把乙二胺的两个氮原子分别隐藏在较小的杂环中，得到的**克立咪唑**（**Clemizole**）和**安他唑啉**（**Antazoline**）也是有效的抗组胺药物。

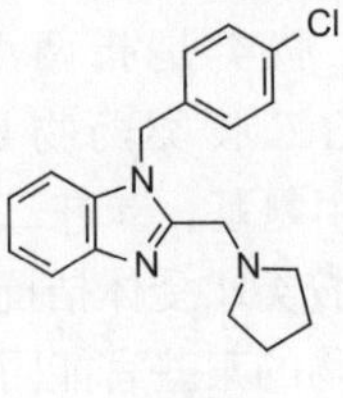

克立咪唑

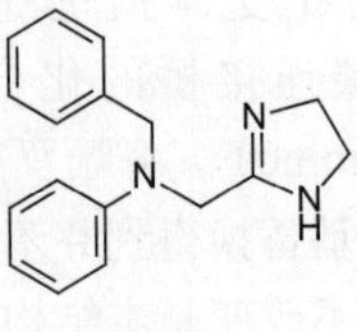

安他唑林

因乙二胺类抗组胺药物的中枢镇静副作用较常见，故临床较少使用。

二、氨基醚类

苯海拉明（Diphenhydramine）是氨基醚类抗组胺药的典型代表，是第一个发现的氨基醚类的药物，临床常用其盐酸盐。

盐酸苯海拉明 Diphenhydramine Hydrochloride

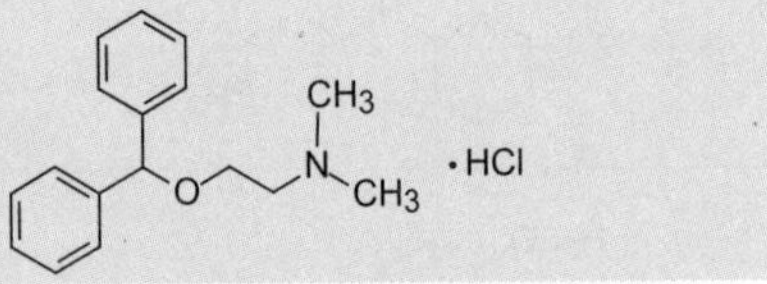

化学名为*N*,*N*–二甲基–2–(二苯基甲氧基)乙胺盐酸盐。

本品为白色结晶性粉末，无臭，味苦，随后有麻痹感。本品在水中极易溶解，在乙醇或三氯甲烷中易溶，在丙酮中略溶，在乙醚或苯中极微溶解。熔点167～171℃。

苯海拉明虽为醚类化合物，但由于本身的结构特点，比一般的酸更易受游离酸催化而水解，生成二苯甲醇和二甲氨基乙醇。

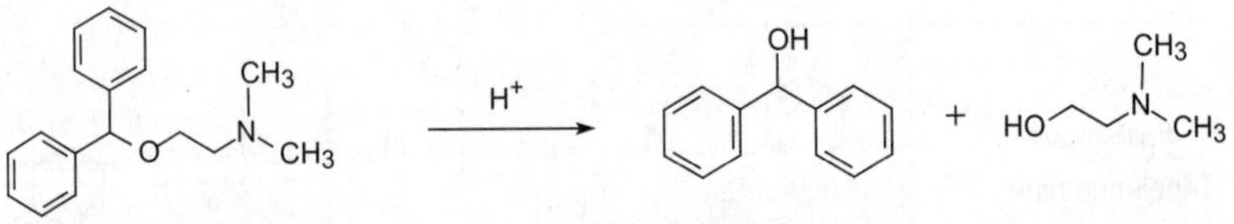

盐酸苯海拉明分子中有叔氮原子，具有生物碱的性质，可以和多种生物碱试剂反应。

苯海拉明为组胺H_1受体拮抗剂，可缓解支气管平滑肌痉挛，临床上主要用于皮肤、黏膜的过敏性疾病，如荨麻疹、枯草热、过敏性鼻炎和皮肤瘙痒，但对支气管哮喘的效果比较差。对中枢神经系统有较强的抑制作用，可用于预防乘车、船引起的恶心呕吐。困倦、嗜睡等中枢副作用明显。

在苯海拉明结构基础上，进行结构改造，又得到了多个氨基醚类抗组胺药，它们一般具有以下结构通式：

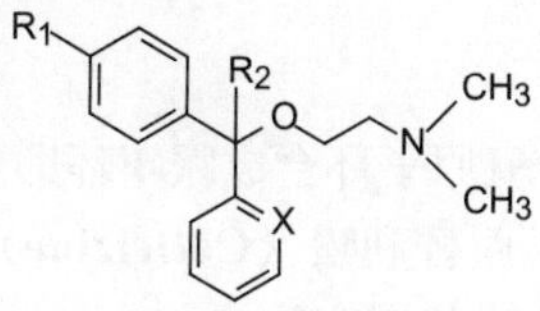

苯海拉明和8−氯茶碱结合成盐称为茶苯海明（Dimenhydrinate），又称晕海宁，广泛用于预防乘车、船引起的恶心呕吐，是常用的抗晕动症药。

在苯海拉明分子中一个苯基的对位引入甲氧基，得到甲氧拉敏（Medrylamine）。在苯海拉明分子中一个苯基的对位引入溴原子，得到溴马秦（Bromazine）。在苯海拉明的结构中一个苯环被2−吡啶基置换，另一苯环对位引入氯原子得到**卡比沙明（Carbinoxamine）**，抗组胺活性比抗胆碱活性高，具有选择性抗组胺作用，而苯海拉明两者的活性几乎无选择性。卡比沙明右旋体的活性更高。对于两个芳基不同的氨基醚类手性药物，其*S*构型体的活性通常高于*R*构型体。

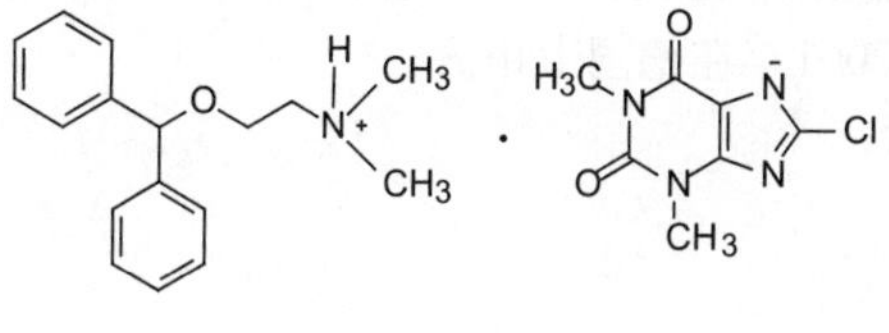

茶苯海明

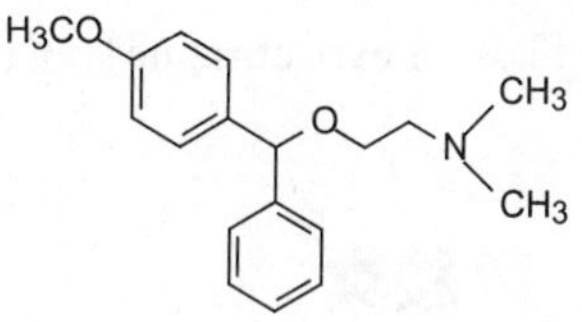

甲氧拉敏

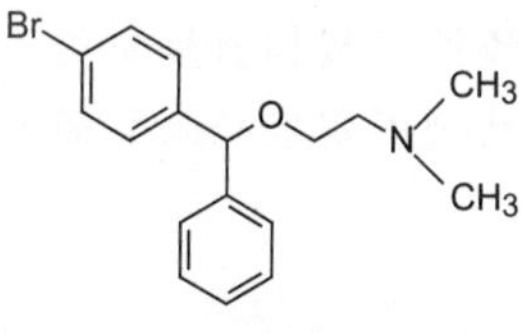

溴马嗪

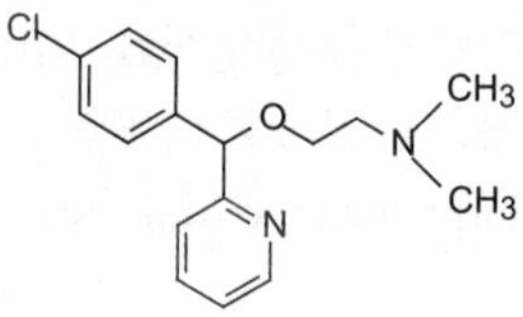

卡比沙明

苯海拉明结构中苯基被4−氯苯基取代，次甲基上引入甲基，并且二甲胺基部分被含氮杂环取代，得到**氯马斯汀（Clemastine）**。它是氨基醚类药物中第一个非镇静性抗组胺药，嗜睡的副作用轻微而少见。氯马斯汀用于治疗过敏性皮肤病和支气管哮喘等。氯马斯汀结构中有两个手性中心，即苄基碳原子及吡咯烷环中与侧链相连的碳原子。两个手性中心的绝对构型均为*R*构型的光学异构体（即*RR*体）和*RS*体活性最强，*SR*体次之，*SS*体的活性最弱，说明与苯环相连碳原子的立体化学对其活性影响较大。

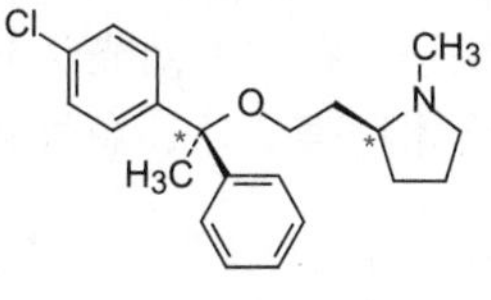

氯马斯汀

三、哌嗪类

羟嗪具有镇静、弱安定及肌肉松弛作用，并有抗组胺作用。主要用作抗焦虑药。

把乙二胺类药物的两个氮原子环合成哌嗪环即成为哌嗪类药物，仍保持抗组胺活性。这类药物主要以**西替利嗪（Cetirizine）**为代表。西替利嗪实际上是羟嗪（Hydroxyzine）的体内代谢产物。

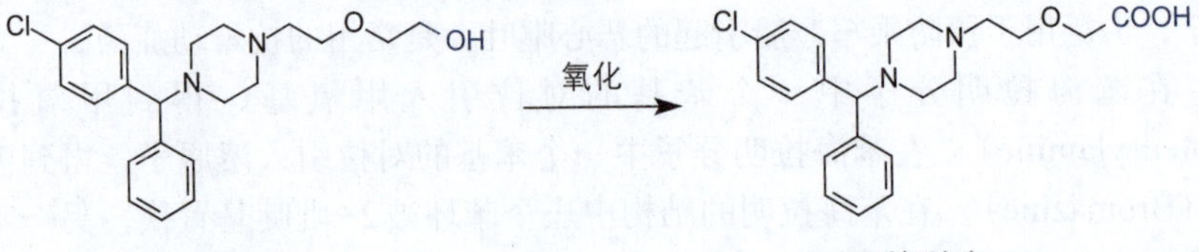

羟嗪　　　　西替利嗪

西替利嗪对组胺H_1受体选择性高，对胆碱受体和5-羟色胺受体的作用小，分子中的羧基易离子化，不易透过血脑屏障，因此中枢副作用较小，几乎无镇静作用，是临床常用的抗过敏药，临床常用其盐酸盐。其光学纯异构体左西替利嗪（Levocetirizine）也已于2001年在德国上市。

四、丙胺类

温故知新

电子等排体，第二章。

运用电子等排原理，将乙二胺和氨基醚类药物结构中的N、O用CH代替获得丙胺结构的化合物。丙胺类化合物的脂溶性较乙二胺和氨基醚类药物有所增加，抗组胺作用很强，作用时间也长。代表药物主要是马来酸氯苯那敏（Chlorphenamine Maleate）。

马来酸氯苯那敏又名扑尔敏。

马来酸氯苯那敏 Chlorphenamine Maleate

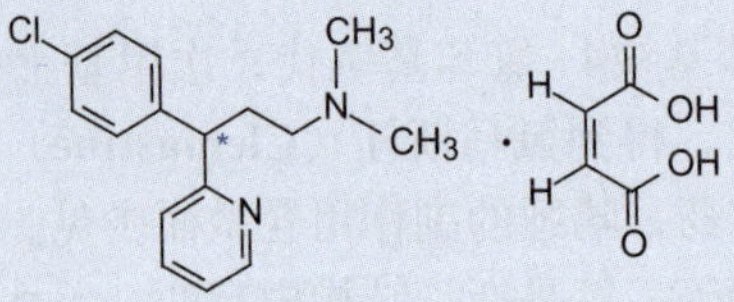

马来酸氯苯那敏中国药典的化学名为：2-[对-氯-α-[2-(二甲氨基)乙基]苯基]吡啶马来酸盐。

化学名为*N*,*N*-二甲基-γ-(4-氯苯基)-2-吡啶丙胺顺丁烯二酸盐。

本品为白色结晶性粉末，无臭，味苦。本品在水、乙醇或三氯甲烷中易溶，在乙醚中微溶。熔点131.5～135℃。

氯苯那敏有一个手性碳原子，存在一对光学异构体。药用的是外消旋体。其*S*构型的右旋体活性比消旋体约强2倍，急性毒性也较小。*R*构型的左旋体活性仅为消旋体的1/90。

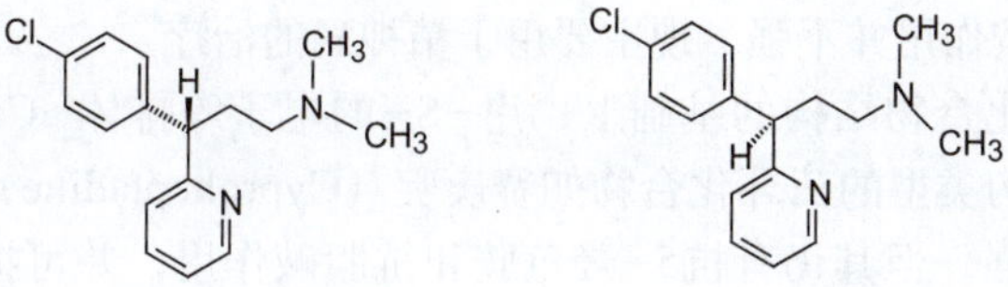

S-(+)-氯苯那敏　　　*R*-(-)-氯苯那敏

本品服用后吸收迅速而完全，排泄缓慢，作用持久。主要是以*N*-去甲基、*N*-氧化物及未知的极性代谢物随尿排出。而马来酸则被羟化为酒石酸。

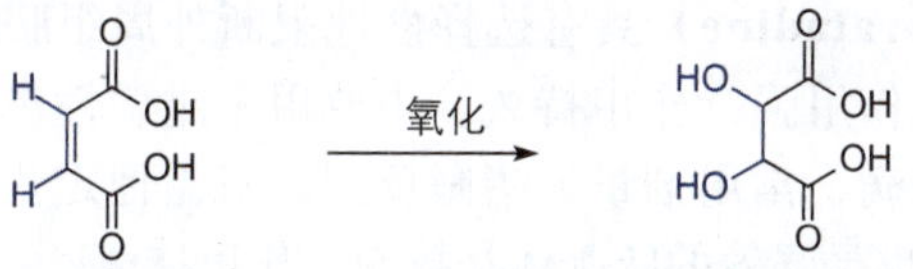

马来酸　　　酒石酸

本品为组胺H_1受体拮抗剂，抗组胺作用较苯海拉明强而中枢抑制、抗胆碱作用较弱，用于皮肤黏膜的变态反应、过敏性鼻炎、哮喘等。副作用有嗜睡、口渴、多尿等。

当在丙胺链中引入双键后，也可以得到具有较好活性的抗组胺药，如**曲普利啶（Triprolidine）**，它的*E*型异构体比*Z*型活性高1000倍以上。**阿伐斯汀（Acrivastine）**是在*E*型曲普利啶吡啶环上引入一个丙烯酸基而得到的。结构中的丙烯酸基使其具有相当的亲水性而难以进入中枢神经系统，故无镇静作用，也无抗M胆碱作用。临床适用于过敏性鼻炎、花粉病、荨麻疹、皮肤划痕症等。这些药物*E*型（反式）异构体的活性普遍大大高于*Z*型（顺式）体。

曲普利啶药用结构为*E*型（即反式）。

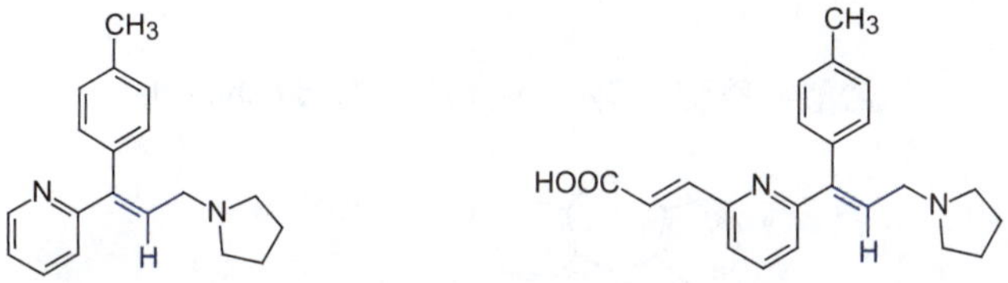

曲普利啶　　　阿伐斯汀

五、三环类

温故知新

请复习第十章抗精神失常药中吩噻嗪类抗精神病药。

若将抗组胺药结构中的两个芳香环用适当的基团连接在一起，则可以得到三环类化合物。

最初发现的三环类抗过敏药物是用硫原子连接两个苯环形成的吩噻嗪，该类化合物是在研究抗疟药物过程中发现的，如异丙嗪。异丙嗪具有较强的抗组胺作用。但是吩噻嗪类药物结构和抗精神病药氯丙嗪具有同样的母核，因而这类药物中枢神经系统如镇静和安定的副作用比较明显。在研究过程中用sp^2杂

异丙嗪结构见第十章。

氯普噻吨见第十章。

化的碳原子取代吩噻嗪环上的氮原子后，得到噻吨类结构的化合物，如氯普噻吨，但其抗组胺作用并不强，现主要用于精神病的治疗。

在噻吨类化合物结构的基础上，用-S-的电子等排体-CH=CH-进行置换，得到新结构类型的三环化合物如赛庚啶（Cyproheptadine），对组胺H_1受体拮抗作用较强。但其仍有抗5-羟色胺和抗胆碱作用，并可抑制醛固酮和促肾上腺皮质激素（ACTH）的分泌。

阿扎他定（Azatadine）是将10,11-双键饱和的赛庚啶结构中的一个苯环用吡啶环取代得到的，其抗组胺作用较强，而仅有较低的中枢神经副作用。将阿扎他定的*N*-甲基换成各种氨基甲酸酯结构，可以大大地降低中枢神经系统的副作用。

氯雷他定（Loratadine）具有选择性地阻断外周组胺H_1受体的作用，抗组胺作用起效快、作用强、作用持久。主要用于过敏性鼻炎、急慢性荨麻疹及其它过敏性皮肤病，常用剂量无嗜睡反应。氯雷他定代谢产物**地氯雷他定（Desloratadine）**也是强效的H_1受体拮抗剂，作用持久。

富马酸酮替芬（Ketotifen Fumarate）也是三环类的典型药物，它可看作阿扎他定的电子等排体。酮替芬属于肥大细胞或嗜碱性粒细胞过敏介质释放抑制剂，兼有H_1受体拮抗作用。适用于各种变态反应疾病，对过敏性哮喘疗效尤为显著，副作用较轻，偶见头昏、口干、困倦、胃肠道反应等。

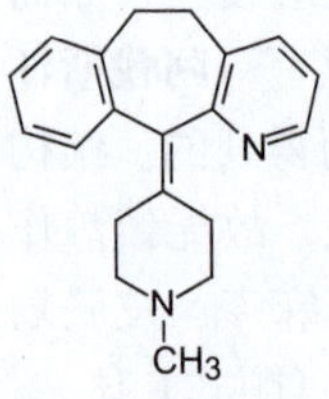

阿扎他定

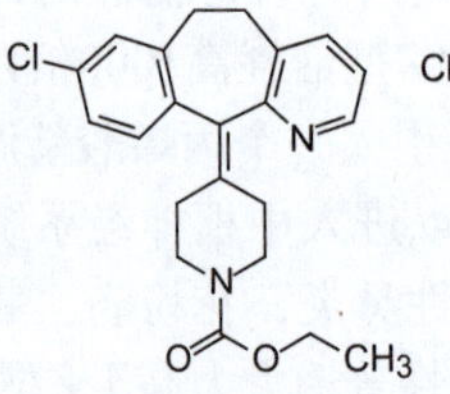

氯雷他定

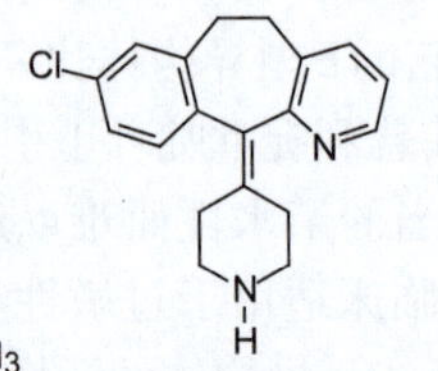

地氯雷他定

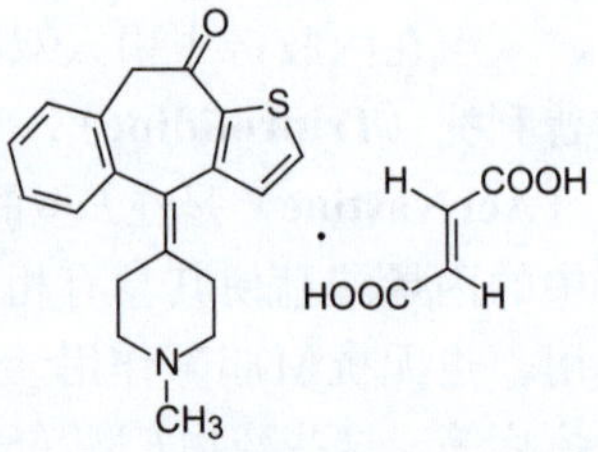

富马酸酮替芬

盐酸赛庚啶 Cyproheptadine Hydrochloride

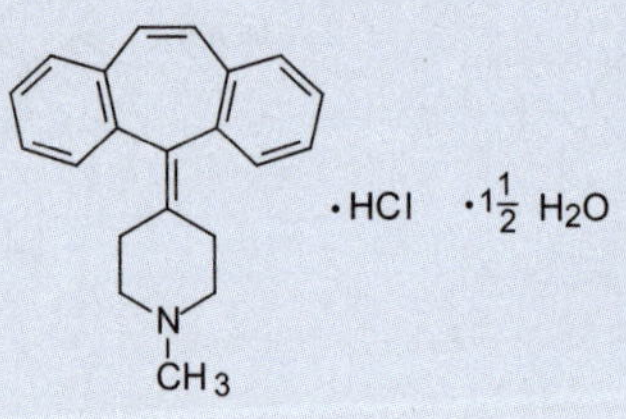

化学名为1-甲基-4-(5*H*-二苯并[*a*,*d*]环庚三烯-5-亚基)哌啶盐酸盐倍半水合物。

本品为白色至微黄色结晶性粉末，几乎无臭，味微苦。本品在甲醇中微溶，在三氯甲烷中溶解，在乙醇中略溶，在水中微溶，在乙醚中几乎不溶。

盐酸赛庚啶易吸收，几乎等量从尿及粪便中排出。在人体内，代谢主要方式有芳环羟基化、*N*-去甲基、杂环氧化及与葡萄糖醛酸结合等。

盐酸赛庚啶具有较强的H_1受体拮抗作用，并有轻度的抗胆碱及5-羟色胺的作用。适用于湿疹、荨麻疹、皮肤瘙痒等过敏性疾病，因还可抑制下丘脑饱觉中枢，因此增进食欲，有体重增加的副作用。

六、哌啶类

哌啶类抗组胺药的结构特点是分子中都含有哌啶环。这类药物主要有特非那定、诺阿司咪唑、咪唑斯汀等。

特非那定见本章前部分。

特非那定（**Terfenadine**）是几乎没有中枢镇静作用的H_1受体拮抗剂，抗组胺作用强，仅具有微弱的抗5-羟色胺、抗胆碱或抗肾上腺素作用。特非那定在体内很快被氧化代谢，可以生成活性代谢物非索非那定（Fexofenadine）。非索非那定仍有很强的抗组胺活性，并且不易进入中枢。因特非那定可能产生室性心律不齐的严重不良反应，该药已撤出美国市场。

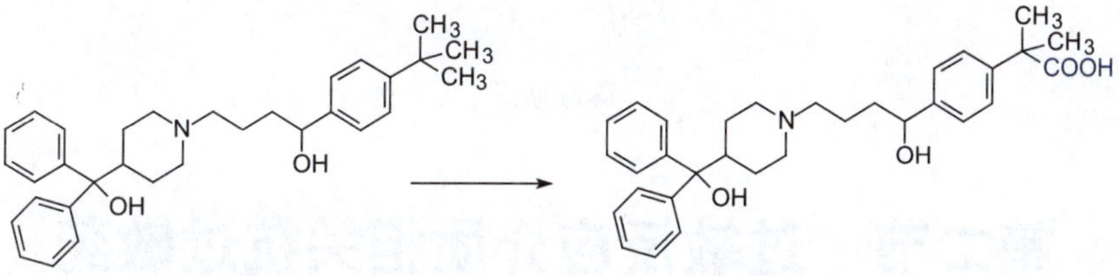

特非那定　　　　非索非那定

诺阿司咪唑（**Norastemizole**）是**阿司咪唑**（**Astemizole**）的活性代谢产物（图21-1），对组胺H_1受体的选择性比阿司咪唑高，药效强，副作用小，现已作为阿司咪唑的替代产品上市。阿司咪唑是在苯并咪唑类化合物的研究中发现的。阿司咪唑是一种强效、长效的H_1受体拮抗剂，作用比氯苯那敏强。但近年发现阿司咪唑在体内蓄积，血药浓度超过常规用量的 2 ～ 4 倍时，干扰心肌钾

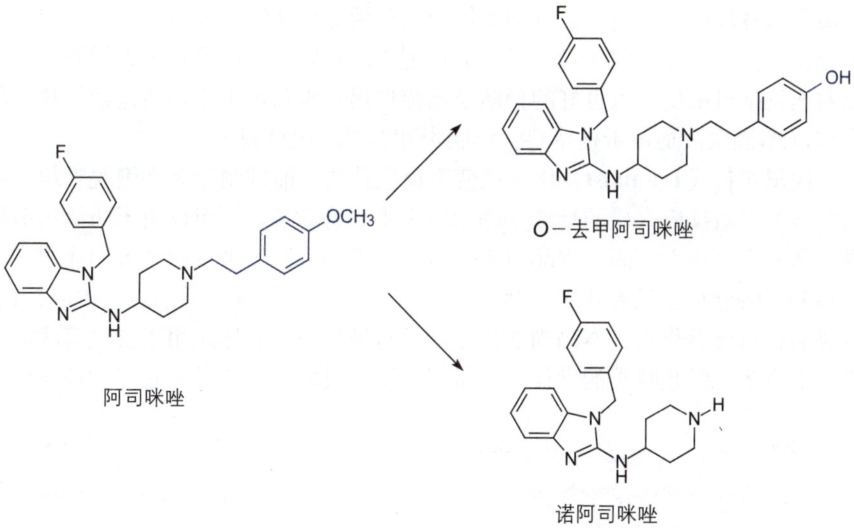

图21-1 阿司咪唑的代谢

离子通道，引发致死性尖端扭转型室性心动过速。2000年因其心脏副作用，阿司咪唑退出了国内市场。阿司咪唑在肝药酶作用下，可以生成活性代谢产物，其中诺阿司咪唑仍有较好的抗组胺活性，而无明显的心脏副作用。

咪唑斯汀（Mizolastine）是对阿司咪唑结构改造后得到的。在咪唑斯汀结构中*N*−CH_3到苯并咪唑环的距离和阿司咪唑的哌啶环N原子到苯并咪唑环的距离基本相同，具有相同的药效构象。咪唑斯汀是一个高度专一性地作用于组胺H_1受体的拮抗剂，同时还能抑制5−脂氧酶，还有抗炎免疫作用。咪唑斯汀无抗胆碱、抗5−羟色胺作用。本药起效快，作用时间长。临床用于治疗荨麻疹、过敏性鼻炎和结膜炎等。不良反应有嗜睡、疲劳和头痛，心血管不良反应较少。

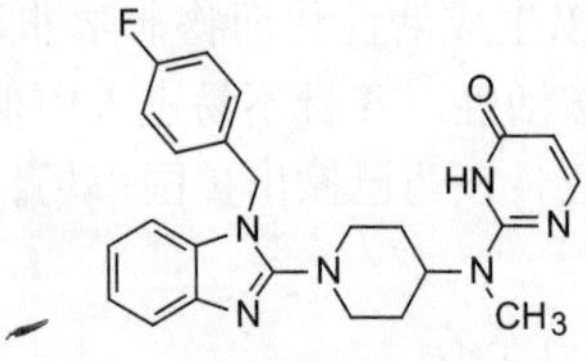

咪唑斯汀

第二节　过敏反应介质相关抗过敏药

抗原抗体反应除了使靶细胞释放组胺，还会释放其它过敏介质，如缓激肽、白三烯、血小板活化因子等。这些体内活性物质都可以引发各种过敏反应。过敏反应介质相关抗过敏药包括能抑制过敏反应介质释放的过敏介质释放抑制剂和过敏介质受体拮抗剂。本节简单介绍以下三个药物。

色甘酸钠（Cromolyn Sodium）是过敏介质释放抑制剂。本品能稳定肥大细胞的细胞膜，阻止肥大细胞脱颗粒，从而抑制组胺、5−羟色胺、慢反应物质等过敏反应介质的释放，进而阻抑过敏反应介质对组织的不良作用。其抑制过敏介质释放作用可能是通过抑制细胞内环磷腺苷磷酸二酯酶，导致细胞内环磷腺苷的浓度增加，阻止钙离子转运入肥大细胞内，从而稳定肥大细胞膜。本品对速发型过敏反应有良好的预防及治疗作用。本药可用于预防过敏性哮喘的发作，2%滴眼液适用于枯草热、结膜炎和春季角膜结膜炎。

曲尼司特（Tranilast）作为抗变态反应药物，能抑制肥大细胞脱颗粒，阻滞组胺等过敏反应介质的释放。临床用于支气管哮喘，也可以用于防治过敏性鼻炎和其它过敏性疾病。本品口服有效，对被动皮肤过敏反应的抑制作用在口服后30～60分钟达最大效应，240分钟后消失。静注 5 分钟后达最大效应，120分钟后仍有显著作用。本品尚能抑制局部过敏反应。临床试用于支气管哮喘患者，能有效地阻止哮喘的发作，也可用以防治过敏性皮炎及其它过敏性疾病。

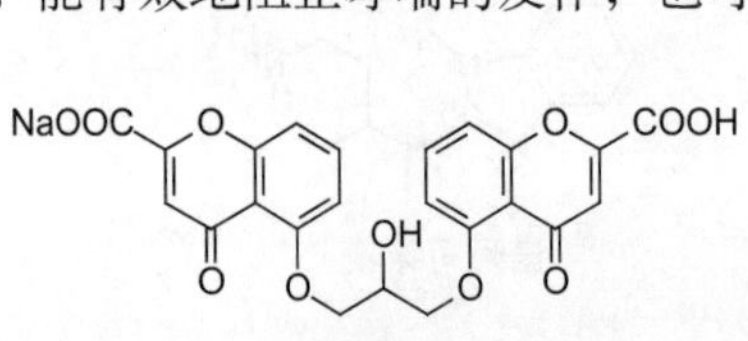

色甘酸钠

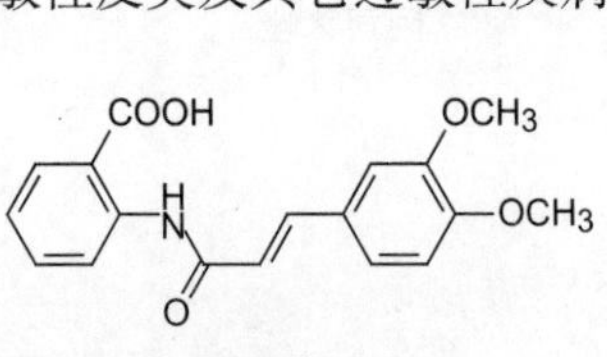

曲尼司特

普鲁司特（Pranlukast）是过敏性反应物质半胱氨酰白三烯（cysLT）的受体拮抗剂。临床用于治疗轻、重度哮喘。

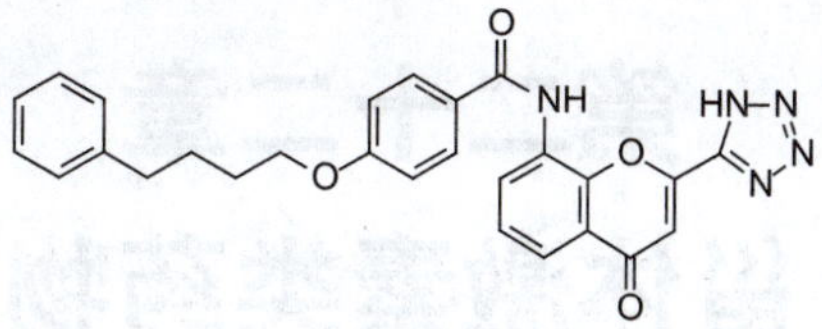

普鲁司特

自测习题

最佳选择题

1．西替利嗪的化学结构属于哪一类

A．乙二胺类　　B．丙胺类

C．哌啶类　　D．哌嗪类

E．三环类

配伍选择题

A．苯海拉明　　B．马来酸氯苯那

C．盐酸赛庚啶　　D．曲尼司特

E．氯雷他定

2．化学名为*N*,*N*–二甲基–2–(二苯基甲氧基)乙胺盐酸盐的是

3．属于丙胺类抗过敏药的是

多选题

4．下列关于马来酸氯苯那敏的描述正确的是

A．有中枢抑制的副作用　　B．是三环类抗过敏药

C．右旋体活性远高于左旋体　　D．右旋体活性低于左旋体

E．化学名为*N*,*N*–二甲基–γ–(4–氯苯基)–2–吡啶丙胺顺丁烯二酸盐

名词解释题

5．组胺H_1受体选择性拮抗剂

简答题

6．如果要给一个出租车司机开一种抗过敏药，现给出两种药物供选择，是氯苯那敏还是氯雷他定合适？

（邹晓民）

7

第二十二章 甾体激素类药物

甾体激素类（steroid hormones）药物包括性激素和肾上腺皮质激素两类。

性激素作用于体内性激素受体，对性器官及生殖器官有重要调节作用。此外，该类药物的重要性还在于对于其它很多疾病的治疗作用，如癌症。性激素又分为雌激素、雄激素和孕激素。

肾上腺皮质激素在抗炎、调节机体糖代谢和蛋白质代谢等多方面有重要的应用价值，又分为糖皮质激素和盐皮质激素。

甾体激素具有环戊烷并多氢菲母核，共有17个碳原子，编号如下：

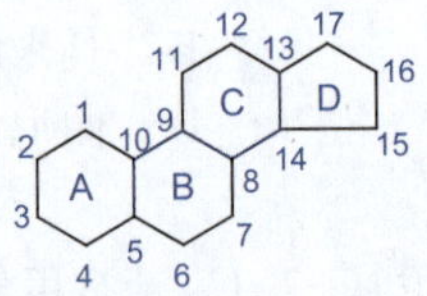

甾烷母核

图中突出显示的碳原子为手性碳原子，由它们连接而成的链为甾体的主链。甾体母核的四个环中，A、B、C环呈椅式构象，D环呈信封式构象。

除5位外，甾体母核上其它位次的手性碳原子构型固定，如下图所示，其中8、10、13位手性碳原子连接的氢为β构象，氢在甾体环平面的上方，用实线表示；而9位和14位手性碳原子连接的氢为α构象，氢在甾体环平面的下方，用虚线表示。

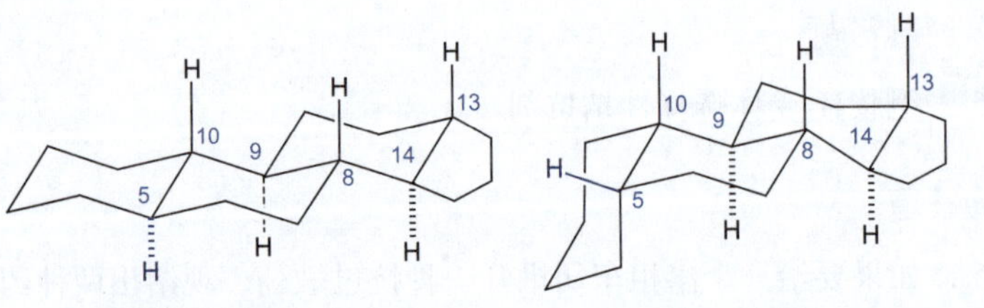

5α－甾烷　　　　5β－甾烷

5位手性碳原子有两种构型，用相连氢的构象表示，需要特别注明。如5位为虚线氢，即为5α－甾烷；如为实线氢，则为5β－甾烷。

甾烷环上的取代基表示方法与此相同。

在甾体母核的基础上，在13位引入一个角甲基，编号为18，为雌甾烷母核，雌激素具有雌甾烷母核；在雌甾烷母核的基础上，在10位再引入一个角甲基，顺序编号为19，为雄甾烷结构，雄激素具有雄甾烷母核；在雄甾烷结构的基础上，在17β位引入一个乙基链，编号依次为20、21，为孕甾烷结构，孕激素和肾上腺皮质激素具有孕甾烷母核。

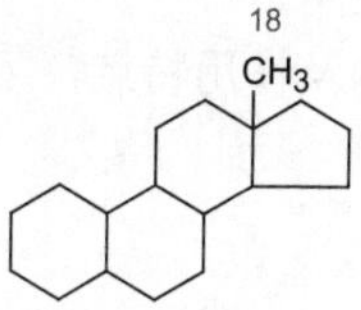

雌甾烷

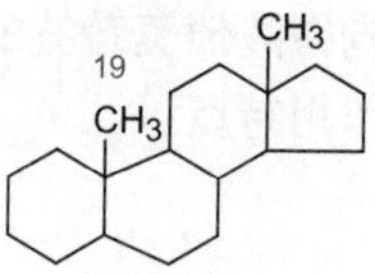

雄甾烷

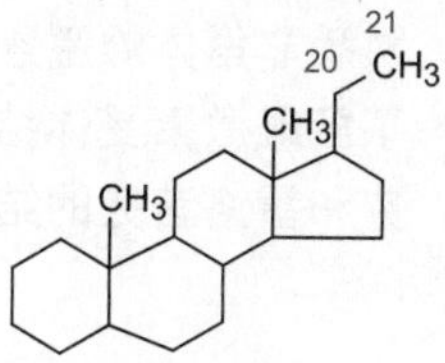

孕甾烷

甾字为象形字，表示了甾体的化学结构。10位、13位角甲基和17位侧链取代用甾字的三个“く”表示，四个环用田字表示。

甾体化合物的命名原则是，选择合适的甾体母核，再注明取代基的位次和编号。

在画甾体药物结构时，可以不画出18位和19位甲基，只用短线表示，如下所示，也是正确的。

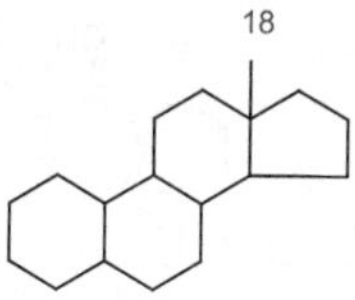

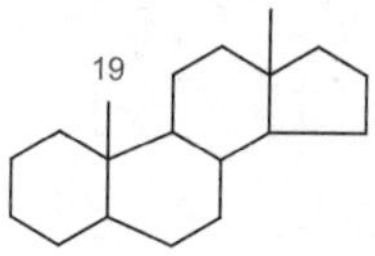

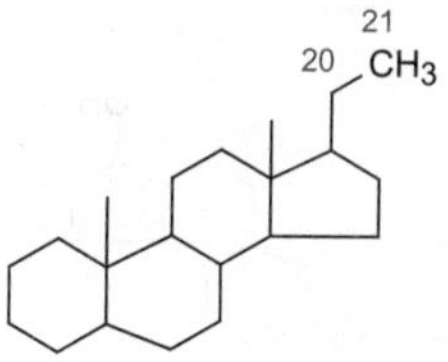

第一节　雌激素类药物

内容导航

一、甾体雌激素

　　雌二醇

　　炔雌醇

二、非甾体雌激素

　　己烯雌酚

三、雌激素受体拮抗剂

　　他莫昔芬

　　氯米芬

　　雷洛昔芬

学习目标

通过对本节的学习，希望同学们达到以下要求：

1．掌握雌二醇的结构、性质及应用。

2．以雌二醇的结构为基础，掌握炔雌醇的结构、性质及应用。

3．熟悉非甾体雌激素己烯雌酚的结构、性质和应用。

4．了解雌激素受体拮抗剂枸橼酸他莫昔芬的结构及作用特点；了解氯米芬和雷洛昔芬的结构及作用特点。

一、甾体雌激素

天然雌激素由女性卵巢分泌。在促卵泡激素（FSH）的刺激下，在月经周期的中间，雌激素水平升高。排卵后如未受精，雌激素水平逐渐下降，最终导致月经生成。怀孕后，雌激素水平激增到平时的1000倍，主要由胎盘合成。雌激素在女性性器官发育、女性第二性征的维持和妊娠过程中起重要作用。

体内分泌的雌激素主要有雌二醇和雌酮。两者之间可以相互转换，雌三醇是雌二醇的16α羟基化代谢产物，雌二醇、雌酮、雌三醇的活性强度依次为100：10：3。

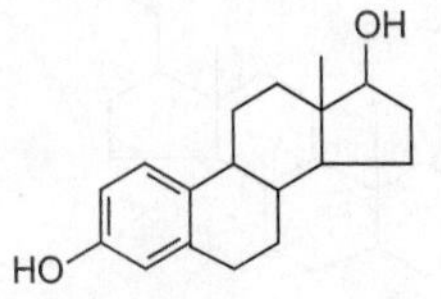

雌二醇

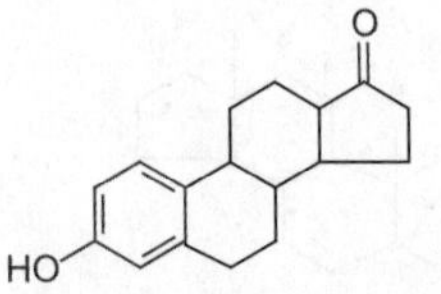

雌酮

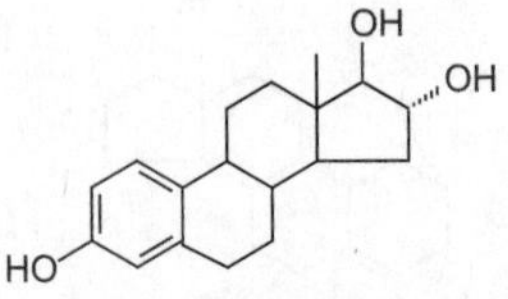

雌三醇

雌二醇 Estradiol

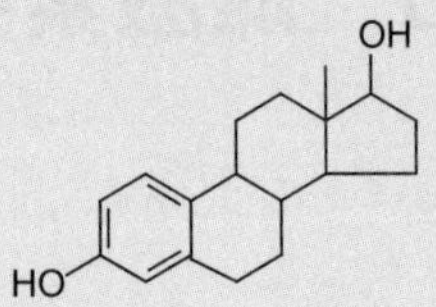

化学名为雌甾-1,3,5(10)-三烯-3,17β-二醇。

本品为白色或乳白色结晶性粉末；无臭。在丙酮、二氧六环中溶解，在乙醇中略溶，在水中不溶。熔点175～180℃。

3-酚羟基具有弱酸性，成盐后可以溶于水中。

3-OH与17β-OH共平面，距离0.855nm。

雌二醇在体内代谢主要在肝脏中进行（图22-1）。代谢主要发生在A环和D环。雌二醇和雌酮在体内可以相互转换。两者的16α羟基化代谢物1和2（雌三醇），均有雌激素样活性，对于不同的雌激素受体活性不同。代谢物1

对于阻止血浆中胆固醇升高和防止骨丢失方面活性与雌二醇相同，但是子宫的作用则显著下降。代谢物 2 活性下降。

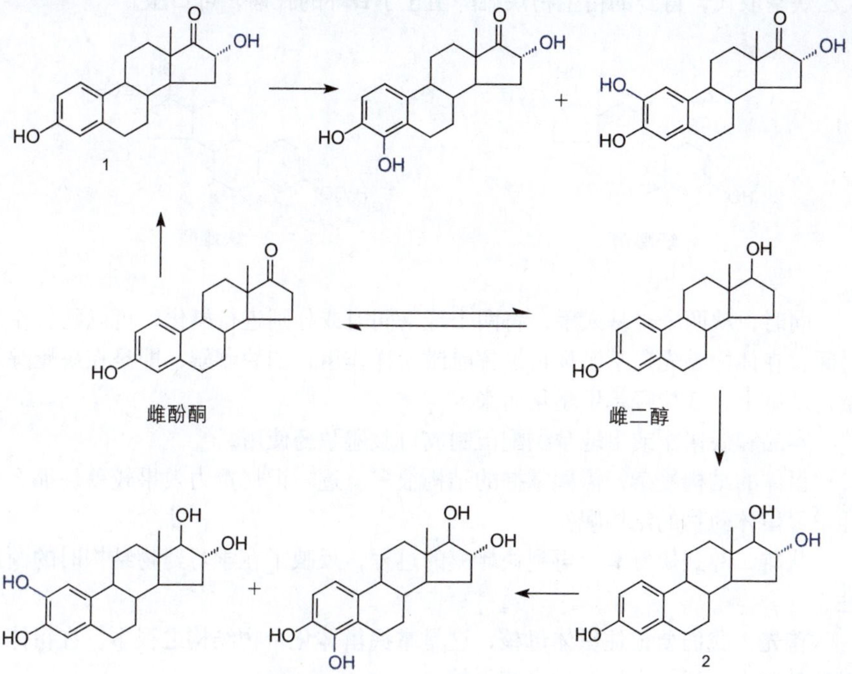

图22-1 雌二醇的体内代谢

雌二醇体内不稳定，易代谢，口服无效。肌注或外用于治疗卵巢功能不全所引起的疾病，主要是功能性子宫出血、原发性闭经、绝经期综合征以及前列腺癌等。

炔雌醇 Ethinyl Estradiol

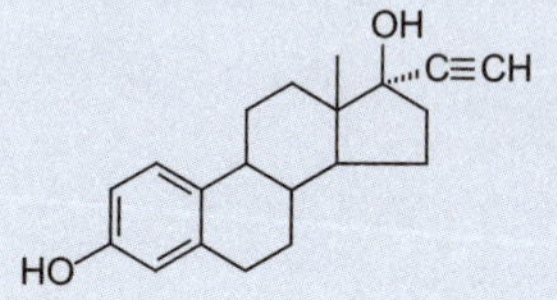

化学名为3－羟基－19－去甲－17α－孕甾－1，3，5(10)－三烯－20－炔－17－醇。

本品为从甲醇和水中析出的细针晶。几乎不溶于水，溶于乙醇、乙醚、丙酮、二氧六环和氯仿。溶于植物油。熔点180～186℃。

炔雌醇的结构中含有17α－乙炔基，口服后使17β－羟基代谢受阻，口服活性是雌二醇的10～20倍。

炔雌醇结构中含有末端乙炔基，具有端基炔烃的性质，即在乙醇溶液中遇硝酸银试液产生白色炔雌醇银沉淀。

3 位的酚羟基和末端炔烃都具有一定的弱酸性。

天然雌激素中雌二醇的活性最高，但口服后易于代谢失去活性。为了寻找可以口服的雌二醇替代品，针对雌二醇易于在D环代谢的特点，在其17α位引入乙炔基取代，得到的衍生物炔雌醇阻止了D环的代谢，可口服。

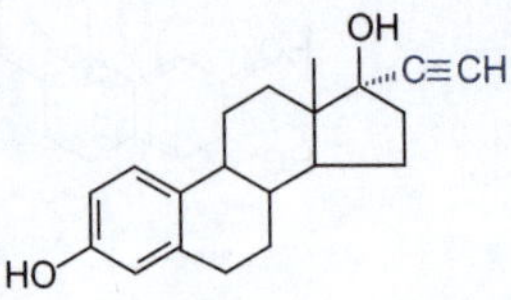

炔雌醇

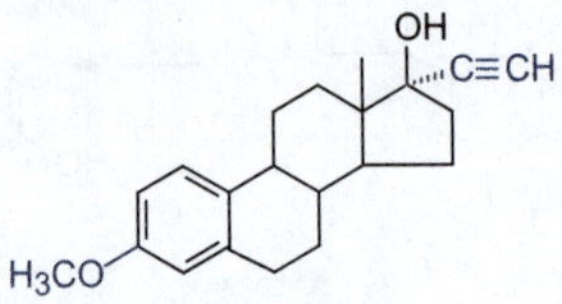

炔雌醚

同时，从两个羟基入手，将两个羟基同时或分别进行醚化，可以延长作用时间。在体内首先羟基游离再发挥雌激素样作用，如炔雌醚，即是在炔雌醇的结构基础上，3位羟基甲醚化而来。

学有所思

雌激素的结构特点是什么？

本品和炔诺酮或甲地孕酮配伍制成口服避孕药使用。

甾体的结构复杂，需要掌握的结构很多。逐一记忆费力效果较差。那么怎样学习甾体药物的结构呢？

从雌二醇到炔雌醇、再到炔雌醚的过程，反映了在学习药物结构时的渐进性。

首先，我们要记住甾体母核，这是掌握甾体化合物结构之根本。在甾体母核的基础上，13位有甲基的是雌甾烷。

雌二醇具有雌甾烷母核，我们从雌二醇结构中次突出显示部分可以看出，与雌甾烷母核相比，雌二醇的结构特点可以概括为：

（1）17β位有羟基。

（2）A环为芳香环，3位为酚羟基。

其它雌激素结构是在雌二醇基础上，简单进行结构变化而来。如炔雌醇是在雌二醇结构的基础上，在17α位引入乙炔基，如炔雌醇结构中突出显示部分所示，以帮助记忆。炔雌醚与炔雌醇结构相比，仅仅是3位羟基变成3位甲醚。药物的结构是药物理化性质、鉴别反应、贮存保管等一切性质之根本，需要巧妙加以掌握。

重点回顾

从天然雌激素的不能口服和作用持续时间短的缺点出发，设计合成对于代谢稳定的雌二醇衍生物，具有长效和可以口服的特点。学习药物结构时，应该从母核、主要药物，再到衍生物这样的顺序记忆。那么，具体到雌激素就是雌甾烷母核、雌二醇、炔雌醇，再到炔雌醚。

二、非甾体雌激素

一些植物来源的化合物和合成物虽然不具有甾体母核，但同样具有雌激素样作用。如己烯雌酚（Diethylstilbestrol）。

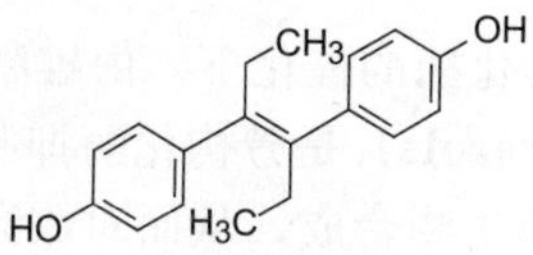

己烯雌酚

结构中双键为顺式或饱和后活性下降。反式活性高，原因是维持了整个分子的形状，使分子的长度和宽度与雌二醇相似，两个羟基之间的距离与雌二醇相似，因而可以与受体结合而具有雌激素样作用。己烯雌酚与雌二醇结构差异大，但都是雌激素受体激动剂，说明雌激素受体的专属性不高。

有报道，孕妇服用己烯雌酚后，其后代患生殖道疾病包括癌症的几率虽然小，但是影响显著。同时子宫内膜癌的发病风险也增加。

己烯雌酚的用途同雌二醇，口服有效，活性高。也用作应急事后避孕药。

三、雌激素受体拮抗剂

雌激素受体分布在人体骨骼、乳腺和卵巢等部位。女性由于雌激素过度分泌而抑制排卵造成不育，用雌激素受体拮抗剂可以帮助不孕妇女受孕。雌激素拮抗剂也可以用作抗癌药，用于雌激素依赖型乳腺癌。如**他莫昔芬**（**Tamoxifen**），为二苯乙烯类衍生物，作用于乳腺靶器官上的雌激素受体，与雌激素竞争雌激素受体，阻断雌激素对靶器官的作用而发挥抗肿瘤作用。他莫昔芬是治疗绝经后晚期乳腺癌的一线用药，还可以用于乳腺癌、卵巢癌和子宫内膜癌术前术后、放疗后的首选辅助用药。

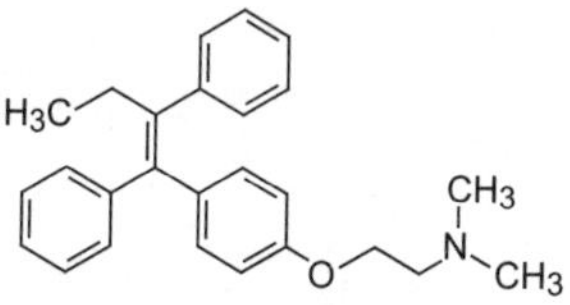

他莫昔芬

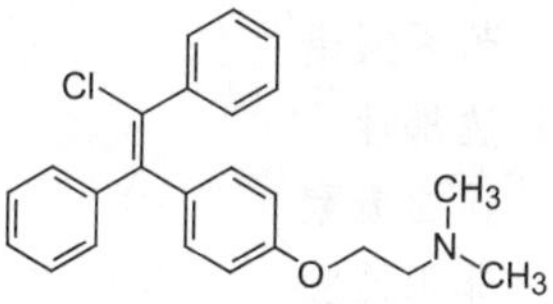

氯米芬

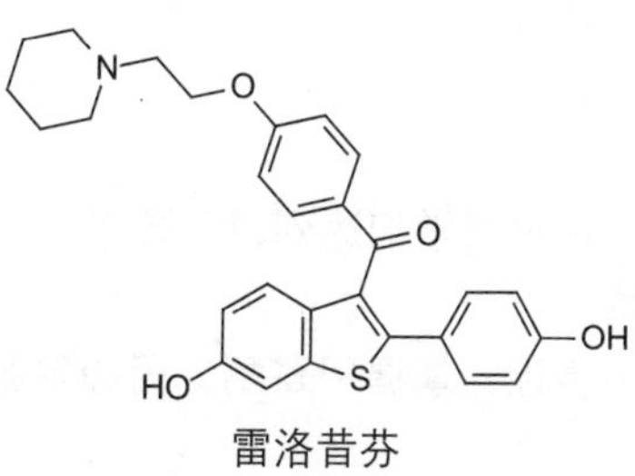

雷洛昔芬

雷洛昔芬（Raloxifen）为雌激素受体调节剂，对骨骼的雌激素受体有激动作用，对卵巢和乳腺上的雌激素受体有拮抗作用，用于治疗骨质疏松，可同时减少乳腺癌的危险。

氯米芬（Clomifene）结构与他莫昔芬相似，差异仅在于将他莫昔芬结构中的乙基以氯代替。与卵巢的雌激素受体亲和力较强，促进排卵，用于治疗不孕症。

雌激素在体内是在芳构化酶的催化下，由雄激素脱去19位甲基，使A环芳构化而来。**来曲唑（Letrozole）**是芳构化酶抑制剂，能够与雄激素竞争芳构化酶，抑制体内雌激素的生物合成，从而对雌激素依赖型乳腺癌有治疗作用，特别适用于绝经后的乳腺癌患者。

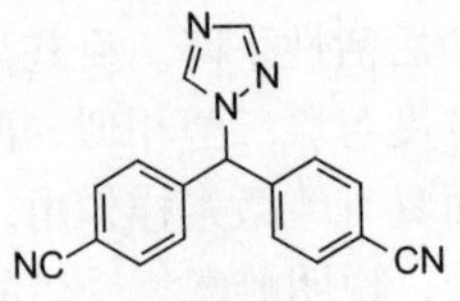

来曲唑

来曲唑选择性好，毒性小，治疗指数高。用于抗雌激素治疗无效的晚期乳腺癌。

第二节 雄激素类药物

内容导航

一、雄性激素
　甲睾酮
　丙酸睾酮
二、蛋白同化激素
　苯丙酸诺龙
　达那唑
三、抗雄激素
　非那雄胺

学习目标

通过对本节的学习，希望同学们达到以下要求：

1．掌握睾酮的结构。
2．以睾酮的结构为基础，掌握甲睾酮、丙酸睾酮和苯丙酸诺龙的结构，性质及应用。

3．熟悉达那唑的结构和应用。

4．了解抗雄激素非那雄胺和氟他胺的结构及作用特点。

一、雄性激素

雄激素有雄性作用和蛋白同化作用。雄性作用表现为在男性性器官发育及男性第二性征的维持中起重要作用。蛋白同化作用指雄激素在青少年成长过程中调解代谢和刺激蛋白合成，导致氮保留的作用。

雄激素由男性睾丸合成，睾酮在体内5α-还原酶的作用下，Δ^4双键加氢，生成二氢睾酮与受体结合发挥作用。

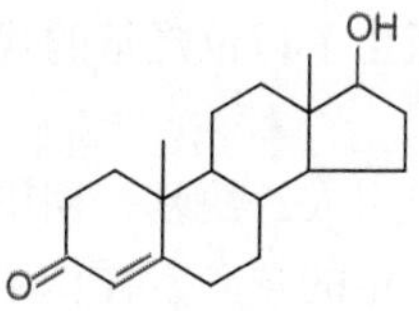

睾酮

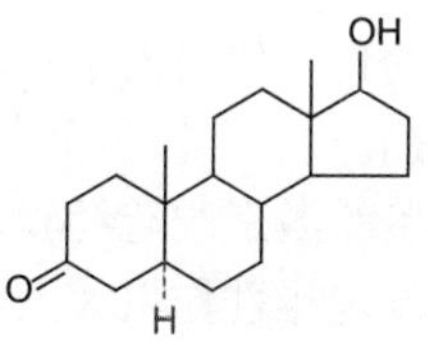

二氢睾酮

我们首先分析睾酮（Testosterone）的结构。睾酮具有雄甾烷母核，即10位和13位都有角甲基。在雄甾烷母核的基础上，睾酮的结构特点为：

（1）17β位有羟基。

（2）有4-烯-3-酮，具有特征的紫外吸收。所有具有该特点的睾酮衍生物均具有紫外吸收。

睾酮不能口服给药，17位羟基易于氧化成羰基，作用下降。所以，对睾酮进行结构改造，得到了一系列可以口服或长效的雄激素。

丙酸睾酮 Testosterone Propionate

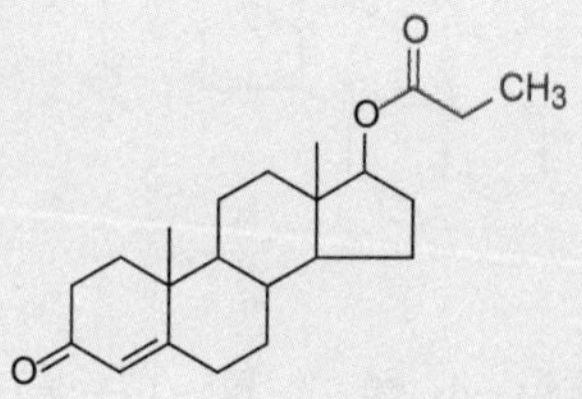

化学名为17β-羟基雄甾-4-烯-3-酮丙酸酯。

本品为白色或类白色结晶性粉末，在三氯甲烷中易溶，在乙醇中溶解，植物油中略溶，在水中不溶。熔点118～123℃。

利用药物化学原理，将睾酮的17位羟基与丙酸成酯，得到丙酸睾酮，为睾酮的长效制剂。其油剂注射一次，可维持2～4天。

甲睾酮 Methyltestosterone

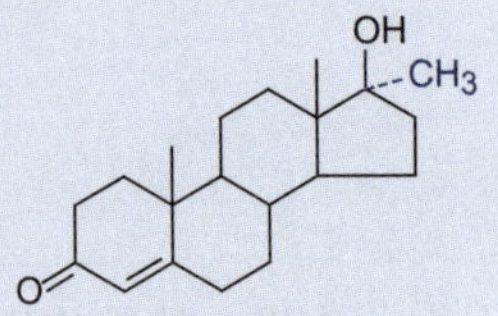

化学名为17α−甲基−17β−羟基雄甾−4−烯−3−酮。

本品为白色或类白色结晶性粉末，无臭，无味，微有引湿性。

本品在乙醇、丙酮或三氯甲烷中易溶，在乙醚中略溶，在植物油中微溶，在水中不溶。

在睾酮的17α位引入甲基，得到甲睾酮，阻止了17位羟基的代谢，为睾酮的口服替代品。

曾经借鉴雌激素改造经验，在睾酮的17α位引入乙炔基，期望获得口服的雄激素，却发现雄性作用大大降低，另外产生一定的孕激素样作用，由此开发了一类睾酮类的孕激素。

> 雄激素结构专属性高，对雄激素进行结构改造，可以得到蛋白同化激素，还可以得到一类新的睾酮类孕激素（见本章第三节）。

二、蛋白同化激素

在对睾酮进行结构改造时发现，去掉睾酮19位的甲基，雄性作用降低，而蛋白同化作用增加。典型药物为苯丙酸诺龙。

苯丙酸诺龙 Nandrolone Phenylpropionate

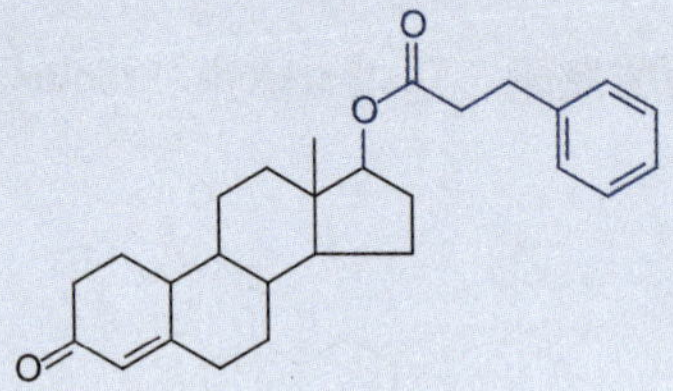

化学名为17β−羟基雌甾−4−烯−3−酮−17−苯丙酸酯。

本品为白色或类白色固体，有特殊臭。

本品在乙醇中溶解，在植物油中略溶，在水中几乎不溶。熔点93～99℃。

因苯丙酸诺龙结构中含有酯键，所以可以溶于碱水溶液中。为最早使用的同化激素，有男性化倾向及肝脏毒副作用。

用于烫伤、骨质疏松、早产儿、侏儒症、恶性肿瘤术前术后、慢性腹泻等一些消耗性疾病的治疗。

在睾酮结构中，17α位引入乙炔基，A环并合异噁唑环，得到**达那唑（Danazol）**，为弱雄激素，兼有蛋白同化作用和抗孕激素作用。用于治疗子宫内膜异位、纤维性乳腺炎、性早熟等。

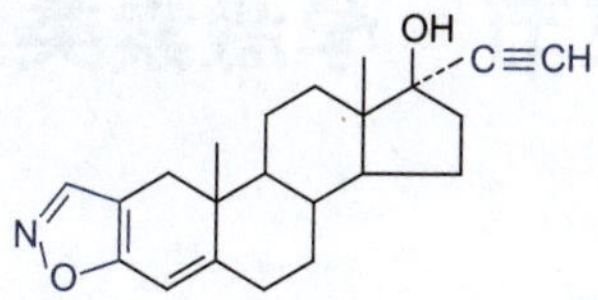

达那唑

可以看出，雄激素结构专属性高，对其结构进行改造时，很容易获得雄性作用降低，而蛋白同化作用增加的药物。

三、抗雄激素

重点回顾

睾酮是由男性睾丸合成，在体内5α-还原酶的作用下，Δ^4双键加氢，生成活性更强的二氢睾酮，与受体结合发挥作用。

所以，抗雄激素有两类：一是作用于5α-还原酶，抑制睾酮向二氢睾酮的转变；二是雄激素受体拮抗剂，竞争性与雄激素受体结合，拮抗内源性雄激素与受体的结合，起到抗雄激素的作用。

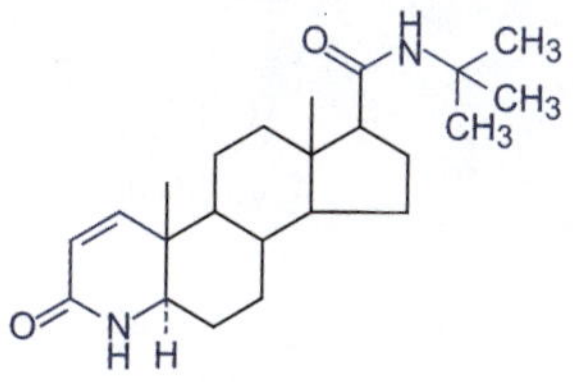

非那雄胺

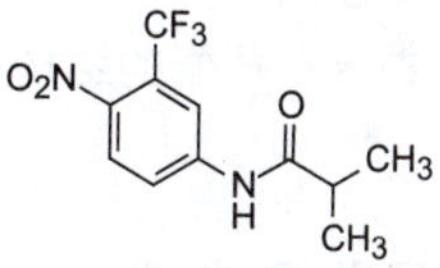

氟他胺

非那雄胺（Finasteride）为5α-还原酶抑制剂，抑制睾酮向二氢睾酮转变，用于良性前列腺增生。

氟他胺（Flutamide）为非甾类雄激素受体拮抗剂，不抑制二氢睾酮的合成，而是拮抗二氢睾酮与雄激素受体的结合。用于治疗前列腺癌，还可用于治疗女性男性化。

第三节 孕激素类药物

内容导航

一、孕酮类孕激素
　　黄体酮
　　醋酸甲羟孕酮
二、睾酮类孕激素
　　炔诺酮
　　左炔诺孕酮
三、孕激素受体拮抗剂
　　米非司酮

学习目标

通过对本节的学习，希望同学们达到以下要求：

1．掌握黄体酮的化学名、结构、理化性质和用途。
2．以黄体酮的结构为基础，掌握醋酸甲羟孕酮的化学名、结构、理化性质和用途，醋酸甲地孕酮的结构及应用。
3．以睾酮的结构为基础，掌握炔诺酮和左炔诺孕酮的化学名、结构、性质及应用。
4．掌握米非司酮的结构和应用。

一、孕酮类孕激素

黄体酮是内源性的孕激素，由黄体分泌，怀孕 3 个月后，主要由胎盘分泌。在维持妊娠和月经周期方面起重要作用。

黄体酮又名孕酮。

黄体酮　Progesterone

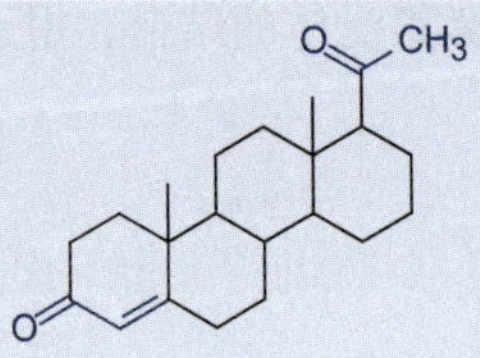

化学名为孕甾-4-烯-3,20-二酮。

本品有两种晶型，白色或类白色棱柱状结晶（乙醇中析晶，熔点129℃）或针晶（石油醚中析晶，熔点121℃），长期放置，部分低熔点针晶可以变成高熔点棱柱状结晶，但高熔点结晶不发生变化。

本品在三氯甲烷中极易溶解，在乙醇、乙醚或植物油中溶解，在水中不溶。

黄体酮结构中存在两个羰基，与常用的羰基反应试剂反应可作鉴别，如与异烟肼反应形成浅黄色的异烟腙，与盐酸羟胺反应生成二肟。

但是两个羰基又不尽相同。20位的羰基为甲基酮，可以与亚硝基铁氰化钠反应生成蓝紫色阴离子复合物，这个反应是甲基酮结构单元的特征性鉴别反应。

本品注射给药，用于黄体功能不足引起的先兆流产、习惯性流产、月经不调等。

黄体酮在体内易于在6α羟基化酶的作用下，6位羟基化代谢失去活性。黄体酮的另一代谢物17α-乙酰氧基代谢物活性降低，但是仍然有活性。所以，在该结构的基础上，重点对6位进行改造，获得了**醋酸甲羟孕酮（Medroxyprogesterone Acetate）**和**醋酸甲地孕酮（Megestrol Acetate）**。

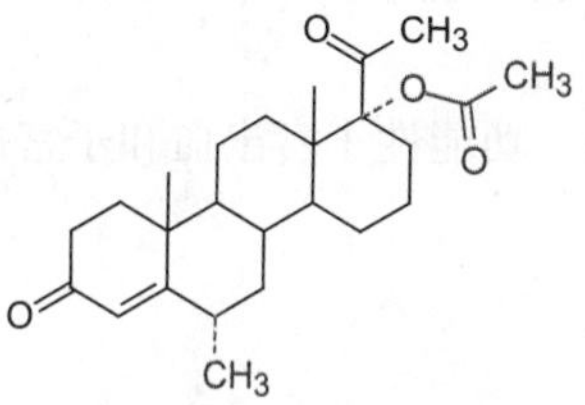

醋酸甲羟孕酮

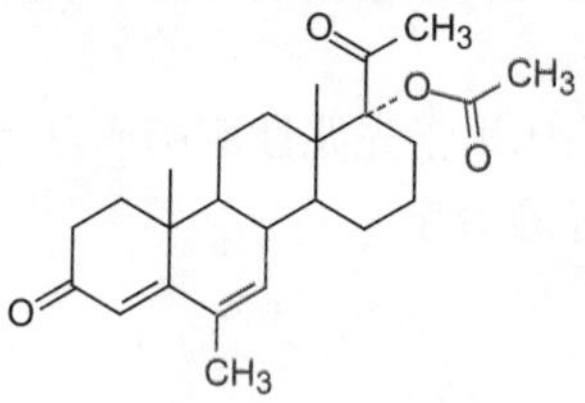

醋酸甲地孕酮

下面我们看看这几个化合物的结构特点。黄体酮是孕激素，具有孕甾烷母核，即有10位、13位甲基，17β位有一个乙基链取代。

在孕甾烷母核的基础上，黄体酮的结构特点是具有4-烯-3,20-二酮。你总结的对了吗?

醋酸甲羟孕酮的结构是，在黄体酮结构的基础上，17α位有乙酰氧基取代，6α位有甲基取代。

醋酸甲地孕酮的结构与醋酸甲羟孕酮相比，仅仅在6位进一步引入双键，双键的平面性使原来的6α甲基变成了在双键所在的平面上，因此以实线表示。

醋酸甲羟孕酮和醋酸甲地孕酮结构中17α位的乙酰氧基阻止了黄体酮在20位的代谢，6位的取代阻止了6α羟基化酶对6位的代谢失活，与黄体酮相比，可以口服给药，注射与口服活性均大大提高。为强效、长效孕激素，无雌激素活性，用于痛经、功能性子宫出血、先兆流产、子宫内膜异位等。醋酸甲地孕酮活性强于甲羟孕酮，为高效避孕药，无雌激素和雄激素活性。与雌激素配伍，用作强效避孕药。

醋酸甲羟孕酮又名安宫黄体酮。

醋酸甲羟孕酮 Medroxyprogesterone Acetate

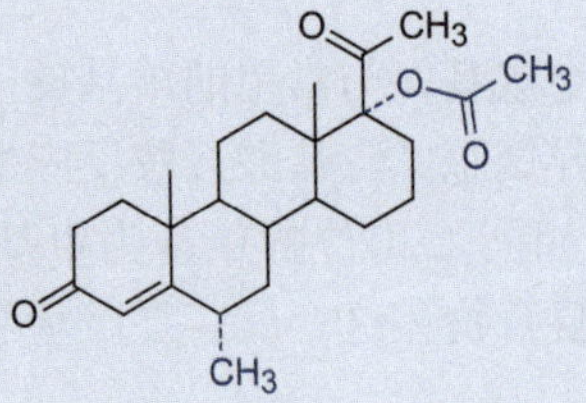

化学名为6α-甲基-17α-羟基孕甾-4-烯-3,20-二酮-17-醋酸酯。

本品为白色或类白色结晶性粉末，无臭。

本品极易溶于三氯甲烷，在丙酮中溶解，在乙酸乙酯中略溶，在无水乙醇中微溶，在水中不溶。熔点202～208℃。

本品为口服和注射有效的孕激素，无雌激素活性。活性强于黄体酮和炔诺酮。给药后，在体内局部组织中贮存，缓慢释放，肌注150mg，活性持续 3 个月之久。

临床用于先兆性流产或习惯性流产、痛经、功能性子宫出血和子宫内膜异位症等的治疗。

二、睾酮类孕激素

睾酮结构改造时，在17α位引入乙炔基，发现雄激素活性下降，而有一定的孕激素作用，命名为妊娠素（Ethisterone）。在此基础上开发了一系列重要的睾酮类孕激素。

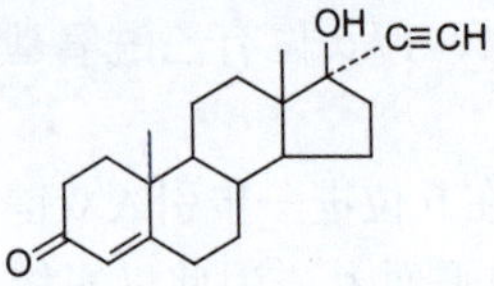

妊娠素

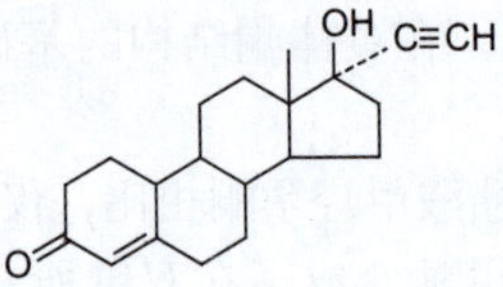

炔诺酮

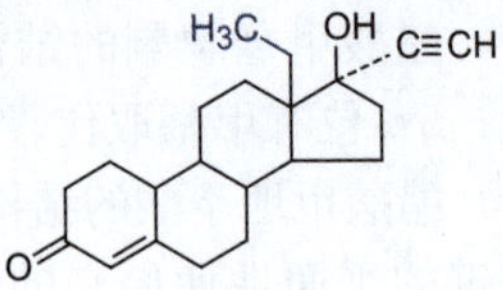

左炔诺孕酮

在妊娠素的基础上，去掉19甲基，得到炔诺酮（Norethisterone），可以口服给药。进一步在炔诺酮的18位甲基上引入一个甲基，即13位为乙基，则得到左炔诺孕酮（Levonorgestrel）。

炔诺酮 Norethisterone

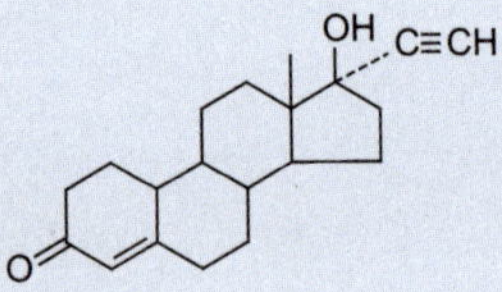

化学名为17β-羟基-19-去甲-17α-孕甾-4-烯-20-炔-3-酮。

本品为白色或类白色结晶性粉末，无臭，味微苦。

本品在三氯甲烷中溶解，在乙醇中微溶，在丙酮中略溶，在水中不溶。熔点202～208℃。

炔诺酮的3位羰基可被3α还原酶还原成羟基而代谢失活，所以需每日口服。可以利用其17位羟基成酯，如与庚酸成酯，制成的前药17β-庚酸炔诺酮，在体内缓慢水解释放，故长效，可一月注射一次。

本品可口服，抑制排卵作用强于孕酮，用于痛经、功能性子宫出血、子宫内膜异位症等。炔诺酮孕激素活性强，但维持妊娠作用弱，因此不用于习惯性流产。

左炔诺孕酮 Levonorgestrel

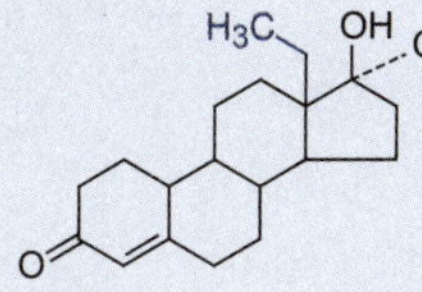

左炔诺孕酮商品名为毓婷。

化学名为D-(-)-17α-乙炔基-17β-羟基-18-甲基雌甾-4-烯-3-酮。

本品为白色或类白色结晶性粉末。无臭，微苦。溶于三氯甲烷、丙酮，微溶于甲醇，不溶于水。熔点204～212℃。

本品13β位为乙基。若变成α位乙基，则无活性。

左炔诺孕酮为强效孕激素，活性为炔诺酮的100倍。可口服，生物利用度极好，用于痛经、功能性子宫出血、子宫内膜异位症等。还可以用于事后避孕。

三、孕激素受体拮抗剂

米非司酮 Mifepristone

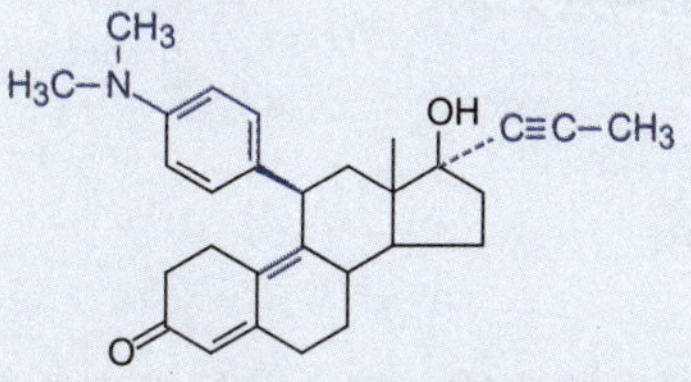

化学名为(11β,17β)-11-[4-(二甲基氨基)苯基]-17-羟基-17-(1-丙炔基)雌甾-4,9-二烯-3-酮。中国药典名为11-β[4-(*N*,*N*-二甲氨基)-1-苯基]-17β-羟基-17α-(1-丙炔基)-雌甾-4,9-二烯-3-酮。

米非司酮为孕激素受体拮抗剂，结构中含有11β-二甲氨基苯基。该基团的存在使米非司酮具有了抗孕激素活性，导致了活性反转。17α位为丙炔基，化合物稳定性增加，可口服。9位和10位间双键的存在，延长了共轭结构。米非司酮半衰期为34小时，血药峰值与剂量无关。代谢为*N*−去甲基物、*N*−去双甲基物和丙炔醇。去甲基代谢产物也有孕激素受体拮抗作用。

本品竞争性作用于孕激素受体和皮质激素受体，与前列腺素类药物米索前列醇合用，用于抗早孕和事后避孕。

第四节 肾上腺皮质激素类药物

内容导航

一、皮质激素分类
二、糖皮质激素构效关系
三、糖皮质激素的主要药物
　氢化可的松
　醋酸地塞米松
　醋酸泼尼松龙
　醋酸氟轻松
　醋酸曲安奈德

学习目标

通过对本节的学习，希望同学们达到以下要求：

1. 掌握可的松的结构。
2. 以可的松的结构为基础，掌握醋酸氢化可的松、醋酸地塞米松的化学名、结构、性质和用途。
3. 掌握醋酸泼尼松龙、醋酸氟轻松和醋酸曲安奈德的结构、性质及应用。
4. 熟悉皮质激素的构效关系。

一、皮质激素分类

肾上腺皮质激素由肾上腺皮质分泌，包括糖皮质激素和盐皮质激素。其中糖皮质激素具有抗炎、免疫抑制、抗休克等重要的用途。用于胶原性疾病、过敏性疾病、急性白血病和肾上腺皮质功能减退症等的治疗。盐皮质激素主要调节水盐代谢，临床药用意义小于糖皮质激素。

糖皮质激素以可的松（Cortisone）、氢化可的松（Hydrocortisone）为代表，盐皮质激素有去氧皮质酮、醛固酮等。

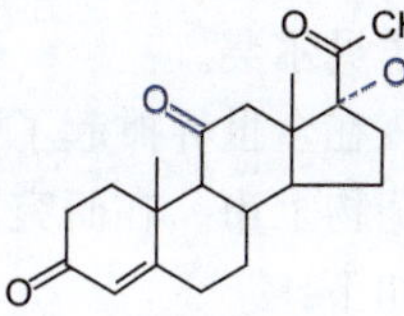
可的松

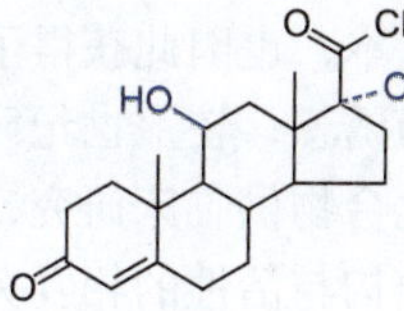
氢化可的松

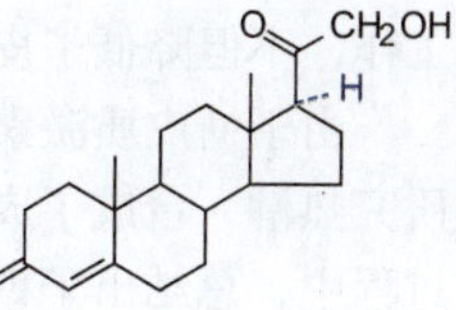
去氧皮质酮

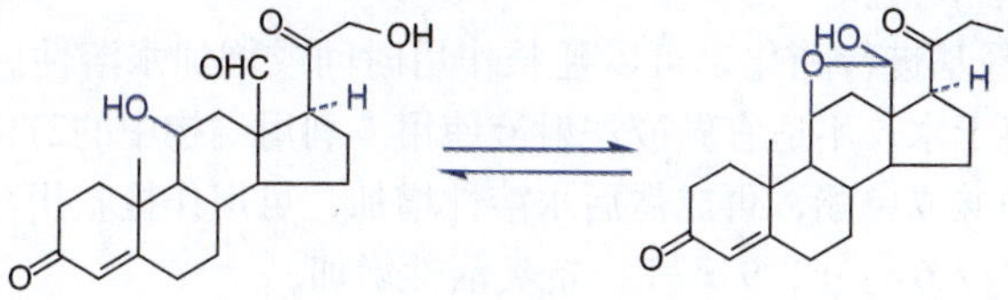
醛固酮

皮质激素共有的结构特点包括：

（1）均具有孕甾烷母核，即甾烷母核上有10位、13位角甲基，17β位有一个乙基链。

（2）均有4-烯-3，20-二酮-21-羟基。

除此之外，糖皮质激素在11和17位必须同时有含氧基团，如可的松为11-羰基-17α-羟基，氢化可的松为11β-羟基-17α-羟基。

盐皮质激素在11和17位只能有一个含氧基团取代，或在两个位置均没有含氧基团，如去氧皮质酮11位和17位均为氢。

学有所思

皮质激素和孕酮类激素均具有孕甾烷母核，两类药物基本结构均具有4-烯-3,20-二酮结构单元，皮质激素在21位多了一个羟基。如果有很多药物的结构放在一起，你能很快找出哪种是皮质激素，哪种是孕激素吗？

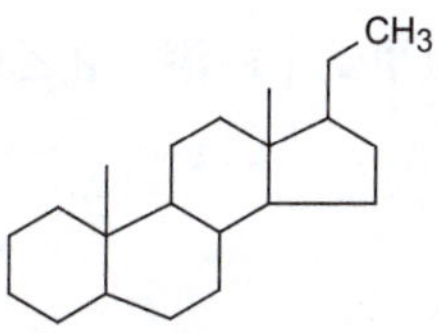
孕甾烷母核

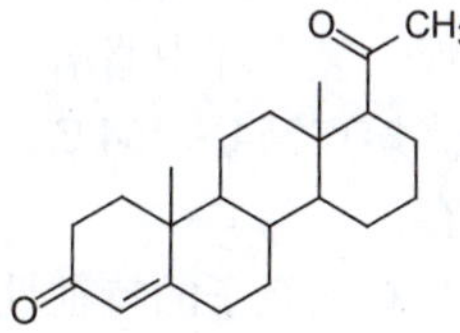
孕激素

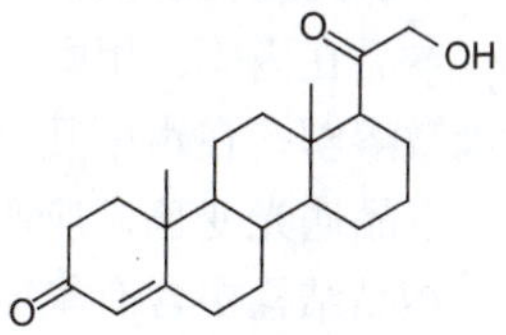
皮质激素

二、糖皮质激素构效关系

可的松和氢化可的松是肾上腺皮质分泌的激素，在体内由胆固醇经过多步转化而生成。糖皮质激素合成并释放后，对机体的糖和蛋白质代谢起到重要的影响，缺乏时可以导致各种严重疾病。上世纪50年代前，皮质激素受来源所限，价格非常昂贵。Hench，Reichstein和Kendall成功地开展了皮质激素的合成工作，不但降低了皮质激素的成本，也因此获得了1950年的诺贝尔奖。

由于糖皮质激素巨大的市场诱惑，在上世纪50～70年代，在全世界掀起了研究热潮，合成了成千上万的化合物供临床研究，有20多种药物上市。在研究过程中，总结出了糖皮质激素结构与活性的相互关系，叙述如下：

（1）C1位引入双键，A环构象变为船式，抗炎活性增加。合成的糖皮质激素多含有1,2位双键。

（2）21位羟基进行酯化，可以延长作用时间或增加水溶性。因为糖皮质激素类药物不溶于水，不适宜做成注射液使用。利用结构中的21位羟基与多元酸如磷酸或琥珀酸成单酯，再成盐后水溶性增加，可用作抢救用药。

（3）同时引入6α−F，9α−F，抗炎活性增加。

（4）同时引入9α−F和16羟基或16甲基，抗炎活性增加。

（5）引入氯原子，使活性趋向局部，降低全身作用。

三、糖皮质激素的主要药物

醋酸地塞米松 Desamethasone Acetate

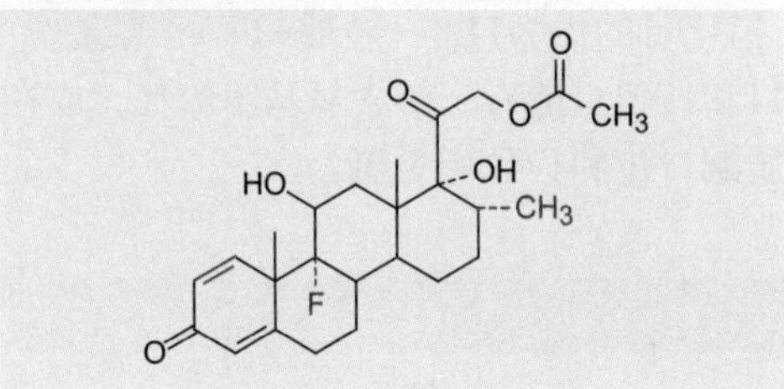

化学名为16α−甲基−11β,17α,21−三羟基−9α−氟孕甾−1,4−二烯−3,20−二酮−21−醋酸酯。

本品为白色或类白色结晶性粉末，无臭。

本品在丙酮、甲醇、乙醇或二氧六环中略溶，在三氯甲烷中微溶，在乙醚中极微溶解，在水中几乎不溶。熔点254～264℃。

本品遇光变色，应避光保存。

本品结构中含有氟原子，具有氟原子的特征性鉴别反应。

本品结构中含有α−羟基酮结构单元，其甲醇溶液与碱性酒石酸铜共热，生成氧化亚铜的橙红色沉淀，同时17位侧链断裂。

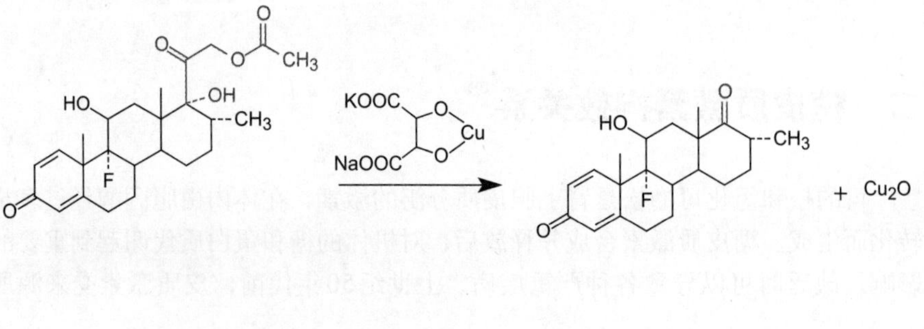

本品用途与醋酸泼尼松龙相同，用于胶原性疾病、过敏性疾病、急性白血病和肾上腺皮质功能减退症。

醋酸氢化可的松 Hydrocortisone Acetate

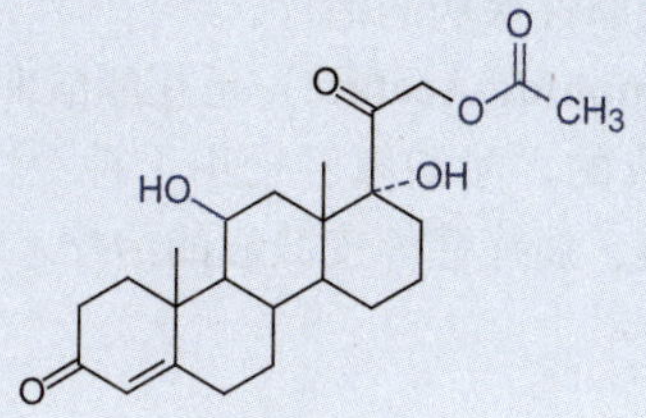

醋酸氢化可的松又名皮质醇（Cortisol）。

化学名为11β，17α，21-三羟基孕甾-4-烯-3,20-二酮-21-醋酸酯。

本品是从绝对无水乙醇中析出有线纹的粗大晶体，无臭。

本品在乙醇或三氯甲烷中微溶，在水中不溶。溶于浓硫酸后有强的绿色荧光。熔点216～224℃。

本品遇光变质，应避光保存。

本品体内代谢发生在4-烯-3-酮的还原和C20断链。

本品具有抗炎、免疫抑制和抗休克作用。用于胶原性疾病、过敏性疾病、急性白血病和肾上腺皮质功能减退症等的治疗。

本章很多药物曾用于临床，结构中常常仅在一个或几个部位发生改变。本节药物以可的松为母体，将可的松的11位羰基还原成羟基，即得到氢化可的松。

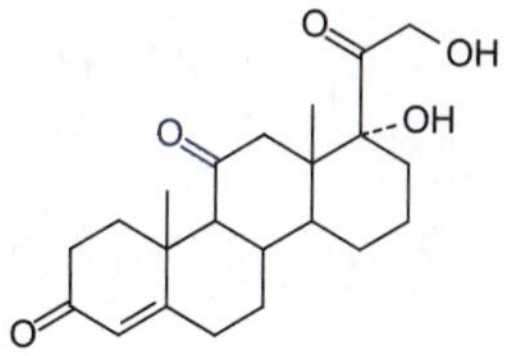

可的松（11位为羰基）

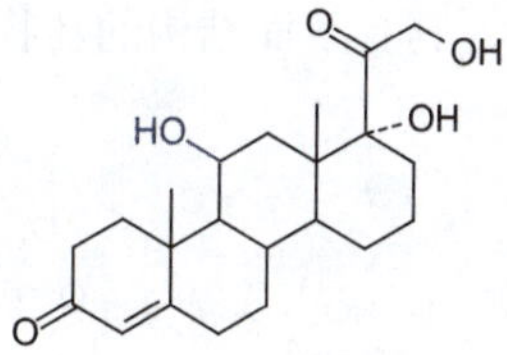

氢化可的松（11位为羟基）

将可的松A环1,2位脱氢，得到泼尼松（Prednisone）。泼尼松龙（Prednisolone）既可以看成从泼尼松出发，11位羰基还原成羟基得到的，也可以看成由氢化可的松A环1,2位脱氢得到的。泼尼松龙21位醋酸酯化为醋酸泼尼松龙（Prednisolone Acetate），临床上用于风湿或类风湿性关节炎、红斑狼疮、严重支气管哮喘、皮炎、急性白血病和肾上腺皮质功能减退症等。

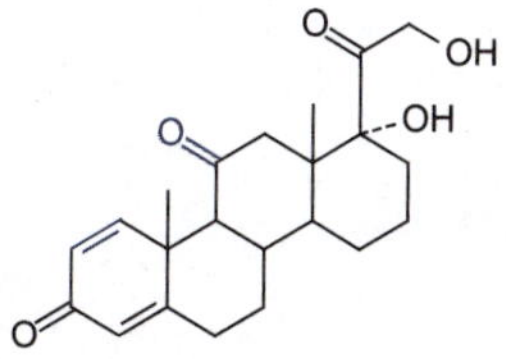

泼尼松

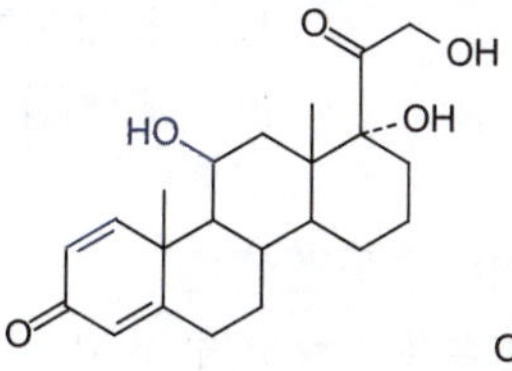

泼尼松龙

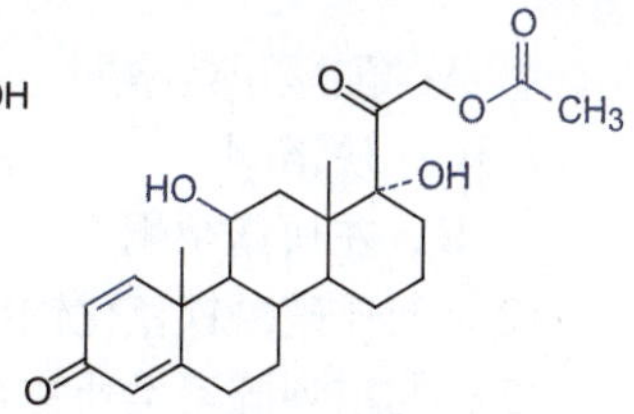

醋酸泼尼松龙

醋酸曲安奈德（Triamicinolone Acetonide Acetate）是在可的松结构的基础上，A环1,2位脱氢，9α位引入氟原子，21位羟基酯化，16α位引入羟基后，与17α位羟基成缩酮得到的。醋酸曲安奈德主要用于减轻损害性刺激对机体组织产生的疼痛反应，用于神经性皮炎、接触性皮炎等皮肤病，以及创伤性、类风湿性关节炎等胶原性疾病的治疗。

醋酸氟轻松（Fluocinonide Acetate）是在醋酸曲安奈德的基础上，在6α位进一步引入氟原子形成的。醋酸氟轻松用于神经性皮炎、接触性皮炎、脂溢性皮炎、湿疹、牛皮癣、瘙痒症等皮肤病的治疗，与抗生素一起合用效果较好。

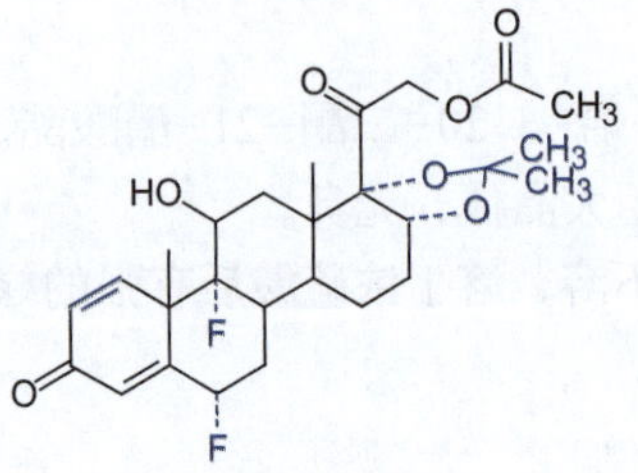

醋酸氟轻松

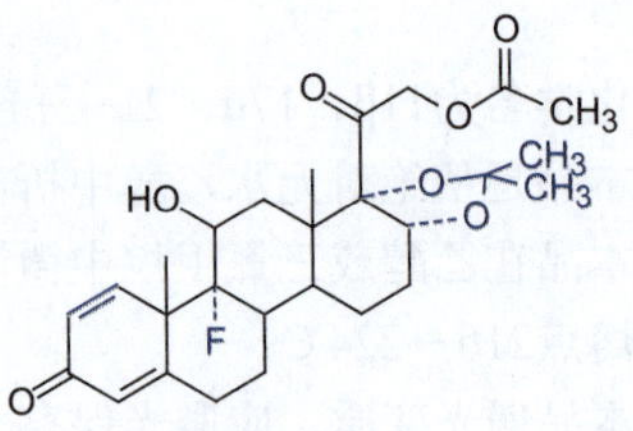

醋酸曲安奈德

自测习题

最佳选择题

1．具有下面结构的药物的是

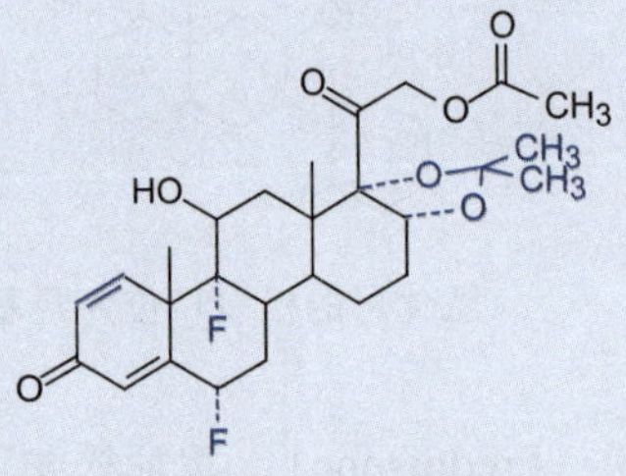

A．甲睾酮　　　　B．醋酸地塞米松
C．醋酸氢化可的松　　　　D．醋酸氟轻松
E．黄体酮

配伍选择题

A．醋酸甲羟孕酮　　　　B．米非司酮
C．炔诺酮　　　　D．黄体酮
E．左炔诺孕酮

2．与亚硝酰铁氰化钠反应呈蓝紫色

3．与前列腺素类药物合用，终止早早孕

4．为天然甾体激素，不能口服给药

5．结构中有丙炔基

多选题

6．肾上腺皮质激素结构中在哪些位置变化，可以增强抗炎活性

A．引入1位双键
B．引入6位双键
C．引入9α－F
D．16－位引入甲基
E．11位去氧

名词解释题

7．甾体激素类药物

简答题

8．某种药品标签遗失，但是可以确定是雌二醇、炔雌醇和己烯雌酚中的一种。你能设计一个试验，来证明是不是炔雌醇吗？

（吴艳芬）

7

第二十三章 胰岛素和口服降血糖药

内容导航

第一节 胰岛素

胰岛素

第二节 口服降血糖药

一、胰岛素分泌促进剂

甲苯磺丁脲

格列本脲

瑞格列奈

格列美脲

格列齐特

格列吡嗪

二、胰岛素增效剂

罗格列酮

吡格列酮

苯乙双胍

二甲双胍

三、α－葡萄糖苷酶抑制剂

阿卡波糖

伏格列波糖

米格列醇

学习目标

通过对本章的学习，希望同学们达到以下要求：

1．掌握胰岛素的结构特点、性质及应用。

2．掌握口服降血糖药物的分类及发展。

3．掌握甲苯磺丁脲、格列本脲、盐酸二甲双胍的化学名、化学结构、理化性质及应用。

4. 熟悉格列美脲、格列齐特、格列吡嗪、瑞格列奈、马来酸罗格列酮、阿卡波糖、伏格列波糖、米格列醇的化学结构及应用。

糖尿病是一种严重危害人类生命和健康的常见慢性进行性疾病，伴有许多急、慢性并发症。糖尿病还可造成人们生活质量下降，劳动力丧失，寿命缩短。患病后难以治愈，常需终身治疗。因此给国家和个人造成沉重的经济负担。

我国是糖尿病发病大国，世界上五分之一的糖尿病患者在中国。

糖尿病主要分为胰岛素依赖型糖尿病（IDDM，又称Ⅰ型糖尿病）和非胰岛素依赖型糖尿病（NIDDM，又称Ⅱ型糖尿病）。非胰岛素依赖型糖尿病又分为肥胖型和非肥胖型两种。

Ⅰ型和Ⅱ型糖尿病为原发性糖尿病，其发病是由遗传因素和环境因素共同作用的结果。

具有Ⅰ型糖尿病遗传基因的病人，其胰岛容易发生感染，并且容易受到自身免疫性破坏。Ⅱ型糖尿病则包含多基因的因素，容易发生肥胖、产生胰岛素抵抗和胰岛素分泌不足的基因均可导致糖尿病。

值得说明的是，即使有糖尿病基因这一内因，没有外在的环境因素的影响，也不会患糖尿病。遗传因素和环境因素长期共同作用，导致糖尿病的产生。病毒感染、各种物理和化学因素导致胰岛β细胞DNA分解是Ⅰ型糖尿病的病因；而肥胖、体力活动过少，以及糖刺激、紧张、外伤、或过多使用升高血糖的激素等为Ⅱ型糖尿病的诱发因素。糖尿病易感人群合理保健预防，提高自我防治意识，避免各种诱发因素的影响，可以降低糖尿病的发病率。

烟酰胺对Ⅰ型糖尿病前期有预防作用。

除Ⅰ型和Ⅱ型糖尿病外，还有由于营养不良所造成的营养不良性糖尿病以及继发性糖尿病，包括胰腺疾病或胰腺切除引起的胰源性糖尿病、内分泌性糖尿病、药物及化学性糖尿病、胰岛素或胰岛素受体异常遗传综合征等所引起的糖尿病。妊娠糖尿病则是妇女在妊娠期间诊断出来的一类特有的糖尿病，多数在妊娠结束后消失。

糖尿病的治疗根据发病机制不同，采用不同的治疗手段。对于胰岛素依赖型糖尿病，胰岛素是其治疗的唯一药物。而对于胰岛素非依赖型糖尿病，则可口服合适的降血糖药（hypoglycemic agents）以控制病情发展。

第一节 胰 岛 素

胰岛素是胰脏的内分泌物，是散布于胰脏的岛状组织细胞（即胰岛）所分泌的。同时，胰岛还能分泌胰液，属于胰脏的外分泌功能，含有分解各种营养物质的酶，如胰蛋白酶、胰脂肪酶、胰淀粉酶等。

胰岛素是机体中的一种重要多肽激素，对机体的糖代谢、脂肪代谢和蛋白质代谢影响广泛。胰岛素通过增加葡萄糖的转运、加速葡萄糖的氧化和酵解、促进糖原合成和贮存、抑制糖原的分解和异生而使血糖降低。对于Ⅰ型糖尿病而言，目前胰岛素仍然是唯一治疗药物。对于胰岛素结构改造产生的类似物，主要集中在对于个别部位氨基酸的改造上，取得了一定的效果，但并不能够完全代替胰岛素。

胰岛素 Insulin

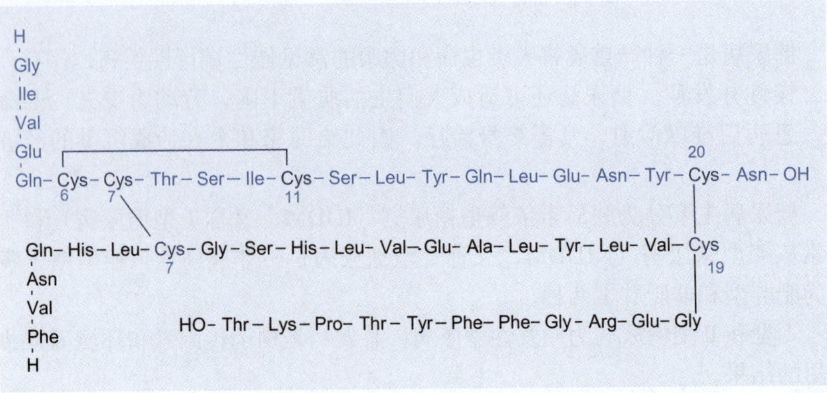

结构中上面部分为A链，下面部分为B链。

胰岛素由A、B两条多肽链组成，A链是由21个氨基酸组成的，B链是由30个氨基酸组成的。多肽编号从氨基末端开始。多肽链之间通过A链的7位和B链的7位半胱氨酸形成一个链间二硫键，又通过A链的20位和B链的19位半胱氨酸之间形成另外一个链间二硫键。另外，A链自身还在6位和11位之间形成一个链内二硫键。

胰岛素为白色结晶性粉末，晶形随pH变化而变化，如在pH5.8～6.2时，猪胰岛素为六面体或斜六面体结晶，在pH为5.2时，结晶为楔形，在pH6.2时为斜六面体。

X－射线结晶学研究表示，胰岛素结晶是由六个胰岛素分子两两形成三个二聚体，二聚体之间通过与锌原子结合形成复合物。六聚体是胰岛素的储存形式，胰岛素单体是活性形式。锌原子结合在B链的10位组氨酸咪唑环的氮原子上。

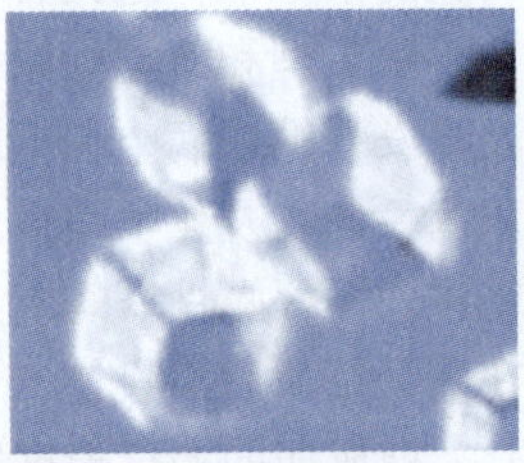
胰岛素结晶

胰岛素为蛋白质，具有酸碱两性，等电点为pH5.1～5.3。在强酸强碱中易被破坏。在微酸性中稳定，注射液在室温下保存不易被降解，冷冻下会发生蛋白变性。

在弱酸性或中性溶液中，胰岛素A链C末端的天冬酰胺残基和B链 3 位的天冬酰胺残基分别会发生脱氨反应。降解还可发生在A链的 8 位苏氨酸残基和 9 位的丝氨酸残基之间。

本品口服无效，需要注射给药。

本品临床用于胰岛素依赖型糖尿病的治疗。也可用于非胰岛素依赖型糖尿病经饮食控制或用口服降血糖药不能控制的轻、中型糖尿病的治疗。与其它药物合用，可用于治疗合并高热、重度感染、消耗性疾病、妊娠、创伤、手术的各型糖尿病。

第二节 口服降血糖药

一、胰岛素分泌促进剂

（一）磺酰脲类

早在上世纪40年代，伤寒病人服用磺胺异丙基噻二唑（Thiadiazole Sulfonamide）过程中，出现不明死亡现象。后来研究发现，病人死亡原因是由于药物刺激胰岛过度分泌胰岛素，病人血糖过低所致。后来发现氨磺丁脲（Carbutamide）降血糖作用更强，是第一个在临床应用的磺酰脲类降血糖药，但副作用大。

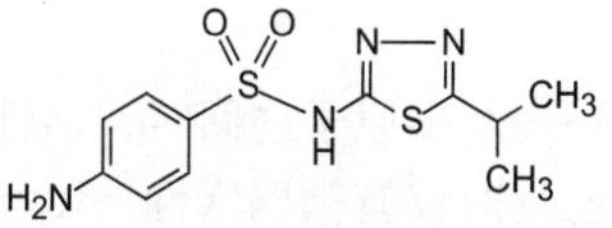
磺胺异丙基噻二唑

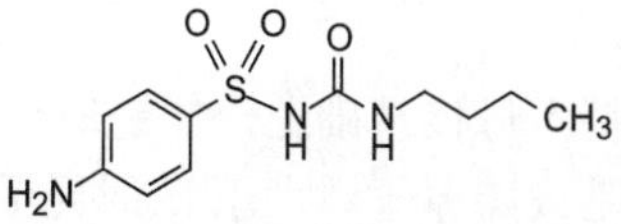
氨磺丁脲

后来，在结构改造过程中，合成了1万多种磺酰脲类化合物，从中发现了具有选择性作用于胰腺β细胞并促进其分泌胰岛素的多种类似物。其中常用制剂有甲苯磺丁脲（Tolbutamide）、氯磺丙脲（Chlorpropamide）、格列本脲（Glibenclamide）、格列吡嗪（Glipizide）、格列美脲（Glimepiride）、格列齐特（Gliclazide）等。

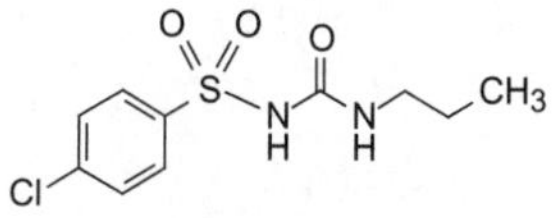
氯磺丙脲

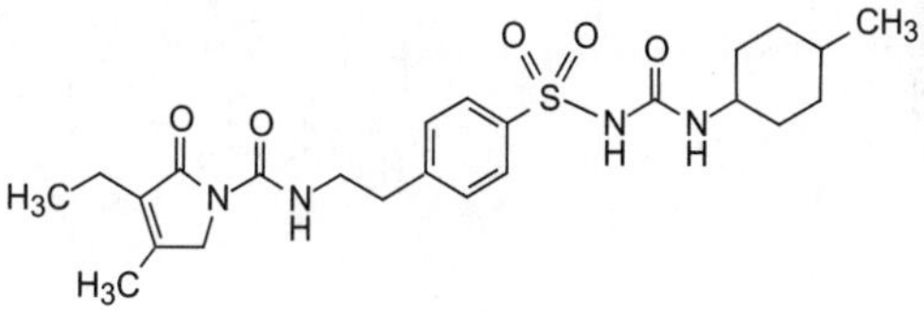
格列美脲

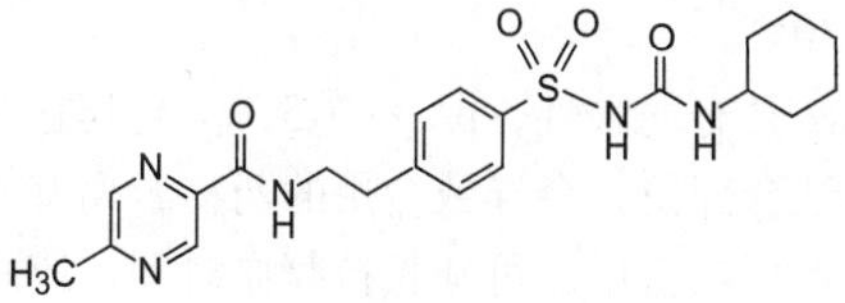
格列吡嗪

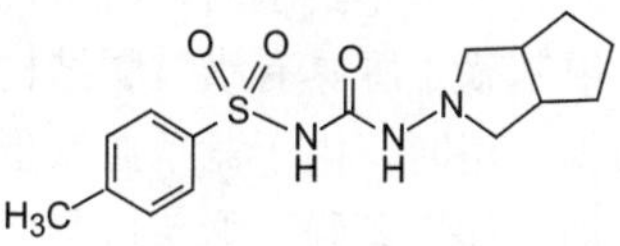
格列齐特

与甲苯磺丁脲一样，氯磺丙脲属于第一代降血糖药，作用维持时间最长，可达60小时，由肾排泄。有抗利尿作用，可以促进抗利尿激素的分泌，所以可用于治疗尿崩症。

格列吡嗪（Glipizide）和**格列齐特（Gliclazide）**是第二代磺酰脲类降血

糖药物。格列齐特作用较强，维时长达24小时。格列吡嗪降低餐后高血糖作用强，在刺激胰岛β细胞分泌胰岛素的同时，还能增强胰岛素对靶组织的敏感性。

格列美脲（Glimepiride）是第三代磺酰脲类降血糖药。特点是可以与胰岛素合用，具有长效、高效、剂量小和副作用小等特点。

该类药物仅用于治疗单凭饮食控制疗效不满意的轻、中度Ⅱ型糖尿病，且要求病人无严重并发症，其胰岛β细胞需有残存的分泌胰岛素的功能。

保泰松、水杨酸钠、青霉素、吲哚美辛、双香豆素类等通过竞争血浆蛋白结合可增强该类药物的降血糖作用。胰高血糖素、糖皮质激素、噻嗪类利尿药、口服避孕药等通过拮抗胰岛素的作用而降低该类药物的降血糖作用。

对磺酰脲类降血糖药物进行总结，发现都具有下面基本母核：

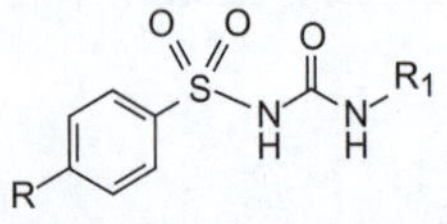

在基本母核基础上，侧链取代基R_1在3～6个碳原子之间时，活性最强。R_1为甲基或碳原子数大于12时无活性，为乙基时仅有微弱活性。R_1需要具有一定的亲脂性，可以为脂环、杂环和直链烷烃。

苯环对位取代基R选择范围大，甲基、乙基、乙酰基、氯、氨基、三氟甲基等都可增加活性。当R为氨基时对骨髓毒性大。当R为β－芳酰胺乙基时，为第二代口服降血糖药，作用强，毒性低。口服后吸收迅速，与血浆蛋白的结合率高，作用时间长。

甲苯磺丁脲 Tolbutamide

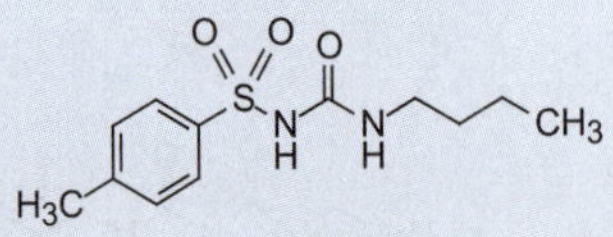

甲苯磺丁脲又名甲糖宁。

化学名为*N*–[(丁氨基)羰基]–4–甲基苯磺酰胺。

本品为白色结晶或结晶性粉末，无臭，无味。易溶于丙酮或三氯甲烷，溶于乙醇，几乎不溶于水。熔点126～130℃。

药物进入到体内后，药效取决于游离的药物浓度，游离药物浓度增加，活性增强。

甲苯磺丁脲具有磺酰脲结构，因此具有弱酸性，pK_a约为5.0。与其它弱酸性药物合用时，由于竞争血浆蛋白的结合部位，会导致合用的药物游离有效浓度增加。如甲苯磺丁脲与抗凝血药双香豆素合用，可延长抗凝血时间，应降低剂量。

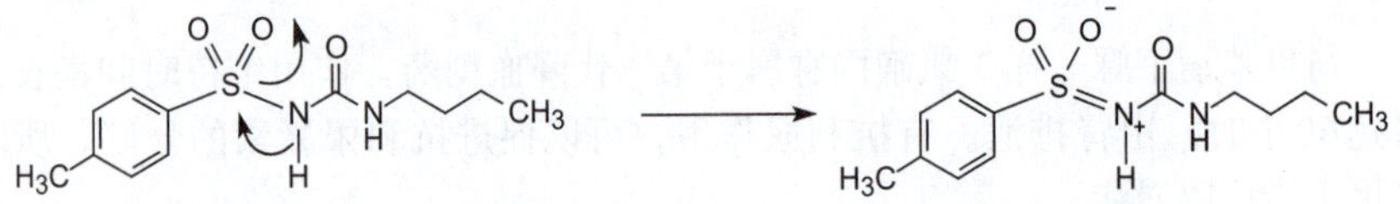

甲苯磺丁脲结构中含有苄位甲基（即和sp^2碳原子相邻的碳原子），在体内首先氧化成羟甲基，活性下降，然后进一步氧化成羧基失去活性。

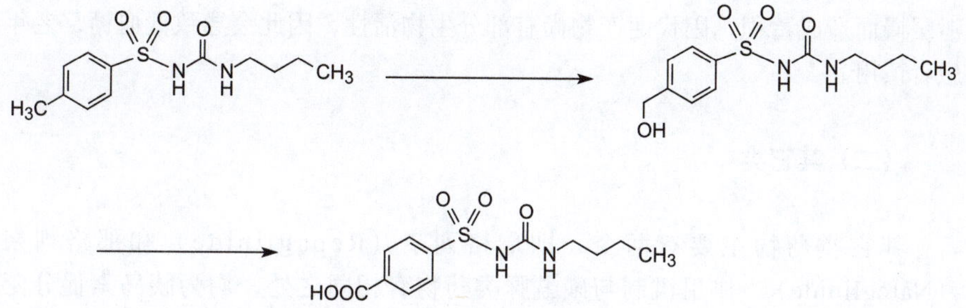

在磺酰脲类降血糖药物中，甲苯磺丁脲作用最弱，维时最短，仅为4~6小时。因在进餐时服用可影响药物吸收和推迟起效时间，应在进餐前数分钟服用。由于酒精可加强本药降血糖作用，故服药期间应戒酒。罕见急性毒性反应，但对老年人和肝、肾功能不良者应密切观察低血糖反应，病人应随身携带糖果。

格列本脲 Glibenclamide

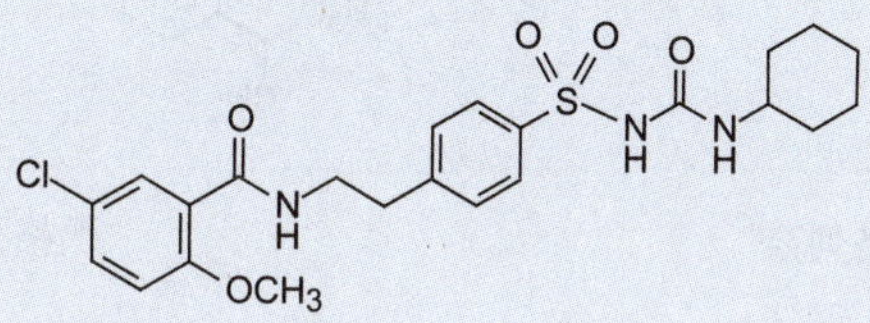

化学名为*N*-[2-[4-[[[(环己氨基)羰基]氨基]磺酰基]苯基]乙基]-2-甲氧基-5-氯苯甲酰胺。

本品为白色结晶性粉末，几乎无臭，无味。

本品在三氯甲烷中略溶，在甲醇或乙醇中微溶，在水或乙醚中不溶。熔点为170~174℃。

格列本脲活性强，是甲苯磺丁脲的100倍。在体内的代谢主要发生在侧链的脂环对位羟基化，活性下降为母体药物的15%。仅有部分代谢发生在间位，

侧链的脂环对位羟基化是第二代磺酰脲类降血糖药的代谢特征。

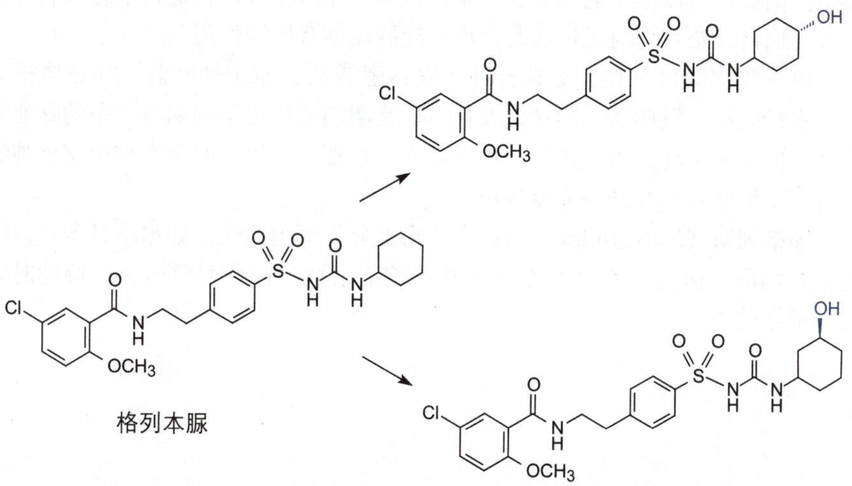

格列本脲

生成顺式羟基化产物。由于代谢产物经肾脏和胆汁排泄，肾功能不良者会因排泄缓慢而造成蓄积，因代谢产物尚有部分生物活性，因此会导致低血糖，老年患者慎用。

（二）其它类

瑞格列奈被称为“餐时葡萄糖调节剂”。

其它类药物主要有两个，即瑞格列奈（Repaglinide）和那格列奈（Nateglinide），作用机制与磺酰脲类药物有相同之处，均为胰岛素促分泌剂。但是又有着区别于传统胰岛素促分泌剂的重要特点，尤其是较其它口服降糖药起效迅速，作用时间短，使胰岛素的分泌达到模拟人体生理模式——餐血时胰岛素迅速升高，餐后及时回落到基础分泌状态，夜间低血糖少；而且对血糖水平更敏感，增强其在高血糖条件下的活性。因此被称为“胰岛素分泌模式调节剂”或“餐时血糖调节剂”。

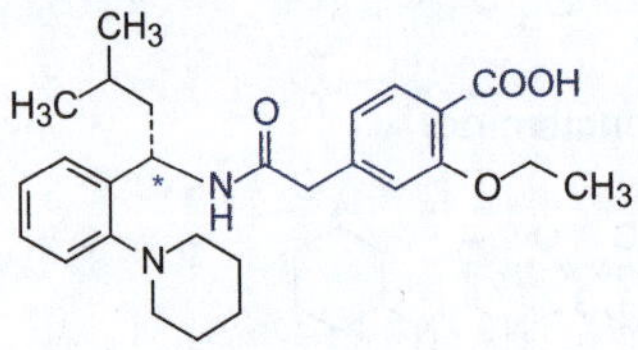

瑞格列奈

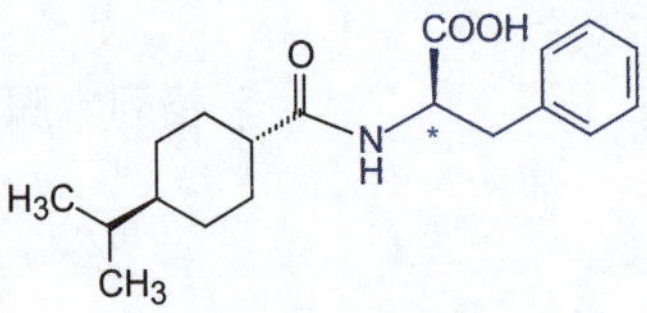

那格列奈

瑞格列奈（Repaglinide）是氨甲酰甲基苯甲酸（结构中突出显示部分）的衍生物，结构中有一个手性中心，临床上使用其$S(+)$异构体，活性是$R(-)$异构体的100倍。

药代动力学研究表明，瑞格列奈片无论空腹还是进食时服用，均可经胃肠道快速吸收，血浆药物浓度在服药后 1 小时内达到峰值，之后血药浓度迅速下降，4～6小时内被清除。

瑞格列奈在肝脏P450作用下几乎全部被代谢，代谢物未见有任何临床意义的降血糖作用，而且瑞格列奈及其代谢产物主要自胆汁排泄，很小部分自尿排出。因此，可以用于老年非胰岛素依赖型糖尿病患者，也适用于糖尿病肾病患者。瑞格列奈片可与二甲双胍合用，控制血糖有协同作用。

单胺氧化酶抑制剂、非选择性β受体阻滞剂、ACE抑制剂、非甾体抗炎药、水杨酸盐、奥曲肽、酒精以及促合成代谢的激素可增强瑞格列奈的降血糖作用。口服避孕药、噻嗪类药、皮质激素、达那唑、甲状腺激素和拟交感神经药可减弱瑞格列奈片的降血糖作用。

那格列奈（Nateglinide）结构中突出部分为苯丙氨酸。如果不计苯环，则为氨基丙酸。因此，那格列奈为氨基丙酸衍生物，该药起效迅速，持续时间短，副作用小。

二、胰岛素增敏剂

近年研究表明，胰岛素抵抗在Ⅱ型糖尿病发病过程中起重要作用。胰岛素抵抗是指糖尿病发生并不是由于胰岛分泌胰岛素不足造成的，而是由于机体对胰岛素的敏感性下降所致。因此，开发了胰岛素增敏剂，主要有噻唑烷二酮类和双胍类。

（一）噻唑烷二酮类

噻唑烷二酮类是近年来上市的新型口服胰岛素增敏剂，主要药物有马来酸罗格列酮（Rosiglitazone Maleate）和吡格列酮（Pioglitazone）等。

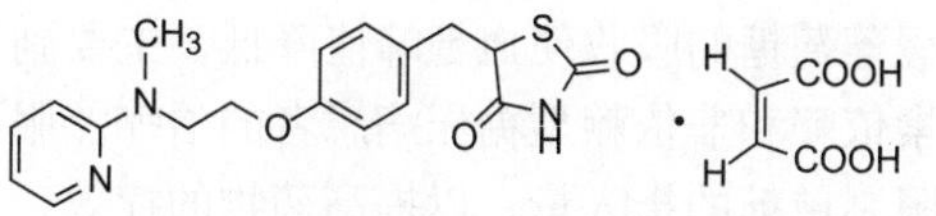

马来酸罗格列酮

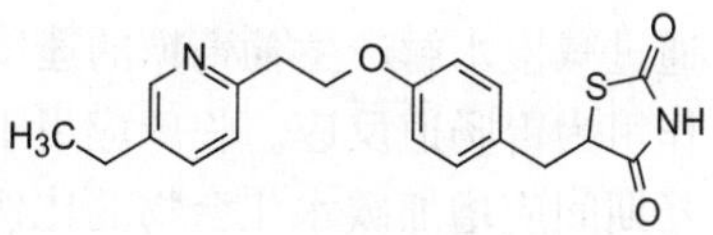

吡格列酮

罗格列酮（Rosiglitazone）是选择性过氧化酶体–增殖系统活化受体γ的激动剂。用于治疗经饮食控制和锻炼治疗效果仍不理想的Ⅱ型糖尿病，可以与磺酰脲类或双胍类合用，也可单独应用。

吡格列酮（Pioglitazone）可改善胰岛素抵抗患者在外周和肝脏对胰岛素的抵抗，提高胰岛素对细胞的反应性，并改善体内葡萄糖平衡障碍。与磺酰脲、二甲双胍或胰岛素合用，能提高疗效。另外，吡格列酮还可调节血脂水平。

（二）双胍类

双胍类药物在临床上用于治疗糖尿病已经有很长历史。该类药作用机制可能主要是增强胰岛素作用，所以对于胰岛功能完全丧失的糖尿病患者仍有降血糖作用，但对正常人无降血糖作用，而且对胰岛细胞无刺激作用。主要有二甲双胍（Metformin，甲福明、降糖片）。

盐酸二甲双胍　Metformin Hydrochloride

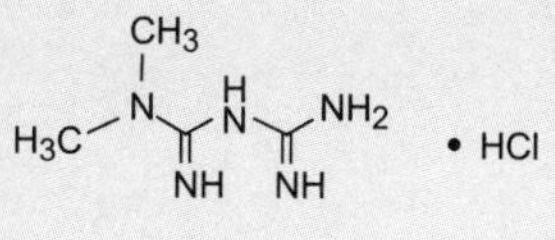

化学名为1,1–二甲基双胍盐酸盐。

本品为白色结晶或结晶性粉末，无臭。易于溶于水，溶于甲醇，微溶于乙醇，不溶于丙酮、乙醚和三氯甲烷。熔点120～123℃。

本品结构中的胍基具有强碱性，其pK_a为12.4。无机酸盐酸为强酸，一般与弱有机碱成盐后，盐的水溶液的pH值呈弱酸性。但本品水溶液pH值接近中性，为6.68，是由于胍基的强碱性造成的。

二甲双胍极性大，在体内很少代谢，几乎以原型由尿排出体外。因此，肾功能不良患者禁用，老年人慎用。副作用为食欲下降、恶心、腹部不适、腹泻等，一般不出现危及生命的乳酸血症，应用较广。

（三）α-葡萄糖苷酶抑制剂

α－葡萄糖苷酶抑制剂通过抑制小肠各种α－葡萄糖苷酶，减慢淀粉类分解为麦芽糖并进而分解为葡萄糖的速度，以及蔗糖分解为葡萄糖的速度，减缓了糖的吸收，降低餐后血糖。α－葡萄糖苷酶抑制剂包括阿卡波糖（Acarbose）、伏格列波糖（Voglibose）和米格列醇（Miglitol）。阿卡波糖主要通过减慢水解产生葡萄糖的速度并延缓葡萄糖的吸收使血糖峰值降低，主要副作用为胃肠道反应。临床应用于胰岛素依赖和非依赖型糖尿病患者的治疗。服药期间应增加碳水化合物的比例，并限制单糖的摄入量，以提高药物的疗效。伏格列波糖小剂量即可在肠道内选择性抑制α－葡萄糖苷酶，使血糖曲线波动减小。米格列醇口服吸收迅速，低剂量吸收安全，结构类似葡萄糖，对α－葡萄糖苷酶抑制作用强。

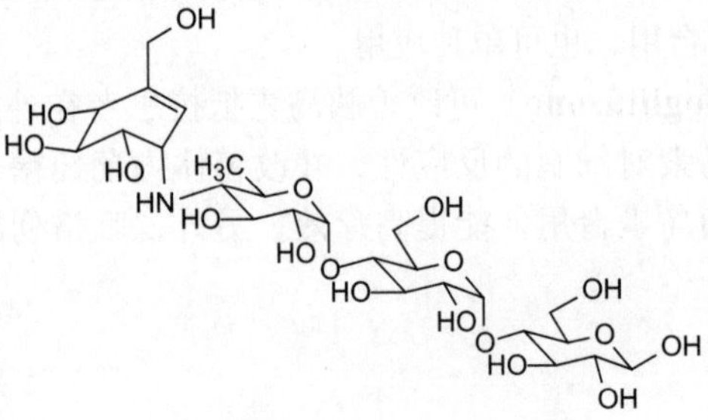

阿卡波糖

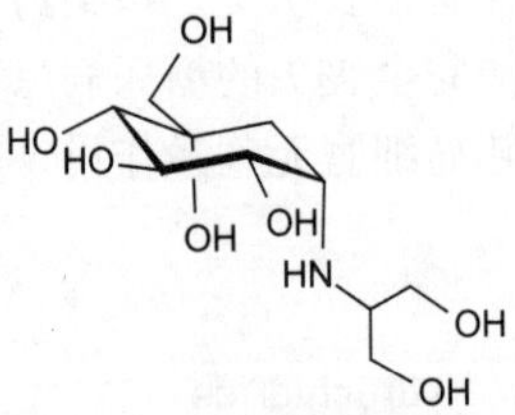

伏格列波糖

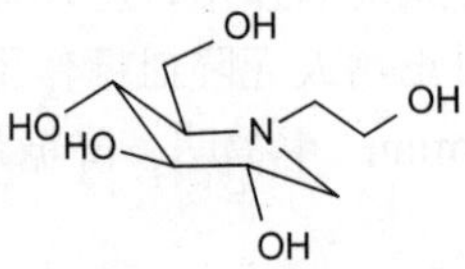

米格列醇

自测习题

最佳选择题

1．下面药物中属于α－葡萄糖苷酶抑制剂的是

A．阿卡波糖　　B．胰岛素
C．甲苯磺丁脲　　D．吡格列酮
E．瑞格列奈

配伍选择题

A．阿卡波糖　　B．胰岛素
C．甲苯磺丁脲　　D．吡格列酮
E．瑞格列奈

2．注射给药，用于Ⅰ型糖尿病治疗
3．临床上用其*S*(+)异构体，活性是*R*(−)异构体的100倍
4．化学名为*N*−[(丁氨基)羰基]−4−甲基苯磺酰胺

多选题

5．下面药物中临床目前用于治疗Ⅱ型糖尿病的有

A．阿卡波糖　　B．胰岛素
C．甲苯磺丁脲　　D．磺胺异丙基噻二唑
E．瑞格列奈

名词解释题

6．胰岛素

简答题

7．简述磺酰脲类降血糖药的构效关系。

（吴艳芬）

第八单元

维生素类药物

8

第二十四章　维生素类药物

8

第二十四章
维生素类药物

一般来讲，维生素是人体必需的存在于食物中的天然有机组成成分，是细胞维持生物化学过程和组织的完整性所必需的微量物质。维生素的特点是，人体必需但自身不能合成、需要从食物摄取的微量有机物。

除烟酸和维生素D外，维生素不能在体内合成，必须靠外源途径摄取。维生素是有机物，铁、锌、镁、铬、锡和其它微量元素虽然在体内含量低，也必须从饮食获得，但不是维生素。

维生素日摄取量小，维生素B_{12}每天只需2.0μg，维生素C每天需90mg。人体必需的氨基酸和脂肪酸的需要量则大得多。例如，每天摄入氨基酸的量可从色氨酸的245mg到苯丙氨酸的980mg。烟酸是仅有的人体可以自身合成的两种维生素之一，约60mg色氨酸能合成 1 mg烟酸。每天摄入的色氨酸在体内仅仅能够转化成 4 mg烟酸。

维生素缺乏可以导致一些疾病。有多种原因引起维生素缺乏，摄入不足、吸收减少、需求增加、遗传因素、肠道疾病、酒精中毒、疾病、生活方式和维生素与药物相互作用等。如长期慢性饮酒易于导致叶酸和维生素B_1减少。

维生素有种属差异。如维生素C在大多数实验动物来讲就不是维生素。再如人类缺乏α-生育酚、生物素和泛酸并不出现明显的症状，而实验动物却症状明显。

维生素分类有多种方法。在早期对维生素结构未知的情况下，人们根据维生素的溶解性来分类，即脂溶性维生素和水溶性维生素。维生素B_1是第一个被阐明结构的维生素。因其结构含有氨基，所以将维生素命名为vital amine，后来两个单词合并为Vitamin。

脂溶性维生素有维生素A、D、E、K等。水溶性维生素有维生素B_1、B_2、B_6、B_{12}和维生素C等。

第一节 脂溶性维生素

内容导航

学习目标

通过对本章的学习，希望同学们达到以下要求：

1．掌握维生素类药物的分类。

2．掌握维生素A醋酸酯、维生素D_3、维生素E的化学名、化学结构、理化性质及应用。

3．熟悉阿法骨化醇、维生素D_2、维生素K_3的化学结构及应用。

一、维生素A

早期研究显示，摄入“黄色”蔬菜和“无色”鱼肝油会产生同样的效果，颜色的不同给科研人员造成了很多困惑。后来的研究表明，植物来源的黄色胡萝卜素在体内转化成无色的视黄醛，由此发现了维生素A并揭示其作用。维生素A为全反式视黄醇，通常药用其醋酸酯或棕榈酸酯。

维生素A醋酸酯 Vitamin A Acetate

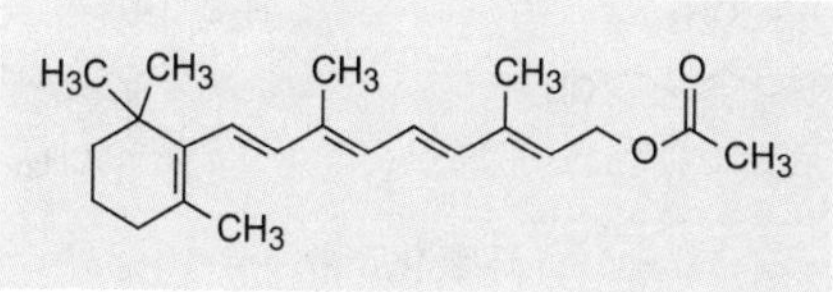

化学名为(全反式)-3,7-二甲基-9-(2,6,6-三甲基-1-环己烯-1-基)-2,4,6,8-壬四烯-1-醇醋酸酯。

本品从甲醇中析出浅黄色棱柱状结晶。几乎不溶于水或甘油。溶于无水乙醇、甲醇、三氯甲烷、乙醚、脂肪和油中。熔点57～58℃。

从维生素A的结构中我们可以看出，维生素A具有壬四烯共轭结构。侧链的四个双键呈全反式。受热或光照情况下，全反式会变成部分顺式，活性下降。

如双键异构为顺式，则为异维生素。6*Z*为异维生素Aa。2*Z*,6*Z*为异维生素Ab。2位和4位双键异构体为新维生素A。2*Z*异构为新维生素Aa。4*Z*异构为新维生素Ab。2*Z*,4*Z*异构为新维生素Ac。活性都下降。

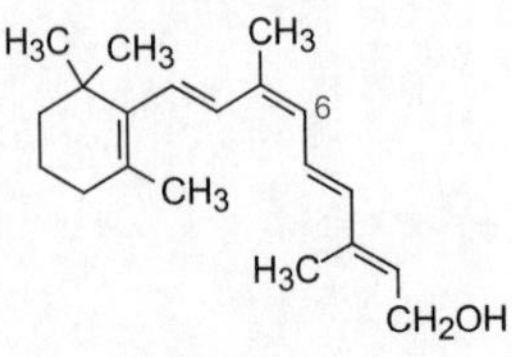

6Z

异维生素Aa

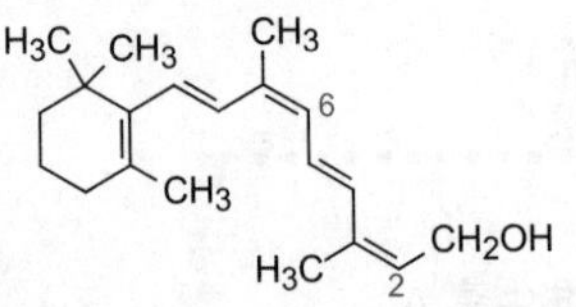

2Z,6Z

异维生素Ab

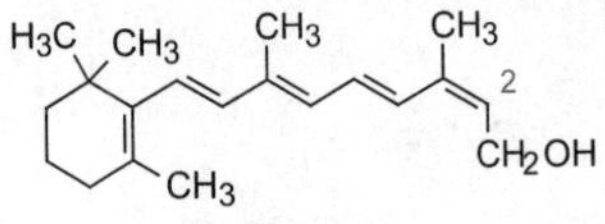

2Z

新维生素Aa

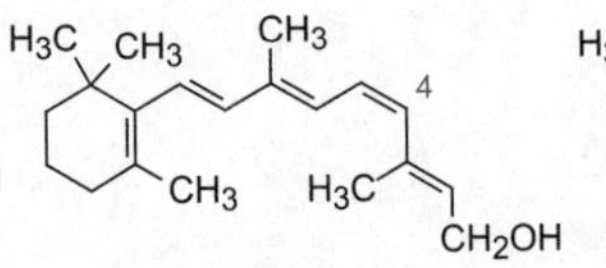

4Z

新维生素Ab

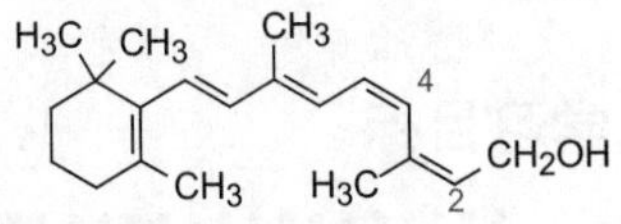

2Z,4Z

新维生素Ac

维生素A的结构中末端为丙烯醇结构单元。该结构不稳定，在光照和氧气存在下，乙酸根离去，双键移位成无活性代谢物，即视黄醇脱水代谢物，活性下降。

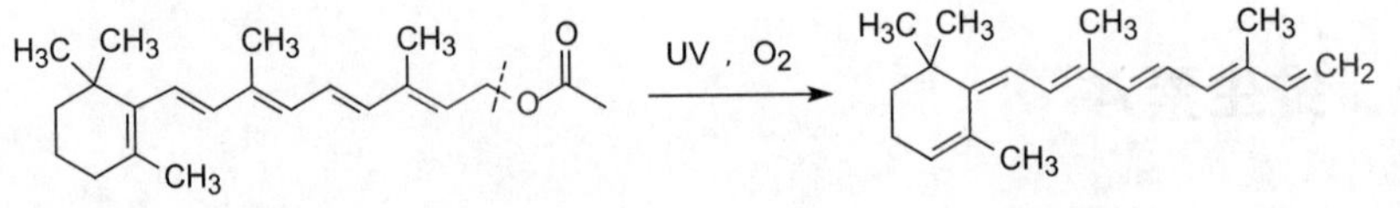

脱水产物

维生素A结构中存在多个共轭双键，对紫外线不稳定，易氧化，生成环氧化物。加热、光照和重金属离子等可加速其氧化。所以维生素A醋酸酯应该保存在铝制容器中，氮气保护，封闭，放置于阴凉干燥处。

环氧化产物

维生素A醋酸酯在体内有两种活性形式视黄醛和视黄酸，作用不同。首先在酯酶的作用下水解游离出视黄醇（即维生素A），之后氧化成视黄醛，进一步氧化成视黄酸。

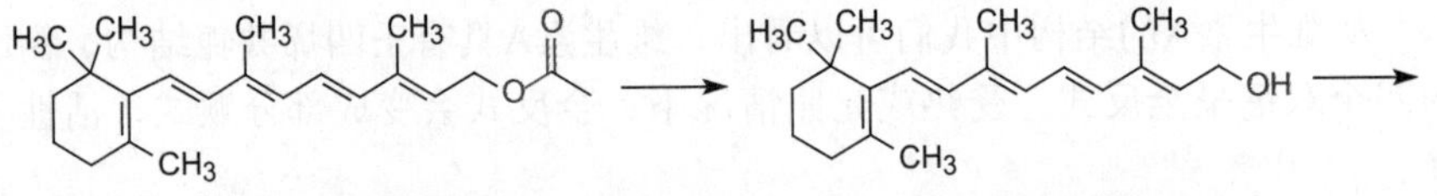

维生素A醋酸酯　　　维生素A

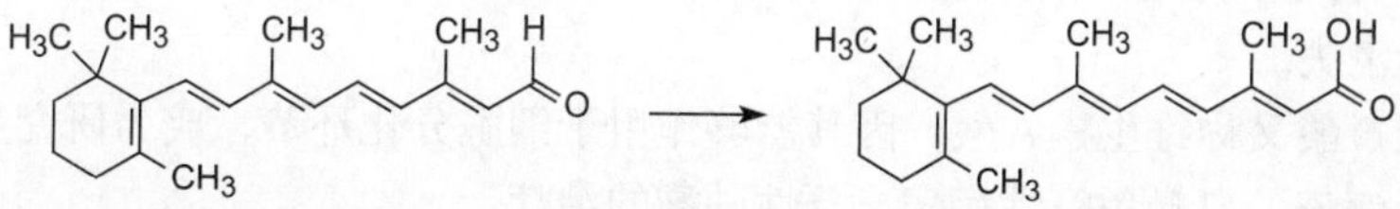

视黄醛　　　　视黄酸

视黄酸和视黄醛称为类维生素A。视黄醛是视紫质的组成成分。视黄酸在细胞核内与视黄酸受体结合，从而调节细胞分化。

黄色植物中的胡萝卜素是维生素A的植物来源。胡萝卜素有多种形式，其中β-胡萝卜素结构对称，理论上在体内可以产生两分子的视黄醛。实际上，直接给予维生素A活性是由胡萝卜素产生的维生素A的6倍，生物利用度也远高于β-胡萝卜素。原因一是肠黏膜催化断裂β-胡萝卜素能力有限，二是当体内肝脏中贮存的维生素A达到极限时，机体会调节性降低对β-胡萝卜素的降解。所以β-胡萝卜素常见以原型进入体内。

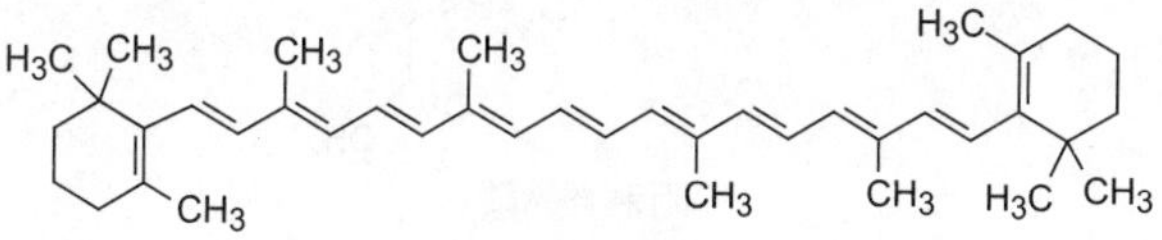

β-胡萝卜素

维生素A醋酸酯或β-胡萝卜素均需要与其它脂溶性物质一起制成胶囊，有利于其吸收。在肠道水解吸收后，在肠黏膜内维生素A重新酯化成维生素A棕榈酸酯，吸附在乳糜颗粒上，最后被转运到肝脏储存。

缺乏维生素A可以导致不同的疾病，与患者年龄有关。最严重的症状为角膜软化病，产生干燥、溃疡以及角膜和结膜干眼病，是导致婴儿和儿童失明的原因之一。

黏膜是阻止病原体进入体内的基本屏障之一，视黄酸缺乏导致上皮细胞角质化增加，增加了机体感染的危险性。

视黄醇从肝脏转运到眼睛后，转化成11-顺式-视黄醛，在视网膜杆状细胞内，进一步与视蛋白上的赖氨酸残基结合成烯胺，形成视紫质。在有光情况下，烯胺断裂形成反式-视黄醛，神经冲动沿视觉神经传到大脑。无光情况下则重新生成11-顺式-视黄醇，再氧化成11-顺式-视黄醛重复该过程。缺乏时形成夜盲症。夜盲症患者在极暗光线下，视黄醛在杆状细胞内形成视紫质的能力下降。缺乏时，肝脏储存的视黄醇水平下降，平衡打破，视黄醇从眼睛向肝内移动。

长期过量服用维生素A可以产生维生素A慢性中毒，症状包括疲劳、萎靡不振、腹部不适、头痛、失眠、月经不调、干皮或鱼鳞状皮肤等，严重时导致肝硬化，很多症状可以误导患者误以为是自身缺乏维生素A所致。维生素A的日最大摄入量为3000μg，相对于其它维生素而言，维生素A的日最大摄入量与推荐日摄入量（1～8岁儿童，300～400μg；9～18岁男孩，600～900μg；9～18岁女孩，600～700μg；成年男性，900μg；成年女性，700μg；孕妇，750～770μg；哺乳期妇女，1200～1300μg）之比小，为3～5。病人大量食用胡萝卜可以造成胡萝卜素过多症，使皮肤、眼睛呈现黄色，停止食用胡萝卜症状逐渐消失。

视黄酸又称维生素A酸，因其能够作用于细胞分化环节，成为研究热点。可用于痤疮、自身免疫性疾病、恶性肿瘤的治疗。

全反式维生素A酸最早用于治疗痤疮，还用于美容抗皱霜，刺激表皮细胞代谢，促进表皮陈旧细胞脱落，使皮肤增厚。与表皮维生素A酸受体结合，降低角蛋白的生成，皱纹形成与角蛋白形成有关。

全反式维生素A酸与其它化疗药合用，用于治疗急性早幼粒细胞性白血病。机制并不是杀死恶性肿瘤细胞，而是有助于恶性肿瘤细胞分化成非增殖的中幼粒细胞。阿利维A酸（Alitretinoin，9−顺式−维甲酸）可局部给药治疗卡波济肉瘤，可以与六个视黄酸受体结合。

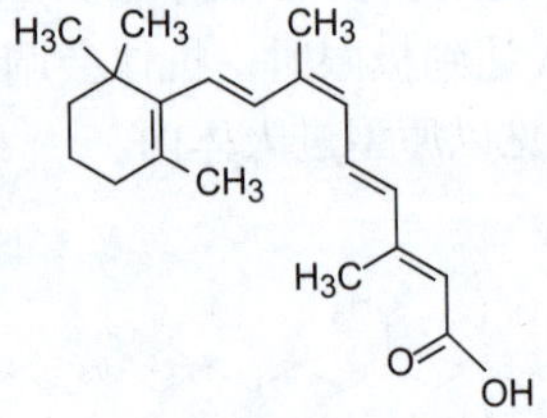

阿利维A酸

二、维生素D

早在17世纪中叶发现了佝偻病，儿童期患病，成年后骨骼变形，严重者可致死亡。佝偻病在将近 3 个世纪的时间内横行，增加钙摄入或磷摄入并不起效。后来逐渐认识到，佝偻病的发生与维生素D的缺乏有关，鱼几乎是维生素D唯一的食物来源。20世纪30年代，美国人开始在牛奶中加入维生素D，佝偻病得以控制。进一步研究发现，维生素D是钙转运和细胞分化的激素调节因子，并且发现有两种维生素D，分别为维生素D_2和D_3。过量使用可导致摄入钙增加，血钙升高。

维生素D_3又名胆骨化醇。

维生素D_3 Vitamin D_3

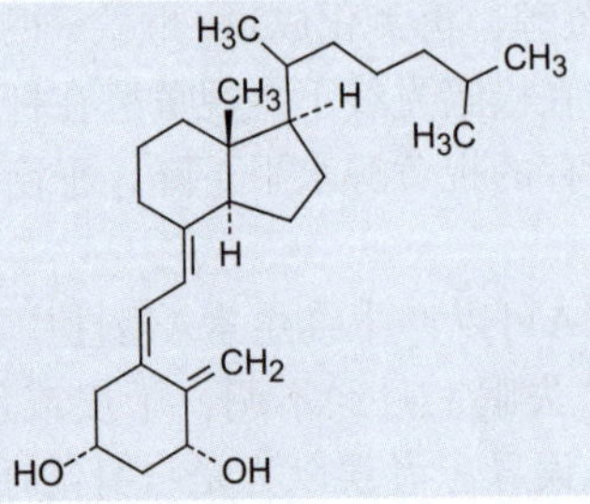

化学名为9,10−开环胆甾−5,7,10(19)−三烯−3β−醇。

本品为白色结晶性粉末或无色针状结晶。不溶于水，略溶于植物油，极易溶于乙醇、丙酮、三氯甲烷或乙醚。

本品为激素前体，体内先在肝脏发生25位羟基化，之后转运到肾脏，在肾脏1α-羟基化酶的作用下，1位羟基化生成骨化三醇，后者随血流转运到肠道，与肠道内核受体结合，指导肠道黏膜细胞合成钙转运蛋白，增加钙摄取，因此认为骨化三醇是肾脏激素，能够调控钙吸收。

实际上，调节钙代谢的激素有三种：甲状旁腺激素、降钙素和骨化三醇。在低血浆钙水平时，甲状旁腺激素刺激肾脏，增加骨化三醇的合成，从而导致钙转运蛋白合成增加；活化破骨细胞，将骨骼中的钙释放到血浆中；同时抑制肾脏钙排泄。当高血浆钙水平时，降钙素刺激成骨细胞，促进钙沉积到骨骼中，同时刺激肾脏增加钙排泄。

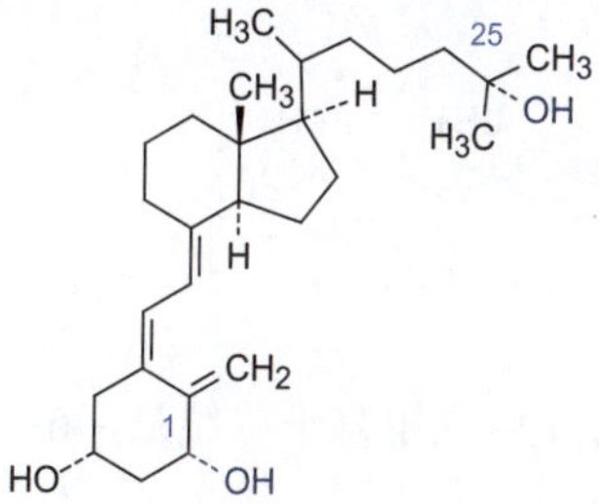

骨化三醇

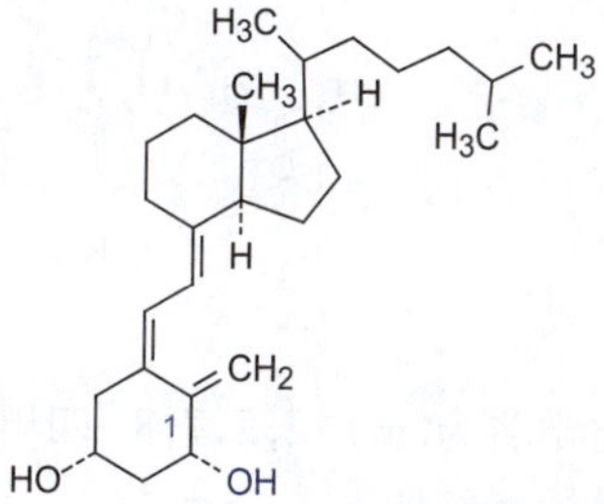

阿法骨化醇

老年人1α-羟基化酶活性消失，体内维生素D_3无法转化成骨化三醇起作用，易造成缺钙。针对老年人的酶活性特点，开发出阿法骨化醇（Alfacalcidol），口服后，直接在肝脏发生25位羟基化活化，用于老年人补钙。1位羟基化代谢在肾脏进行，肾病患者由于肾功能异常，常发生佝偻病，故肾病患者可直接给予骨化三醇以治疗佝偻病。

对于维生素D_3，1国际单位（IU）等于0.025μg。

维生素D_3用于治疗骨质疏松、佝偻病和骨软化病。50岁以下人群每天推荐剂量5μg（200 IU），50～70岁人群可增加到10μg（400 IU），70岁以上人群15μg（600 IU）。

苯巴比妥等抗惊厥药可导致维生素D_3在肝脏羟基化，随后形成无活性产物。癫痫儿童只要食用正常量的强化牛奶，就可以对抗这种作用。

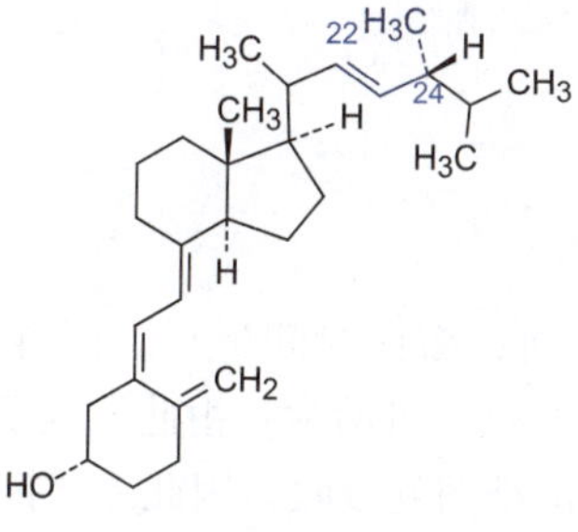

维生素D_2

维生素D_2（Vitamin D_2）与维生素D_3相比，结构中22位引入双键，24位引入甲基。与维生素D_3相同，在体内也是通过1,25-羟基化活化。

由于双键的引入，维生素D_2的稳定性低于维生素D_3。维生素D_2对光敏感，日光作用下生成超甾醇和速甾醇失活，微量金属离子能促进失活，所以须避光保存。用途同维生素D_3。

三、维生素E家族

维生素E为一组维生素，其中活性最强的为α–生育酚，通常维生素E为α–生育酚醋酸酯。

维生素E别名为α–生育酚醋酸酯。

维生素E　Vitamin E

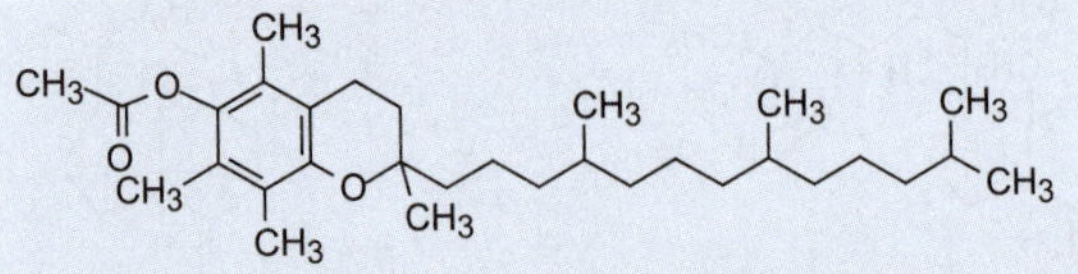

化学名为(±)–2,5,7,8–四甲基–2–(4,8,12–三甲基十三烷基)–6–苯并二氢吡喃醇醋酸酯。

本品为微黄色或黄色透明的黏稠液体，不溶于水，易溶于乙醇、丙酮、乙醚。

维生素E有三个手性中心，天然品均为*RRR*构型，合成品为 8 个消旋体的混合物。以*R*构型活性最强，但其它异构体也均有抗氧化作用。

维生素E结构为苯并二氢吡喃结构，2 位有16个碳原子组成的烷基侧链。

维生素E为抗氧化剂，但机制不清。

维生素E侧链有三个叔碳原子，在体内易氧化、羟基化代谢失活。

维生素E用于习惯性流产、不育症、进行性肌营养不良等。亦用于心血管疾病、脂肪肝、新生儿硬肿症的辅助治疗，对抗衰老有效。

维生素E相对较安全，成人最大服用量与推荐剂量之比为66。推荐日服用量为15mg，50岁以上老年女性增加到每天19mg。但长期大量服用可导致血栓性静脉炎、肺栓塞、高血压、男性和儿童乳房发育、严重疲劳和良性乳房肿瘤。

四、维生素K家族

鸡在无脂肪饲养时出血，凝血时间延长。饲料中加入新鲜甘蓝、紫花苜蓿、腐鱼、谷类或猪肝等有机物可治愈。由此发现了维生素K。由于人体所需的维生素K可以大量从肠道细菌处吸收，因此无法推荐维生素K的日摄入量。

天然的维生素K有两个系列，K_1系列主要从绿色植物中摄取，K_2系列是细菌的代谢产物。

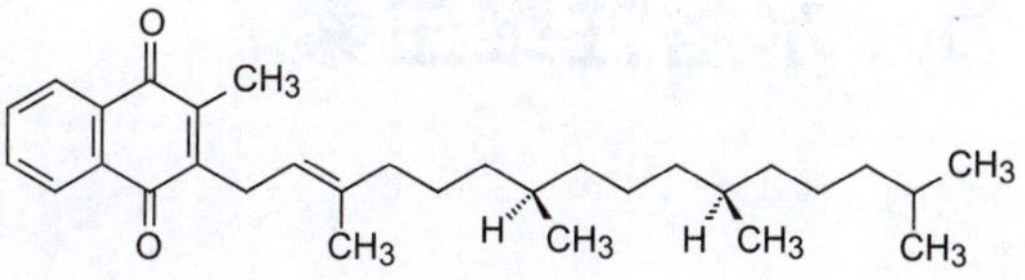
维生素K_1

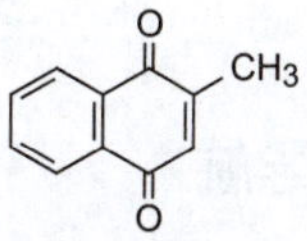
维生素K_3

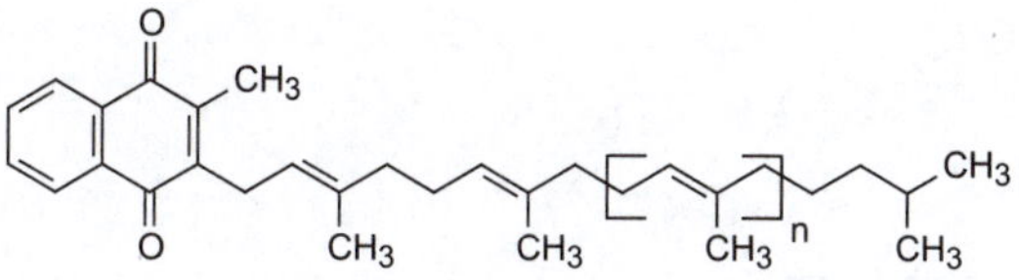
维生素K_2（n=2,4,5）

维生素K_1在体内脱去3位侧链变成甲萘醌。甲萘醌在肝脏或肠道中3位引入侧链生成维生素K_2。维生素K_2是谷氨酸羧化酶的辅酶。谷氨酸羧化反应是骨钙素和几种凝血蛋白合成所必需的，如凝血素、蛋白C、蛋白S等。维生素K_2作为辅酶，在羧化反应完成后，被还原再生。香豆素类抗凝血药能够抑制维生素K_2的体内再生，因此服用香豆素类药物的病人必须调整维生素K的药用和饮食摄入量。

维生素K_3主要用于纠正维生素K缺乏症，防治凝血酶原过低症和新生儿出血。由于维生素K_3可导致肝损害，肝功能不良者慎用或改用维生素K_1。

维生素K在肝脏中几乎没有储存，但正常饮食一般可满足维生素K的需要。维生素K缺乏主要是因为疾病所造成的，如黄疸、肠道菌群减少、新生儿出血等。但新生儿出血需要注射维生素K_1。

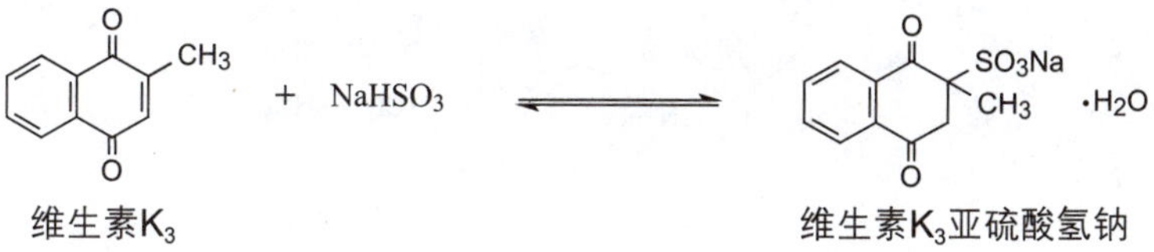

维生素K_3和甲萘醌、亚硫酸氢钠之间存在动态平衡。氯化钠和焦亚硫酸钠促进平衡向右移动，酸、碱、氧、光和热促进平衡向左移动。

维生素K_3为前药，在体内转变成维生素K_2起作用。

重点回顾

1．维生素A的丙烯醇结构单元和共轭烯烃是其不稳定的结构因素。
2．肾病病人、老年人和正常人所需的维生素D种类不同，是由于体内酶活性差异所致。
3．维生素E为有机抗氧化剂。
4．正常人群一般不会缺乏维生素K。

第二节 水溶性维生素

内容导航

一、维生素B家族
二、维生素C

学习目标

通过对本章的学习，希望同学们达到以下要求：

掌握维生素B_1、维生素B_2、维生素B_6和维生素C的化学名、结构，性质及应用。

一、维生素B家族

维生素B家族是从米糠、豆类、酵母和肝脏中发现的一组维生素。B族维生素之间没有结构上的相似性，大部分B族维生素溶于水。维生素B_2是辅酶黄素单核苷酸和黄素腺嘌呤二核苷酸的活性部位。维生素B_6是氨基酸转氨基和脱羧代谢的辅酶。

维生素B_1又名盐酸硫胺。

维生素B_1　Vitamin B_1

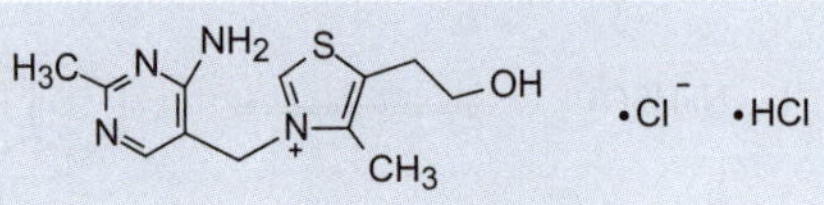

化学名为氯化4–甲基–3–[(2–甲基–4–氨基–5–嘧啶基)甲基]–5–(2–羟基乙基)噻唑鎓氯化物。

本品为玫瑰簇状单斜片晶，微有噻唑气味，味苦。易溶于水、甘油、乙醇和甲醇。几乎不溶于乙醚、苯、氯仿和已烷。水溶液pH值呈弱酸性。极易吸湿，应密闭保存。

维生素B_1结构中含有嘧啶基和噻唑基，药用为双盐，噻唑氮原子为季铵盐，嘧啶4位的氨基与盐酸成盐。

本品固体稳定，在碱性溶液中分解。在空气中可氧化生成具有荧光的硫色素，其活性消失，光和重金属离子可加速其氧化反应。

本品给药吸收后，在肠黏膜细胞内的硫胺激酶的作用下焦磷酸化。磷酸化后的维生素B_1是糖代谢过程中，α–酮酸脱羧酶和转羟乙醛酶的辅酶。磷酸化步骤是维生素B_1吸收的限速步骤。

本品在体内易于被硫胺酶代谢失活。

本品是糖代谢所需的基本营养成分，也与神经功能有关。存在于全麦、肉类、蔬菜、牛奶、豆类、酵母和米糠中。正常平衡膳食不会出现维生素B_1缺乏症，慢性缺乏会产生神经损害、脚气病和韦尼克－科尔萨科夫综合征。长期酗酒可致维生素B_1缺乏。本品应用于与糖代谢有关的疾病，是较安全的维生素，无最大摄入剂量限制。

维生素B_2 Vitamin B_2

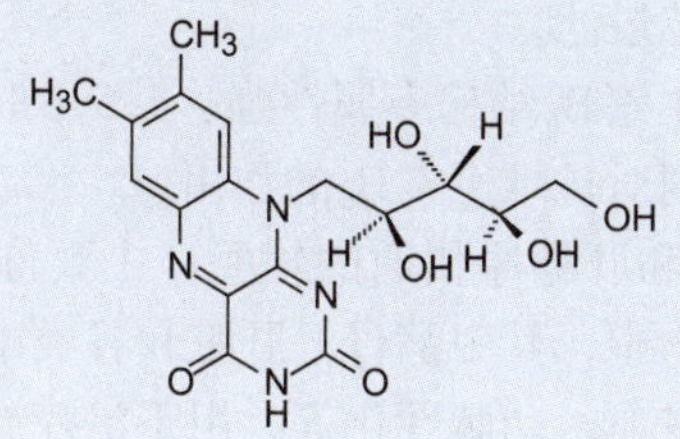

维生素B_2又名核黄素。

化学名为7,8－二甲基－10[(2*S*,3*S*,4*R*)－2,3,4,5－四羟基戊基]－3,10－二氢苯并蝶啶－2,4－二酮。

本品为从2mol/L醋酸、乙醇、水或吡啶中析出的细橙黄色针晶。溶解性差，在水中极少溶解，不溶于乙醚、氯仿、丙酮和苯。微溶于乙醇、环己醇、苯甲醇和苯酚。易溶于碱性水溶液，分解变质分解，在矿酸中较稳定。

核黄素本身不溶于水，核糖末端羟基磷酸化后成盐，极易溶于水，可制成注射剂给药。

维生素B_2结构中含有异咯嗪环，具有特殊的光学性质和不稳定性。光照下不稳定，酸性或中性条件下，可分解为光化色素，在碱性溶液中可分解为感光黄素。

维生素B_2是继维生素B_1后，从酵母中发现的第二个营养因子，治疗糙皮病和缓解皮炎。英国名为维生素B_2，美国名为维生素G。

维生素B_2存在于牛奶、鸡蛋、肝、大麦、绿叶蔬菜、肾和心脏中，酵母中含量丰富。正常情况下，维生素B_2一般不易缺乏，可能是人体不会单纯缺乏维生素B_2。由于体内吸收、转运过程限制，维生素B_2也不易过量，无最大摄入剂量限制。维生素B_2是辅酶黄素单核苷酸和黄素腺嘌呤二核苷酸的活性部位，主要作用为参与三羧酸循环，以及在叶酸和吡哆多辛的体内转化中起重要作用。用于治疗口角炎、舌炎等。

维生素B_6 Vitamin B_6

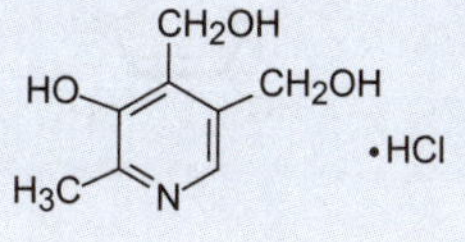

化学名为6－甲基－5－羟基－3,4－吡啶二甲醇盐酸盐。

本品为从乙醇和丙酮混合溶剂中析出的片状或厚圆棒状结晶。对光照和空气敏感。可升华。易溶于水和乙醇，微溶于丙酮，不溶于乙醚、三氯甲烷。酸性水溶液稳定，120℃加热30分钟无分解。熔点205～209℃。

维生素B_6为吡多醇、吡多醛、吡多胺的混合物，体内为各自磷酸酯的混合物。商品形式为吡多醇。磷酸吡多醛为辅酶。体内主要代谢物为4–吡多酸。

维生素B_6水溶液氧化变色。在中性和碱性溶液中遇光分解，在中性溶液中加热聚合而失去活性。

维生素B_6的5位羟基为酚羟基，与三氯化铁作用呈红色，本品注射液不能用含有微量铁盐的砂芯过滤。

构效关系表明，维生素B_6结构专属性强，4,5,6取代基为活性必需。若4位羟甲基被甲基代替，则对抗维生素B_6的作用。

维生素B_6为氨基酸和肝糖原代谢的辅酶，主要催化氨基酸的转氨基和脱羧反应。存在于很多食物中，其中酵母、肝脏和谷类中含量丰富。缺乏时可致脂溢性皮炎、小细胞性贫血、动脉硬化等。用于治疗放射治疗引起的恶心、妊娠呕吐、异烟肼等药物引起的周围神经炎、白细胞减少症及痤疮、脂溢性湿疹等。

由于维生素B_6为体内脱羧酶的辅酶，帕金森病患者服用L–多巴时会增加药物在外周脱羧的量，从而减少L–多巴到达中枢的量而影响治疗效果。

异烟肼为抗结核病药，可以与吡多醛和吡多醛磷酸酯反应，显著降低辅酶的生物利用度。临床常用维生素B_6治疗异烟肼引起的周围神经炎，但是不降低异烟肼的疗效。

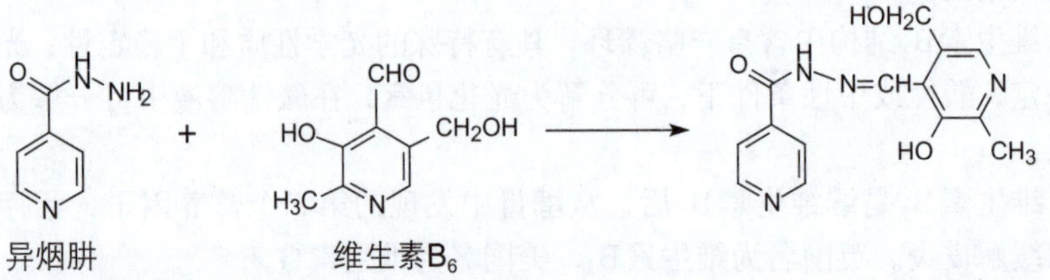

二、维生素C

维生素C又名抗坏血酸。

维生素C　Vitamin C

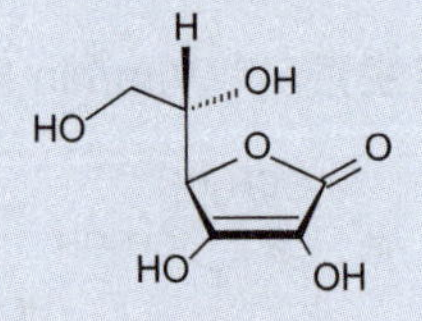

化学名为L(+)–苏糖型–2,3,4,5,6–五羟基–2–已烯酸–4–内酯。

本品通常为片状结晶，有时为针状或单斜晶体。有令人愉悦的酸性味道。溶于水、无水乙醇和甘油，不溶于乙醚、氯仿、苯、石油醚、油、脂肪和脂肪性溶剂。熔点190～192℃。

抗坏血酸结构中存在两个手性中心，有四个异构体，其中L(+)活性最强，D(−)活性为前者的20%，其余无活性。

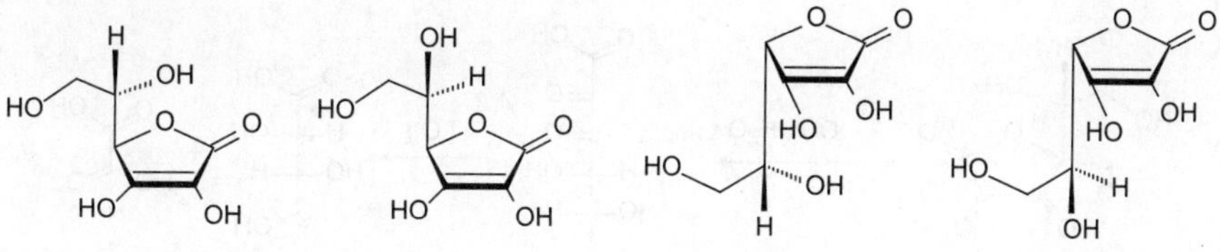

L(+) D(−) L(+) D(−)

维生素C固体稳定，水溶液可发生互变异构，以烯醇式为主，2−酮式较3−酮式稳定。

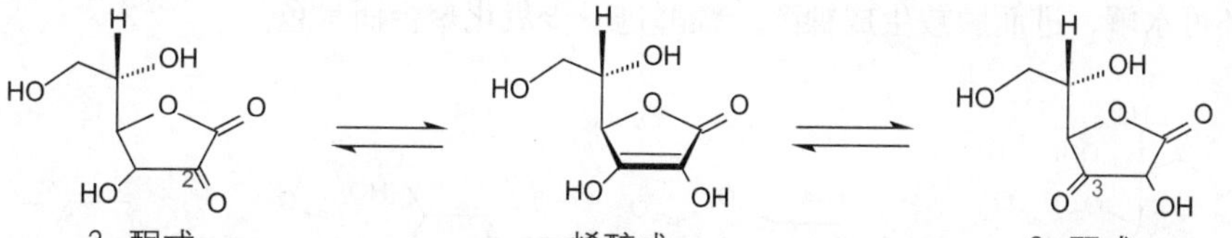

2−酮式 烯醇式 3−酮式

本品为连二烯醇结构，如上面结构式中突出显示部分所示。连二烯醇结构上羟基具有弱酸性，其中 3 位羟基酸性较强，pK_a为4.17。2 位羟基酸性较弱，pK_a为11.57。原因可能是 2 位羟基与 1 位羰基形成分子内氢键，导致酸性下降。与碳酸氢钠或稀氢氧化钠溶液反应，生成C3烯醇钠盐。

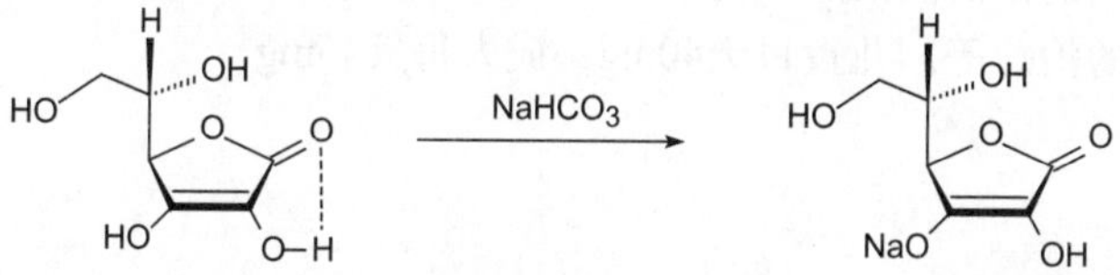

如果维生素C与强碱反应，则导致内酯环水解，生成酮酸钠盐。

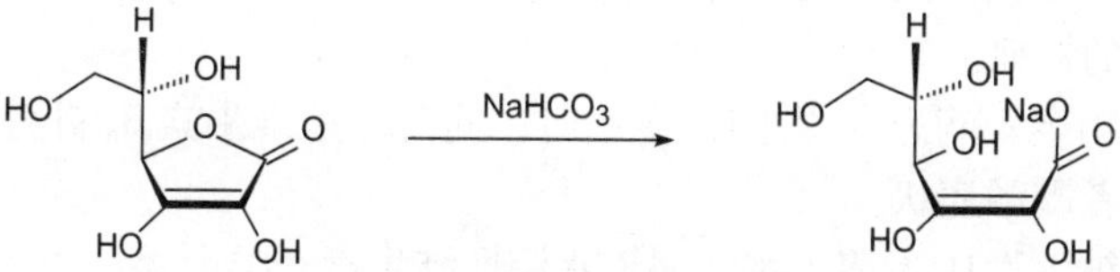

连二烯醇结构还具有强还原性。维生素C可被空气中的氧、三氯化铁、硝酸银和碘等弱氧化剂所氧化，生成去氢抗坏血酸。

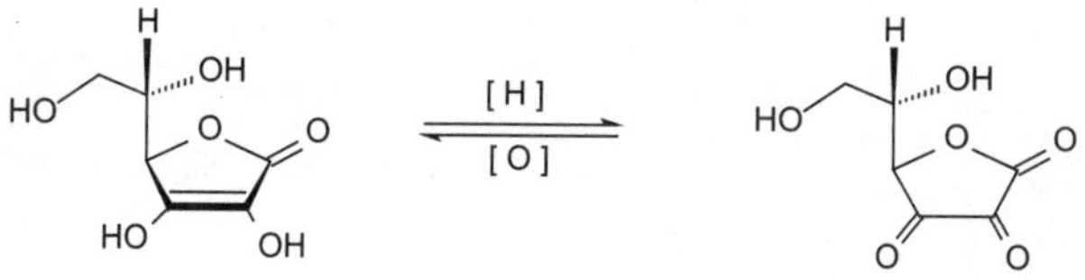

去氢抗坏血酸

维生素C被氧化为去氢抗坏血酸后，分子中的共轭体系被破坏，更易水解，生成2,3-二酮古洛糖酸，并进一步氧化为苏糖酸和草酸而失活。

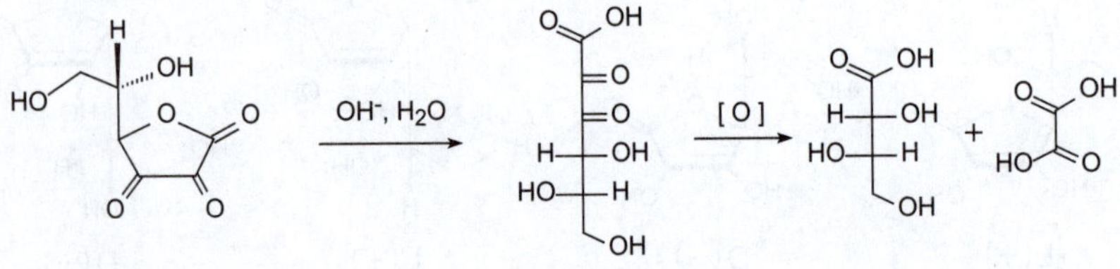

去氢抗坏血酸　　2,3-二酮古洛糖酸　　苏糖酸　　草酸

维生素C分子结构存在内酯环，在空气，光、热和金属离子影响下，内酯环可水解，进而脱羧生成糠醛。糠醛进一步氧化聚合而呈色。

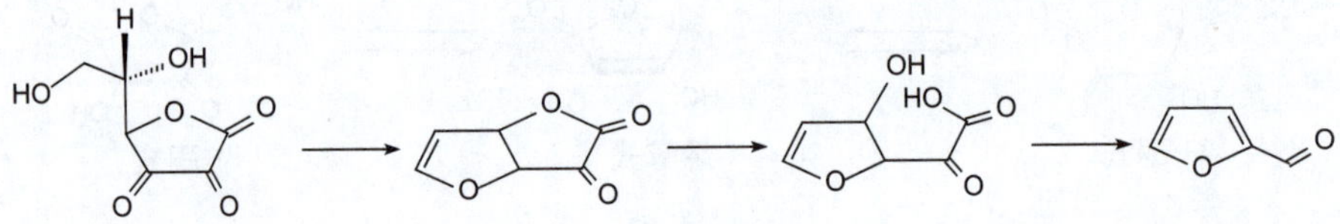

2-酮式维生素C

维生素C在植物和动物中广泛存在，食物包括柑橘、土豆、辣椒、椰菜、甘蓝和玫瑰。摄入不足会导致坏血病等缺乏症。维生素C安全，不易过量。临床用于坏血病的预防及治疗，用于肝硬化、急性肝炎及砷、汞、铅等慢性中毒时肝脏损伤的治疗等。儿童每天40mg，成人每天45mg。

重点回顾

1．维生素B_6结构中含有酚羟基，配制注射剂时要避免用含有铁盐的器皿。
2．帕金森病患者服用L-多巴时，同时服用维生素B_6制剂会加重患者震颤症状。
3．维生素B_2不溶于水，属于水溶性维生素一类。
4．维生素B_1为季铵盐，结构中含有噻唑环和嘧啶环。
5．维生素C有强还原性和水溶性，在洗菜和烹调过程中极易损失。

自测习题

最佳选择题

1．维生素A的临床适应证是

A．新生儿出血　　B．坏血病
C．夜盲症　　D．脚气病
E．佝偻病

配伍选择题

A．维生素A　　B．维生素C
C．维生素D　　D．维生素E
E．维生素K

2．结构中含有连二烯醇结构单元
3．含有壬四烯共轭结构，侧链的四个双键呈全反式活性最强
4．适量服用可以防治佝偻病

多选题

5．下列维生素中属于水溶性维生素的有

A．维生素B_1　　B．维生素D
C．维生素E　　D．维生素C
E．维生素A

名词解释题

6．维生素

简答题

7．维生素C在保存过程中变色，原因是什么？变色后还有抗氧化作用吗？

（吴艳芬）

第九单元

总　论

9

9

第二十五章 药物化学结构与药效的关系

内容导航

学习目标

通过对本章的学习，希望同学们达到以下要求：

1．掌握药物在体内的三个过程。
2．掌握药物按作用方式的分类。
3．掌握药物的各类理化性质对药效的影响。
4．熟悉药物与受体间最常见的8种结合方式对药效的影响。
5．熟悉药物的几何异构体和光学异构体对活性的不同影响。
6．了解最常用的定量构效关系方法。

药物的化学结构与活性之间的关系，称构效关系（structure-activity relationships，SAR）。

要求掌握构效关系的基本概念。

药物从给药到产生药效是非常复杂的过程，大致可以分为药剂相（pharmaceutical phase）、药物代谢动力相（pharmacokinetic phase）和药效相（pharmacodynamic phase）三个阶段（图25－1）。药物的化学结构对每一相都会产生重要的和不同的影响。本章的重点是讨论药物的化学结构与药效相有关的因素。

掌握药物作用的三个阶段，是学习目标之一。

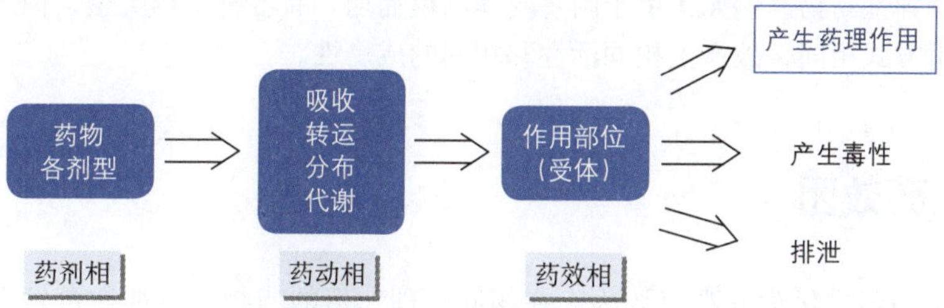

图25－1 药物在体内的三个阶段

第一节 药物产生作用的主要因素

一、药物产生作用的主要因素

药物在体内的基本过程是给药、吸收、转运、分布并到达作用部位、产生药理作用。药物分布到作用部位，并且在作用部位达到有效的浓度，是其产生活性的重要因素。药物的转运过程与理化性质有关。药物在作用部位与受体的相互作用则是产生药效的另一个重要因素。所以药物产生药效的两个主要的决定因素是药物的理化性质及药物与受体的相互作用。

根据药物在体内的作用方式，可分为两类。一类是结构非特异性药物

> 药物按作用方式分成两类，回忆一下是哪两类？

（structurally nonspecific drugs），在体内的作用过程与受体无关，其活性主要取决于药物分子的各种理化性质。另一类称为结构特异性药物（structurally specific drugs），其作用靶点是不同的生物大分子（酶、蛋白质、核酸、离子通道），故生物活性主要与药物与靶点间的相互作用有关。

二、结构非特异性药物

> 吸入麻醉药是结构非特异性药物的经典例子。

结构非特异性药物的活性主要取决于药物分子的各种理化性质。当结构有所改变，而理化性质变化不大时，活性无大的改变。例如各类吸入麻醉药结构差别大，但物理性质类似，均为低沸点的液体或气体。

三、结构特异性药物

> 大部分的药物活性与受体的相互作用有关，请注意：这是本章学习的重点内容之一。

> **温故知新**
> 见第十二章镇痛药的构效关系。

结构特异性药物的生物活性与靶点的作用方式有关，主要取决于药物结构与不同的生物大分子（酶、蛋白质、核酸、离子通道）的相互作用。其活性除与药物分子的理化性质相关外，决定因素取决于药物分子与受体的相互作用及相互匹配，化学结构稍加变化，就会直接影响其药效学性质。大部分药物属于结构特异性药物。例如作用于阿片受体的镇痛药，有各种结构类型，但与受体的作用方式相同，故产生相同活性和相同的成瘾性。

四、药效团

> 要求掌握新的药效团概念。

> **温故知新**
> 镇痛药的药效团见第十二章，镇痛药构效关系有关内容。

早期药物化学的观点认为，在相同药理作用的药物中，往往可发现化学结构有相同的部分，把这部分结构称为药效团。但目前广义的新的药效团（pharmacophore）定义是指药物与受体结合时，在三维空间上具有相同的疏水、电性和立体性质，具有相似的构象。例如吗啡（Morphine）是植物来源的镇痛药，有复杂的五环结构；而脑啡肽（Enkephalin）是内源性的镇痛物质，是五肽结构。两者之所以有相同的镇痛活性，是因为它们在三维空间上有相同的疏水部位和立体性质，以相似的构象与阿片受体产生相同作用方式，这些因素构成了镇痛药的药效团。

第二节 药物的理化性质对活性的影响

结构非特异性药物活性的决定因素是药物的理化性质。

经注射的药物可以直接进入血液转运，而口服给药时，需由胃肠道吸收，进入血液。药物在转运过程中，必须通过各种生物膜，才能到达作用部位或受体部位。药物的吸收、转运、分布、代谢、排泄称为药代动力学性质，对药物在体内作用部位的浓度产生直接影响。药代动力学性质主要是由药物理化性质决定的，理化性质包括药物的溶解度（solubility）、分配系数（partition coefficient）、解离度（degree of ionization）、氧化还原电势（oxidation-reduction potential）、热力学性质和光谱性质等。其中对药效影响较大的主要是溶解度、分配系数和解离度。

结构非特异性药物活性的决定因素是药物的理化性质，请注意下面将要具体分析各种理化性质对活性的影响，这也是学习目标之一。

温故知新

药物代谢，第二十六章。

一、溶解度和分配系数对药效的影响

溶解度、分配系数和解离度是影响药物活性最重要的三大因素，是学习目标之一。

1．溶解度和分配系数的基本概念

一般来说，药物如果在水中溶解度较大，称为亲水性的，反之，在水中溶解度很小，称为亲脂性的。大部分药物是有机化合物，多为亲脂性的。药物的溶解度用脂水分配系数P表示。P是指化合物在有机溶剂相（O）中和水相（W）中分配达到平衡时的量浓度C_o和C_w之比值，即$P=C_o/C_w$。在构效关系研究中一般用正辛醇为有机相测定脂水分配系数。P值越大，说明药物的脂溶性越大，常用$\lg P$表示。

2．亲脂性对药效的影响

药物作用在不同部位时，对其亲脂性的要求不同。作用于中枢神经系统的药物，需要透过血脑屏障，适当增强药物亲脂性，有利于吸收，可增强活性，因此药物需要具有较大的分配系数。例如吸入麻醉药属于结构非特异性药物，其麻醉活性与结构没有明显关系，麻醉效能与化合物的$\lg P$值有关，一般规律是在一定范围内$\lg P$值越大，麻醉作用越强。但并不是亲脂性越高，活性越强，当亲脂性过高时，不利于药物的体内转运，往往引起惊厥。

作用于其它部位的药物，脂水分配系数应有一个适当的范围，才能显示最好的药效。

在大多数情况下，脂水分配系数应有一个适当的范围，才能显示最好的药效，这是脂水分配系数对药效影响的基本概念。

分子中如含有亲脂性的烷基、卤素、芳环等，一般使药物脂溶性增高。有时同系物的活性随着碳链长度的增加而增强。但碳链过长，活性反而降低，也与其对脂溶性的影响有关。

二、解离度对药效的影响

药物的吸收与解离度有关，解离度由化合物的解离常数pK_a和环境溶液介质的pH决定，掌握这个概念可以指导合理用药，故是学习目标之一。

1．药物的解离度及pK_a

人体的70%～75%是由水组成的，有机药物多数为弱酸或弱碱性，在人体pH7.4环境中可部分解离成离子状态，另一部分保持分子状态。解离为离子状态的药物与保持分子状态药物的比例为解离度，解离度由化合物的解离常数pK_a和环境溶液介质的pH决定。

药物解离后以部分离子型和部分分子型两种形式存在，分别以醋酸和甲胺为酸、碱的代表，pK_a的计算方法如下：

$$CH_3COOH + H_2O \rightleftharpoons CH_3COO^- + H_3O^+ \qquad pK_a = pH - \lg\frac{[CH_3COO^-]}{[CH_3COOH]}$$

$$CH_3NH_2 + H_2O \rightleftharpoons CH_3NH_3^+ + OH^- \qquad pK_a = pH - \lg\frac{[CH_3NH_2]}{[CH_3NH_3^+]}$$

2．酸碱性和解离度对药效的影响

药物的酸碱性对药效会产生重要的影响。当药物的解离度增加时，药物离子型浓度上升，未解离的分子型减少，减少在亲脂性组织中的吸收。多数药物为弱酸或弱碱性，具有不同的pK_a，在体液中可部分解离。从化学原理分析，弱酸性药物在胃液（pH=1）中解离度较小，如阿司匹林（Aspirin）（pK_a=3.5），在胃液中未解离的分子达99%，故在胃中容易被吸收。弱碱性药物在肠道（pH=7～8）中解离度小，如可待因（Codeine）（pK_a=8），在胃中几乎100%呈离子型，无法吸收，只有进入肠中才能吸收良好。完全离子化的化合物如季铵盐，在胃肠道均不易吸收，更不能进入神经系统。一般具有最适度解离度的药物，具有最佳的活性。

有最适度解离度的药物，具有最佳的活性。这是解离度对药效影响的基本概念。

温故知新

巴比妥类药物见第九章抗癫痫药物的构效关系。

药物的解离度对活性影响研究的比较多的一个例子是巴比妥类药物，由于5位取代基不同，使其pK_a有差别，在体内的解离度不同，透过血脑屏障的速度和浓度也不同，因而表现在镇静、催眠和抗癫痫作用的强弱及显效快慢有明显的差别。常用的巴比妥类药物的pK_a与未解离百分率如表25-1所示。

表25-1 常用的巴比妥类药物的pK_a与活性

	巴比妥酸	苯巴比妥	异戊巴比妥	戊巴比妥	海索比妥
pK_a	4.12	7.40	7.9	8.0	8.4
未解离(%)	0.052	50	75.97	79.92	90.0
显效时间（分钟）	/	30～60	30～45	10～15	10～15

从表25-1可见，巴比妥酸在生理条件下，几乎100%解离为离子，无法透过血脑屏障故无疗效；苯巴比妥未解离的分子约50%，大约30分钟显效，而海索比妥分子状态达90%，易透过血脑屏障，15分钟即显效，且作用比苯巴比妥强。

第三节 药物与受体的作用方式对药效的影响

结构特异性药物的活性和药物与受体的相互作用有关。受体学说认为，药物产生活性的过程是首先与靶点结合，形成复合物，而产生药理作用。故药物与受体的结合方式及结合能会直接影响其药效。影响药物与受体结合的因素有：药物受体的结合方式、药物的各官能团、药物的电荷分布及立体因素等。

药物与靶点要相匹配，才能产生较高的活性，先想想：药物如何才能与靶点相匹配？带着这个问题学习下面的内容。

一、药物与受体的结合方式

药物与受体的结合方式主要分为可逆和不可逆两种。药物与受体以共价键结合时，形成不可逆复合物，往往产生很强的活性，如青霉素（Penicillin）的作用机制是与黏肽转肽酶酰化反应。但在大多数情况下，药物与受体的结合是可逆的，药物与受体可逆的结合方式主要是：离子键、氢键、离子偶极、偶极－偶极、范德华力、电荷转移复合物和疏水作用等。

药物与受体的结合方式主要分为可逆和不可逆两种。其中以可逆作用为主。

药物与受体往往是以多种键合方式结合，图25－2是以青霉素为例，青霉素与青霉素结合蛋白以共价键结合，打开β－内酰胺环。在其它部位的结合方式包括：羧基氢与受体的氢键接受体形成氢键；在苯环疏水部位与受体的疏水部位的疏水结合作用，此结合方式也可以看作范德华结合力；另外还有酰胺的偶极与受体的偶极之间形成偶极－偶极键。

请同学们记住：离子键、氢键、离子偶极、偶极－偶极、范德华力、电荷转移复合物和疏水作用等均是可逆的作用方式类型。

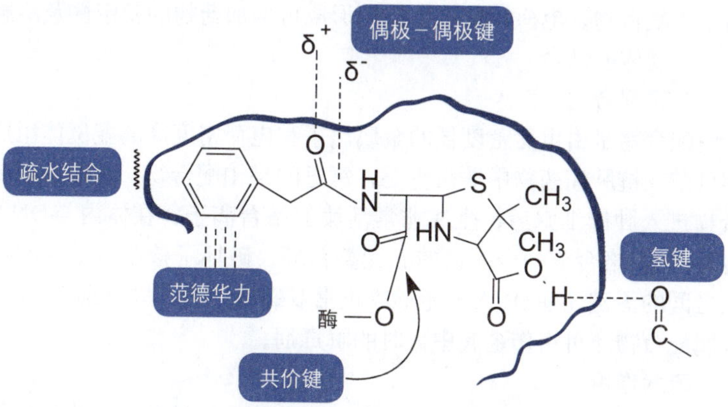

图25－2 药物与受体作用常见的键合方式

图中的粗曲线表示受体的活性口袋，框中的蓝字是药物与受体的结合方式

图25－2是一个药物与受体各类结合键的例子，图中间的结构式是青霉素，与黏肽转肽酶以共价键结合打开β－内酰胺环后的产物，同时在其它部位有各种成键的方式，这些键合方式请看下面的内容。

二、药物与受体的键合对药效的影响

1．共价键

药物与受体以共价键结合时，形成不可逆复合物，如烷化剂类抗肿瘤药、β－内酰胺类抗生素等。共价键的键能最大，往往药物作用非常强而持久，但共价键是药物与受体结合方式中，唯一不可逆的方式。

如果药物有毒性，往往是不可逆的。

2．离子键

离子键是可逆的作用，键能比共价键弱。

离子键是指药物的带正（负）电荷的正（负）离子与受体带负（正）电荷的负（正）离子之间，因静电引力而产生的电性作用，其结合能较强，故可增加药物的活性。

3．氢键

氢键是可逆的作用，非常普遍。

氢键是药物与受体结合时最常见的键型，药物分子中含有孤对电子的O、N、S、F、Cl等原子，可与受体的电负性原子上的C、N、O、F等以共价结合的H形成氢键，氢键的键能较弱，但对药物的理化性质产生较大影响。如药物与水形成氢键时，可增加药物的水溶解度。当药物分子内或分子间形成氢键时，则在水中的溶解度减小，在非极性溶剂中的溶解度增加。氢键是药物分子和受体生物大分子之间较为普遍的一种键合方式，可以增强药物的活性。

4．离子－偶极键及偶极－偶极键

离子－偶极、偶极－偶极作用是可逆的作用，是正负电荷间的作用。

药物分子中存在电负性的N、O、S等原子时，由于这些原子的诱导，使分子中的电荷分布不均匀，形成偶极。该偶极与另一个带电离子形成相互吸引的作用称为离子偶极作用。如果和另一个偶极产生相互静电作用，称为偶极－偶极键。偶极作用常常发生在酰胺、酯、酰卤及羰基等化合物之间。

5．范德华力

范德华力是可逆的作用。

范德华力是指一个原子的原子核对另一个原子的外围电子的吸引作用，其键能很弱，是所有键合作用中最弱的一种，但非常普遍，无处不在。

6．电荷转移复合物

形成电荷转移复合物是可逆的作用。

电荷转移复合物是电子相对丰富的分子与电子相对缺乏的分子，通过电荷转移而形成复合物。电荷转移复合物的形成可增加药物的稳定性及溶解度，并增加药物与受体的结合。

7．金属配合物

形成金属配合物是可逆的作用。

金属配合物是由电荷密度低的金属离子和电荷密度高的配位体组成。金属配合物目前在抗肿瘤药物中非常重要，常见的是铂配合物。其作用机制是铂金属配合物进入肿瘤细胞后，生成非常活泼的络合离子，在体内与DNA的两个鸟嘌呤碱基N7络合成一个闭合的五元螯合环，破坏了核苷酸链上的嘌呤基和胞嘧啶之间的氢键，使DNA不能形成正常双螺旋结构，肿瘤细胞DNA复制停止。金属配合物还可用作金属中毒时的解毒剂。

8．疏水作用

疏水作用也是可逆的作用。

药物的非极性部分不溶于水，水分子在药物非极性分子结构的外周进行有秩序的排列，药物亲脂部分与受体亲脂部分相互接近时，在两个非极性区之间的水分子有秩序状态的减少导致体系的能量降低，稳定了两个非极性部分的结合，这种结合称为疏水键或疏水作用 。

三、药物的各种功能基团对药效的影响

药物的特定基团会对活性产生什么样的不同影响？带着这个问题学习下面的内容。

药物的药理作用主要依赖于分子整体性，但一些特定基团可使整个分子结构和性质发生变化，从而影响药物与受体的结合及药效。一般药物分

子中常有好几种功能基，每种功能基对药物性质的影响不同，如诺氟沙星（Norfloxacin）至少含有6种功能基，分别有不同的性质，对药物的活性、毒性、药代动力学等产生不同影响及综合的影响。

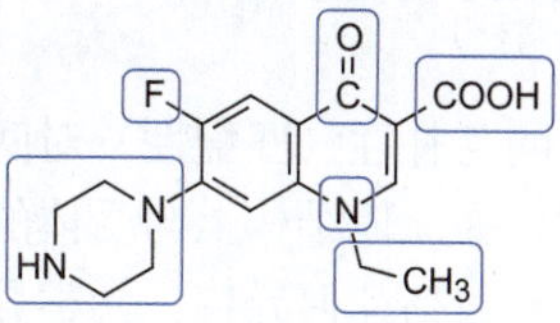

诺氟沙星

1．烃基的影响

在药物分子中引入烃基，可以增加药物与受体的疏水结合。烃基可增加脂水分配系数，增加一个$-CH_2-$可使$\lg P$增加0.5（2～4倍）。引入烃基还能降低分子的解离度，特别是体积较大的烃基，还可因立体位阻从而增加药物对代谢的稳定性，从而延长作用时间。

2．羟基、巯基、磺酸基和羧基的影响

引入羟基、磺酸基和羧基均可增加水溶性。在脂肪链上有羟基取代，会使毒性下降，而在芳环上有羟基取代时，有利于和受体结合，使活性增强。巯基形成氢键的能力比羟基低，所以对增加水溶性帮助不大，但其脂溶性比相应的氧醇高，更易于吸收。巯基可与重金属络合生成不溶性的硫醇盐，故可作为解毒药，如二巯基丙醇。

磺酸基在药物设计中常用在增加药物的亲水性和溶解度，对药物活性不产生影响。而羧基的水溶性及解离度均比磺酸基小，羧基进一步形成盐可增加药物的水溶性。羧基可与受体的氨基结合，使生物活性提高。

3．卤素的影响

一般在苯环上引入卤素能增加脂溶性，每增加一个卤素原子，脂水分配系数可增加4～20倍。卤素是强的吸电子基，可影响药物电荷分布，从而增强与受体的电性结合作用。如吩噻嗪类药物，2位没有取代基时，几乎没有抗精神病作用。而引入三氟甲基的氟奋乃静（Fluphenazine），由于$-CF_3$的吸电子作用比Cl原子强，其安定作用比奋乃静（Perphenazine）强4～5倍。

4．氨基和酰胺的影响

含氨基和酰胺的药物能与生物大分子形成氢键，易与受体结合，常显示很好的活性并表现出多种特有的生物活性。

一般伯胺的活性较高，但代谢中生成毒性大的羟胺中间体，故毒性最大，仲胺次之，叔胺最低，后者是最常见的药物结构。季铵类由于极性大，化合物水溶性大，不易通过血脑屏障，无中枢作用，且一般口服吸收很差。

5．醚键的影响

由于醚类化合物分子中氧原子具有一定亲水性，碳原子具有亲脂性，使化合物易于通过生物膜，有利于药物的转运。

温故知新

前药原理，第二十六章。

6．酯结构的影响

羧基成酯的药物其生物活性与羧酸原药有较大区别，酯基的脂溶性增强，容易被吸收和转运，其生物活性也较强。酯类药物常常是为延长作用时间设计的前药。

四、立体因素对药效的影响

药物的三维结构与受体的互补性（匹配性）对两者之间的相互作用具有重要意义，药物与受体结合时，在立体结构上与受体的互补性愈大，生物活性也愈强。立体因素对药效的影响包括几何异构、光学异构和构象异构。

掌握药物的几何异构、光学异构和构象异构对活性的影响，是学习目标之一。

（一）几何异构体对药效的影响

当药物分子中含有双键，或有刚性、半刚性结构引起药物构型不同时，产生几何异构体。由于几何异构体结构差别较大，引起药物分子的药效基团和受体互补的相差较大，生物活性有较大差别。

解释几何异构体间为何活性有差别，其中一个原因是由于药物与受体作用时，一些特殊的取代基必须有特定的距离，当这些基团之间的距离发生改变时，往往使药物的活性发生极大的改变。最经典的例子就是己烯雌酚（Diethylstilbestrol）的反式体有活性而顺式体无效。另外，氯普噻吨（Chlorprothixene）的顺式异构体抗精神病作用比反式体强5～10倍，分析其原因是与吩噻嗪类药物作用机制有关，其顺式体的构象与其作用靶点多巴胺受体的底物多巴胺接近。

温故知新

己烯雌酚，见第二十二章甾体激素类药物中，雌激素有关内容。

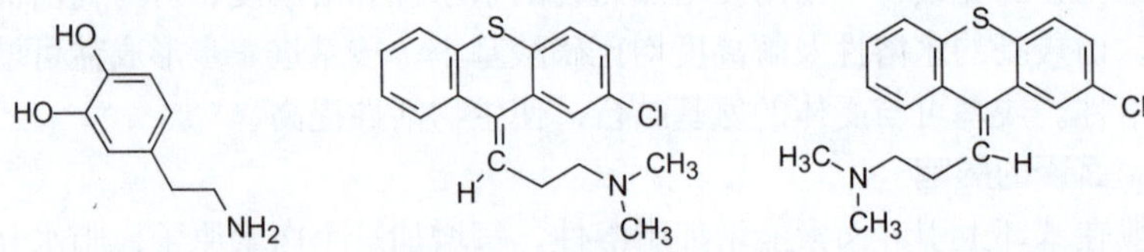

多巴胺优势构象　　顺式氯普噻吨　　反式氯普噻吨

（二）对映异构体对药效的影响

当药物分子存在手性中心时，称手性药物，是目前药物化学的一个热门领域。由于受体蛋白均有特殊的结构，有立体选择性，故含手性中心的药物数个对映体之间的生物活性往往存在很大差异。

当你在其它章节中看到*R*、*S*、D、L以及*d*、*l*时，你的脑海中要想到，这些符号所标记的是不同构型的手性药物。

含手性中心的药物有对映异构体，其中含手性碳的药物是指一个碳原子上连接4个不同的取代基。一个手性碳原子有两个对映体，分别用*R*、*S*表示不同的构型，一些化合物以及氨基酸和糖类，习惯用D、L或*d*、*l*表示相应的构型。对映体可以使偏振光向左或向右旋转，分别称为左旋体（－）或右旋体（＋）。当有多个手性碳时，用数字表示手性碳的位置。

具有对映异构体的药物其异构体的药理活性及在体内的吸收、转运、分布、代谢和排泄等常有明显的差异。这种差异最常见有五种情况。

第一种情况是一种异构体有活性，而另一种异构体则没有活性。如氯霉素

（Chloramphenicol）有两个手性碳，但 4 个异构体中仅1*R*,2*R*(−)体有抗菌活性。

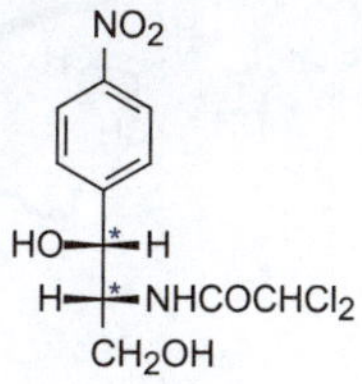
1*R*,2*R*(−)
D(−)·Threo

1*R*,2*R*(−)氯霉素

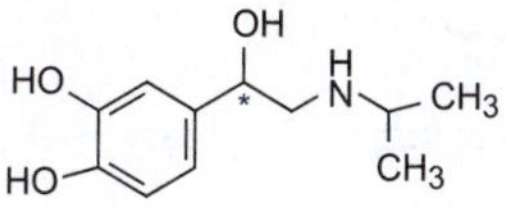
D(−)−异丙肾上腺素

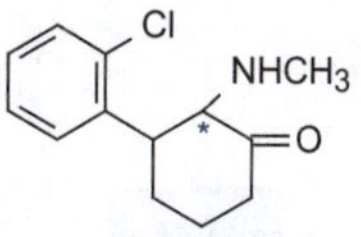
S(+)−氯胺酮

第二种情况是不同的异构体活性有显著差别。如D(−)−异丙肾上腺素（Isoprenaline）的支气管扩张作用为L(+)−异构体的50~800倍。

第三种情况是不同光学异构体可显示出不同类型的生物活性。如*S*(+)−氯胺酮（Ketamine）具有麻醉和止痛作用，而其异构体*R*(−)则产生兴奋作用，具幻觉副作用。

第四种情况是光学异构体显示出相同和相等的生物活性。如抗疟药氯喹（Chloroquine），其*d*和*l*两种异构体的药理活性相同并且作用相等。

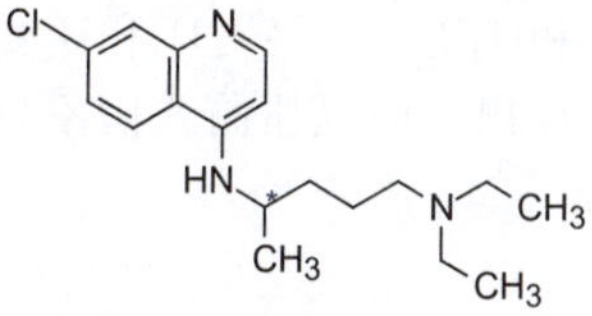
氯喹

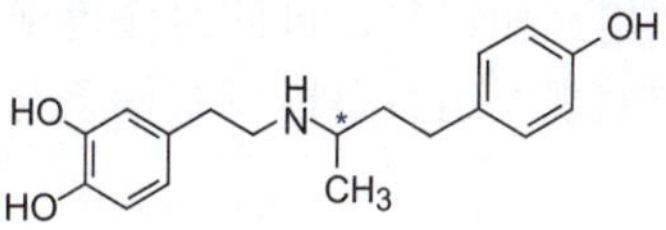
多巴酚丁胺

第五种情况是两种异构体产生相反的作用。如多巴酚丁胺（Dobutamine）的左旋体可以激动α_1受体，增加心肌收缩力，而其右旋体却拮抗α_1受体，所以临床上用消旋体，以减少不良反应。

上述各类差别可以用药物与受体的相互作用来解释。有的受体在与配体结合时，关键的作用部位有立体选择性，对药物的立体选择性也强，故含手性中心的药物数个对映体之间的生物活性往往存在很大差异，也对受体有立体选择性。如*R*(−)−异丙肾上腺素比其异构体*S*(+)−异丙肾上腺素的活性强，是因为前者与受体有A、B、C三个作用部位（图25−3，左），而后者的羟基不能与受体形成氢键，只有A、C两个结合部位，故活性下降。

对映异构体之间的差异最常见的一般有五种情况，前面你已经学习了各论的内容，你能回忆有哪些典型的药物例子吗？这是本章的学习目标之一。

温故知新

氯霉素，第一章抗生素。

温故知新

异丙肾上腺素，见第十四章，异丙肾上腺素。

温故知新

氯喹，见第六章抗寄生虫药物。

温故知新

多巴酚丁胺，见第十四章外周肾上腺素能神经系统药物。

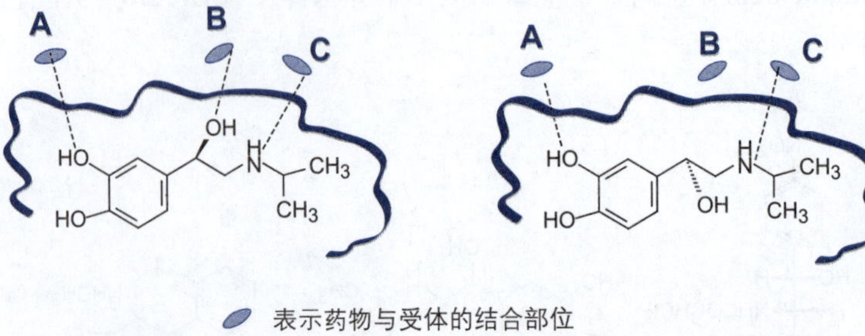

图25－3 异丙肾上腺素光学异构体与受体作用的示意图

粗曲线是受体的活性口袋，A、B和C分别表示受体的三个作用部位

（三）构象异构体对药效的影响

相同结构的药物分子，各原子和基团的空间排列的不同称为构象异构体。药物与受体相互作用时，分子的构象对与受体的互补产生重要的影响。受体的特异性越大，对药物的构象要求越高。药物最低能量的构象，称优势构象，而药物与受体相互结合时的构象，称为药效构象（pharmacophoric conformation）。药效构象并不一定是药物的优势构象。不同构象异构体的生物活性也有差异。

药效构象是药物化学中一个重要的基本概念，大家要掌握。

有时药物的一种结构，因具有不同构象，可作用于不同受体，而产生不同的药理作用。如组胺，可同时作用于组胺H_1和H_2受体。经对H_1和H_2受体拮抗剂的研究发现，组胺是以反式构象与H_1受体作用，而以扭曲式构象与H_2受体作用。

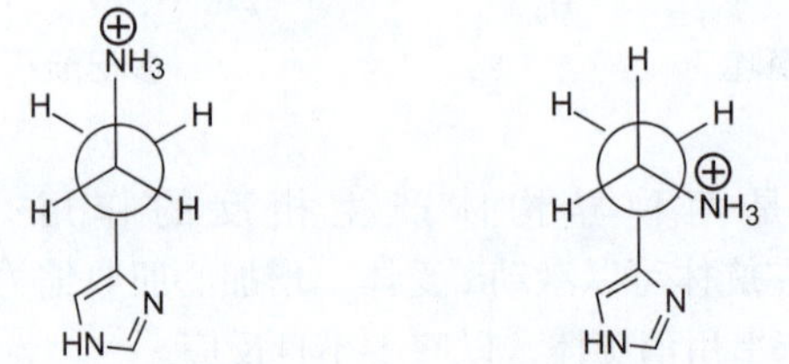

组胺反式构象　　组胺扭曲式构象

第四节　药物定量构效关系简介

一、基本概念

定量构效关系与前面所论述的构效关系不同，是用数学模型对构效关系进行量化，也是药物化学的重要基本概念。

定量构效关系（quantitative structure-activity relationships，QSAR）是一种新药设计的研究方法，可以作为先导化合物优化的一种手段，也是计算机辅助药物设计的一个重要内容。早在1868年就有人提出，药物的生物活性与化合物的结构特征是函数关系，可用以下数学模型来表示：

$$A = f(C)$$

式中A是生物活性，C表示化合物的结构特征。定量构效关系是指选择一定的数学模型，应用药物分子的理化参数、结构参数和拓扑参数及生物活性，对药物分子的化学结构与其生物活性间关系进行定量分析，找出结构与活性间的量变规律，或得到构效关系的数学方程，并根据信息进一步对药物的化学结构进行优化。

对定量构效关系的方法可泛泛了解，但要掌握定量构效关系的定义，这是学习目标之一。

二、二维定量构效关系

（一）常用的方法

20世纪60年代，建立了三种定量构效关系的研究方法，在药物设计中发挥重要作用。这三种方法分别是：

有三种二维的定量构效关系方法，重点是Hansch方法。

1．Hansch分析法

是1964年美国的Hansch教授开创的，该法的特点是以热力学为基础，应用化合物的疏水性参数、电性参数和立体参数表达药物的结构特征，分析结构与生物活性的关系。

2．Free－Wilson方法

是用数学加和模型表达药物的结构特征，分析其定量构效关系。

3．Kier分子连接性方法

是根据拓扑学原理用分子连接性指数作为描述化学结构的参数。

上述方法的共同特点是，应用一定的数学模式，应用药物分子的各种结构参数，对药物分子的化学结构与其生物活性间关系进行定量分析，找出结构与活性间的量变规律，或得到构效关系的数学方程。Hansch分析法由于其结构参数的物理意义明确，便于研究构效关系、设计并预测化合物的活性，应用最为广泛。

（二）Hansch方法简介

Hansch方法认为，药物能呈现生物活性，是药物小分子与生物大分子相互作用的结果，这种相互作用与药物的各种热力学性质有关，而且这些热力学性质具有加和性，故Hansch方法又称线性自由能相关模型。

了解Hansch方程的基本通式，是学习目标之一，关于通式的右边各项的含义，请继续看下面的内容。

Hansch方程的基本通式是：

$$\lg 1/C = -a\pi^2 + b\pi + c\sigma + dE_s + ... + k$$

$$\lg 1/C = -a(\lg P)^2 + b\lg P + c\sigma + dE_s + ... + k$$

方程左端表达了生物活性，方程右端的各项是结构特性参数，主要有：

1．疏水性参数

有两类疏水参数，是方程通式的第一和第二项。

包括分子疏水参数$\lg P$和取代基的疏水常数π值。

分子疏水参数$\lg P$是最主要的一种疏水参数，即分子的脂水分配系数，表示分子的疏水性。P是化合物在有机相和水相中分配平衡时的量（克分子）浓度C_o和C_w之比值，$P=C_o/C_w$，常用$\lg P$表示，在构效关系研究中，$\lg P$以正辛醇为有机相。

当研究对象是同源化合物时，由于具有相同的基本母核，可用取代基疏水常数（substituent hydrophobic constant）π 值作疏水参数。取代基疏水常数的优点是可直接查表得到。

常用的电性参数，是方程通式的第三项。

2．电性参数

常用的电性参数有：σ、$\mathcal{T}$、$\mathcal{R}$、σ^*等。Hammett 常数σ，表示芳香族取代基的诱导和共轭效应之和。另外$\mathcal{T}$值是取代基的诱导效应参数，$\mathcal{R}$值则是取代基的共轭效应参数。Taft 常数σ^*值与Hammett 常数σ不同，表示脂肪族取代基的诱导和共轭效应。

常用的立体参数有下述4类，是方程通式的第四项。

3．立体参数

包括：①取代基的Taft E_s参数，这是从化学反应导出的立体参数。②克分子折射率MR值（molar refractivity），又称摩尔折射率，近似代表分子体积。其数值越大，可视为取代基的体积越大。③Van der Waals体积，可直接描述取代基以及化合物的体积大小。④STERIMOL多维立体参数（Verloop参数），它可直接描述取代基在三维空间上的立体信息。包括取代基的长度及在各方向上的宽度。

本段是Hansch方法的缺点，现在可以用三维构效关系方法来克服。

Hansch方法是二维的QSAR研究方法，该方法只考虑了化合物与受体作用的位点，没有考虑化合物与受体结合时构象的变化，所有参数只能表达二维意义上的结构特点，不能研究与受体三维空间作用的情况，不能研究药物构象和构型对活性的影响，因此不能全面解释生物活性的本质。只用于描述药物分子的二维结构，不能定量地描述三维结构与生物活性间的关系。

计算机辅助药物设计是药物化学新的发展，目前应用非常广泛，由于篇幅和专业的限制，只能简介如下。大家只需要了解有关的专业名词，对更深入的内容，有兴趣的可以看有关的参考书。

三、三维定量构效关系及计算机辅助药物设计简介

三维定量构效关系（3D-QSAR）是以药物分子和受体分子的三维结构特征为基础，分析结构与生物活性间的定量关系。20世纪80年代，计算机辅助药物设计（computer-aided drug design，CADD）迅速发展起来。CADD是利用计算机的快速计算功能、强大的逻辑推理功能和图形显示功能，将量子化学、分子力学、药物化学、生物学科、计算机图形学和信息科学等学科交叉融汇结合，从药物分子的作用机制入手来设计药物，减少了盲目性，节省了大量的人力和物力。

CADD有两类方法，一种是基于机制的药物设计（mechanism-based drug design，MBDD），另一种是基于结构的药物设计（structure-based drug design，SBDD）。后者的研究方法较为成熟，广为应用，本节只介绍该类方法。

基于结构的药物设计方法又分为两类：一类是直接药物设计，另一类是间接药物设计。

目前直接药物设计的方法比较多，只介绍其中几个方法的名称。

（一）直接药物设计

直接药物设计又称全新药物设计（de novo drug design），用于受体靶点

的三维结构是已知的情况。受体是生物体的特异性大分子，药物小分子称为配体（ligand）。配体首先要分布到受体活性部位，并与受体结合，才能产生药理作用。受体与配体结合的部位是计算机辅助药物设计的重点研究问题。直接药物设计的思路是以生物大分子的三维结构为基础，根据受体受点的形状和性质，研究药物与受体的相互作用，设计新的药物。

直接药物设计常用的方法有：

（1）分子对接法（docking）；

（2）活性位点分析法（active site analysis，ASA）；

（3）模板定位法。

目前间接药物设计的方法也比较多，只介绍其中几个方法的名称。

（二）间接药物设计

由于目前大部分受体的三维结构并不清楚，需要用间接药物设计法。该法是以小分子的构效关系为基础，从一组小分子化合物的结构和生物活性数据出发，研究结构与活性关系的规律。从上世纪90年代发展起来的三维定量构效关系是基于药物的三维结构，以活性好的受体拮抗剂或激动剂为依据，通过计算分子的优势构象来代替药效构象，推测受体的活性部位形状及作用方式等信息，得到虚拟受体模型，通过模拟药物与受体的结合，设计新的配基分子。

目前最常用的3D-QSAR研究的方法有：

（1）Hopfinger的分子形状分析法（molecular shape analysis，MSA）；

（2）Cripper的距离几何学方法（distance geometry，DG）；

（3）Cramer的比较分子场分析法（comparative molecular field analysis，CoMFA）。

上述方法中，CoMFA方法应用较广泛。

重点回顾

1．掌握药物在体内的三个过程，即药剂相、药动相和药效相。

2．按作用方式，药物可分为结构非特异性药物和结构特异性药物两类。

3．对于结构非特异性药物，影响药物产生作用的主要因素是溶解度、分配系数和解离度等理化性质。

4．对于结构特异性药物，影响药物活性的因素是药物与受体的各种作用方式，包括药物与受体的键合对药效的影响、药物的各种功能基团对药效的影响。

5．立体因素对药效的影响包括几何异构体对药效的影响、光学异构体对药效的影响以及构象异构体对药效的影响。

6．二维定量构效关系中最常用的是Hansch方法。

7．三维定量构效关系及计算机辅助药物设计包括直接药物设计和间接药物设计两种方法。

自测习题

最佳选择题

1．哪个说法不正确

A．具有相同基本结构的药物，它们的药理作用不一定相同

B．最合适的脂水分配系数，可使药物有最大活性

C．适度增加中枢神经系统药物的脂水分配系数，活性会有所提高

D．药物的脂水分配系数是影响药物活性的因素之一

E．镇静催眠药的lg*P*值越大，活性越强

2．药物的解离度与生物活性的最准确描述是

A．增加解离度，离子浓度上升，活性增强

B．增加解离度，离子浓度下降，活性增强

C．增加解离度，不利于吸收，活性下降

D．增加解离度，有利于吸收，活性增强

E．合适的解离度，有最大活性

配伍选择题

A．离子键　　B．氢键

C．电荷转移复合物　　D．共价键

E．疏水键

3．含羰基的药物与受体肽键N上的H的一种结合方式

4．药物的烷基与受体非极性区的键合

多选题

5．可使药物亲水性增加的基团是

A．巯基　　B．羟基

C．酰胺　　D．烷基

E．磺酸基

6．哪个说法不正确

A．具有几何异构体的药物，它们的药理作用一定相同

B．具有几何异构体的药物，它们的药理作用可能相同，也可能不同

C．具有相同基本母核的药物，它们的药理作用强弱与取代基没有关系

D．具有相同基本母核的药物，它们的作用时间长短与取代基没有关系

E．具有光学异构体的药物，异构体的药理作用也相同

名词解释题

7．QSAR（定量构效关系）

简答题

8．举例说明什么是结构特异性药物和结构非特异性药物。

（雷小平）

9

第二十六章 药物代谢

内容导航

学习目标

通过对本章的学习，希望同学们达到以下要求：

1. 掌握药物代谢的定义及药物代谢的Ⅰ相和Ⅱ相两个过程。
2. 掌握药物Ⅰ相代谢的氧化、还原、水解等反应规律。
3. 掌握药物Ⅱ相结合反应的类型。
4. 理解研究药物代谢的意义。
5. 学会分析药物可能发生什么代谢反应，可能的代谢产物是什么，以及药物代谢与药物的活性、毒性、新药设计等有什么关系。

第一节 概 论

一、基本概念

药物在我们体内的过程是比较复杂的，如果简单来说，是经口服或静脉给药，经吸收、转运、分布到达作用部位，产生药理作用包括副作用，最后一部分药物通过胆汁、粪便排泄，大部分经肾脏排出体外。在这一系列的过程中，药物发生生物转化（bio-transformation），又称药物代谢（drug metabolism）。药物代谢是指药物在体内各种酶的催化下，结构发生变化的过程，药物的代谢多数发生在肝脏（图26－1），其过程是非极性分子通过化学反应转变成极性分子，再与体内内源性物质结合，使其排出体外。药物的代谢反应类型很多，其中以氧化、水解和结合反应最常见。

要求掌握药物代谢的基本概念。

药物的生物转化就是药物代谢，在不同的参考书中可能会用不同的名称

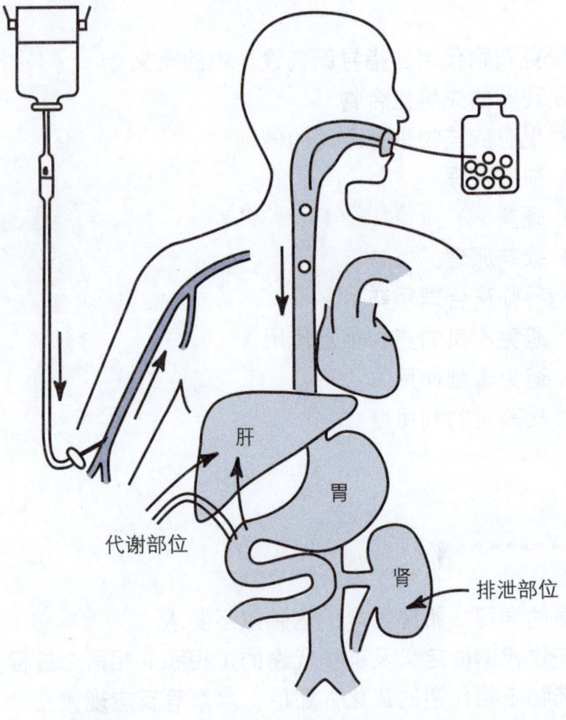

图26－1 药物在体内的代谢部位及排泄部位

二、代谢反应的分类

学习第Ⅰ相代谢反应中的官能团反应类型。

学习第Ⅱ相代谢反应中的结合反应类型。

药物代谢分为两个阶段，又称为两相（图26－2），即第Ⅰ相（phase Ⅰ）和第Ⅱ相（phase Ⅱ）。第Ⅰ相的生物转化主要是药物分子中一些官能团的反应，在酶催化下，一些非极性的官能团通过氧化、还原、水解和羟化等化学反应，转化成羟基、羧基、巯基和氨基等极性基团。第Ⅱ相是结合反应，又称为轭合反应（conjugation），第Ⅰ相反应中所产生的极性基团与体内的内源性小分子经共价键结合，生成极性大的、易排出体外的结合物。这些体内的小分子包括葡萄糖醛酸、硫酸、甘氨酸或谷胱甘肽等。当然，Ⅰ相和Ⅱ相生物转化不

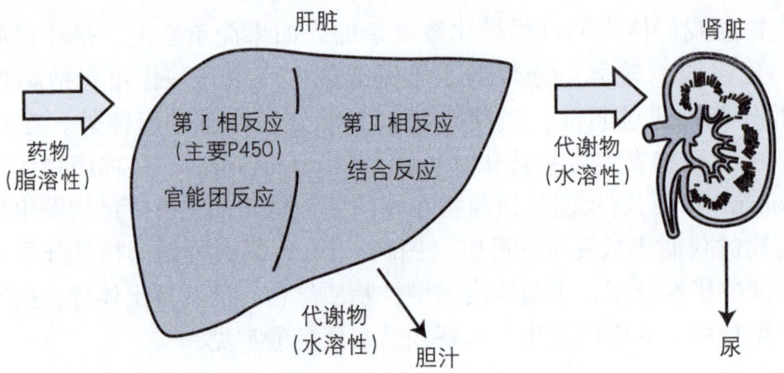

图26－2 药物的代谢过程示意图

是截然分开的，一些药物可直接发生Ⅱ相反应而排出体外，另一些药物发生Ⅰ相反应后，不经过Ⅱ相的结合反应，也可排出体外。

三、代谢过程所需要的酶系

大多数药物是在肝脏代谢，由肝细胞微粒体内质网的各种酶催化。催化药物体内生物转化的酶的种类很多，主要有氧化酶、还原酶和水解酶。其中细胞色素P450酶系（cytochrome P450 enzyme system，CYP450）是主要的药物代谢酶系，存在多种亚型，主要催化药物Ⅰ相代谢过程中的氧化和还原反应。还原酶系主要催化药物进行还原反应，最常见的反应是将药物的羰基还原为极性的羟基，将硝基还原成氨基。谷胱甘肽还原酶和醌还原酶也是重要的还原酶。水解酶主要催化酯和酰胺类药物的水解。

> 催化药物代谢的酶很多，其中P450酶系是最普遍的代谢催化酶。

四、代谢反应的结果

药物代谢的结果有三种情况：

1．代谢失活

药物代谢后使有效药物转变为无效的和低效的代谢物，称为代谢失活，绝大部分的药物代谢属于这种情况。这是体内解毒的一个过程。

2．代谢活化

代谢活化有三种不同的情况。第一种情况是药物经代谢后仍保留原来的活性，使药物的作用时间延长。第二种情况是药物的代谢产物具有与原来药物不同类型的新活性。第三种情况是药物本身没有活性，经代谢转变成有活性的结构，前药属于这种情况。

> 什么是前药？我们会在第四节详细说明，如何利用前药原理，对药物进行结构修饰。

3．代谢致突变

药物经代谢转变成毒副作用更强的物质，或产生活泼的反应基团，与大分子DNA共价键结合，致突变或致癌。这是某些药物致癌的原因之一。

第二节　药物Ⅰ相代谢反应

Ⅰ相生物转化是药物分子发生官能团变化的反应，可发生在药物分子的官能团上，也可通过反应产生新的官能团。Ⅰ相代谢主要的反应类型包括氧化、还原、水解等。

> 氧化、还原、水解是Ⅰ相代谢的主要化学反应，内容较多，大家在学习过程中只需掌握要点。

一、氧化反应

大多数结构类型的药物在代谢中都要经过氧化反应，催化氧化反应的酶主要是细胞色素P450（CYP450）为主的氧化酶系，反应类型包括脱氢、失电子和氧化等。氧化反应是药物代谢中最普遍的反应，针对不同结构分述如下。

（一）烷基的氧化反应

1．脂肪烃和脂环的氧化

温故知新

异戊巴比妥，见第九章，巴比妥类药物主要的代谢途径，以及与其作用时间长短的关系。

脂肪烃和脂环的氧化反应第一步是生成羟基化产物。长链烷基常在空间位阻较小的链末端发生氧化，生成ω-羟基或ω-1-羟基化合物，而且多发生在带支链ω-1位上。如异戊巴比妥（Amobarbital），羟基化发生在异戊基的末端碳原子和其近旁碳原子上，羟基化后药效消失。

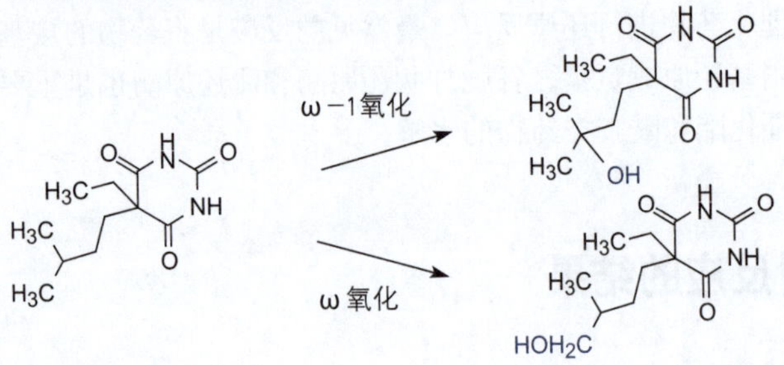

温故知新

布洛芬，见第二十章，非甾体抗炎药布洛芬的代谢途径。

生成的伯醇会进一步氧化生成羧酸；仲醇会进一步氧化生成酮。如布洛芬（Ibuprofen）的异丁基，先氧化生成醇，再氧化生成羧基化合物。

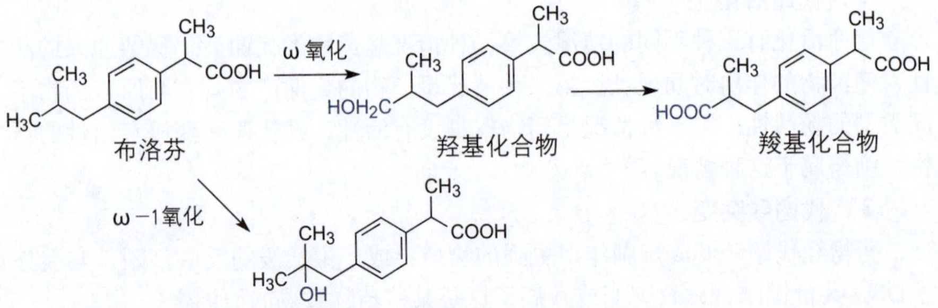

脂环的氧化生成羟基化合物，常常在位阻比较小的位置上。如祛痰药溴己新（Bromhexine）的环己烷发生氧化，生成位阻小的对羟基化合物氨溴索（Ambroxol），仍有祛痰活性。

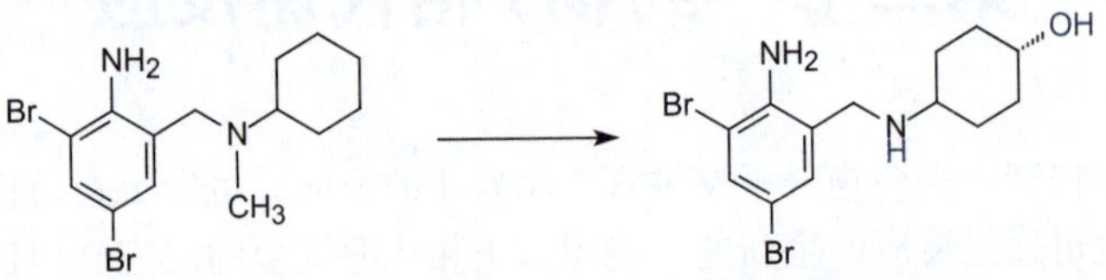

温故知新

奥沙西泮，见第八章，奥沙西泮的发现过程。

2．与sp^2碳原子相连碳的氧化

当烷基碳原子和sp^2碳原子相连时，受到该碳原子的电性作用，易发生氧化，在烷基碳上氧化生成羟基化合物。如镇静催眠药地西泮（Diazepam）的2位是羰基，在羰基的α位氧化生成羟基的化合物，即奥沙西泮

(Oxazepam)，依然保持催眠活性，且毒性降低，适合老年人及儿童使用。

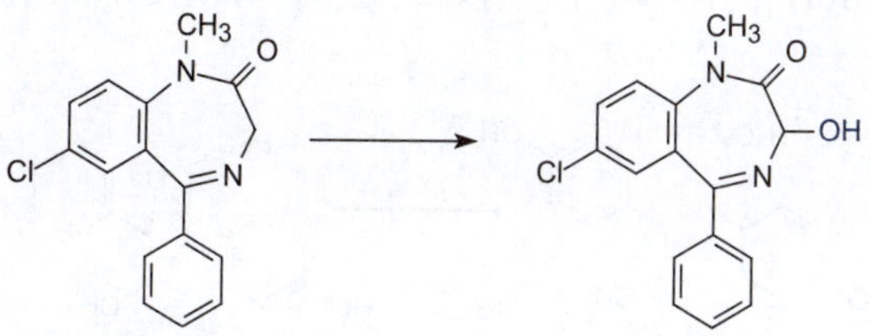

地西泮　　　　奥沙西泮

（二）芳环的氧化反应

含芳环药物的氧化代谢，首先在酶催化下被氧化生成环氧化合物，然后在质子的催化下重排成酚，这一过程又叫羟基化反应。如苯巴比妥（Phenobarbital）的羟基化发生在苯环空间位阻最小的对位，形成酚羟基，使镇静催眠作用消失。

温故知新

苯巴比妥，见第九章，苯巴比妥的苯环发生氧化代谢生成对羟基的速度慢，故是长时间作用药。

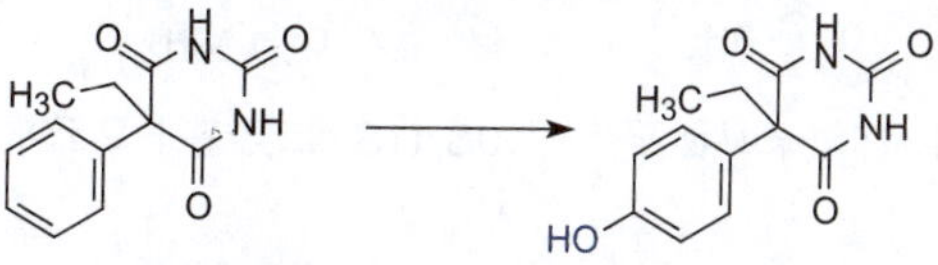

苯巴比妥

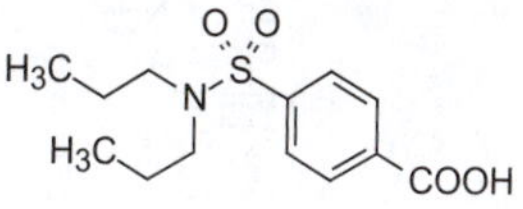

丙磺舒

芳环氧化代谢的一般规律是符合芳环亲电取代反应的原理，按亲电反应的机制和位阻原理，芳环上如有给电子取代基，羟基化发生在邻、对位，反应易进行。而芳环上如有吸电子取代基，羟基化发生在间位，反应发生率较低或不发生，如抗痛风药丙磺舒（Probenecid），由于苯环上有磺酰基和羧基的吸电子基存在，不能发生芳环上的羟基化氧化代谢。

掌握芳环氧化代谢的一般规律，大家可以灵活地分析药物的氧化产物。

另外，羟基化氧化发生在立体位阻较小的部位。如果药物中含有两个芳环，通常羟基化只在电子云较丰富的一个苯环上进行。

如地西泮和氯丙嗪（Chlorpromazine）各有两个苯环，其中一个为氯取代，氯使苯环钝化，故氧化均发生在无氯取代的苯环上。

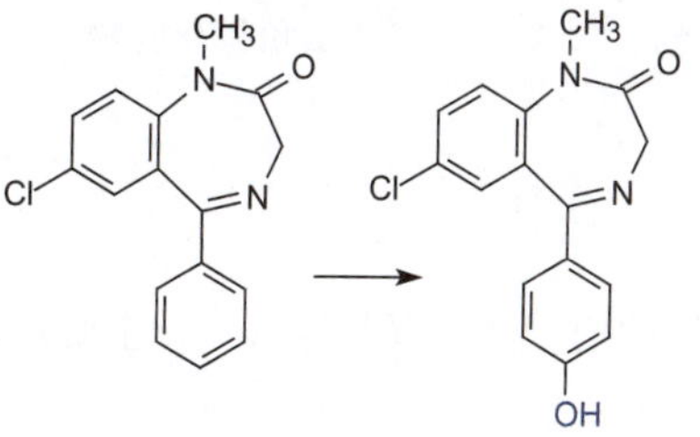

地西泮

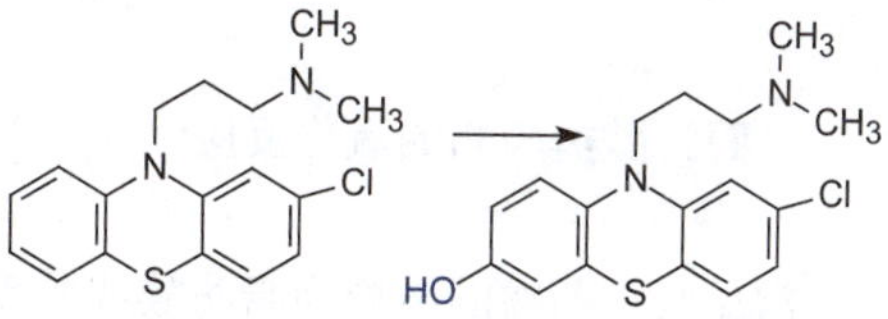

氯丙嗪

（三）烯烃和炔烃的氧化反应

由于烯烃化合物具 π 键，与芳环类似，可被代谢生成环氧化合物，其氧化产物比相应的芳环化合物稳定，环氧化物可与水结合成二醇。如己烯雌酚（Diethylstilbestrol）的代谢物中就有环氧化物，可以被分离出。

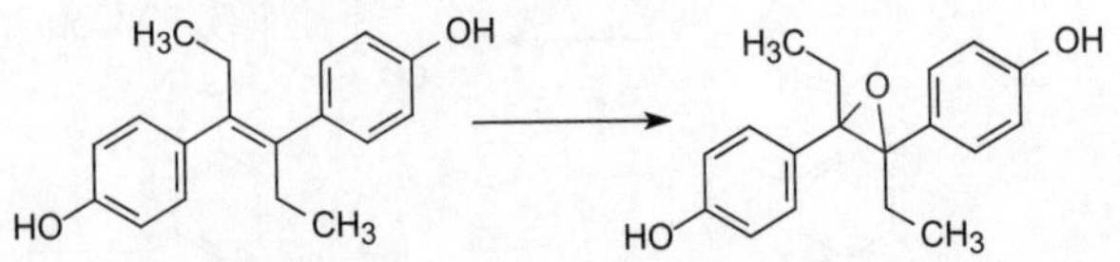

己烯雌酚

抗癫痫药卡马西平（Carbamazepine）的10,11位是双键，体内代谢产物是10,11位形成环氧化合物，其代谢中间体环氧化合物是活性的，同样具有抗癫痫活性，而继续代谢的二羟基化合物没有活性。

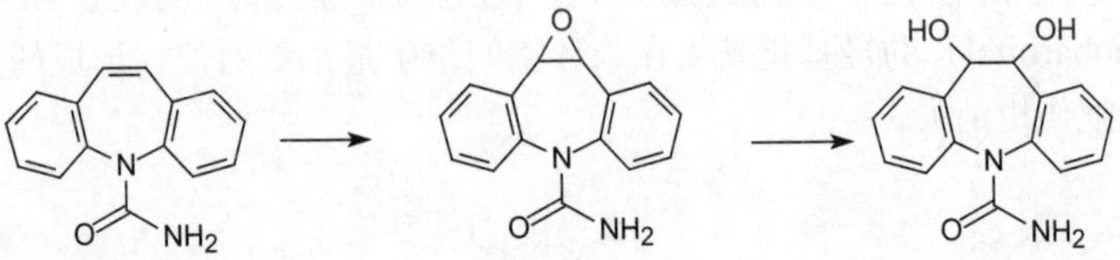

卡马西平　　10,11−环氧卡马西平　　10*S*,11*S*−二羟基卡马西平

含炔的药物较少，所报道的代谢反应也少见。但一般炔烃的氧化反应活性比烯烃大，速度也比烯烃快。

芳环和烯烃化合物的氧化均有形成环氧化物的过程，环氧化合物的活泼性较强，可与水结合成二醇，也可以与谷胱甘肽结合排出体外。还可以与体内生物大分子如蛋白质等发生烷基化反应，从而产生毒性，是这类药物致毒和致突变的分子机制。例如黄曲霉素B_1（Aflatoxin B_1）代谢先生成环氧化合物，进一步与DNA作用生成共价键化合物，是该化合物致癌的原因。

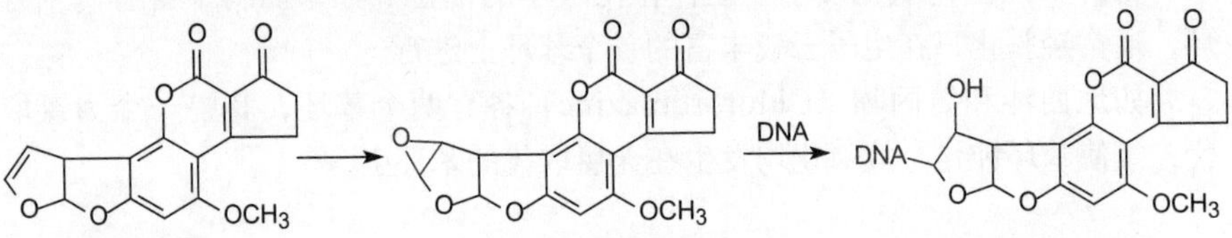

黄曲霉素B_1　　中间体环氧化合物　　共价键化合物

（四）胺类药物的氧化反应

常见胺类药物的结构为脂肪族或芳香族的伯、仲、叔胺等形式。主要是发生氧化代谢。

1．*N*−氧化反应

一般来说，叔胺最易发生*N*−氧化，可生成稳定的*N*−氧化物，如氯丙嗪（Chlorpromazine）的代谢途径很多，其中约有34%代谢为*N*−氧化物。

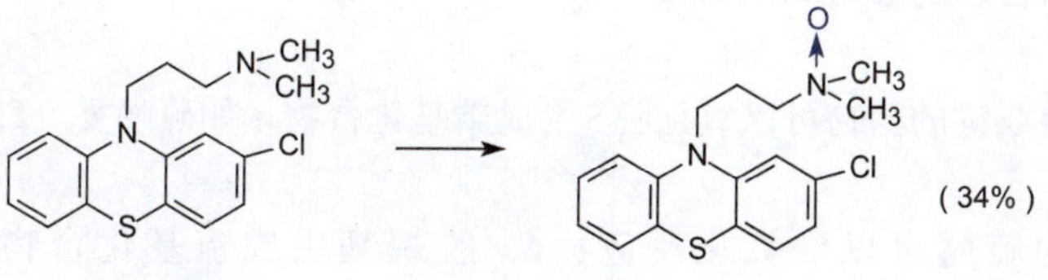

氯丙嗪

2．*N*–脱烷基化

伯胺和仲胺发生*N*–氧化后，生成的*N*–氧化物可转化成*N*–羟基化合物。另一类氧化发生在N的邻位C上，发生*N*–脱烷基化和脱氮反应，两个反应的方向不同，反应机制相同，均为经氧化而产生的N–C键断裂。如抗心律失常药普罗帕酮（Propafenone）的氮氧化发生在两个方向：脱氨基代谢，生成醛类结构；脱烷基代谢，生成氨基化合物，其中*N*–去丙基普罗帕酮仍有活性。

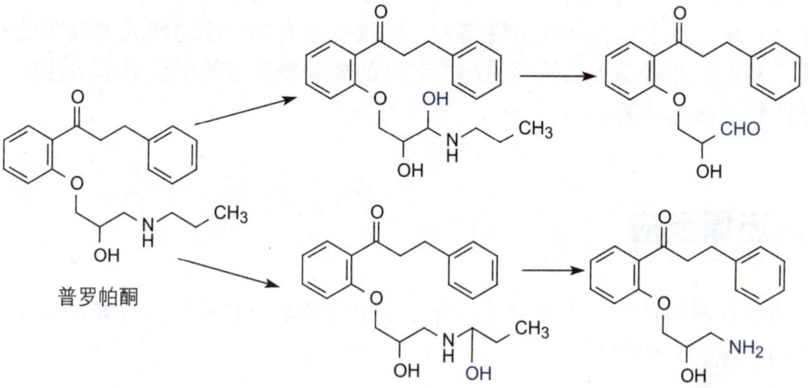

普罗帕酮

N–脱丙基普罗帕酮

> *N*–脱烷基化是胺类药物最常见的代谢反应，需要掌握。

胺类化合物氧化以*N*–脱烷基化为主，常见有甲基、乙基、丙基、异丙基、丁基等，通常规律是取代基的体积越小，越容易脱去。

（五）含氧药物的氧化反应

含氧化合物多为醇、醛及醚，其氧化反应的产物不同。大部分伯醇在体内很容易被氧化成醛，并进一步氧化生成羧酸；而含仲醇的药物，一部分可被氧化成酮，也可以结合排出体外。

> 与*N*–脱烷基化类似，*O*–脱烷基化反应是醚类药物的最常见代谢反应，从中大家可以总结出含杂原子的脱烷基是药物非常普遍的代谢过程。

醚类药物类似胺类化合物，可进行*O*–脱烷基化反应。先在氧原子的α–碳原子上氧化生成羟基，进而C–O键断裂，生成醇或酚。如萘普生（Naproxen）发生*O*–脱甲基代谢，生成的羟基化合物失去药效。

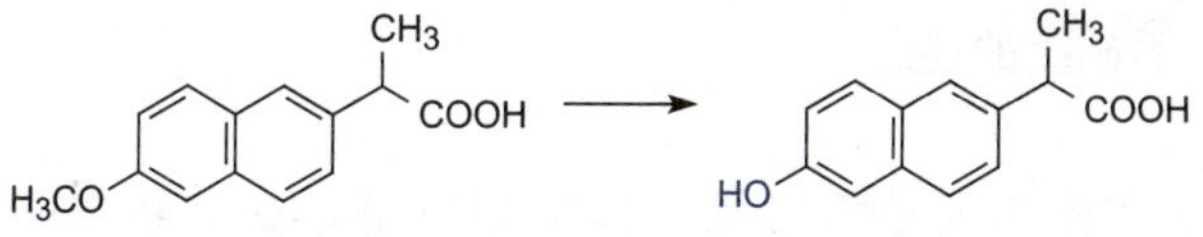

萘普生

（六）含硫药物的氧化反应

含碳硫双键的药物可以氧化脱S生成羰基化合物，如硫喷妥（Thiopental）的代谢。

含S的硫醚可以经氧化反应、*S*−脱烷基生成巯基化合物。如抗肿瘤药物6−甲巯嘌呤（6−Methylmercaptopurine），经脱甲基得到巯嘌呤（Mercaptopurine）。

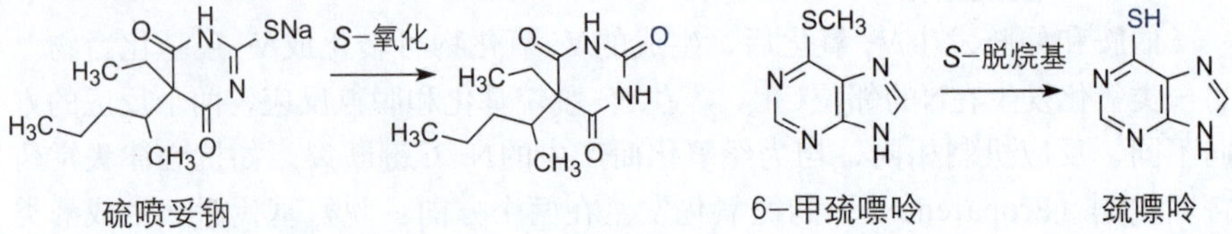

综上所述，药物代谢中的氧化反应，主要通过氧原子的引入，形成羟基或氧化物，使分子的极性和水溶性增大，或改变原有的官能团使成为极性更大的基团，新形成的羟基和羧基等易和内源性的葡萄糖醛酸等结合成水溶性更大的代谢产物而排出体外。

二、还原反应

药物代谢的还原反应最常见的有分子中的羰基还原成醇、芳香硝基或偶氮化合物还原为芳伯氨基。

（一）羰基的还原

温故知新

美沙酮，见第十二章，回忆一下为什么镇痛药美沙酮的作用时间长，现在找到答案了吧。

镇痛药*S*−(+)−美沙酮（Methadone）的半衰期长达19小时，原因是代谢产物均有镇痛活性，其中3位酮基可还原生成美沙醇，仍有镇痛活性，而且还形成新的手性中心。α,β−不饱和酮在体内代谢还原后得到饱和醇，即同时发生碳−碳双键的还原和羰基的还原。

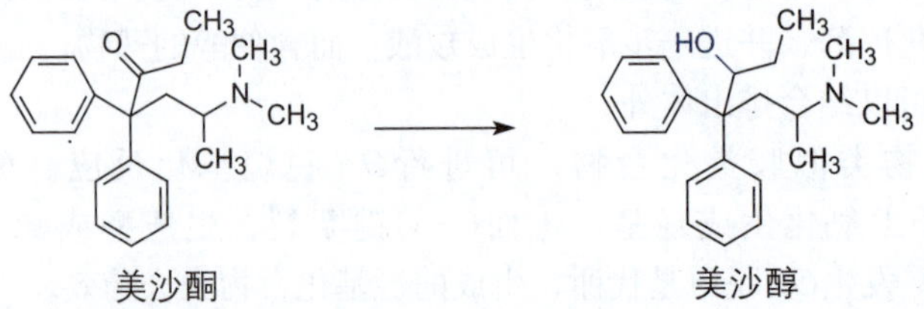

（二）芳香硝基的还原

芳香硝基在体内经还原可生成芳香伯氨基，在其转化的过程中形成活性的中间体羟胺，毒性很大，是药物产生毒性的原因之一，如氯霉素（Chloramphenicol）结构中的硝基在体内可被还原成芳伯氨基化合物。

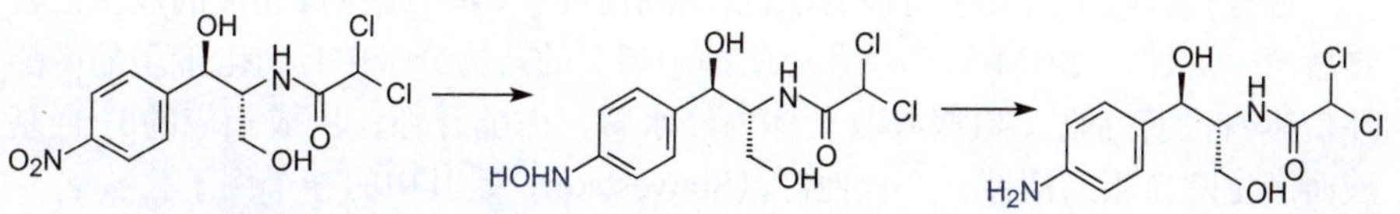

氯霉素

（三）偶氮化合物的还原

一些药物经过还原后产生活性物质，如百浪多息（Prontosil）在体外没有抑菌活性，其分子中的偶氮键，在体内还原生成对氨基苯磺酰胺（磺胺，Sulfanilamide），由此发现了磺胺药物的先导化合物。

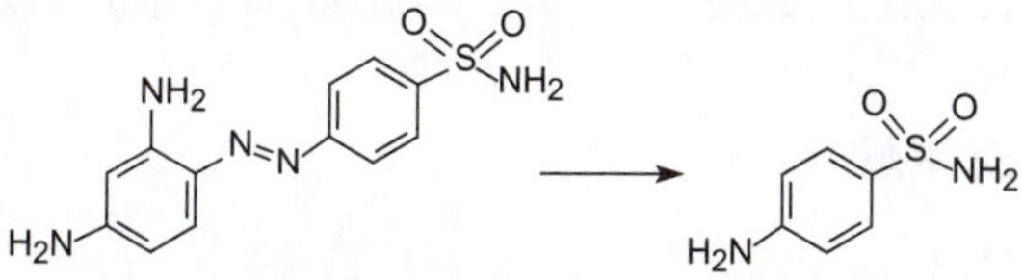

百浪多息　　　　磺胺

许多其它基团均可有还原代谢的可能性，如双键可被饱和、双硫键可被还原成巯基、*N*–氧化物可被还原成叔胺、亚砜被还原成硫醚等。这些代谢过程均属于体内还原代谢过程。

三、水解反应

在体内，药物随同水一起转运，所以水解反应成为药物代谢的常见反应。常见的水解酶有酯酶和酰胺酶，广泛存在于血浆、肝、肾和消化道等系统。酰胺和酰肼是通过蛋白水解酶催化水解，而且一般比酯的水解要慢。

为了克服药物的某些缺点，可根据酯和酰胺在体内可进行水解代谢的特点，进行必要的药物修饰。如一些存在刺激性强的羧基，或者是易氧化的酚羟基，将其修饰为酯或酰胺的前药（prodrug），在体内经水解产生原药，是一种代谢致活的过程。

（一）酯的水解

酯类药物最常见的代谢是水解反应，生成羧酸类化合物及相应的醇。如依托咪酯（Etomidate）是静脉麻醉药，注射后迅速分布于脑组织，在肝脏中经酯酶催化，酯基被水解，生成酸性化合物，失去活性，半衰期小时为 4 小时。

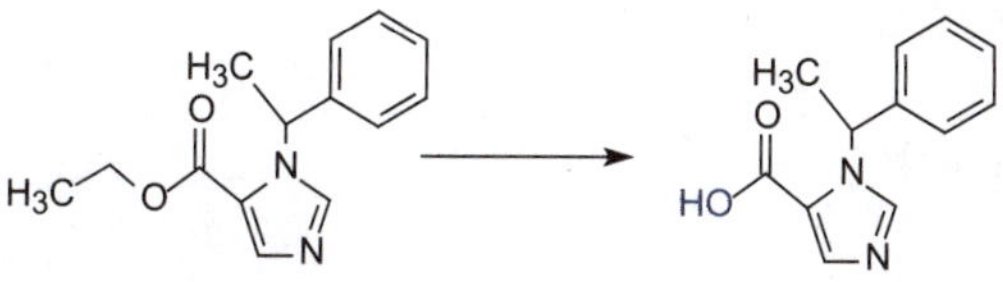

依托咪酯

温故知新

对氨基苯磺酰胺，见第二章，百浪多息经代谢生成磺胺类药物的先导化合物，是磺胺类的发展历史。

前药是药物化学的经典原理，也是学习的重点，继续学习，在第四节你会知道什么是前药。

温故知新

HMG-CoA还原酶抑制剂见第十五章心血管药物，HMG-CoA还原酶抑制剂是经典的血脂调节药。

也有一些酯类药物本身没有活性，在肝脏被水解代谢生成相应的羧基化合物后产生活性。如HMG-CoA还原酶抑制剂类的药物分子中具有吡喃型的内酯环，本身没有活性，口服吸收后体内经水解，内酯开环，生成相应的β-羟基酸而产生降血脂的活性。辛伐他汀（Simvastatin）是其中的一个例子。

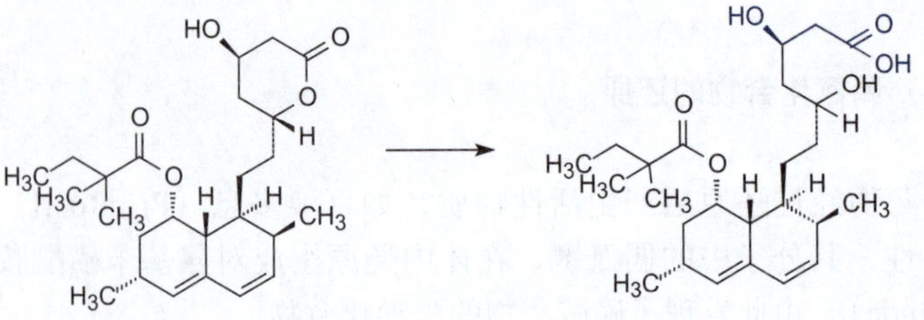

辛伐他汀（无活性）　　辛伐他汀的开环β-羟基酸（活性）

（二）酰胺的水解

酰胺类药物经水解的产物是氨基化合物，如局部麻醉药利多卡因（Lidocaine）具酰胺基本结构，代谢产物比较复杂，可以*N*-脱乙基，同时也可以水解生成2,6-二甲苯胺，失去活性。另外，苯上的甲基可氧化生成羧基，进而与氨基酸结合。水解产物二甲基苯胺可以引起中枢神经系统的毒性。

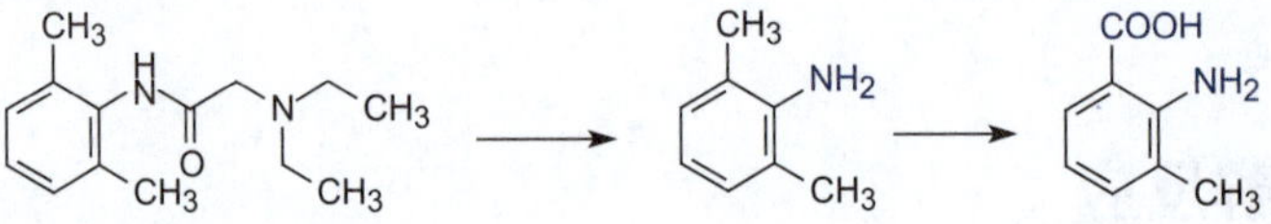

利多卡因

第三节　药物Ⅱ相代谢反应

结合反应是Ⅱ相代谢的主要反应类型，是我们学习的重点。

药物在Ⅰ相代谢中，经过水解、氧化和还原等生物转化后的代谢产物，虽极性增加，但大部分还不能排出体外。还需要与体内一些内源性小分子如葡萄糖醛酸、硫酸、氨基酸、谷胱甘肽等结合，增加水溶性，易于排泄。这一过程称为结合反应或轭合反应，被结合的基团通常是Ⅰ相代谢产生的或药物自身存在的羟基、氨基、羧基、巯基等，所以并不是先进行Ⅰ相代谢再进行Ⅱ相代谢，两者可同时进行。有多个上述基团时，可同时进行多种不同的结合反应。

在Ⅱ相反应中，反应是分两步进行的。第一步是内源性小分子活化，由于所生成的活化分子的结构比较复杂，因此不要求掌握第一步活化反应，重点是学习第二步与哪些内源性小分子结合，在哪个部位结合。

在Ⅱ相反应中，药物不是直接与上述内源性小分子结合，反应是分两步进行的。第一步是内源性小分子活化，生成活化的小分子。第二步是经转移酶的催化形成结合产物。

常见的Ⅱ相生物转化反应有以下六种。

一、与葡萄糖醛酸的结合

药物与葡萄糖醛酸结合是人体内最常见的结合途径。与葡萄糖醛酸的结合反应，通常是药物经Ⅰ相代谢，产生的羟基、羧基、氨基和巯基等官能团，或者药物本身有这些基团，在官能团的O，N，S和C处与葡萄糖醛酸形成苷，故与葡萄糖醛酸的结合反应有四种类型。反应过程首先是葡萄糖醛酸活化，生成尿苷二磷酸葡萄糖醛酸，然后在转移酶催化下进行缩合反应，形成葡萄糖苷酸，排出体外。通常酚羟基或醇羟基可结合成醚型*O*–葡萄糖苷酸，如对乙酰氨基酚（Paracetamol）的酚羟基可与葡萄糖醛酸结合成醚型*O*–葡萄糖苷酸。

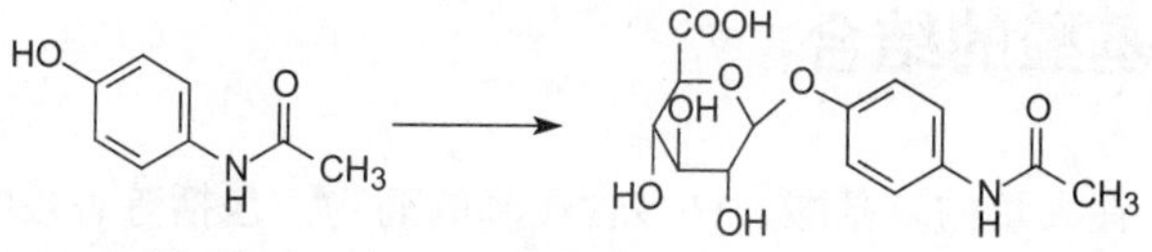

乙酰氨基酚

芳伯氨基可结合生成仲氨型的苷，排出体外。如氯霉素（Chloramphenicol）的硝基先还原生成氨基，再与葡萄糖醛酸结合形成*N*–葡萄糖苷酸的形式排出体外。此结合反应是在尿苷二磷酸葡萄糖醛酸转移酶的催化下进行的。需要注意的是，新生儿的尿苷二磷酸葡萄糖醛酸转移酶缺乏，代谢产物无法排出体外，形成“灰婴综合征”。故新生儿、孕妇和哺乳期妇女应禁用氯霉素。

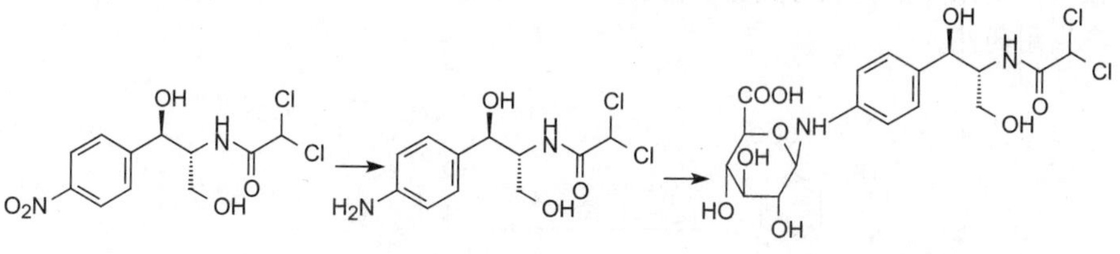

氯霉素　　氯霉素对氨基代谢中间体　　氯霉素*N*–葡萄糖苷酸

二、与硫酸的结合

与葡萄糖醛酸的结合反应类似，与硫酸的结合反应经过两步反应，首先硫酸活化，生成活化型的3′–磷酸腺苷–5′–磷酰硫酸（PAPS），提供活性的硫酸基，在磺基转移酶的催化下，生成硫酸酯或氨基磺酸酯，增加水溶性，排出体外。

可与硫酸结合成酯的基团主要有羟基、羟胺基和氨基。如解热镇痛药对乙酰氨基酚的羟基可与硫酸结合，形成硫酸酯。

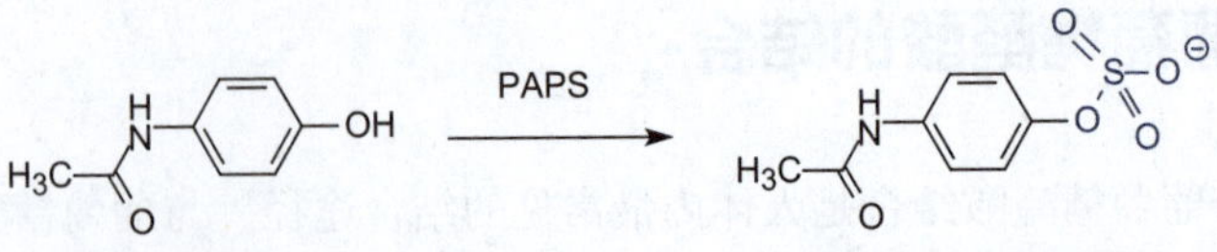

对乙酰氨基酚　　对乙酰氨基酚硫酸酯

这里解释了某些药物产生毒性的原因，是代谢过程产生的。

从另一个角度看，醇和羟胺类药物代谢形成硫酸酯，而由于硫酸酯是很好的离去基团，具有较高的亲电性，造成肝脏毒性。这是造成药物毒性的原因之一。

三、与氨基酸的结合

人体内存在大量的氨基酸，许多含羧基的药物，包括芳香羧酸、芳乙酸和脂肪羧酸以及氧化代谢生成羧基的药物，常和氨基酸发生结合反应。最为常见的是和甘氨酸的结合。

与氨基酸的结合反应也分两步进行，首先在辅酶A的催化下，药物的羧酸和辅酶A上的巯基形成酰化物，再在氨基酸*N*−酰化转移酶的催化下，辅酶A离去，将酰基转移到氨基酸的氨基上，最终形成*N*−酰化氨基酸。

从反应活性分析，取代的苯甲酸结合反应的速率最大，其它类型的羧基反应性较差。如抗结核药对氨基水杨酸本身存在氨基、羟基和羧基，可直接进行多种的结合代谢反应。其中羧基可以和甘氨酸进行甘氨酸酰胺化反应，结合物很快排出体外，所以对氨基水杨酸的半衰期仅1小时左右，使用量比较大，易产生耐药性。

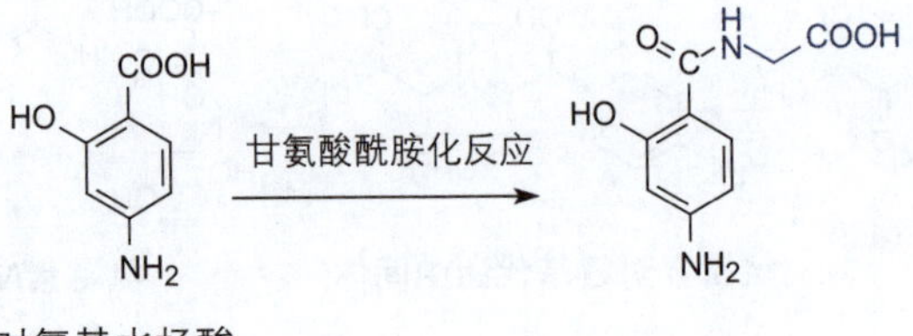

对氨基水杨酸

四、与谷胱甘肽的结合

谷胱甘肽是由谷氨酸、半胱氨酸和甘氨酸形成的三肽，含有巯基和氨基等亲核基团，故含亲电基团的药物可与谷胱甘肽结合。

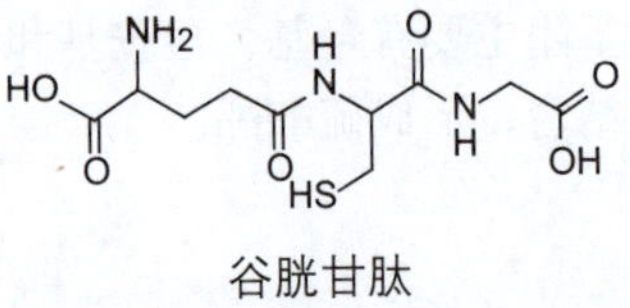

谷胱甘肽

谷胱甘肽结合物不是最终的代谢形式，在谷胱甘肽-*S*-转移酶的催化下，进一步降解，脱去谷氨酸和甘氨酸，最后形成硫醚氨酸而排出体外。

由于谷胱甘肽的巯基（-SH）具有强亲核作用，可与体内一些代谢过程产生的有害的亲电性物质形成共价键，将这些有害物质排出体外。如解热镇痛药对乙酰氨基酚在体内可经过*N*-氧化及进一步氧化，生成*N*-乙酰基亚胺醌，对肝的毒性很大，通常可以与谷胱甘肽（HSG）结合失去活性，这是谷胱甘肽的解毒反应。

温故知新

对乙酰氨基酚，见第二十章解热镇痛药。

对乙酰氨基酚代谢产生毒性的例子，解释了药物产生毒性及解毒的化学机制。

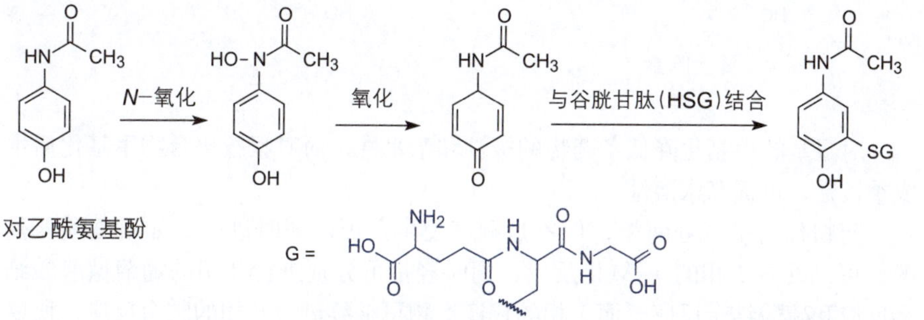

另外，含酰卤的药物往往毒性较大，谷胱甘肽和酰卤结合使其排出体外，故谷胱甘肽是酰卤的解毒剂。

五、其它结合反应

上述四类结合反应均可以增加药物的亲水性，使结合产物易排出体外。另外有两种结合反应却是将亲水性的基团经结合反应生成亲脂性的基团，降低了药物的亲水性。

其它类结合反应的结果是降低了药物的亲水性，这是和前四类结合反应本质的区别，前面的四类结合反应均是增加药物的亲水性，便于排出体外。

（一）乙酰化反应

当药物分子中具有氨基、芳基烷酸、磺酰胺、肼和酰肼时，常发生乙酰化反应，在乙酰辅酶A的参与下，缩合成酰胺而失去活性。上述基团中最易发生乙酰化的是伯氨基。如异烟肼（Isoniazid）。

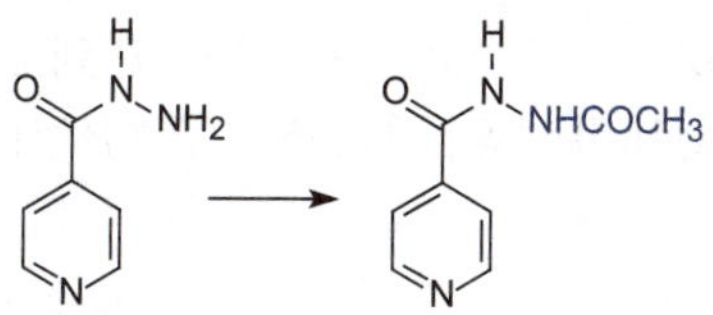

异烟肼　　*N*-乙酰异烟肼

一些羟基、羧基化合物，也能进行乙酰化反应，得到*O*-乙酰化物。

（二）甲基化反应

可发生甲基化反应的药物较少，主要是一些含酚羟基的药物，如儿茶酚胺类的肾上腺素（Adrenaline）、去甲肾上腺素等。儿茶酚结构酚羟基的甲基化反应具有选择性，仅仅发生在3-位的酚羟基上。

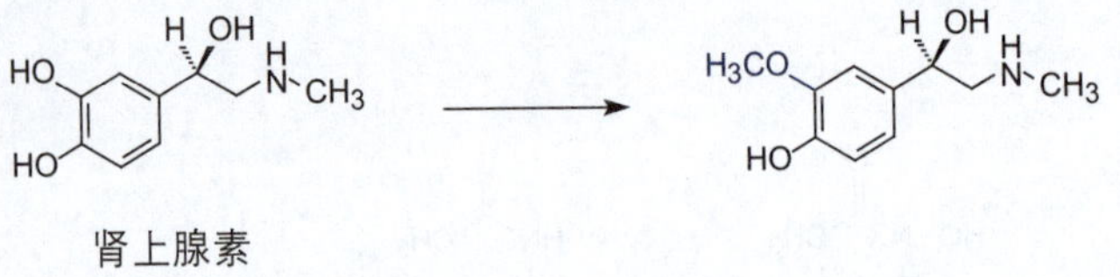

对羟基的甲基化降低了药物的极性和亲水性，而对叔胺化合物甲基化后生成季铵盐，可提高水溶性。

药物代谢虽然分两相，但不是顺序发生，可以同时进行。如对乙酰氨基酚，可以发生Ⅰ相的N-氧化反应，同时羟基可分别进行Ⅱ相的葡萄糖醛酸结合反应和硫酸结合反应，而Ⅰ相的代谢产物可继续进行Ⅱ相的结合反应，所以药物的代谢产物是非常复杂和多样化的。

> 药物的Ⅰ相和Ⅱ相代谢反应是可以同时进行的，这里是一个的综合例子。大家可以从中学习和体会，如何正确分析药物可能发生的各类代谢反应。

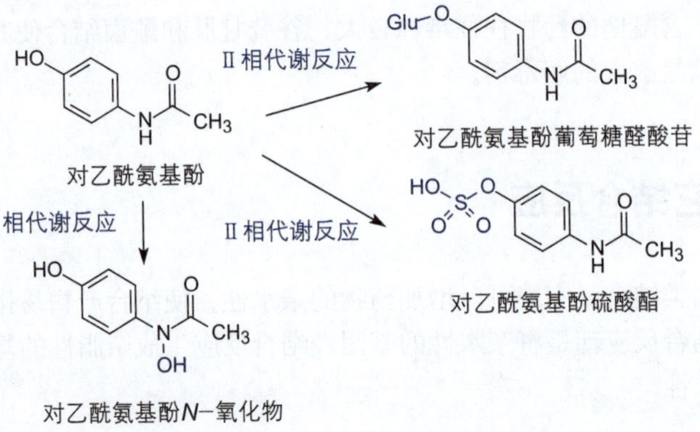

第四节 研究药物代谢的指导意义

研究药物在体内代谢过程，对药物设计具有指导意义，可以发现新的先导化合物，并对现有的药物进行适当的化学修饰，达到延长药物作用时间、减少药物的副作用、提高生物利用度等目的。研究药物代谢还可以指导临床合理用药。

一、发现新的先导化合物

通过研究一些药物的代谢反应及过程，发现具有活性的代谢产物，是寻找新的先导化合物的重要途径，最为经典的例子就是从百浪多息的代谢产物发现磺胺，从而发展了一类抗菌药，使磺胺药物成为药物化学历史上的里程碑。

先导化合物是通过各种途径发现的具有一定活性的化学实体，由于有各种缺陷，需要经结构修饰得到更完善的药物或化合物。

研究药物代谢常常可发现活性更强，或毒性降低的药物，这种例子也是比较多的。比如H_1受体拮抗剂阿司咪唑（Astemizole）在体内经*N*−脱烷基的代谢产物，对H_1受体的选择性比代谢前强，而且活性是代谢前的40倍，已作为新药上市，称为诺阿司咪唑（Norastemizole）。

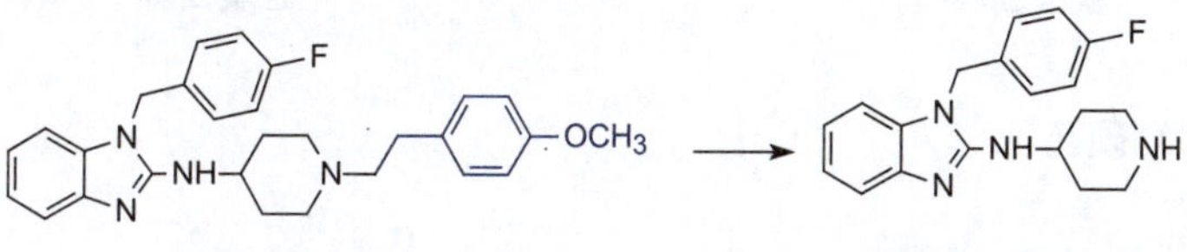

阿司咪唑　　诺阿司咪唑

二、对现有的药物进行合理的修饰

现有药物往往存在一些不尽人意的缺点，比如作用时间不合理、溶解度较小、化学稳定性不好、有毒副作用、有刺激性、生物利用度较低、在制剂方面有难以忍受的气味或味道，使病人不易接受等等。利用药物代谢的理论，研究药物在体内生物转变的过程，可指导合理的药物设计，对先导化合物进行优化，克服上述种种缺点。常用的设计原理有前药原理、软药原理、硬药原理。

学习前药、软药和硬药的基本原理，可以指导合理的药物设计，这些内容都是药化中的重要理论，大家一定要掌握。

（一）前药原理

前药（prodrug）是指没有活性的药物，经体内代谢可产生活性物质发挥治疗作用，又称为药物潜伏化（drug latentiation）。前药原理是药物潜伏化最常用的方法，是将有活性的药物（称原药）转变成非活性的化合物（称前药），后者在体内经酶催化代谢或化学作用，生成原药，发挥应有的药理作用。

温故知新

前药在药物设计中的应用见第二十七章，前药的应用十分普遍，大家要掌握其基本概念和应用。

利用前药原理修饰先导化合物，不能增加其活性，只能使先导化合物的药代动力学性质得到改善，可增加药物的代谢稳定性，延长其作用时间；可提高其选择性，使药物在靶细胞的分布增加；可降低药物的副作用；可消除不适宜的味道或气味等等。

例如肾上腺素在体内易被氧甲基转移酶催化发生甲基化反应而代谢失活，为了增加药物稳定性，将肾上腺素苯环上的羟基与特戊酸形成酯，在体内酯酶催化下水解生成肾上腺素产生作用。

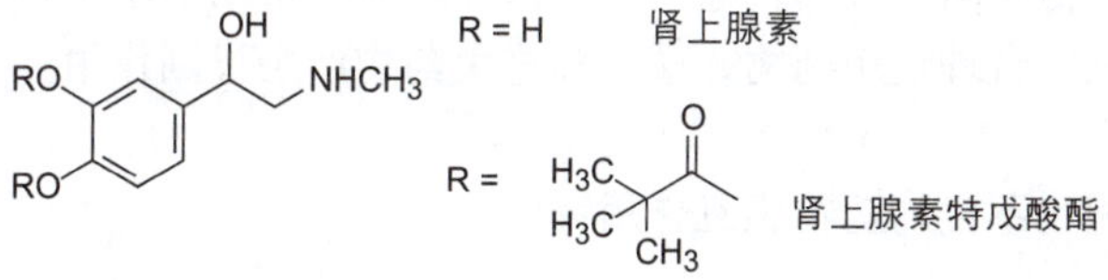

再如氨苄西林（Ampicillin）的2位是羧基，由于极性强而口服吸收差，做成前药匹氨西林（Pivampicillin），到体内代谢释放出氨苄西林产生抗菌活

性，改善了口服吸收。

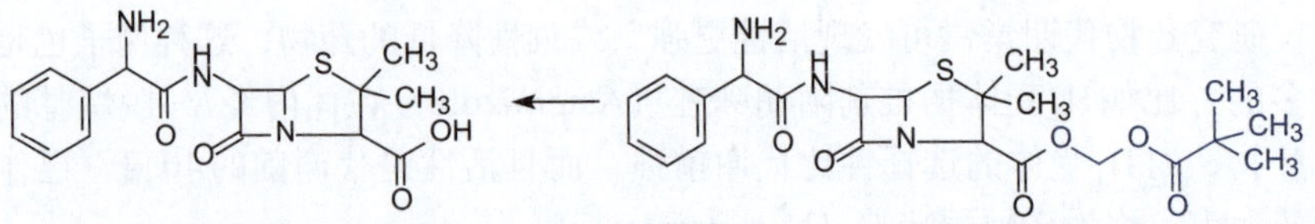

氨苄西林　　　　　　　　　　匹氨西林

（二）硬药

掌握硬药的基本概念和应用，硬药的例子见下面的十烃季铵。

硬药（hard drug）是指有活性的药物，在体内很难代谢和排出体外，设计硬药的目的是避免有害代谢物的产生，但这种设计很难实现，因为真正无毒的药物是很少的，所以所谓的硬药其缺点反倒是蓄积中毒。

（三）软药原理

掌握软药的基本概念和应用。

与硬药相反的是软药（soft drug）。软药是一类本身具有生物活性的药物，在体内起作用后，经人们人为设计的可预料的和可控制的代谢作用，转变为无活性和无毒性的代谢物排出体外。设计容易代谢失活的软药，按所设计的代谢途径，药物失活并迅速排出体外，可减少药物蓄积的副作用，故软药设计得到广泛应用。

有时为了减少药物的不良反应，在结构中设计一些容易代谢的基团，加速药物的代谢速度，作用时间缩短，降低了毒副作用。如肌肉松弛药十烃季铵（Decamethonium）难代谢，作用时间长，手术后副作用较大，将烷基用相同原子数的酯替代得到氯化琥珀胆碱（Suxamethonium Chloride），易被胆碱酯酶水解，成为易掌握的短作用时间的肌肉松弛药。是软药原理的应用。

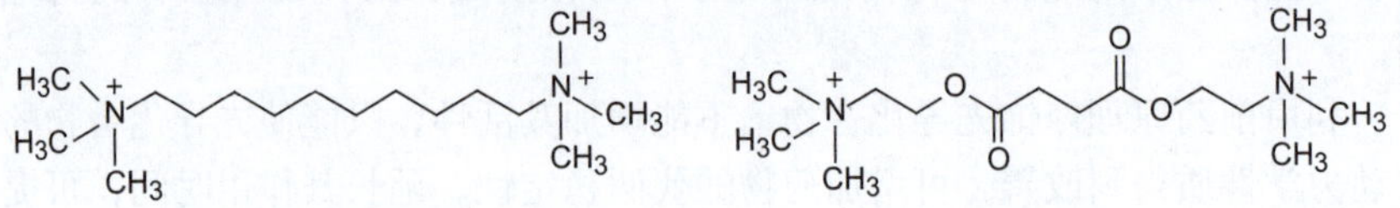

十烃季铵　　　　　　　　　　琥珀胆碱

三、指导临床合理用药

通过对药物代谢过程和代谢产物的研究，可以帮助药学工作者设计适当的剂型，指导临床合理使用药物，减少和避免药物产生毒副作用。

（一）避免不良的药物相互作用

两种或多种药物在同时或前后顺序用药时，在代谢的各个环节产生相互干扰，使疗效增加或减弱，或产生毒副作用，称为代谢性药物相互作用

（metabolic drug interaction）。由于代谢是大多数药物的必然环节，所以是发生率最高的一类相互作用。药物的代谢多在肝内通过各种酶催化进行，联合用药时，其中一种药物可通过干扰酶的功能，影响其它药物的代谢，而产生药效、毒性、药物浓度等改变。

1．酶诱导剂

又称促酶作用。有些药物能增加肝酶合成，使其它药物经肝脏的代谢加快，血药浓度下降。这些药物被称为酶诱导剂。酶诱导剂能显著诱导CYP450酶，加速药物的代谢而降低药效，或形成更多的毒性代谢产物。常见的酶诱导剂有苯巴比妥、苯妥英钠（Phenytoin Sodium）、卡马西平（Carbamazepine）、利福平（Rifampicin）等，和酶诱导剂合用的药物需要根据情况调整联合用药的剂量。

掌握酶诱导剂基本概念，可以指导合理用药，这是药学工作人员的基本知识，需要记住。

如双香豆素（Dicoumarol）和苯巴比妥或苯妥英钠同时应用，后者的酶诱导作用，使前者的抗凝作用减弱，必须加大剂量。

抗癫痫药苯妥英、卡马西平及抗结核药利福平均能增加甾体避孕药的代谢和清除速率，导致避孕失败。服用利福平的病人很难控制口服避孕药用量，应采取其它避孕措施。

2．酶抑制剂

又称抑酶作用。与酶诱导作用相反，肝脏微粒体代谢酶的活性被某些药物抑制，称为酶抑制剂。酶抑制剂使其它合用的药物的代谢减少，因而药理作用增强或作用时间延长，常常会增加毒性。常见的酶抑制剂有阿司匹林（Aspirin）、西咪替丁（Cimetidine）、异烟肼、氯霉素和磺胺等。

掌握酶抑制剂基本概念，可以指导合理用药，其作用与酶诱导剂相反。

衡量药物的安全性可以用治疗指数（therapeutic index）来计算，把药物的半数致死量（LD_{50}）和半数有效量（ED_{50}）的比值称为治疗指数。此数值越大越安全，数值越小越容易产生中毒现象。如苯妥英钠的治疗指数很窄，异烟肼是一种典型的肝酶抑制剂，可提高苯妥英钠血药浓度，使其作用强度和毒性反应显著增强，两药联用时，有10%～20%患者会发生苯妥英钠中毒，要减少苯妥英钠的剂量。

由于茶碱（Theophylline）为甲基黄嘌呤生物碱，由肝代谢清除，主要以肝细胞色素P450酶系列为介导，通过脱甲基、羟化等代谢排出体外。

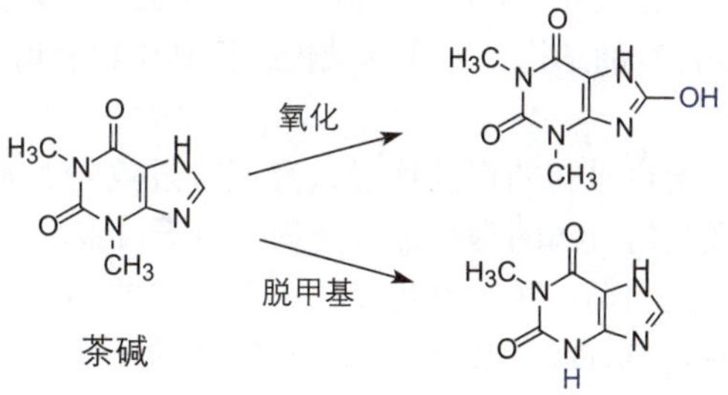

茶碱的治疗浓度与中毒浓度十分接近。酶抑制剂西咪替丁、氧氟沙星或红霉素等可抑制氨茶碱（Aminophylline）代谢，两者合用能降低氨茶碱在肝脏的代谢和清除，使氨茶碱的血药浓度升高，并延长氨茶碱的半衰期，出现相应的不良反应，故两药联用应减少氨茶碱用量1／3左右。

（二）避免毒副作用

研究药物的代谢产物，可以发现有些药物产生毒副作用的源头不在药物本身，而在代谢过程所生成的代谢产物，用以解释药物产生毒性的理论基础，指导临床合理用药。

药物毒性的表现之一是肝细胞损害，往往是由药物代谢产生的毒性中间代谢产物引起。例如噻嗪类利尿剂、异烟肼和四环素等，在酶催化下发生化学反应，激活了结构，形成亲电子的中间代谢产物，这些强大的烷基化、芳基化和酰基化物质与肝细胞内生物大分子（DNA、RNA）共价结合引起肝细胞坏死。

例如异烟肼（Isoniazid）的主要代谢物为*N*−乙酰异烟肼，其进一步的水解代谢产物是乙酰肼。乙酰肼是CYP450的底物，可形成活性中间体羟胺，再进一步生成活性的乙酰基自由基。乙酰基自由基是很强的乙酰化剂，可以将肝蛋白乙酰化，导致肝坏死。所以乙酰肼是异烟肼产生肝毒性的根本原因，需要使用一段时间后换用其它抗结核药物。

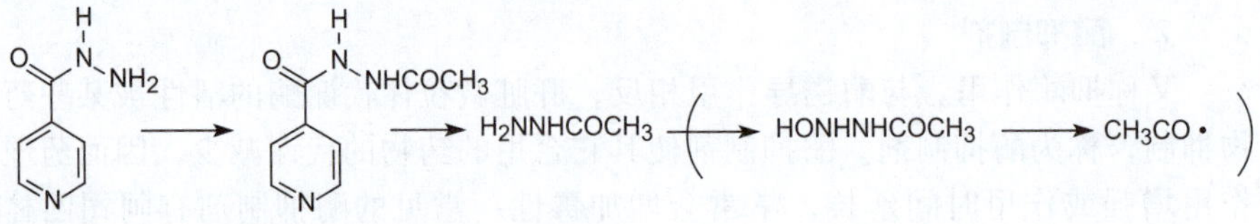

异烟肼　　*N*−乙酰异烟肼　　乙酰肼　　乙酰自由基

（三）提高生物利用度

掌握首过效应的基本概念。

口服药在胃肠道吸收后，经门静脉到肝脏，有些药物在第一次通过肝脏时大部分被代谢灭活，进入血液循环的药量减少，药效降低。这种现象称为首过效应（first pass metabolism，first pass effect），具首过效应的药物必然生物利用度（bioavailability）低。

温故知新

见第二十七章，药物结构修饰有关内容。

有些药物存在明显的首过效应，如氯丙嗪（Chlorpromazine）、阿米替林（Amitriptyline）、普萘洛尔（Propranolol）和维拉帕米（Verapamil）等，可以通过结构修饰改变药物的结构，使代谢减慢，提高生物利用度。这方面的例子见“药物结构修饰”。

也可以通过改变口服药的用药途径，克服首过效应。如6−巯基嘌呤是治疗儿童急性淋巴细胞白血病的常规维持药物，由于口服具有首过效应，需要较大的剂量。改为直肠用药，生物利用度为口服散剂的439%，大大减少了剂量和降低了毒性。另外，东莨菪碱、可乐定和雌二醇等药物的透皮吸收贴片，也克服了首过效应。

重点回顾

1．药物Ⅰ相代谢的主要反应有氧化、还原、水解，生成氨基、羟基、巯基、羧基等极性基团，其结果是使非极性的药物转变成极性的分子。
2．药物Ⅱ相代谢是结合反应，可以和葡萄糖醛酸、硫酸、甘氨酸和谷胱甘肽结合，使药物变成水溶性分子排出体外。
3．研究药物代谢可以指导新药设计，可以利用前药、软药和硬药等原理，对药物进行修饰，改善药物的缺点。研究药物代谢，还可以指导临床合理用药，从代谢理论上解释药物产生活性、毒性的原因，解释药物作用时间的长短，解释药物产生相互作用的机制。

自测习题

最佳选择题

1．下列反应中哪个不属于Ⅱ相代谢过程的结合反应
A．与谷胱甘肽结合　　B．与蛋白质结合
C．与葡萄糖醛酸结合　　D．甲基化结合
E．与氨基酸结合

配伍选择题

A．
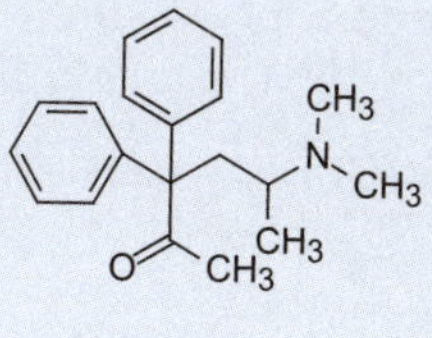

B．
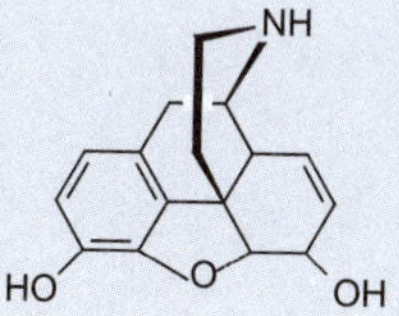

C．
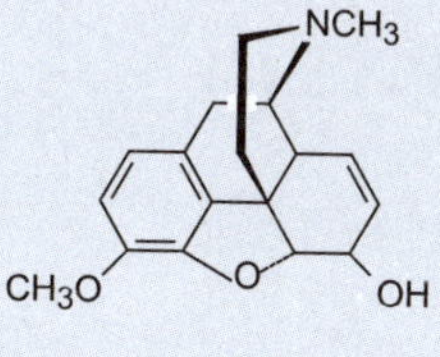

D．
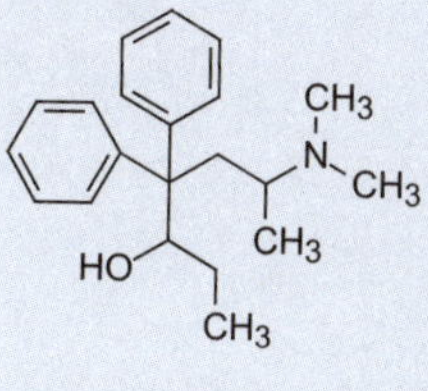

E．
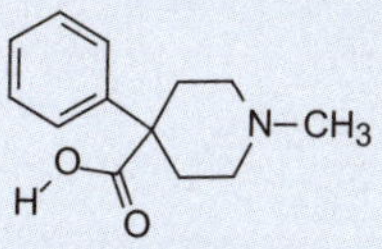

2．可待因的代谢产物

3．美沙酮的代谢产物

多选题

4．药物代谢中的第Ⅰ相生物转化包括

A．结合反应　　B．还原反应

C．氧化反应　　D．水解反应

E．烷基化反应

名词解释题

5．药物代谢（drug metabolism）

简答题

6．某病人被诊断为结核病，已使用一个月的异烟肼，又突发癫痫，服用正常量的苯妥英钠后，出现中毒反应，请分析何原因造成此现象。

（雷小平）

9

第二十七章 药物的化学结构修饰

内容导航

学习目标

通过对本章的学习，希望同学们达到以下要求：

1．理解对药物分子结构进行修饰的目的。
2．能够解释药物分子结构修饰对改善药物动力学、药效学、毒理学及其它药用性质的作用。
3．理解酯化修饰、酰胺化修饰、成盐修饰、成环和开环修饰等常用方法的原理和做法。

第一节 药物分子结构修饰的作用

一、进行药物分子结构修饰的目的

药物进入体内后，除静脉注射给药外，均在用药局部首先发生药物溶出、经组织吸收入血的吸收过程。血液中的药物分子会与特定的血浆蛋白发生结合，此结合态的药物分子与未结合的游离态分子处于动态平衡。这些药物分子经血液输送，游离态药物可分布进入某些组织，进而到达药物靶点。此处药物浓度越高，即药物的生物利用度越高，越有利于药物作用。吸收后的药物分子会受到体内环境及各种代谢酶的代谢，导致药效改变。最终药物分子或其代谢物经尿液或粪便排出体外。

药物靶点是与药物结合并产生药效的生物大分子。

从上述药物的体内过程，人们自然而然会想到，药物的吸收、分布、代谢及排泄等药物动力学性质，决定着药物分子能否到达作用靶点并维持有效浓度，直接影响药物产生药效的快慢和药效持续时间的长短。药物与其靶点之间结合力的强弱和特异性的高低（即是否与其它生物大分子之间发生相互作用），这些药效学和毒理学性质，决定着药物的治疗作用和毒副作用的大小。如果药物动力学性质不够理想，或代谢速度不合适，或作用特异性不够高等，都对药物疗效不利。另外，如果药物的化学稳定性不高，就会给其生产、贮存、使用带来问题；如果药物的溶解性不好，有些剂型就难以制备；如果药物产生不愉快的嗅觉或味觉，或对皮肤、黏膜产生刺激性，或注射时产生疼痛等，也都会降低病人的用药意愿。因此对于具有上述缺点的药物，必须加以改进。而药物分子的性质，包括其药动学性质、药效学性质、毒理学性质以及其它药用性质，均由其分子结构所决定。所以克服这些缺点，归根结底是要对药物的分子结构进行修饰。

具有预期药理活性的新化合物即线索物（hit）。一系列线索物中的优秀代表物就可能成为先导化合物（lead compound）。对先导物进一步优化就可能找到潜在新药（candidate）。

在新药研究中，药物化学家要做的第一件事就是寻找具有预期药理活性的新化合物，这属于药物分子设计的研究范畴，常常要对某个分子结构进行多方面的改造及优化，对此本章不做阐述。本章讲述的药物化学结构修饰仅属于其中的一部分，有两个特殊点：一是对已在临床使用的药物进行修饰；二是修饰过程不改变药物原有的药效基本结构，只是对特定官能团或局部结构的改变。从以下叙述可以看到，前药原理在药物分子结构修饰中有很多成功应用。

温故知新

前药原理，第二十六章。

二、药物分子结构修饰的作用

温故知新

理化性质与药效的关系，第二十五章。

对药物的药效基本结构进行修饰，如官能团的取代或衍生化，会对药物分子的理化性质带来明显变化，如溶解度、脂水分配系数、解离度、极性、电性、分子间作用力等。成环和开环的修饰还会使分子的立体结构发生变化。这些变化将极大地影响药物的吸收、作用时间、特异性作用、毒副作用、化学稳定性、溶解性、刺激性、气味及味道等等，使这些性质得以改善。下面就分别举例说明。要注意的一点是，一种结构修饰可能只优化某一种性质，也可能同时改善多种性质，产生多方面的作用。这一点要针对具体药物结构来具体分析。

（一）改善吸收

药物的生物利用度是衡量药物动力学性质的重要指标，通常生物利用度越高越有利于药物作用。提高生物利用度的第一步是改善药物的吸收性能。在吸收过程中，药物首先要具有较好的水溶性，利于在水质体液中溶出；其次也要具有相当的脂溶性，利于穿越脂质生物膜进入血液，以及分布进入到特定的靶组织。作用于中枢神经系统的药物，因要通过血脑屏障，需要具有比别的药物更大的脂溶性。因此药物的水溶性和脂溶性只有比例合适，才最有利于吸收。

β-内酰胺类抗生素氨苄西林（Ampicillin）结构中有游离的羧基和氨基，具有较强的极性，不利于吸收，其口服吸收率仅为40%，因此临床只能肌注给药。将其羧基酯化，使脂溶性增大，分别制成新戊酰氧甲酯（匹氨西林，Pivampicillin）和乙氧羰酰氧乙酯（巴氨西林，Bacampicillin），口服后均可被几乎定量吸收（吸收率98%～99%）。匹氨西林和巴氨西林均为氨苄西林的口服前药，在体内吸收后酯键水解，重新产生原药氨苄西林发挥抗菌作用。

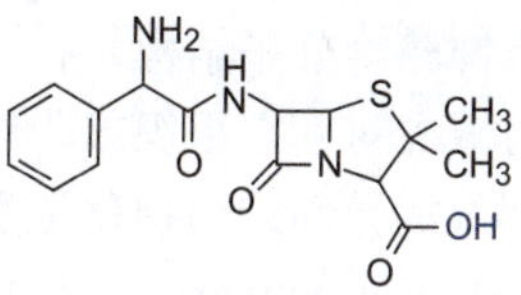

氨苄西林

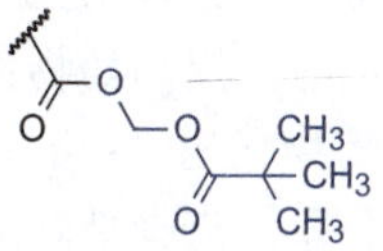

匹氨西林

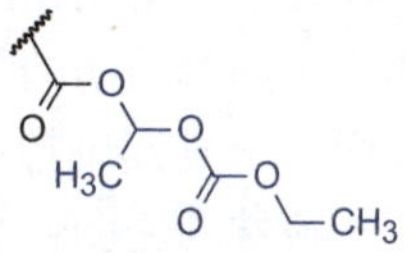

巴氨西林

这是羧酸类药物的酯化修饰。

β-受体拮抗剂噻吗洛尔（Timolol）临床用于降低眼压，治疗青光眼。由于极性较强（$pK_a=9.2$）和脂溶性较差（$\lg P=-0.04$），角膜透过率较低，影响药效。将其分子中侧链上的羟基用丁酸酯化后，得到丁酰噻吗洛尔，脂溶性明显增高（$\lg P=2.08$），其滴眼剂透过角膜吸收的能力提高了 4 ~ 6 倍。丁酰噻吗洛尔是噻吗洛尔的前药，入眼吸收后酯键水解再生成原药噻吗洛尔发挥药效。

温故知新

解离常数，第二十五章；脂水分配系数，第二十五章。

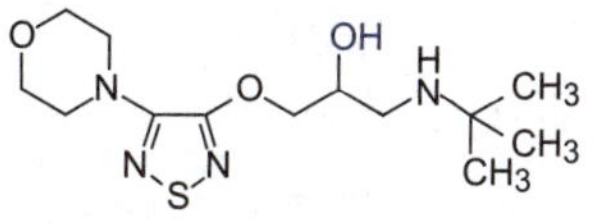

噻吗洛尔

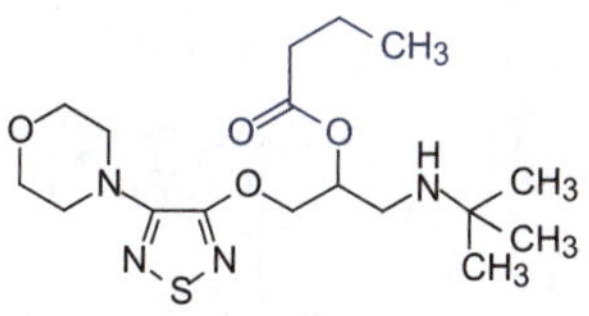

丁酰噻吗洛尔

这是含羟基药物的酯化修饰。

（二）延长作用时间

延长药物在体内的作用时间，可极大地减少服药次数，给患者尤其是需要长期用药的病人带来很大方便。通常可通过两种途径达到延长药物作用时间的目的。一是减慢药物的代谢和排泄速度，延长其半衰期，使药物滞留在体内；二是将药物制备成前药，进入体内后缓慢持续释放出原药，从而延长其体内生效时间。而药物的结构修饰可同时实现这两方面的作用。

人体性激素可用作替补治疗药物，补充自身分泌不足患者的需要。比如睾酮（Testosterone）是人体最主要的雄激素。如果直接给病人注射睾酮，因其17β−OH易氧化失效，致其体内作用时间短暂。将该羟基酯化后制得的前药丙酸睾酮（Testosterone Propionate），其油剂注射 1 次可维持药效 1 周。此结构修饰一方面将17β−OH保护，不受代谢失活；另一方面在体内缓慢水解，不断释放出原药睾酮，使其长时间维持在有效浓度。

这是含羟基药物的酯化修饰。

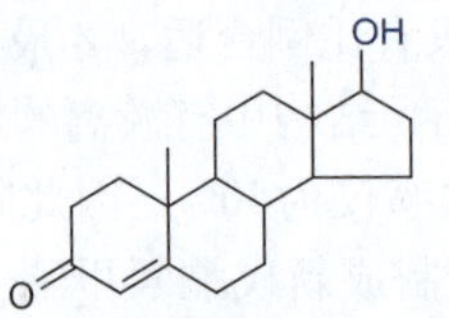

睾酮

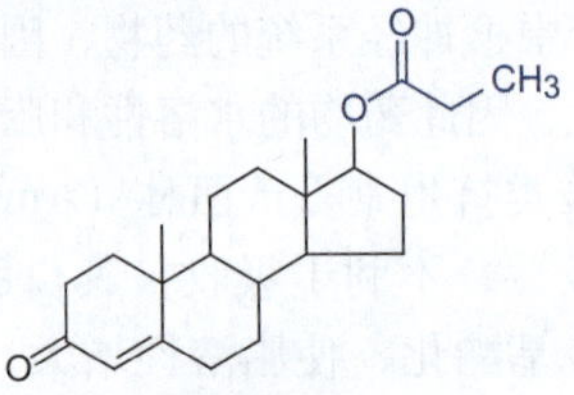

丙酸睾酮

（三）增强特异性作用

根据特定组织的生理生化特点，有针对性地修饰药物分子结构，有可能将药物选择性地浓集到作用部位，使药效增强。同时减少对其它组织或非作用部位的作用，降低药物的毒副反应。提高药物作用部位特异性的药物化学手段包括两方面。一是部位指向性药物输送（site−directed drug delivery），在药物分子上连接特殊的靶向性载体分子，选择性转运药物到达特定作用部位；二是部位特异性药物释放（site−specific drug release），根据特定组织器官的理化性质及酶种类和活性特点等条件，将药物制备成可在相应条件下转化为原药的前药。该前药虽然全身分布，但只在靶器官才活化释放出产生作用的原药。此种部位特异性药物释放就是通过药物分子结构修饰实现的。

可的松（Cortisone）是糖皮质激素类抗炎药，不可口服。若经注射用于大肠抗炎，会引起全身性的不良反应。将其21−OH进行葡萄糖苷化，形成的前药可的松葡萄糖苷因含有极性葡萄糖片段，口服后不易吸收。经消化道运送至大肠后，由于大肠细菌富含糖苷酶，将糖苷键水解释放出可的松用于大肠抗炎，实现了部位特异性作用，避免了皮质激素的全身性反应。

这是含羟基药物的糖苷化修饰，属于缩醛化修饰类型。

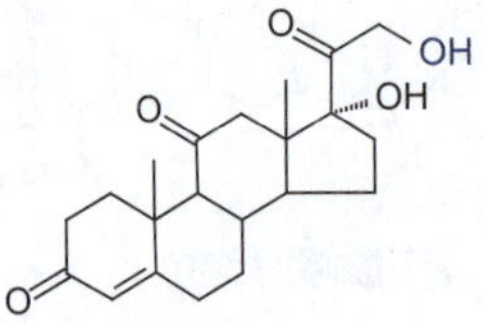

可的松

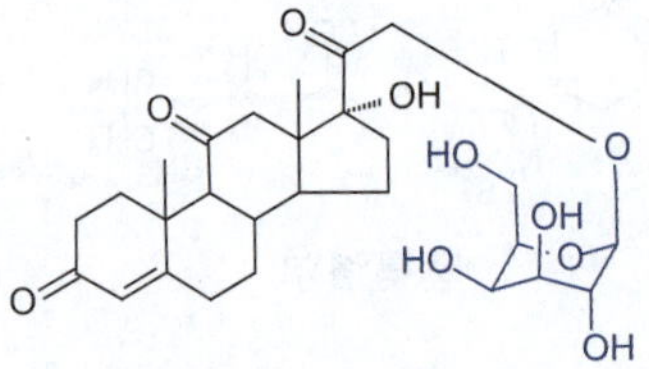

可的松葡萄糖苷

己烯雌酚（Diethylstilbestrol）是非甾体雌激素类药物，其双磷酸酯前药不显示雌激素活性，钠盐可制成静脉注射剂。该前药进入体内后，由于前列腺组织中磷酸酯酶活性较高，选择性水解磷酸酯释放出己烯雌酚用于抗前列腺癌，而其它组织中磷酸酯酶活性较低，避免了己烯雌酚的全身性雌激素作用。

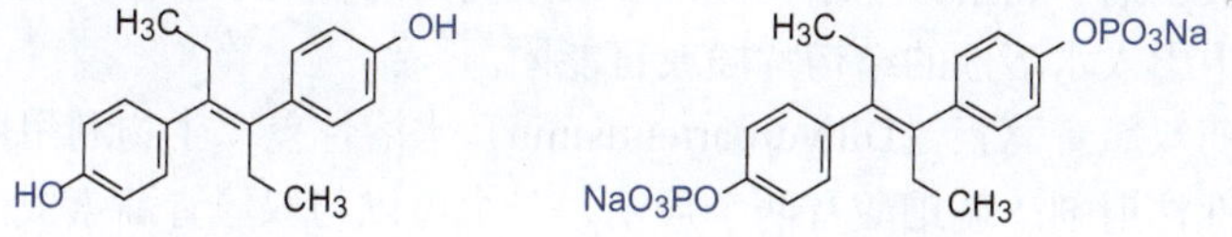

己烯雌酚　　己烯雌酚双磷酸酯钠盐

这里包括两种修饰方式，其一是含羟基药物的酯化修饰，其二是酸性药物的成盐修饰。

（四）降低毒副作用

药物分子中的某些官能团会对人体产生毒副反应。如果对这些官能团加以修饰，在不降低活性甚至提高活性的前提下，往往可以极大地减轻毒副反应。例如解热镇痛药阿司匹林（Aspirin）酸性较强，口服时对胃肠道有较强的刺激作用，严重时会引起溃疡和消化道出血。对乙酰氨基酚（Paracetamol）也是常用解热镇痛药，将其结构中的酚羟基与阿司匹林的羧基成酯，得到贝诺酯（Benorilate），是阿司匹林和对乙酰氨基酚的前药。此修饰手段也称为拼合，即将两个药效结构结合在一个药物分子中。贝诺酯口服的胃肠道刺激性较小，在体内水解出阿司匹林和对乙酰氨基酚，协同发挥作用。

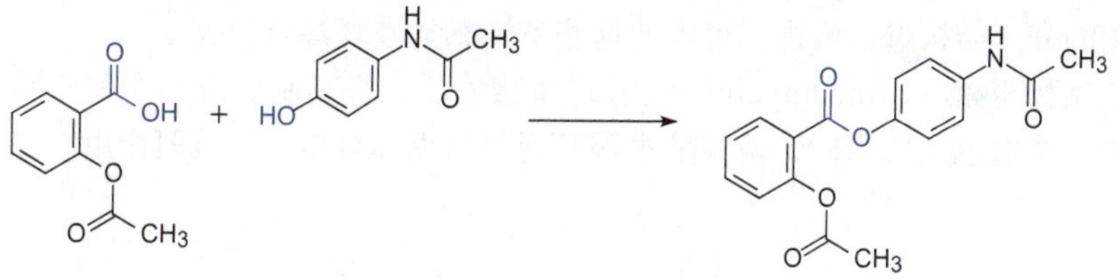

阿司匹林　　对乙酰氨基酚　　贝诺酯

这里应用了拼合原理，修饰方式是酯化修饰。

（五）提高化学稳定性

如果药物的化学稳定性差，则在生产、制备、运输、贮存及使用过程中易发生变质，带来一系列的问题。因此可以将造成稳定性差的局部结构或官能团加以修饰，以提高化学稳定性。例如生物碱类胆碱受体激动剂毛果芸香碱（Pilocarpine），临床用其滴眼剂治疗青光眼。由于其化学稳定性较差，在水溶性滴剂中其内酯键极易水解开裂而失效。于是将其制成前药毛果芸香酸二酯，可在水溶液中20℃存放 5 年不变质，化学稳定性得到很大改善。同时毛果芸香酸二酯的角膜透过能力较毛果芸香酸强，渗透入眼后水解生成毛果芸香酸单酯。后者很易内酯化产生毛果芸香碱而发挥药效。

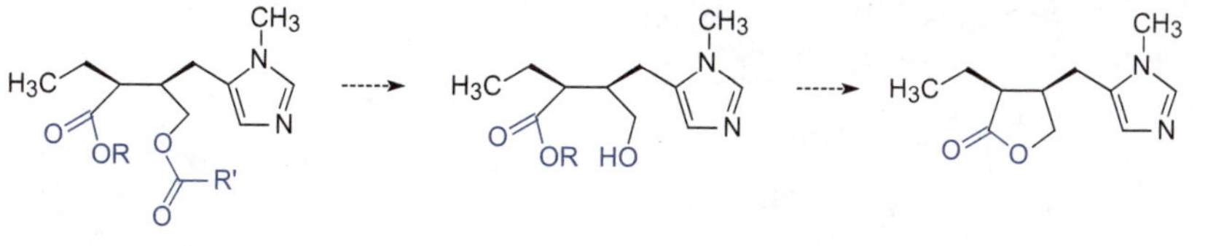

毛果芸香酸二酯　　毛果芸香酸单酯　　毛果芸香碱

这里包括两种修饰方式，其一是开环修饰，其二是酯化修饰。其中酯化修饰又包含了羧基的酯化和羟基的酯化。

（六）改善水溶性

如果药物的水溶性太差，则不利于在水性的体液中分布和转运，也不利于制备水溶液制剂。利用分子结构修饰手段来提高药物的水溶性，通常的做法是向其结构中引入水溶性的结构片段或官能团。

抗疟药双氢青蒿素（Dihydroartemisinin）水溶性差，生物利用度低，不能制成水溶性注射剂。琥珀酸有两个羧基，一个可以与双氢青蒿素成酯，得到青蒿琥酯（Artesunate），另一个可形成水溶性钠盐，制成注射剂，并且提高了生物利用度。

这里包括了羟基的酯化修饰和羧基的成盐修饰。利用双羧酸一个羧基成酯，另一个羧基成盐，是提高药物水溶性的常用手段。

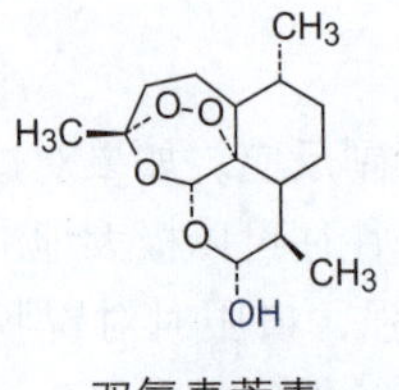

双氢青蒿素

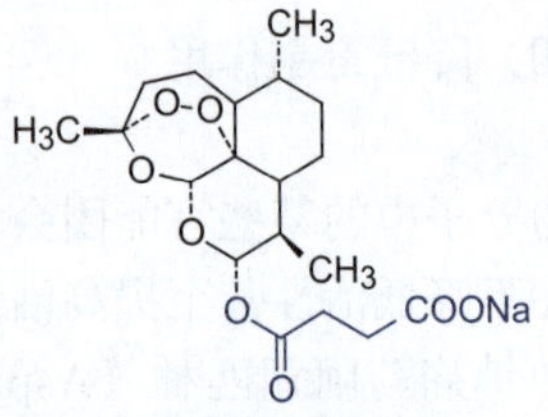

青蒿琥酯钠盐

（七）提高病人的用药意愿

口服药物有强烈苦味，注射药物有局部剧烈疼痛，表面用药有皮肤或黏膜刺激性等等，这些都会给病人用药带来不愉快的感受，降低用药意愿。通过对药物的分子结构进行修饰，可以使这些不良感觉减轻甚至消失。

克林霉素（Clindamycin）注射时痛感强烈，将其制成磷酸酯前药后痛感消失。注射进入体内后，磷酸酯水解又释放出克林霉素产生抗菌作用。

这是含羟基药物的酯化修饰。

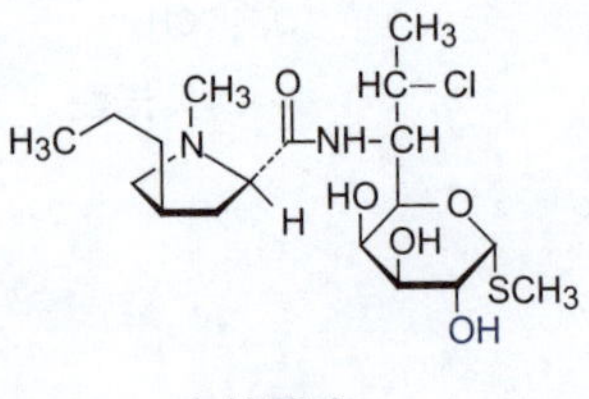

克林霉素

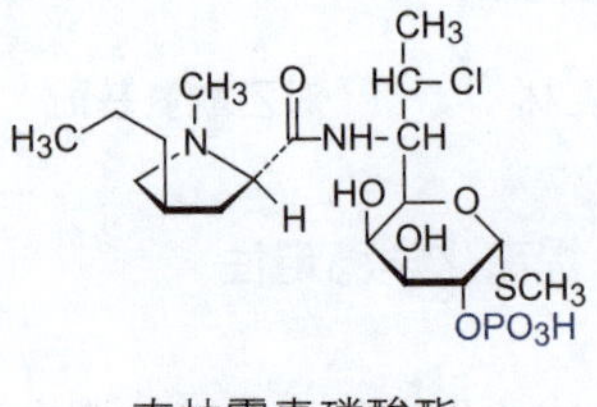

克林霉素磷酸酯

许多抗生素都有强烈苦味，如克林霉素、氯霉素、红霉素等。遮蔽苦味的方法就是结构修饰，制成不溶于水的前药。因服药时在唾液中完全不溶解，病人就感觉不到苦味。如红霉素（Erythromycin）修饰成琥珀酸酯前药（琥乙红霉素）后苦味消失，可制成各种口服剂型，进入体内水解又释放出红霉素生效。

这是含羟基药物的酯化修饰。

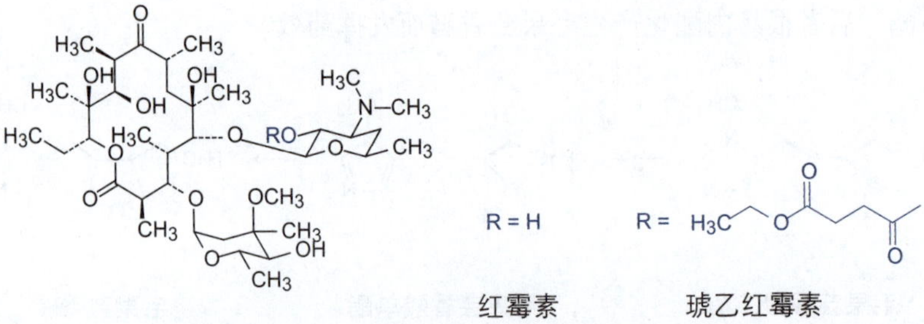

红霉素　　琥乙红霉素

第二节　药物分子结构修饰的常用方法

药物的分子结构修饰就是对药物分子进行局部化学结构改变，常常是对特定的活性基团进行衍生化，因此可采用的方法有很多，针对不同的官能团有不同的方法。在此只就最常用的几种修饰方法进行归纳和总结，包括酯化修饰、酰胺化修饰、成盐修饰、成环和开环修饰等。

一、酯化修饰

一个化合物的羟基和另一个化合物的羧基之间结合，脱水形成酯，这就是酯化修饰（图27-1）。因此酯化修饰适用于含羟基化合物或含羧基化合物。而酯经一般酸碱水解或体内酯酶催化水解又可以产生羟基化合物和羧基化合物，所以酯化修饰是化学可逆性和生物可逆性修饰，特别适用于前药设计。

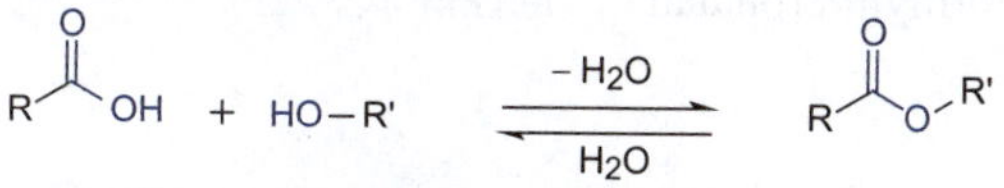

图27-1　酯化修饰

含羧基药物具有一些不利于药用的性质：①具有酸性，在体内可解离，极性强，脂溶性低，不利于药物的吸收；②羧酸的酸性较强，口服时对胃肠道有刺激性，产生不良反应；③羧基易于发生结合反应，代谢及排泄速度较快，作用时间相对较短。选择合适的醇与羧酸药物成酯后，成为前药，产生如下优点：①不再有酸性，极性降低，脂溶性增强，药物吸收及其它动力学性质得到改善；②极大减轻胃肠道刺激不良反应；③在体内逐渐水解释放原药，延长了药物作用时间。

含羟基药物因羟基易被氧化，化学稳定性和生物稳定性均较差，体内快速代谢，常常作用短暂或口服无效。选择合适的羧酸对羟基药物进行酯化修饰后，明显改善药物动力学性质，稳定性大大提高，成为口服有效或长效药物。

前一节中列举了很多酯化修饰的成功实例，可供参阅。

二、酰胺化修饰

一个化合物的氨基和另一个化合物的羧基之间结合，脱水形成酰胺，这就是酰胺化修饰（图27-2）。因此酰胺化修饰理论上适用于含氨基化合物或含羧基化合物。但是由于酰胺键的化学稳定性高于酯键，在生理条件下一般酰胺键是难以水解再产生氨基化合物和羧基化合物的，所以一般酰胺化修饰不太适用于前药设计。因此对羧酸类药物而言，人们更多地选择酯化修饰而非酰胺化修饰。

注意可逆箭头左右方向的差异。

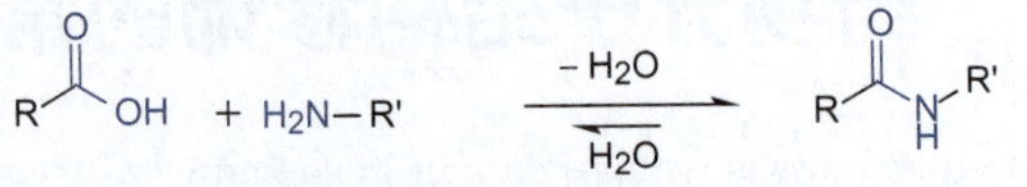

图27-2 酰胺化修饰

含氨基药物进行酰胺化修饰时，首先要考虑被修饰的氨基是否是药效基团。如果是药效基团，则必须采用生物可逆的前药修饰，即修饰后的前药进入体内后再释放出修饰前的原药。由于酰胺键在体内不易水解，要想释出原药，只能借助体内催化酰胺键水解的酶系统，如肽酶、蛋白酶等。因此多选择氨基酸作为酰胺化试剂。例如地西泮的水溶性前药修饰（详见下述“成环和开环修饰”部分）。

如果药物分子中的氨基不是药效基团，但又对某些药用性质有重要影响需加以修饰，此时不必将其修饰成前药，可以不考虑可逆性问题，酰化试剂的选择范围就比较大了。例如抗肿瘤药物美法仑（Melphalan）的氨基经甲酰化修饰后得到氮甲（Formylmerphalan），毒性降低。

美法仑的药效必需结构是氯乙氨基。

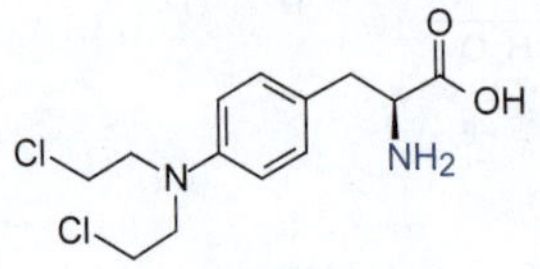

美法仑

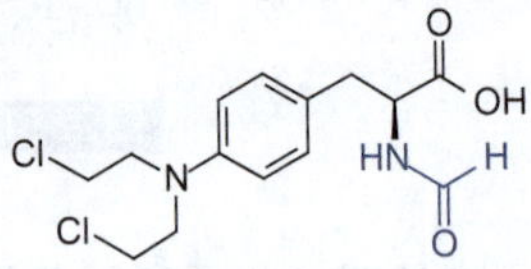

氮甲

与羟基类似，药物分子中的氨基也是易代谢基团。通过酰胺化修饰将其保护起来，常常可增强药物的稳定性。如抗结核药对氨基水杨酸（Aminosalicylate）苯甲酰化后稳定性提高。

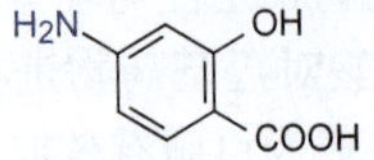

对氨基水杨酸

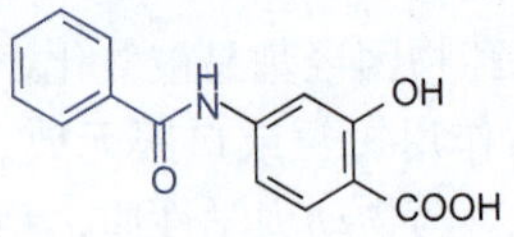

对苯甲酰氨基水杨酸

三、成盐修饰

具有酸性的药物可以和碱性试剂成盐；具有碱性的药物可以和酸性试剂成盐；不具酸、碱性的中性药物，如果需要，也可以在结构中引入酸、碱性基团再成盐。这些都属于成盐修饰。与前述酯化修饰和酰胺化修饰不同的是，成盐修饰的修饰试剂与被修饰药物之间不形成共价连接，而是通过正、负离子之间形成离子对而实现的。成盐修饰的目的主要有三个：一是调整药物的酸碱性，减轻对机体刺激性；二是制成水溶性制剂；三是将具有互补作用的酸、碱性药物成盐以改善药效。

这也是拼合原理的应用。

酸性药物的成盐试剂主要有金属离子、有机碱、碱性药物或碱性氨基酸。由于酸性药物的结构类型较多，酸性强度不同，在选择成盐试剂时要注意酸、碱性的匹配。常用的酸性药物成盐修饰方法总结于表27–1。

学有所思

对羧酸类药物而言，既可以进行酯化修饰，也可以进行成盐修饰，两者有何区别？

表27–1　酸性药物的成盐修饰

结构类型	酸性强度	成盐试剂	举例
羧酸类	强	K^+，Na^+，Ca^{2+}	青霉素G钾，对氨基水杨酸钙
		有机碱	普鲁卡因青霉素
		碱性氨基酸	赖氨匹林
磺胺类、磺酰胺类、磺酰亚胺类	强	碱金属离子	磺胺嘧啶钠（水溶性制剂）
		Ag^+，Zn^{2+}	磺胺嘧啶银（软膏剂）
酰亚胺类、酰脲类	中强	Na^+	苯巴比妥钠、苯妥英钠
		强碱性有机碱	氨茶碱
酚类、烯醇类	弱	不宜	
	强（连烯二醇）	Na^+（连烯二醇）	维生素C钠

碱性药物主要指含氮原子的药物，包括脂肪胺类、芳香胺类、含氮杂环类、含氮芳杂环类等。常用的成盐试剂有盐酸、硫酸、磷酸、硝酸、有机酸如酒石酸、马来酸、枸橼酸、苯磺酸等。含氮药物的成盐修饰可改善稳定性和理化性质，在临床用药中非常普遍，如盐酸环丙沙星、硫酸阿托品、磷酸氯喹、硝酸毛果芸香碱、重酒石酸去甲肾上腺素、马来酸氯苯那敏、枸橼酸芬太尼、苯磺阿曲库铵等。

四、成环和开环修饰

药物的化学结构中常常含有各种环系，环及其相应的非环结构之间，在分子构象、药效类型及强度、药物理化性质及药动学性质上都可能存在较大差异。因此成环和开环修饰可能使这些性质发生较大变化，从而改变药物作用特点。

成环和开环是相对的过程，如果体外修饰后在体内能逆向转换回来，则成环和开环修饰就可作为前药修饰的一种手段。前述毛果芸香碱开环修饰成前药毛果芸香酸二酯，体内又水解环合成原药毛果芸香碱就是一个例子。又例如苯二氮䓬类药物如地西泮（Diazepam），临床用于镇静催眠和抗癫痫，是中枢神经系统药物，具有较高脂溶性，口服给药。若要制成水溶性注射剂，就要将其修饰成水溶性前药，进入体内后再转化为地西泮。其修饰方式就是利用了二氮杂䓬环内4,5位C=N亚胺的可逆性，将其开环，并对开环产物用氨基酸进行酰胺化修饰。这样得到的修饰产物（前药）进入体内后经酰胺酶催化水解产生开环产物，自动成环又形成了地西泮（原药）。

这里包含了开环修饰和酰胺化修饰。

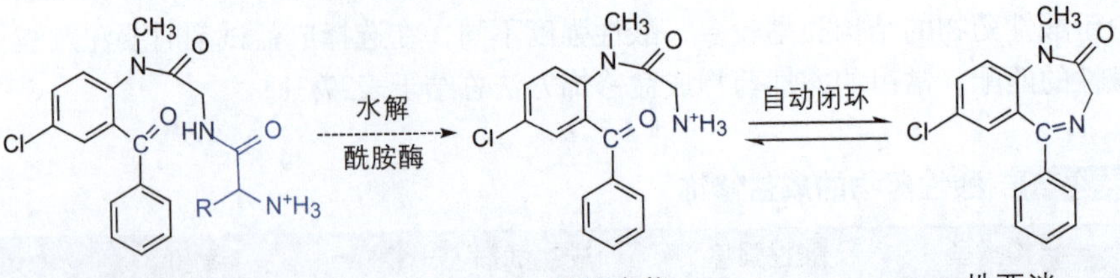

修饰产物　　开环产物　　地西泮

成环和开环的变化常常是不可逆的，这时就不能作为前药修饰了，而是主要用于改变药效学性质。例如喹诺酮类抗菌药培氟沙星（Pefloxacin）经成环修饰成氧氟沙星（Ofloxacin），抗菌作用增强。

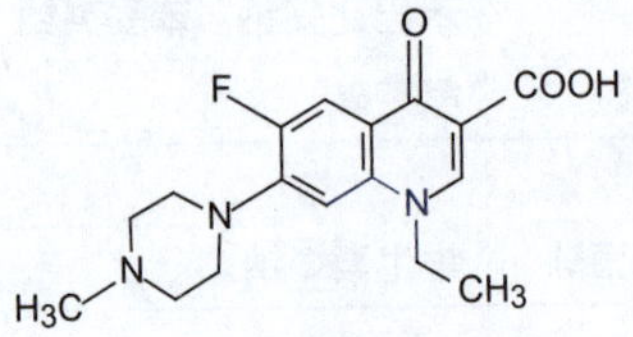

培氟沙星

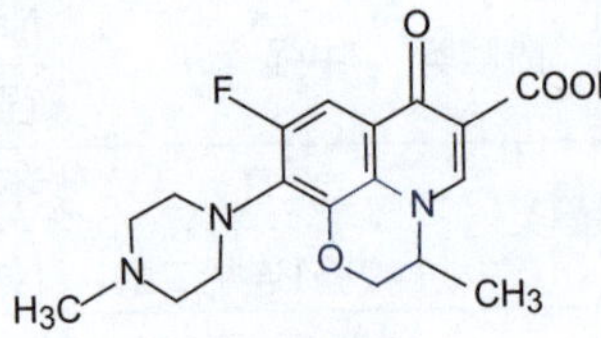

氧氟沙星

成环和开环修饰还可能引起活性发生质的变化，如拟肾上腺素药麻黄碱（Ephedrine）的环合物芬美曲秦（Phenmetrazine），无支气管解痉作用，而是食欲抑制剂。

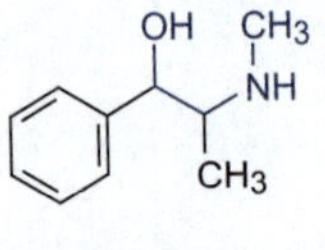

麻黄碱

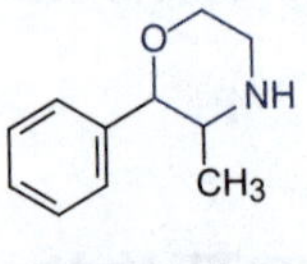

芬美曲秦

自测习题

最佳选择题

1．药物的分子结构修饰通常不用于

A．改善吸收和分布　　B．提高药物的化学稳定性

C．消除不适宜的制剂性质　　D．改变药物的作用靶点

E．延长药物的作用时间

2．含羟基的药物进行结构修饰时常常采用

A．酯化修饰　　B．酰胺化修饰

C．成盐修饰　　D．亚胺化修饰

E．成环和开环修饰

配伍选择题

A．酯化修饰　　B．酰胺化修饰
C．成盐修饰　　D．醚化修饰
E．成环和开环修饰

3．将氨苄西林修饰成匹氨西林
4．将美法仑修饰成氮甲
5．将青霉素修饰成普鲁卡因青霉素

多选题

6．羧酸类药物进行结构修饰时可以采用
A．酯化修饰　　B．酰胺化修饰
C．成盐修饰　　D．醚化修饰
E．成环和开环修饰

7．含氨基的药物进行结构修饰时可以采用
A．酯化修饰　　B．酰胺化修饰
C．成盐修饰　　D．缩醛化修饰
E．成环和开环修饰

名词解释题

8．药物的结构修饰

简答题

9．药物的结构修饰目的有哪些？
10．常用的药物分子结构修饰方法有哪些？

（徐　萍）

自测习题参考答案

第一章　抗生素

1．A　2．E　3．B　4．C　5．A　6．BCDE

7．β-内酰胺类抗生素是含有β-内酰胺环的抗生素，该类药物的抗菌活性、毒性、耐药性和过敏性均与β-内酰胺环有关。天然的β-内酰胺类抗生素主要有青霉素类和头孢菌素类。

8．在青霉素类药物发酵过程中，培养液中的蛋白质会进攻β-内酰胺环，形成大分子聚合物。另外，β-内酰胺环开环后自身发生聚合。两种聚合物都是导致青霉素类药物过敏的根源。而这种聚合只能尽可能降低，不可避免。由于青霉素类药物过敏均是由聚合产生的青霉噻唑基引起的，所以青霉素类药物可产生交叉过敏，严重时威胁生命。应该严格进行皮试后再使用。

第二章　合成抗菌药

1．C　2．A　3．A　4．B　5．C　6．AB　7．ABCD

8．凡具有相似的物理和化学性质，又能产生相似或相反的生物活性的原子、基团或片段均可称为生物电子等排体。

9．磺胺类药物的作用机制以Wood-Fields学说为公认，该学说认为磺胺类药物之所以能抑菌，是因为其结构与细菌生长所必需的物质对氨基苯甲酸（PABA）相似，在细菌合成四氢叶酸的生化反应中替代了PABA的作用，从而干扰了细菌的酶系统对PABA的利用，使细菌合成四氢叶酸受阻而起到抑菌作用。

第三章　抗结核药

1．C　2．C　3．D　4．ABCDE

5．结核病俗称“痨病”，是由结核杆菌侵入人体所致的初发或继发性感染，是一种慢性和缓发的传染病。结核杆菌可侵入人体全身各种器官，但主要侵犯肺，称为肺结核病。抗结核药是指可以抑制或杀灭结核杆菌的药物。抗结核药根据来源可分为合成抗结核药和抗结核抗生素。

6．异烟肼大部分代谢为失活物质，其主要代谢物为*N*–乙酰异烟肼。*N*–乙酰异烟肼的抗结核活性仅为异烟肼的1%。在人体内这种乙酰化受*N*–乙酰转移酶控制，乙酰化作用有个体化差异，具有高浓度此酶的个体乙酰化迅速，而具有低浓度此酶的个体乙酰化速度则较慢，因此对不同患者需要调节使用剂量。

第五章　抗病毒药

1．C　2．A　3．A　4．B　5．C　6．AB　7．ABC

8．与病毒逆转录酶的非底物部位结合，可以直接使酶蛋白构象改变而失活，而不需要磷酸化活化，因而不抑制细胞DNA聚合酶，毒性相对较小的逆转录酶抑制剂。

9．本章以核苷类抗病毒药为重点。非开环核苷中以齐多夫定为代表药，阐述了其化学结构、化学名称、性质、构效关系及用途。开环核苷以阿昔洛韦为代表。以奈韦拉平为代表的非核苷类逆转录酶抑制剂和以茚地那韦为代表的蛋白酶抑制剂也做了粗略介绍。其它抗病毒药物主要介绍了利巴韦林、盐酸金刚烷胺、奥司他韦等。

第六章　抗寄生虫药

1．C　2．E　3．C　4．AB

5．奎宁和奎尼丁都是低治疗指数和容易引起中毒的药物，这种毒性反应称为金鸡纳反应，主要表现为恶心、呕吐、耳鸣、头痛、听力和视力减弱，甚至发生暂时性耳聋。

6．驱肠虫药根据化学结构可分为五类：哌嗪类、咪唑类、嘧啶类、三萜类和酚类。哌嗪类的代表药物主要是哌嗪。咪唑类药物有左旋咪唑、阿苯达唑、甲苯达唑。嘧啶类驱肠虫药有噻嘧啶、奥克太尔。三萜类驱肠虫药的代表药是川楝素。酚类药物主要以鹤草酚为代表。

第七章　抗肿瘤药

1．A　2．B　3．A　4．D　5．E　6．C　7．BD

8．AB

9．烷化剂（alkylating agents）也称生物烷化剂，在体内能形成缺电子活泼中间体或其它具有活泼的亲电性基团的化合物，进而与生物大分子中含有丰富电子的基团（如氨基等）发生共价结合，使DNA分子丧失活性或发生断裂。

10．环磷酰胺结构见本章。环磷酰胺毒性小，对肿瘤组织选择性高的原因有两个。一是由于肿瘤组织内磷酰胺酶的含量高，环磷酰胺的磷酰胺键在肿瘤组织内易于酶解，生成去甲氮芥而发挥作用。二是环磷酰胺在氮芥的氮原子上连有一个吸电子的环状磷酰胺基。吸电子基团的存在使氮原子上的电子云密度得到分散，降低了氮原子的亲核性，从而不易形成乙撑亚胺正离子。只有在肿瘤细胞内，在细胞色素P450的作用下，4位羟基化生成4-羟基环磷酰胺而发挥抗肿瘤作用。因此选择性高，毒性小。

第八章　镇静催眠药和抗焦虑药

见第十章后

第九章　抗癫痫药

见第十章后

第十章　抗精神失常药

1．A　2．B　3．B　4．A　5．D　6．E　7．C

8．A　9．ACDE　10．ABDE　11．ABCDE

12．单胺氧化酶为催化单胺氧化脱氨反应的酶，是一类能够选择性代谢（氧化脱氨基）单胺类物质的酶系。单胺氧化酶抑制剂就是专门抑制单胺氧化酶，抑制单胺类神经递质的代谢失活，使神经递质的浓度增加，发挥抗抑郁作用。

13．在地西泮的七元环结构中，含有1,2位酰胺和4,5位的亚胺结构，在遇酸或碱性条件下可能发生水解。1,2位的酰胺键水解开环属于不可逆的反应，而4,5位亚胺酸性条件下水解开环是可逆的，因此以地西泮为代表的苯二氮䓬类药物口服后，在胃酸作用下，4,5位水解开环，进入碱性肠道以后，4,5位开环产物又可闭环生成地西泮，因此4,5位水解开环不影响药物的生物利用度。

第十二章　镇痛药

1．B　2．A　3．A　4．E　5．B　6．ABCD

7．ABCD

8．可与阿片类药物结合并发挥生物学作用的神经元蛋白称为阿片受体。阿片类药物是指具有吗啡样药理作用或可被阿片受体拮抗剂拮抗的药物。

9．吗啡及其盐类的化学性质不稳定，在光照下就能被空气氧化变质。因为吗啡分子中的酚羟基在中性或碱性条件下极易被氧化，氧化产物主要为毒性较大的伪吗啡以及其它有色物质，故其注射液变色或产生沉淀即不可供药用。

第十三章　外周胆碱能神经系统药物

1．B　2．C　3．C　4．D　5．B　6．ACD　7．CDE

8．乙酰胆碱酯酶抑制剂又称为抗胆碱酯酶药，通过对乙酰胆碱酯酶的可逆性抑制，导致乙酰胆碱在突触处的积聚，延长并增强乙酰胆碱的作用。不与胆碱受体直接作用，属于间接拟胆碱药。主要用于治疗重症肌无力和青光眼及抗早老性痴呆。临床用药有溴新斯的明、多奈哌齐等。

9．阿托品为莨菪醇（托品）与消旋莨菪酸（托品酸）的酯。莨菪醇为3α–羟基托烷，有两种处于平衡的稳定构象，分别为哌啶环呈椅式或船式构象，通常采用能量较低的椅式构象表达。托品结构中C1、C3、C5为手性碳原子，但由于内消旋，故无旋光性。托品酸为 –羟甲基苯乙酸，具有一个手性碳原子，天然的左旋托品酸具有*S*构型，其与托品形成的酯为左旋莨菪碱。阿托品为左旋莨菪碱的外消旋体，无旋光活性。

10．氯琥珀胆碱为丁二酸和两分子氯化胆碱生成的二元酯，其水溶液不稳定，易发生水解反应，碱性条件下及温度升高，水解均加速。在体内血浆中由于迅速被胆碱酯酶水解，因此持续时间短暂。

第十四章　外周肾上腺素能神经系统药物

1．C　2．B　3．C　4．E　5．D　6．A　7．ACE

8．肾上腺素受体拮抗剂是与肾上腺素受体结合后，不产生肾上腺素样活性，但能阻断肾上腺素能神经递质或外源性肾上腺素药与受体结合的药物。

9．儿茶酚胺类肾上腺素受体激动剂的通式为

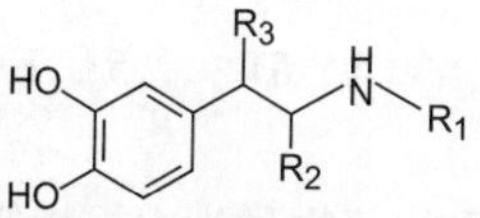

儿茶酚胺类药物体内易被儿茶酚-*O*-甲基转移酶（COMT）催化代谢失活，一般作用时间较短，口服无效。当R_2为H时，还受到MAO（单胺氧化酶）对氨基的氧化、代谢脱氨，使药物的作用时间缩短。

第十五章　心血管药物

1．C　2．B　3．D　4．E　5．C　6．A　7．BCE

8．钙通道阻滞剂又称为钙拮抗剂，是在通道水平上选择性地阻滞Ca^{2+}经细胞膜上的钙离子通道进入细胞内，降低心肌和血管平滑肌细胞内Ca^{2+}的浓度，使血管扩张，降低心肌耗氧量，心率减慢，广泛用于治疗心绞痛、心律失常和高血压。

9．抗高血压药按其作用部位和作用机制分为八类：①中枢性抗高血压药，如可乐定；②肾上腺素受体拮抗剂，如普萘洛尔；③影响交感神经递质的药物，如利舍平；④血管扩张药，如硝普钠；⑤肾上腺素α_1受体拮抗剂，如哌唑嗪；⑥血管紧张素转化酶抑制剂，如卡托普利；⑦钙通道阻滞剂，如硝苯地平；⑧利尿降压药，如氢氯噻嗪。

第十六章　平喘药

1．C　2．B　3．C　4．E　5．D　6．A　7．ACE

8．选择性β_2肾上腺素受体激动剂选择性兴奋β_2受体，从而松弛支气管平滑肌，产生舒张支气管作用，用于哮喘的治疗。由于其对β_1受体的选择性低，兴奋心脏的心血管副作用小。

9．用作平喘药的糖皮质激素应具有口服吸收后有较高的首过代谢，同时代谢物无活性、半衰期短、与受体高亲和力和治疗指数高等药代动力学性质。丙酸倍氯米松为地塞米松的衍生物，是一个前药，在体内被酯酶迅速代谢，生成更高活性的代谢物17－单丙酸酯。17－单丙酸酯与受体的亲和力比丙酸倍氯米松强30倍，比地塞米松强14倍，直接作用于气道发挥作用。吸进肺部的丙酸倍氯米松在进入全身循环之前在呼吸道中快速代谢为17－单丙酸酯，进一步在肝脏代谢为活性低的代谢物，治疗剂量下不会产生全身激素样作用。

第十七章　镇咳药和祛痰药

1．A　2．A　3．C　4．B　5．E　6．D　7．ABCD

8．通过抑制咳嗽中枢起作用的药物称为中枢性镇咳药。代表药物有可待因。可待因属于吗啡类镇痛药，作用于中枢阿片受体，有成瘾性及大剂量时呼吸抑制等副作用。可待因属特殊管理药品，应按麻醉药品管理。

8．氨溴索是溴己新的活性代谢物，溴己新的环己烷对位羟基化、*N*–去甲基后得到氨溴索。

第十八章　抗溃疡药

1．A　2．B　3．A　4．ABCD

5．H^+/K^+–ATP酶分布在胃壁细胞表层，具有排出氢离子、氯离子，重吸收钾离子的作用，这种作用不断循环进行，因此H^+/K^+–ATP酶又称为质子泵。质子泵抑制剂直接作用于分泌胃酸的最后共同通道的H^+/K^+–ATP酶，抑制基础胃酸分泌和刺激引起的胃酸分泌，从而治疗消化性溃疡。

6．目前抗溃疡药物主要有：组胺H_2受体拮抗剂、质子泵抑制剂、乙酰胆碱M受体拮抗剂、胃泌素G受体拮抗剂和前列腺素等。其中组胺H_2受体拮抗剂和质子泵抑制剂是两种主要的抗溃疡药物。

第二十章　非甾体抗炎药

1．B　2．E　3．E　4．D　5．ADE

6．非甾体抗炎药（nonsteroidal antiinflammatory drugs，NSAIDs）是指结构为非甾体的抗炎药，作用机制与花生四烯酸的代谢有关，是通过抑制环氧酶或抑制脂氧酶，阻断前列腺素和白三烯的生物合成而达到抗炎作用。

7．该处方不合理，有危险性。目前临床上的昔布类药物包括罗非昔布、塞来昔布的副作用已引起人们的注意。已有证据表明昔布类药物有诱发心血管疾病造成死亡的危险，默克公司宣布将其罗非昔布撤出世界医药市场。目前要求在塞来昔布的药物说明书中标注风险提示，有心脏病和中风病史的病人要禁止使用昔布类的药物。

第二十一章　抗变态反应药

1．D　2．A　3．B　4．ACE

5．组胺受体分布在多种组织中，H_1受体主要分布在呼吸道、肠道和生殖泌尿系统平滑肌、血管平滑肌、血管内皮细胞、脑、视网膜、肝和肾上腺髓质等处。组胺激动H_1受体，能引起支气管和胃肠道平滑肌收缩、血管平滑肌收缩、毛细血管通透性增加等效应。此外，H_1受体还与觉醒功能有关。因此组胺H_1受体选择性拮抗剂拮抗以上效应，被广泛用作抗过敏药。

6．应选择氯雷他定。因为氯雷他定中枢神经系统副反应较少，常用剂量不会引起中枢抑制；而氯苯那敏有嗜睡、困倦等中枢不良反应。对于出租车司机应给予氯雷他定，保证开车安全。

第二十二章　甾体激素类药物

1．D　2．D　3．B　4．D　5．B　6．ACD

7．甾体激素类药物包含环戊烷并多氢菲母核的特殊结构，包括性激素和肾上腺皮质激素两类。性激素作用于体内性激素受体，对性器官及生殖器官有重要调节作用。此外，该类药物的重要性还在于对于其它很多疾病的治疗作用，如癌症。性激素又分为雌激素、雄激素和孕激素。肾上腺皮质激素在抗炎、调节机体糖代谢和蛋白质代谢等多方面有重要的应用价值，又分为糖皮质激素和盐皮质激素。

8．三种药物中，炔雌醇结构中含有末端乙炔基，具有端基炔烃的性质，即在乙醇溶液中遇硝酸银试液产生白色炔雌醇银沉淀。

第二十三章　胰岛素和口服降血糖药

1．A　2．B　3．E　4．C　5．ACE

6．胰岛素是胰脏的内分泌物，是散布于胰脏的岛状组织细胞（即胰岛）所分泌的。胰岛素是机体中的一种重要多肽激素，对机体的糖代谢、脂肪代谢和蛋白质代谢影响广泛。胰岛素通过增加葡萄糖的转运、加速葡萄糖的氧化和酵解、促进糖原合成和贮存、抑制糖原的分解和异生而使血糖降低。
7．对磺酰脲类降血糖药物进行总结，发现都具有下面基本母核：

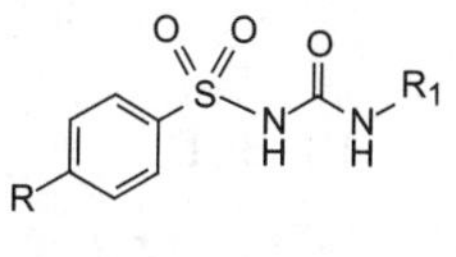

在基本母核基础上，侧链取代基R_1在3～6个碳原子之间时，活性最强。R_1为甲基或碳原子数大于12时无活性，为乙基时仅有微弱活性。R_1需要具有一定的亲脂性，可以为脂环、杂环和直链烷烃。

苯环对位取代基R选择范围大，甲基、乙基、乙酰基、氯、氨基、三氟甲基等都可增加活性。当R为氨基时对骨髓毒性大。当R为β－芳酰胺乙基时，为第二代口服降血糖药，作用强，毒性低。口服后吸收迅速，与血浆蛋白的结合率高，作用时间长。

第二十四章　维生素类药物

1．C　2．B　3．A　4．C　5．AD

6．一般来讲，维生素是人体必需的存在于食物中的天然有机组成成分，是细胞维持生物化学过程和组织的完整性所必需的微量物质。维生素的特点是人体必需但自身不能合成、需要从食物摄取的微量有机物。

7．维生素C分子结构中存在内酯环，在空气，光、热和金属离子影响下，内酯环可水解，进而脱羧生成糠醛。糠醛进一步氧化聚合而呈色。维生素C的抗氧化作用机制主要是因为结构中存在连二烯醇结构单元，变色后连二烯醇结构单元被破坏，所以无效。

第二十五章　药物化学结构与药效的关系

1．E　2．E　3．B　4．E　5．BE　6．ACDE

7．QSAR全称是quantitative structure-activity relationships定量构效关系，是一种新药设计研究方法，是计算机辅助药物设计的一个重要内容。选择一定的数学模式对药物的化学结构与其生物活性间关系进行定量分析，找出结构与活性间的量变规律，并据此进一步对药物的化学结构进行优化。

8．根据药物在体内的作用方式，可分为两类。一类是结构非特异性药物，在体内的作用过程与受体无关，其活性主要取决于药物分子的各种理化性质。例如各类吸入麻醉药，结构差别大，理化性质类似。另一类称为结构特异性药物，其作用的靶点是不同的受体（酶、蛋白质、核酸、离子通道），故生物活性主要与药物结构与受体间的相互作用有关。例如作用于阿片受体的镇痛药。

第二十六章　药物代谢

1．B　2．B　3．D　4．BCD

5．药物代谢是指药物在体内各种酶的催化下，结构发生变化的过程。

6．异烟肼是肝酶抑制剂，可提高苯妥英钠血药浓度。苯妥英钠的治疗指数很窄，故两药联用，易发生苯妥英钠中毒。

第二十七章　药物的化学结构修饰

1．D　2．A　3．A　4．B　5．C　6．ABC　7．BC

8．药物的结构修饰就是对药物分子进行局部化学结构改变，常常是对特定的活性基团进行衍生化，以改善药物的药动学性质、药效学性质、毒理学性质以及其它药用性质。

9．药物的结构修饰目的包括改善吸收、延长作用时间、增强特异性作用、降低毒副作用、提高化学稳定性、改善水溶性以及提高病人的用药意愿。

10．药物分子结构修饰的常用方法有酯化修饰、酰胺化修饰、成盐修饰、成环和开环修饰等。

中文专业词汇索引

A

B

C

D

E

F

G

H

J

K

L

M

N

O

P

Q

R

S

T

W

X

Y

Z

英文专业词汇索引

A

B

C

D

E

F

G

H

I

K

L

M

N

O

P

Q

R

S

T

V

X

Y

Z